U0189452

Pulmonary Pathology
A Practical Guide

肺病理诊断图谱

原著　[奥] Helmut H. Popper　　[意] Bruno Murer

主译　杨连君　司晓辉

中国科学技术出版社
·北 京·

图书在版编目（CIP）数据

肺病理诊断图谱 / （奥）赫尔穆特·H. 波普尔 (Helmut H. Popper)，（意）布鲁诺·穆勒 (Bruno Murer) 原著；杨连君，司晓辉主译 . — 北京：中国科学技术出版社，2022.10

书名原文：Pulmonary Pathology: A Practical Guide

ISBN 978-7-5046-9521-5

Ⅰ.①肺… Ⅱ.①赫… ②布… ③杨… ④司… Ⅲ.①肺疾病—病理学—诊断学—图谱 Ⅳ.① R563.04-64

中国版本图书馆 CIP 数据核字 (2022) 第 050436 号

著作权合同登记号：01-2022-1369

First published in English under the title

Pulmonary Pathology: A Practical Guide

edited by Helmut H. Popper, Bruno Murer

Copyright © Springer Nature Switzerland AG 2020

This edition has been translated and published under licence from Springer Nature Switzerland AG.

All rights reserved.

策划编辑	丁亚红　焦健姿
责任编辑	丁亚红
文字编辑	郭仕薪　汪　琼
装帧设计	佳木水轩
责任印制	徐　飞

出　　版	中国科学技术出版社
发　　行	中国科学技术出版社有限公司发行部
地　　址	北京市海淀区中关村南大街 16 号
邮　　编	100081
发行电话	010-62173865
传　　真	010-62179148
网　　址	http://www.cspbooks.com.cn

开　　本	889mm×1194mm　1/16
字　　数	631 千字
印　　张	30.5
版　　次	2022 年 10 月第 1 版
印　　次	2022 年 10 月第 1 次印刷
印　　刷	运河（唐山）印务有限公司
书　　号	ISBN 978-7-5046-9521-5/R·2872
定　　价	358.00 元

译者名单

主译　杨连君　司晓辉

译者（以姓氏笔画为序）

　　　王丽君　北京中医药大学东直门医院病理科

　　　王若素　北京市朝阳区双桥医院病理科

　　　司晓辉　北京中医药大学东直门医院病理科

　　　李　康　北京中医药大学东直门医院病理科

　　　杨连君　北京中医药大学东直门医院病理科

　　　谷蕴婷　北京市朝阳区双桥医院病理科

内容提要

　　本书引进自 Springer 出版社，由国际病理诊断专家 Helmut H. Popper 和 Bruno Murer 新近合著的一部肺病理诊断图谱。两位著者在肺病理诊断方面经验丰富、造诣深厚，在书中列举分析了数百例真实病例，展示了数千张图片。全书共 34 章，结合大量典型和不典型病例及其病理照片，图文并茂地阐述了肺和胸膜的肿瘤及瘤前病变、罕见肿瘤，以及间质性肺病、代谢性肺病、感染性肺炎、尘肺病、药物性肺病、发育性和儿童肺疾病等非肿瘤性肺疾病的病理诊断新进展、新思路和实用技巧，具有明显的创新性。本书内容丰富实用，不仅具有学术前沿性，而且对日常肺病理诊断的参考意义重大，对处于各学习阶段的病理科医生及肺病相关专业的临床医生具有很强的指导价值。

主译简介

杨连君　北京中医药大学第一临床医学院暨东直门医院病理中心及两院区病理科主任，主任医师。1993 年于空军军医大学（原第四军医大学）空军临床医学专业六年制本科毕业，之后于空军军医大学取得病理学硕士和博士学位，为海军军医大学（原第二军医大学）博士后、副教授。长期从事临床病理诊断工作，擅长肿瘤病理、手术中冷冻病理、肺及纵隔呼吸道病理诊断。在国内外发表文章百余篇，参编专著多部。

司晓辉　北京中医药大学第一临床医学院暨东直门医院病理中心诊断组长，主任医师。1993 年于河北医科大学（原河北医学院）口腔医学专业本科毕业，之后于空军军医大学取得口腔病理学硕士和博士学位，为上海市第九人民医院口腔医学研究所博士后、副研究员。曾任日本国立基础生物学共同研究机构讲师、研究员。擅长肿瘤病理、口腔病理、肺及纵隔呼吸道病理诊断。在国内外发表文章数十篇，参编专著多部。

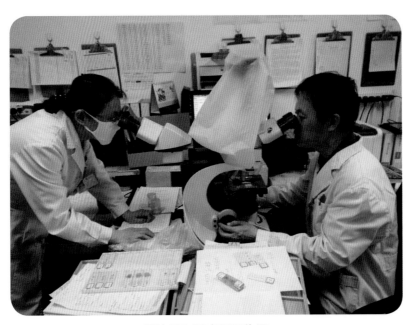

杨连君和司晓辉工作照

原著者简介

Helmut H. Popper　1973 年毕业于奥地利格拉茨大学，1985 年在此大学病理学研究所完成了住院医师和主治医师培训，并先后担任了病理部副教授兼病理实验室负责人，于 1993 年成为病理部教授。之后分别于 2000 年和 2008 年，担任呼吸道病理、环境病理、分子遗传学实验室以及肺和胸膜分子病理研究机构的负责人。曾任欧洲病理学会肺病理学组主席、奥地利病理学会总裁以及 *Archives of Pathology and the Laboratory Medicine* 和 *Virchows Archiv* 的期刊编委。因其在肺病理医师继续教育方面的特殊贡献，曾荣获瑞典、俄罗斯和土耳其等多国病理学会的表彰。

Bruno Murer　1975 年毕业于意大利费拉拉大学，1976—1988 年先后担任意大利安科纳大学解剖病理部主任助理和副主任。目前任意大利乌迪内大学威尼斯梅斯特雷校区解剖病理部主任，意大利病理学会及美国和加拿大病理学会会员，任多种期刊的编委，发表过 150 篇文章。

致　谢

　　感谢在数十年肺病理工作实践中与我们保持密切联系的朋友们和同事们，在与他们的互动交流中，我们进行了很多富有成效的学术讨论。特别感谢 Farid Moinfar 医生，在他的激励下，我们萌生了编写本书的想法，在编写过程中他也一直为我们提供支持。

　　感谢 Ulrike Gruber-Moesenbacher 医生，她帮忙筛选了书中选用的图片，参与了筛选过程中的讨论，还认真地对书中的细节进行了审阅，同时为本书提供了部分图片。

　　感谢我们的家人，在我们投入本书编写时给予的理解，也感谢他们对我们因编写本书而经常占用业余时间给予的包容。

译者前言

　　病理诊断是在结合临床病史、影像学诊断和其他化验检查结果等资料的前提下，依靠观察组织和细胞形态学变化做出的疾病最终诊断。因此，对病理科医生来说，显微镜下的阅片能力是基本功。肺部疾病，尤其是肺肿瘤，是当今发病率不断攀升的一大类疾病，特别是目前肺癌已成为我国发病率和死亡率都很高的癌症类型。然而，在浩繁的肺病病理及其相关疾病的文献和专著中，真正能够仔细地列举出大量实例，并探讨肺病理阅片观察思路和诊断细节的著作甚少，特别是在肺病理的中文参考资料中还未见类似著作。机缘巧合，我们拜读到新近出版的这部 *Pulmonary Pathology：A Practical Guide*，其内容之丰富、构思之巧妙，令我们心生敬佩，不禁慨叹这真是一部全面、实用且不失理论高度的新理念肺病理诊断指导用书，而且还可作为临床实践中随时翻阅的案头参考书。书中不仅积累了丰富的肺肿瘤病例，还系统列举了大量肺非肿瘤性病变病例。目前，国内还没有类似的肺病理诊断图谱类参考书，如果本书能够引进翻译出版中文译本，将有助于提高国内广大病理科医生在肺病理方面的诊断水平。于是，我们欣然接受了中国科学技术出版社的邀约，希望能将这本书"信、达、雅"地翻译出来，让更多的国内读者受益。

　　作为本书的主译，笔者从事临床病理诊断工作多年，实践经验丰富，而且所在医院的临床强项正是呼吸系统疾病，特别是以支气管镜为主要手段的肺病诊治在国内外享有盛誉，这使我们在肺部疾病，特别是肺肿瘤病理诊断方面积累了丰富的实践经验，因此对本书的翻译得心应手。参与本书翻译工作的其他译者，也都是目前活跃在临床病理科的病理专业工作者。

　　尽管我们在翻译过程中反复校对、精益求精，但由于中外语言表述习惯及术语规范有所差异，书中可能存在一些疏漏之处。如果读者发现欠妥之处，请及时告知，以励将来改进。在此感谢广大读者翻阅本书，也感谢各位家人的支持和理解。

北京中医药大学东直门医院　　杨连君　司晓辉

原著前言

随着很多疾病分子水平改变的发现和随之而来的个体化治疗的发展，肺病理学得到广泛关注。目前，对部分肿瘤的分子图谱和蛋白质表达模式的特异且明确的诊断是必需的。在一些间质性肺疾病和儿童肺疾病中，也发现伴有蛋白质表达改变的分子水平变化。因此，我们希望为读者提供一部关于肺病理学的参考书。

编写本书的初衷是，希望在深入阐明疾病的病因和发病机制方面，为医生的日常工作提供可作为参考的病理指导用书。

肺病科室一般都集中在大型医院和大学附属医院的医学中心，在其他很多医疗机构进行肺病理学培训是不太可能的。因此，外出培训、参加专科课程和通过使用书本进行自学是很有必要的。

本书专门为希望在日常诊断工作中获取第一手经验的病理科医生及其他相关专业的医生设计。病理诊断非常依赖实际工作中对各类图像的比较，因此本书提供了大量病例，既有相对简单的，也有比较复杂的。读者将书中的病例与自己在医疗实践中遇到的实际病例进行比较，能够提高诊断的准确性。书中所述尽量不涉及发病机制、病因学和分子病理研究方面的内容，但补充了一些在实际临床工作中必需的要点，并且对疾病诊断的主要特点进行了条目式列表总结。

此外，本书展示的图片均来自真实的病理切片，这些病理切片的制片质量与一般的病理科室质量相当。有些切片比较厚，有些还带有在切片过程中造成的人为裂隙。尽管如此，这些切片都是已经做出最终病理诊断的原始病理切片。

我们都在各自的医疗机构中从事了数十年的肺病理诊断工作，积累了丰富的实践经验，这为我们在肺部病理病例交流、参加国际学术会议交流和持续不断的肺病理知识更新奠定了深厚基础。

对于想要更深入研究肺疾病相关内容的读者，请参阅由本书著者之一编写的另一部专著 *Pathology of Lung Disease*。

Helmut H. Popper
Graz, Austria

Bruno Murer
Mestre, Italy

目　录

第1章 肿瘤前病变和侵袭前病变
Preneoplastic and Preinvasive Lesions

病例 1

77 岁男性，重度吸烟者，临床和影像学都怀疑肺肿瘤。肺左下叶支气管活检，未见肿瘤组织（图 1-1 至图 1-3）。

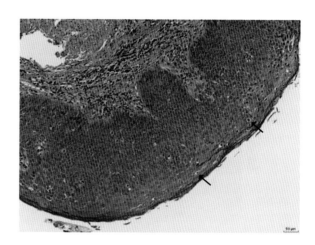

▲ 图 1-2 高倍镜所见。基底细胞层增厚，下 2/3 层细胞排列紊乱，可见少量挖空细胞（箭），在上皮中和上 1/3 层交界处可见核分裂象

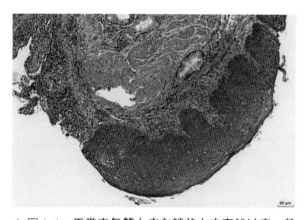

▲ 图 1-1 正常支气管上皮向鳞状上皮突然过度，基底细胞层呈膨胀生长，但是表层细胞排列与支气管表面平行

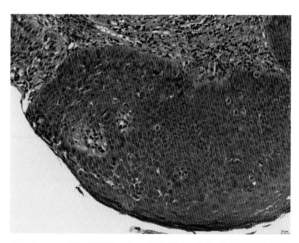

▲ 图 1-3 高倍镜所见。成熟的鳞状上皮只见于表皮的上 1/3 层。黏膜上皮的下 2/3 层可见不典型性和核分裂象。在三级分类法中，属于 2 级异型增生。在二级分类法中，属于高级别异型增生

病例 2

71 岁男性，肺左下叶可疑病变。支气管活检未见浸润性癌；2 周后复检，经胸腔穿刺活检诊断为小细胞癌（图 1-4 至图 1-6）。

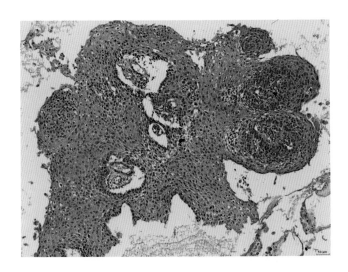

◀ 图 1-4 支气管活检取得数块组织，这是低级别鳞状上皮异型增生伴多量挖空细胞。表皮的下 1/3 可见基底细胞层增生

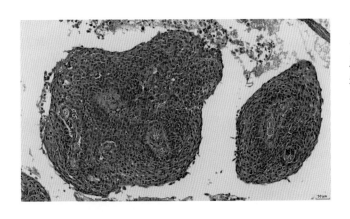

◀ 图 1-5 另外两块组织显示，基底细胞层增生扩展至中 1/3，挖空细胞明显减少，可见不典型细胞和核分裂象增加

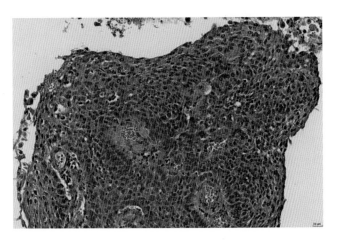

◀ 图 1-6 高倍镜观察其中一块组织。不典型增生加重伴核分裂象增加，基底细胞层几乎扩展至表面。在将此例归入高级别还是低级别异型增生的问题上可能陷入两难境地。但是，挖空细胞的出现提示应该做 HPV 的检测及其分型。如果肿瘤相关型 HPV（16、18、31、33 和 35）阳性，提示再做活检；如果再检后仍未见肿瘤，应密切随访

病例 3

58 岁男性，有吸烟史，临床和影像学怀疑肺肿瘤。做肺左下叶支气管活检；再次活检后附近发现鳞状细胞癌并切除（$G_2T_1N_0$）（图 1-7 和图 1-8）。

在丹佛 Spore 计划研究过程中发现，多种鳞状上皮异型增生是由血管变异引起的，特征为发育不良的毛细血管生长至上皮细胞层。虽然鳞状上皮异型增生并不多见，但是这些异型增生病变容易快速进展为鳞状细胞癌。最可能的原因是鳞状上皮细胞产生和分泌血管生长因子，诱导上述此类的血管增生。这样这些鳞状上皮细胞就获得了更充足的营养、核酸和氧供给，进而获得了繁殖优势。

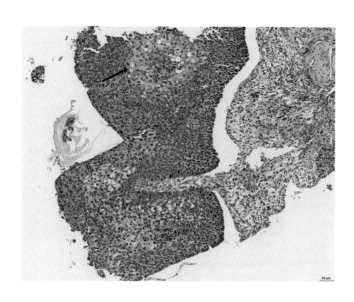

◀ 图 1-7　由于活检局限性的原因，不易判断是低级别还是高级别异型增生。然而，视野中上部的成熟细胞（箭）伴有角化不良，提示附近有可能有鳞状细胞癌。此外，大量挖空细胞提示应进行 HPV 检测及其分型

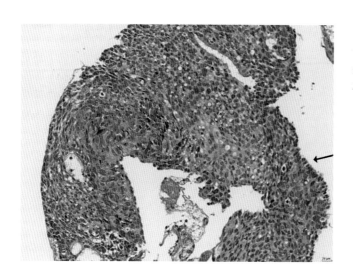

◀ 图 1-8　在这个第二块组织中，高级别异型增生是十分明显的。不典型的基底细胞已经到达表层。在一个视野内，仍残留几个纤毛上皮细胞（箭）

病例 4

73 岁男性，重度吸烟者，怀疑肺癌，做肺右正中叶支气管活检，再次活检后发现原位鳞状细胞癌（图 1-9 和图 1-10）。

病例 5

75 岁男性，怀疑中央型肺癌，做肺左下叶活检和肺下叶支气管细胞学涂片；细胞学检测可见鳞状细胞癌（图 1-11 和图 1-12）。

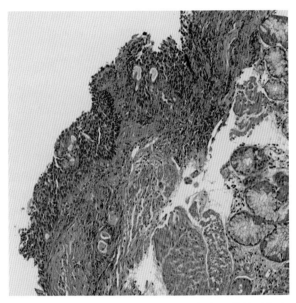

▲ 图 1-9　支气管活检显示鳞状上皮内异常的毛细血管增生

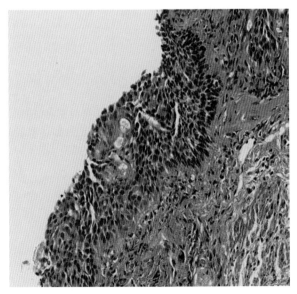

▲ 图 1-10　高倍镜下可见毛细血管位于上皮内。虽然鳞状上皮细胞的不典型程度轻微，但是此类病变容易快速进展为鳞状细胞癌

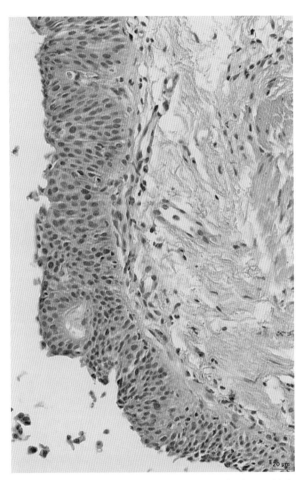

▲ 图 1-11　此例是显示鳞状细胞异型增生时的血管变异的一个例子。同样，鳞状上皮也没有明显的不典型性甚至可能被认为是化生。但是内生性的毛细血管是得到更充足的营养、氧气和核酸供给的标志，是细胞分裂所必需的

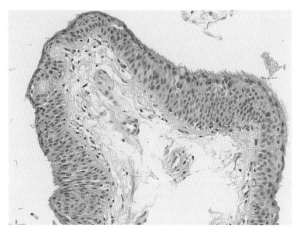

▲ 图 1-12　在另一次活检中，可见毛细血管襻延伸入上皮细胞层

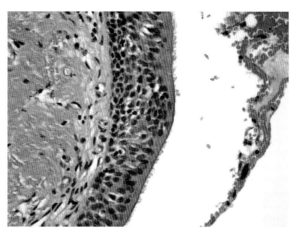

▲ 图 1-14　此图显示的是基底细胞增生，已与鳞状细胞异型增生和原位癌进行比较。虽然基底细胞层发生了扩张，但是仍然可见纤毛细胞。没有细胞不典型性，上皮层排列极向正常

病例 6

62 岁男性，支气管鳞状细胞癌，可见从病灶到切缘的支气管壁切面（图 1-13 和图 1-14）。

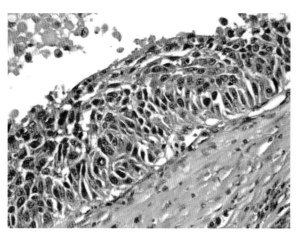

▲ 图 1-13　在这个活检标本中可见不典型上皮增生伴鳞状分化。细胞核和核仁均增大，染色质增粗。由于未发现浸润，此例诊断为原位癌，继而在支气管边缘又扩大切除了一小圈

鳞状细胞化生和异型增生

沿支气管树发生的损伤均可引起鳞状细胞化生，这是一种很常见的现象。例如，肺结核引起的慢性感染，烟雾吸入引起的热损伤，以及白消安和甲氨蝶呤导致的药物损伤。

吸入烟草烟雾会引起热毒性、化学毒性和基因毒性损伤，最初会促使支气管黏膜杯状细胞增生以增加黏液分泌量来阻止发生损伤。如果这些损伤持续存在，随之会出现鳞状细胞化生，最终发展为异型增生。

鳞状细胞的异型增生是可复的，然而高级别异型增生是可能发展为鳞状细胞癌的警示信号。

鳞状细胞异型增生分为三级，但是最近有学者讨论将分级降为二级，即只有高级别和低级别（类似于子宫颈和喉）。在对同类型的病例应用 3 级分类时，即使是肺专科病理医生，观察结果的一致率也不高。

高级别异型增生的特征，即中至高度的细胞多形性和大小不均，中至高度的核质比增大，上皮层的一半甚至全层不成熟，核分裂象增多至上皮表面，包括不典型核分裂象和基底细胞层扩展到上皮中部甚至表层内。

分级标准包括基底细胞层扩展从基底到表皮中间，再到上 1/3 处；核分裂象从罕见到中度增多，再到很多；细胞多形性和大小不均从低到高。高级别异型增生和原位癌的区别很难界定，有学者将角化不良作为原位癌的一个指标。然而对于临床来说，高级别异型增生与原位癌的区分并不重要，因两者都具有发展为侵袭性癌的高风险。

病例 7

65 岁男性，既往有吸烟史，临床表现为声音嘶哑和体重减轻，怀疑肺肿瘤。影像学提示疑似病变位于肺左上叶，支气管镜下取活检，细胞学观察可见鳞状细胞癌细胞，切除后确诊为鳞状细胞癌（$G_1T_1N_1$），癌旁另见乳头状瘤（图 1–15 和图 1–16）。

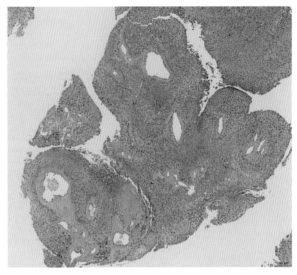

▲ 图 1–15 鳞状细胞乳头状瘤，支气管活检可见鳞状上皮异型增生，仔细观察间质可见扩张的血管位于透明样间质中，并呈分支状，这是乳头状瘤的典型特征

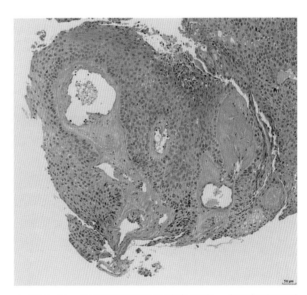

▲ 图 1–16 高倍镜下也可见挖空细胞，中至低度异型增生。如果感染了癌症相关的 HPV 类型，即使只是这种程度的病变也可能在短时间内发展为鳞状细胞癌。因此，这种情况必须进行 HPV 检测及其分型检查

肺乳头状瘤

主要特征是被覆鳞状上皮的分支状间质轴心，在透明样间质内可见不规则的血管，上皮内可见挖空细胞。应进行 HPV 检测及其分型检查。检查结果可见细胞异型增生，但是相比之下 HPV 检测及其分型检查更为重要。

病例 8

56 岁男性，鳞状细胞癌，成功放化疗 5 个月后行肺右上叶切除，90% 的肿瘤组织发生了坏死和纤维化，仅残留 10% 的癌细胞存活。在切除标本中，可见一种新的病变（图 1-17）。

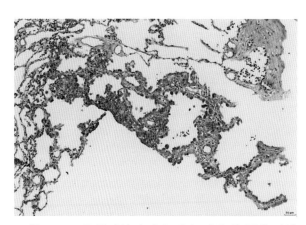

▲ 图 1-17　Ⅱ型肺泡上皮细胞沿肺泡壁不典型增生，可见细胞间隙。不典型增生细胞完全覆盖了受累的肺泡。少量细胞成串排列，有个区域的不典型增生细胞的细胞间隙消失。这种情况增加了原位腺癌的可能性

病例 9

75 岁女性，有吸烟史，表现为体重减轻，临床和影像学检查发现左下叶可疑病变。胸腔镜活检手术中冰冻切片提示侵袭性腺癌（$G_1T_1N_0$），故行肺叶切除术，进而发现了邻近组织的另一种病变（图 1-18 和图 1-19）。

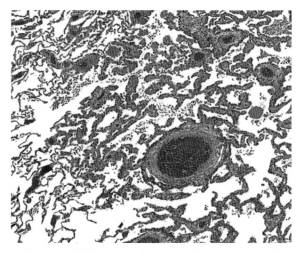

▲ 图 1-18　这个新发现病变的总体观。一些看上去非常相似的细胞沿着肺泡壁连续增生蔓延，未见侵袭

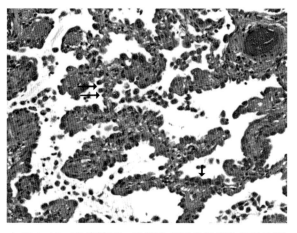

▲ 图 1-19　高倍镜下，虽然这些不典型增生细胞看似Ⅱ型肺泡上皮细胞，但是不典型性明显。细胞核增大，染色质分布不均；但是单个细胞之间仍可见间隙（提示增生活性较低，双箭）。有几个区域细胞排列更紧密，甚至细胞间隙已经消失（单箭），这些特征提示可能向腺癌发展

不典型腺瘤样增生（atypical adenomatous hyperplasia，AAH）

其特征是不典型细胞完全取代了原有的正常肺泡壁细胞。这些细胞看起来像Ⅱ型肺泡上皮细胞，但是细胞更大，具有更大的不典型细胞核，染色质深染。核分裂象少见，不典型细胞之间仍留有小间隙。与原位腺癌细胞相比，无乳头形成，无细胞拥挤。AAH通常源自于支气管肺泡连接区域。

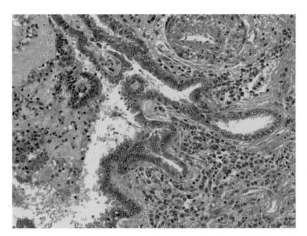

▲ 图 1-21　在此视野内，亦可见不典型细胞增生，并且不典型性明显。左侧可见残余的正常上皮

病例 10

50 岁女性，肺右上叶腺癌会诊病例，但是在距肿瘤较远的第 3 区段发现了另一个病变（图 1-20 至图 1-23）。

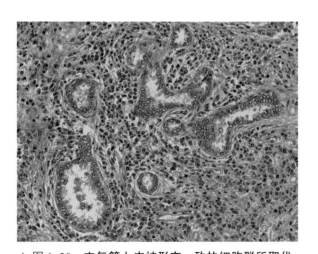

▲ 图 1-20　支气管上皮被形态一致的细胞群所取代。细胞核增大，染色质泡状，核仁增大并有时轮廓不规则。基底储备细胞层消失

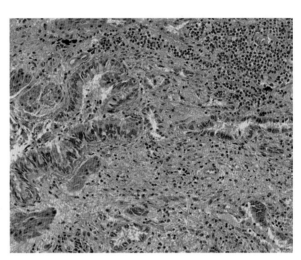

▲ 图 1-22　在视野的左侧，正常上皮层依然存在，由各种分化形式的细胞组成，而右侧正常上皮层已经被单层不典型立方状细胞取代

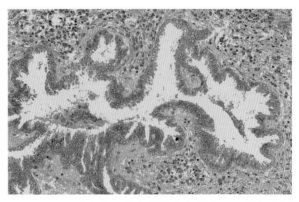

▲ 图 1-23　此为在一个完整的支气管内，正常上皮层已被重度不典型上皮细胞所取代并呈多层分布。这提示原位腺癌的可能

支气管柱状上皮细胞异常增生（bronchiolar columnar cell dysplasia，BCCD）

局限发生在小支气管和细支气管，特征为黏膜内不典型增生细胞的一致性增生。正常黏膜包含基底细胞、柱状细胞和立方细胞，可分化为纤毛细胞、杯状细胞和分泌细胞，而在 BCCD 中，这种分化现象发生缺失。BCCD 中的细胞核和核仁都增大，染色质呈泡状，核膜增厚。不典型增生程度可以是低级别，也可以是高级别。

不典型杯状细胞增生（atypical goblet cell hyperplasia，AGCH）

在成年人中难于识别。细胞核被挤压至基底细胞边缘，不能分辨染色质结构。与 BCCD 一样，细胞的生长方式更重要：不典型杯状细胞或印戒细胞完全取代了正常上皮，导致出现单一生长方式。不典型杯状细胞增生可能会发展为各种肺黏液性腺癌。AGCH 常见于 I～Ⅲ 型先天性肺气道畸形，也是儿童罕见腺癌的癌前病变（详见"良性上皮性肿瘤"）。

病例 11

1 岁男童，囊性肺病变导致缺氧和发育不良，CT 检查结果怀疑肺囊性腺瘤样畸形（cystic pulmonary adenomatoid malformation，CPAM；旧称先天性囊性腺瘤样畸形），遂行手术切除。在 CPAM 病变中，可见不典型增生和肿瘤（图 1-24）。

病例 12

56 岁女性，无吸烟史，存在哮喘伴慢性咳嗽病史，临床症状为持续 2 周呼吸困难。肺功能检查提示轻度阻塞性肺疾病，影像学显示双肺多发微小结节，遂取活检（图 1-25 至图 1-29）。

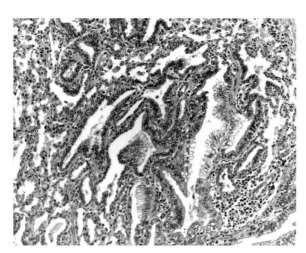

▲ 图 1-24 CPAM 病变中可见不典型杯状细胞增生，这些细胞可发展为腺癌，正如此例所示

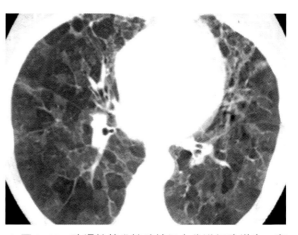

▲ 图 1-25 弥漫性特发性肺神经内分泌细胞增生，高分辨率 CT 显示以小叶为中心分布的多发结节，因空气潴留呈马赛克样（图片由意大利特尔尼 A. Carloni 惠赠）

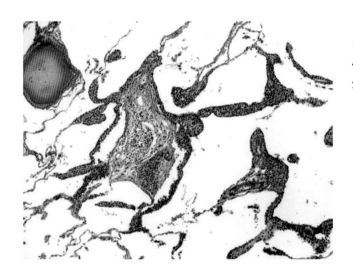

◀ 图 1-26 弥漫性特发性肺神经内分泌细胞增生，位于气道上皮基底的肺神经内分泌细胞呈线状增生，低倍镜下可能被误诊为肺泡上皮细胞增生

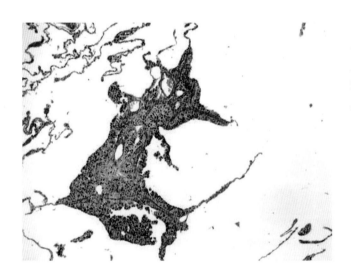

◀ 图 1-27 弥漫性特发性肺神经内分泌细胞增生，此气道被线状和结节状增生的神经内分泌细胞挤压变形。细胞生长模式清晰明确，大多数细胞位于黏膜内，而有些区域间质内可见神经内分泌细胞

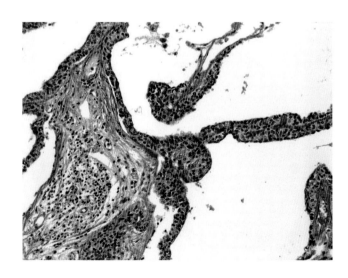

◀ 图 1-28 弥漫性特发性肺神经内分泌细胞增生，在这张显微图片中可见位于细支气管上皮细胞下层的线状增生的神经内分泌细胞。在某些病例中有必要进行神经内分泌标志物的免疫组织化学染色。嗜铬蛋白 A（CgA）、蛋白基因产物 9.5（PGP 9.5）、铃蟾肽或突触素（Syn）均可应用，这些抗体可对不同类型细胞进行染色。不推荐使用 NCAM，因为此抗体是针对 140kDa 的剪接变体，一般用于高级别癌染色。而神经内分泌细胞表达的是另外一种 NCAM 的剪接变体

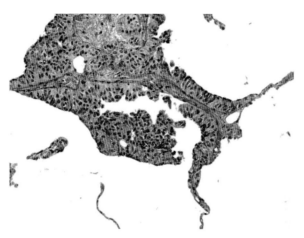

▲ 图 1-29　弥漫性特发性肺神经内分泌细胞增生，高倍镜下，更容易见到增生的神经内分泌细胞生长入间质的情况

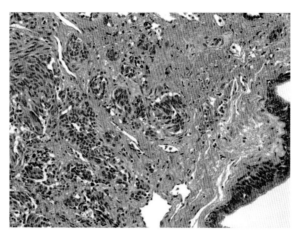

▲ 图 1-31　肺神经内分泌细胞反应性增生［微瘤（tumorlet）］，神经内分泌细胞围绕细支气管周围聚集，呈境界清楚的结节状，由致密的纤维性基质分隔

病例 13

52 岁男性，慢性支气管炎病史，肺左下叶区段性切除。以下是肺区段性切除术后的病理切片（图 1-30 至图 1-32）。

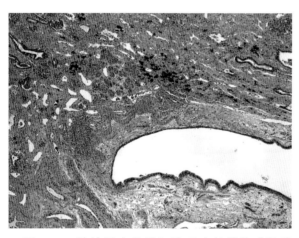

▲ 图 1-30　肺神经内分泌细胞反应性增生［微瘤（tumorlet）］，在邻近支气管壁的肺实质内，肺神经内分泌细胞结节性增生形成一个微瘤。典型的结节性增生被致密的纤维间质分开

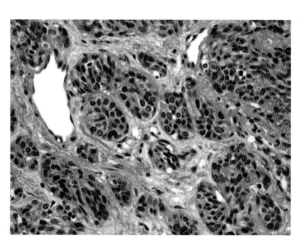

▲ 图 1-32　肺神经内分泌细胞反应性增生［微瘤（tumorlet）］，这些细胞均匀一致，核染色质细颗粒状，胞核圆形或卵圆形。未见核分裂，间质黏液样变

病例 14

68 岁女性，行肺腺癌手术。此外，在切除组织中可见类癌和多发性神经内分泌病变（图 1-33 至图 1-38）。

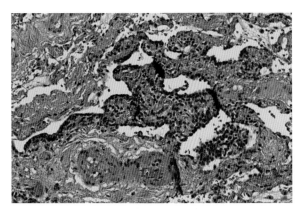

▲ 图 1-33　支气管黏膜中可见明显的神经内分泌细胞增生

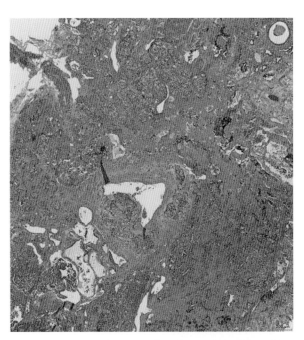

▲ 图 1-35　此区域可见数个微瘤。结节状增生的神经内分泌细胞总是被纤维间质分隔，但在类癌中神经内分泌细胞会形成实体瘤

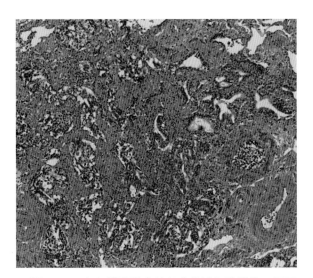

▲ 图 1-34　支气管黏膜内神经内分泌细胞增生。另可见神经内分泌细胞灶状、结节状聚集。结节状增生被纤维间质分隔，这种情况定义为微瘤

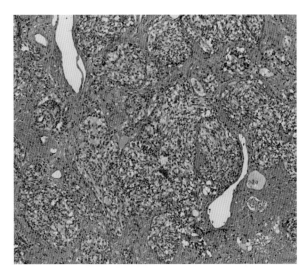

▲ 图 1-36　此图中神经内分泌细胞增生几乎合并成为一个更大的病变，然而纤维间质仍起分隔作用。这种情况仍倾向诊断为微瘤

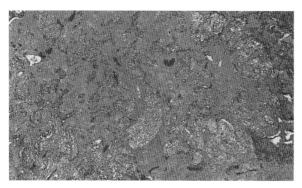

▲ 图 1-37　可见微瘤的大的聚集体

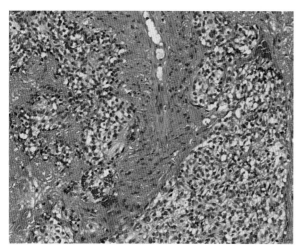

▲ 图 1-38　高倍镜下可见透明细胞增生，细胞核轻度不典型，未见核分裂象

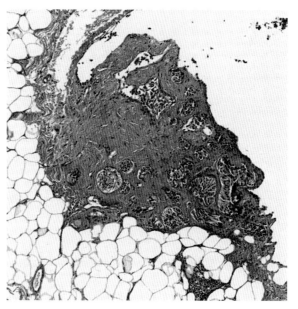

▲ 图 1-39　在此例中，不仅肺部发现微瘤，纵隔脂肪组织中也发现一个微瘤

病例 15

75 岁女性，怀疑肺纤维化，因支气管活检未成功，故行胸腔镜活检术。发现纵隔脂肪中也有一个微小结节，一并切除（图 1-39 和图 1-40 ）。

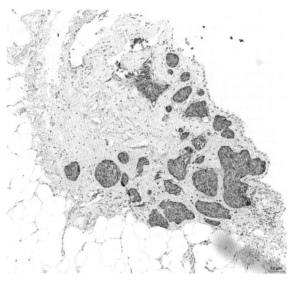

▲ 图 1-40　同一病变部位的嗜铬蛋白 A（CgA）染色

神经内分泌细胞增生（neuroendocrine hyperplasia，NEH）

可分为与纤维化相关、支气管扩张相关和类癌相关的 NEH，以及不明原因的弥漫性 NEH，此外还有微瘤和结节状 NEH。目前，对于 NEH 与肿瘤的相关性尚不明确，影响肿瘤进展的因素也未知。但是，NEH 很可能是类癌的癌前病变，但并不是高级别神经内分泌癌的癌前病变。通常，肺的神经内分泌细胞位于两处：一是单个分散于支气管树内，二是外周肺的神经上皮小体。神经内分泌标志物可以标识这些细胞，如嗜铬蛋白 A（CgA）、铃蟾肽［一种胃泌素释放肽（GRP）的青蛙属类似物］、突触素（Syn）和蛋白基因产物 9.5（PGP 9.5）。当黏膜内见到清晰明确的细胞簇时，即可诊断 NEH。结节状 NEH 的特征是这些细胞数量增加，成簇生长。微瘤是数个结节状细胞簇聚集并被间质纤维束分隔，从而呈现出瘤样病变。鉴别微瘤和类癌的主要特征是神经内分泌结节中是否有纤维分隔带。

第2章 腺 癌
Adenocarcinoma

病例 1

68 岁男性，临床表现为慢性咳嗽和胸痛，吸烟史不明。CT 检查显示肺左上叶一个肿瘤性结节，经胸活检诊断为贴壁型和腺泡样腺癌。随后行肺叶切除术，可见一个 8mm 的贴壁型为主的腺癌（$pT_{1a}N_0$）。另外，在其他区域还可见如下图所示的第二个病变（图 2-1 至图 2-3），当时没有做分子病理方面的工作。

该病例诊断为原位腺癌（adenocarcinoma in situ，AIS），肿瘤细胞间隙消失和细胞乳头形成是与不典型腺瘤样增生（atypical adenomatous hyperplasia，AAH）的主要鉴别点。

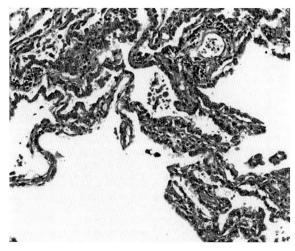

▲ 图 2-2 高倍镜下，不典型细胞沿着肺泡间隔连续成排地生长，细胞之间无间隙，局灶细胞呈乳头状。除了局灶淋巴细胞聚集外，间质未见明显异常，也未见瘤细胞浸润

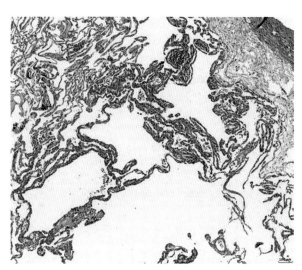

▲ 图 2-1 不典型增生细胞沿着肺泡间隔排列，看起来有些僵硬

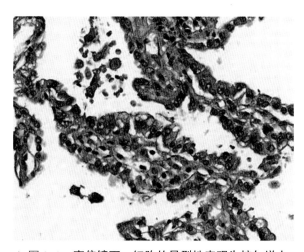

▲ 图 2-3 高倍镜下，细胞的异型性表现为核仁增大，细胞核呈空泡状。肿瘤组织中可见高柱状细胞和立方状细胞，这在起源于支气管肺泡连接区的外周型腺癌中很常见。癌细胞来源于残留在支气管肺泡连接区的外周干细胞，这些细胞能分化为支气管和肺泡上皮细胞中所有的类型

病例 2

18 岁男性，重度吸烟者，临床表现为肺间质性病变。因无法明确诊断，故行胸腔镜活检（图 2-4 至图 2-12）。

该病例诊断为原位腺癌（adenocarcinoma in situ，AIS），未做进一步研究，因病变太小也未做分子病理检测。

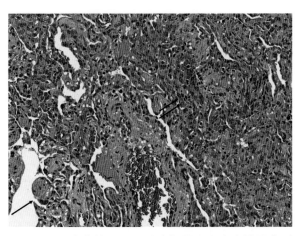

▲ 图 2-6　高倍镜下可见肺泡间隔已经完全被不典型细胞所覆盖。这些细胞增大，细胞核较大，染色质分布不均，核仁增大，轮廓不规则（单箭和双箭）。病变疑似腺癌

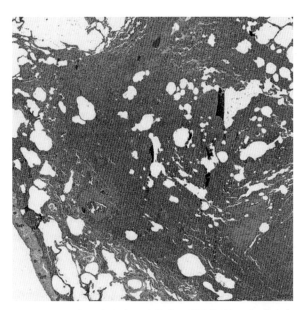

▲ 图 2-4　除了肺大疱，总体未见特异性的组织学改变

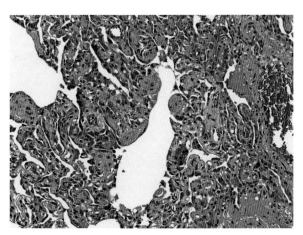

▲ 图 2-7　在组织边缘部位，由于肺泡间隔被挤压的程度较轻，更容易看清不典型细胞呈连续性生长

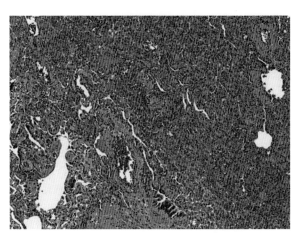

▲ 图 2-5　进一步放大倍数观察可见比较大的细胞和细胞核深染。因为组织没有先展开后再固定，所以做出的切片很难判读

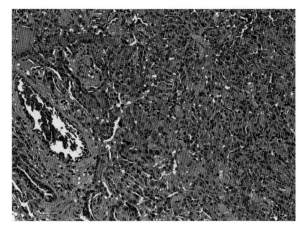

▲ 图 2-8　在这张高倍视野照片中，不典型性清晰可见。未见浸润或促结缔组织增生反应。最终诊断必须做免疫组化

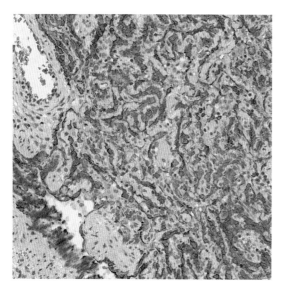

▲ 图 2-9　CK7 抗体染色勾勒出了上皮生长线，也帮助排除了浸润

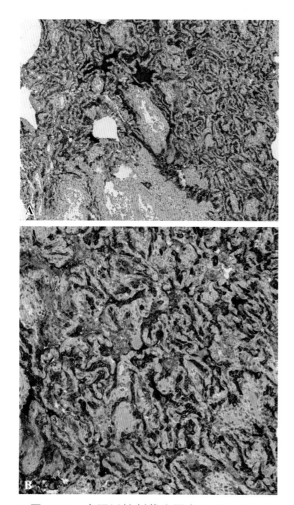

▲ 图 2-10　表面活性剂载脂蛋白 B（surfactant apoprotein B，SP-B）抗体显示这些增生的上皮为外周上皮，不典型上皮染色强度更弱

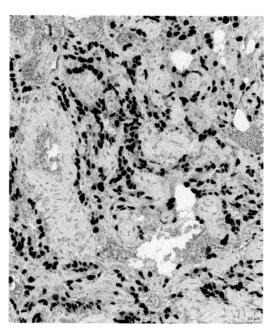

▲ 图 2-11　TTF-1 染色强阳性凸显出不典型细胞的大细胞核

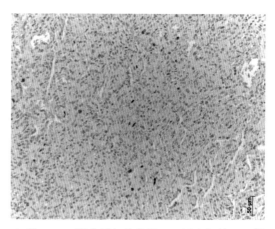

▲ 图 2-12　不典型细胞显示 p53 蛋白阳性，而邻近的"正常"细胞几乎不呈阳性

病例 3

71 岁女性，无吸烟史，临床表现为体重减轻。CT 扫描发现肺右下叶有一个小结节。经胸活检诊断腺癌，随后行肺叶切除。组织学诊断为贴壁型为主的腺癌（$pT_{1a}N_0$）（图 2-13 至图 2-16）。

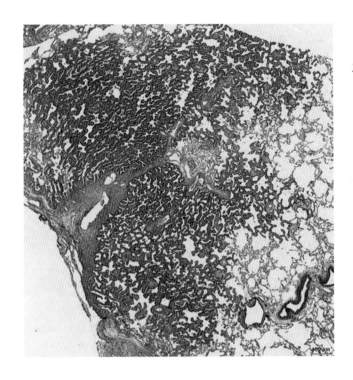

◀ 图 2-13　总体观，此腺癌表现为以贴壁型为主的生长模式

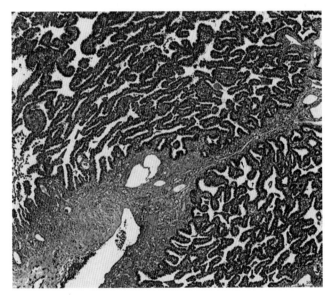

◀ 图 2-14　放大后显示很多肺泡间隔被覆不典型上皮

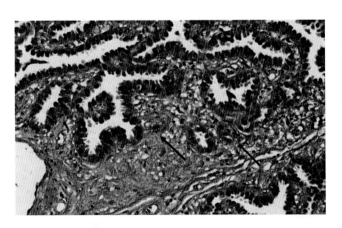

◀ 图 2-15　高倍镜下的贴壁型生长模式。肿瘤细胞通常是单排排列，亦可见上皮乳头和双层结构，中央可见局灶浸润（箭）。左侧箭所指处可见黏液样变性和促结缔组织增生性间质反应

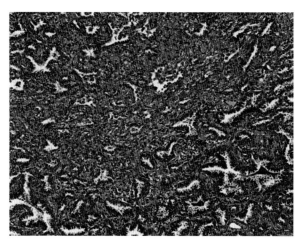

▲ 图 2-16 侵袭性腺癌的中央瘢痕。其典型特征为细胞重排形成腺泡结构，亦可见促结缔组织增生性间质。该病例诊断为贴壁型为主腺癌。肿瘤分子检测显示有表皮生长因子受体（epidermal growth factor receptor, EGFR）突变（外显子 19 缺失）。到目前为止未见复发

病例 4

85 岁男性，既往有吸烟史，肺右上叶巨大肿块。行细针穿刺（fine needle aspiration, FNA）活检。支气管内组织学活检未成功，不足以做出诊断。未做手术，细胞学标本未检测出特殊的基因改变（图 2-17 至图 2-20）。

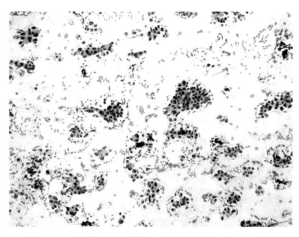

▲ 图 2-17 原发性肺腺癌。细针穿刺标本可见大量不典型细胞簇，细胞核不规则，染色质苍白。细胞排列成栅栏状，共用腔缘

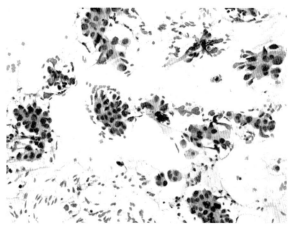

▲ 图 2-18 原发性肺腺癌。上图同一切片的高倍镜下所见，细胞核不规则，核仁小。有些细胞可见细胞质黏液

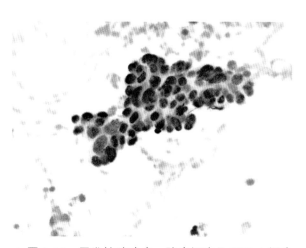

▲ 图 2-19 原发性肺腺癌。肿瘤细胞呈 TTF-1 细胞核强阳性

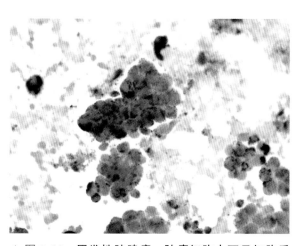

▲ 图 2-20 原发性肺腺癌。肿瘤细胞中可见细胞质 Napsin A 明显表达

病例 5

　　55 岁男性，重度吸烟者，表现为体重减轻和咳嗽。CT 扫描显示肺右上叶有一个 1.5cm 的肿瘤，同一肺叶中还有一些可疑结节，经支气管活检未见肿瘤。行胸腔镜手术（VATS），手术中冰冻切片诊断为腺癌，遂行肺叶切除，并切下一个淋巴结。

　　该病例诊断为腺泡性腺癌（G_2pT_{1b}），虽然淋巴结未见转移癌，但是有一个肺内转移结节，因此肿瘤分期升级为 T_3。未发现 *EGFR*、*ALK* 或 *ROS1* 基因异常。肿瘤细胞 PD-L1 染色约 40% 阳性（图 2-21 至图 2-27）。

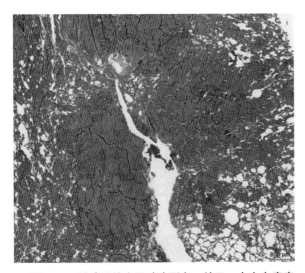

▲ 图 2-21　肿瘤总体上呈腺癌形态，并见一个中央瘢痕

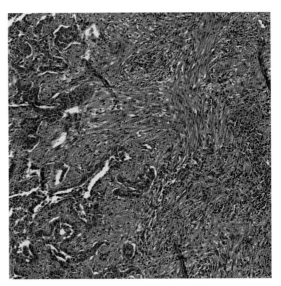

▲ 图 2-23　高倍镜下显示腺状形态（腺泡状）、浸润和促结缔组织增生性间质反应。肌成纤维细胞已经沉积成了胶原蛋白，而在图片的下半部分可见更明显的黏液样间质

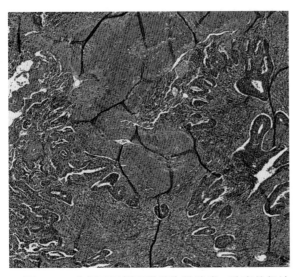

▲ 图 2-22　此图可见浸润性腺泡性腺癌，致密的促结缔组织增生性间质形成中央瘢痕，可见肺动脉增厚伴闭塞，这常提示下一步应寻找是否有肿瘤细胞血管内浸润

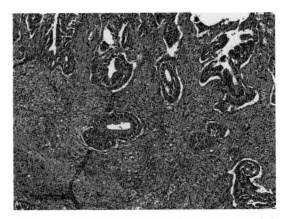

▲ 图 2-24　高倍镜下的腺泡性腺癌。此腺癌的腺泡内可见双层或三层排列的癌细胞，细胞核增大，染色质分布不均，核仁中度增大。间质反应清晰可见

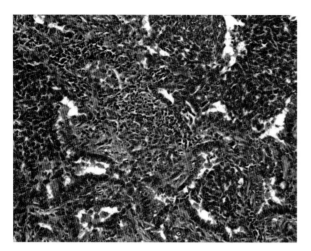

▲ 图 2-25　有时在腺泡性腺癌中，在腺泡中心可见桑葚胚样结构，不要误诊为常含有这种结构的肺母细胞瘤。肿瘤细胞通常表达多种标志物，在此不详述

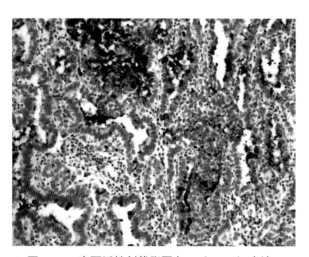

▲ 图 2-26　表面活性剂载脂蛋白 A（SP-A）表达

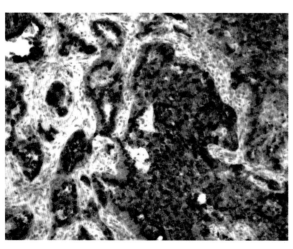

▲ 图 2-27　表面活性剂载脂蛋白 B（SP-B）表达

病例 6

57 岁男性，既往吸烟史 10 年，表现为慢性咳嗽。CT 扫描显示肺右上叶有一个结节，经支气管活检仅见肺组织纤维化，但是细针穿刺发现了癌细胞，遂行肺上叶切除术（图 2-28 至图 2-31）。

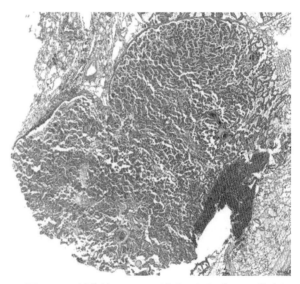

▲ 图 2-28　低倍镜下，可见肿瘤已经取代了正常肺组织。即使在此低倍镜下亦可见乳头状结构

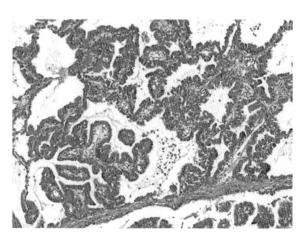

▲ 图 2-29　高倍镜下，腺癌表现为乳头状，突出于肺泡间隔，可见新生性间质，并可见二级和三级乳头。此外，左侧和右侧边缘均可见贴壁型生长方式

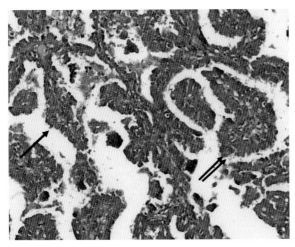

▲ 图 2-30　图中可见贴壁型和乳头状混合型生长方式。左侧为贴壁型（箭），肿瘤细胞覆盖原有的肺泡壁。右侧为乳头状（双箭），可见被覆肿瘤细胞的大片间质

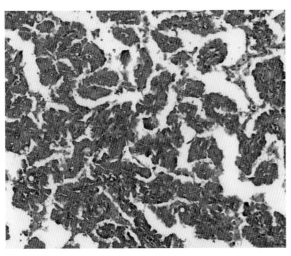

▲ 图 2-31　高倍镜显示乳头状结构，乳头间质轴心被覆重度不典型细胞。一些细胞可见包涵体空泡，免疫组织化学显示这些包涵体空泡常含有表面活性剂载脂蛋白。大多数细胞为高柱状，部分顶端呈长鼻状，可能与顶浆分泌相关。其他细胞的形状类似于立方状的 **Clara** 细胞。细胞核和核仁增大，染色质呈空泡状，核酸大量转运产生的核酸沉积物使核膜着色。一些乳头的间质清晰可见，而另一些则间质很少。该病例诊断为乳头状为主的腺癌

病例 7

57 岁男性，既往有吸烟史，腹股沟疝手术前偶然发现肺部有一个 3cm 的肿块。对肿块进行了 FNA 检查，细胞学诊断为腺癌（可能为乳头状腺癌），故切除了肺部病变（图 2-32 至图 2-36）。

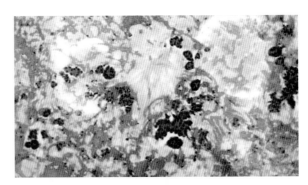

▲ 图 2-32　乳头状腺癌，细胞学显示乳头状排列的细胞簇，未见明显间质

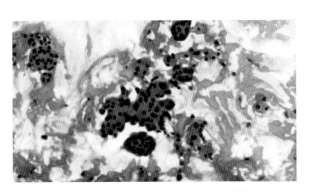

▲ 图 2-33　乳头状腺癌，柱状细胞聚集成片，呈乳头状。细胞核位于细胞质边缘

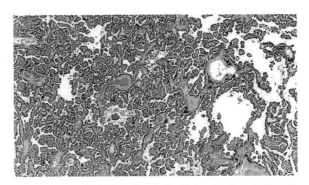

▲ 图 2-34　乳头状腺癌，组织学上，肿瘤呈弥漫性乳头状增生

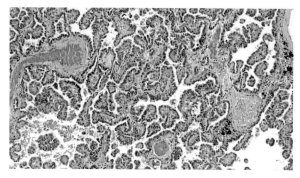

▲ 图 2-35 乳头状腺癌，立方状恶性肿瘤细胞生长在纤维血管轴心表面

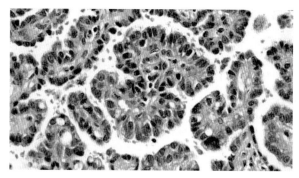

▲ 图 2-36 乳头状腺癌，单层立方状上皮衬覆在真性乳头状结构表面

病例 8

46 岁男性，表现为咳嗽和疲劳，检查提示右上肺叶肿瘤。活检和细胞学筛检可见腺癌细胞，遂行肺上叶切除术。诊断为伴有淋巴结转移的混合型腺癌（在 WHO 2015 年分型前），分期为 pT_2N_2。两年后在与前者对照的情况下，右下叶活检诊断为腺癌，切除后可见一个 1.9cm 的肿瘤，并发现脏胸膜转移性结节（图 2-37 至图 2-43）。

该病例诊断为腺泡为主腺癌伴微乳头状和筛状成分，由于其微乳头状和筛状结构，因此

分级为 3 级。

分子检测结果显示，约 20% 的肿瘤细胞呈 PD-L1 阳性，而 EGFR、ALK、ROS 1、BRAF、RET 和 HER2 均为阴性。

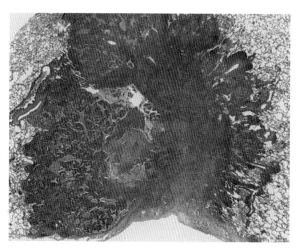

▲ 图 2-37 肿瘤全貌可见中央瘢痕、局灶密集的淋巴细胞浸润和不同生长方式的腺癌

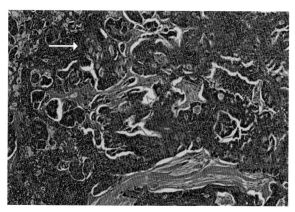

▲ 图 2-38 在此视野中，腺癌呈腺泡状、微乳头状和筛状。图下方可见大的其内充满分泌物的腺泡状结构，注意不是所有的分泌物都是黏液。在图左侧，小的肿瘤细胞簇游离漂浮在分泌物中，这些细胞簇只由肿瘤细胞组成而不含有间质轴心。图片上方的肿瘤复合体（箭）是典型的筛状模式，这个大的肿瘤复合体由二级和三级腺体结构或腺泡组成。图片右侧可见典型的腺泡结构

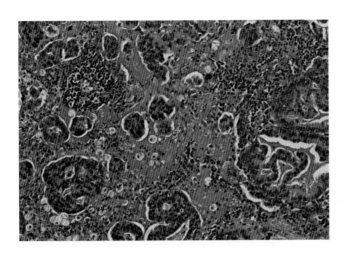

◀ 图 2-39 图中可见许多由没有间质的细胞簇组成微乳头。推测这些微乳头能够下调黏附蛋白的表达，以使它们更快地移动，进而更容易发生早期转移

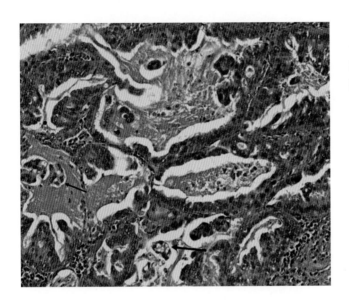

◀ 图 2-40 在此视野中，可见伴有少量微乳头的腺泡状和贴壁型结构。这些微乳头有时呈假印戒细胞结构（箭）

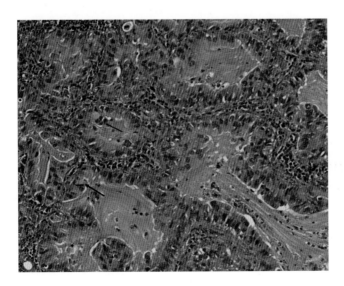

◀ 图 2-41 此图所示以腺泡状结构为主。许多细胞呈杯状细胞分化（箭）；然而，还不足以称其为黏液腺癌

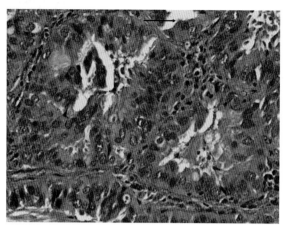

▲ 图 2-42　此高倍镜下清晰地显示出此例肺腺癌由混合细胞成分构成，即一些杯状细胞、许多顶端分泌的高柱状细胞和少量有原始纤毛的细胞（箭）。细胞核和核仁增大，染色质分布不均并粗糙

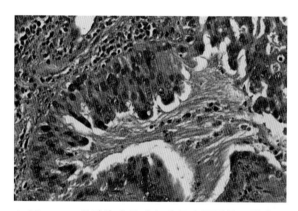

▲ 图 2-43　此腺泡内的癌细胞呈多层结构。管腔内的物质更像是混有细胞碎屑的高柱状细胞分泌物，这些高柱状细胞类似于细支气管的分泌细胞

病例 9

67 岁女性，表现为乏力和体重下降。检查发现肺左上叶有一个结节，PET-CT 检查呈阳性。支气管内超声波检查法（endobroncheal ultrasonography，EBUS）检查结果显示，所有淋巴结均为阴性，收入胸外科。手术中冰冻切片诊断为腺癌，遂行肺左上叶切除及淋巴结清扫，最终诊断为实性为主腺癌（$G_3pT_{1a}N_0V_1$）（图 2-44 至图 2-47）。

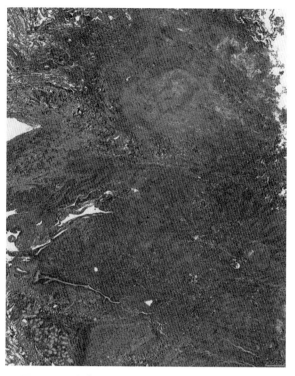

▲ 图 2-44　肿瘤总体大小为 9mm。中央可见瘢痕和一条闭塞的肺动脉。左侧可见另一条动脉，疑似肿瘤细胞浸润

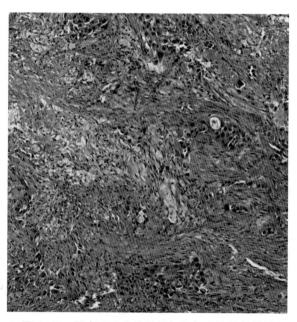

▲ 图 2-45　图中可见实性肿瘤细胞复合体伴促结缔组织增生性间质。图左侧可见一个小的肿瘤细胞复合体伴畸形腺泡结构

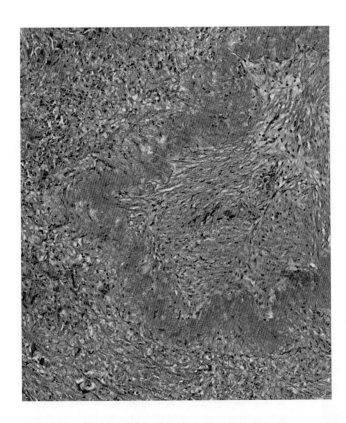

◀ 图 2-46　图示此动脉内可见少量肿瘤细胞（经证实为细胞角蛋白 CK 阳性）；当在动静脉发现这种形态变化时，提示首先应该进一步查找是否有脉管浸润。图 2-45 中的左侧视野也可见这种情况

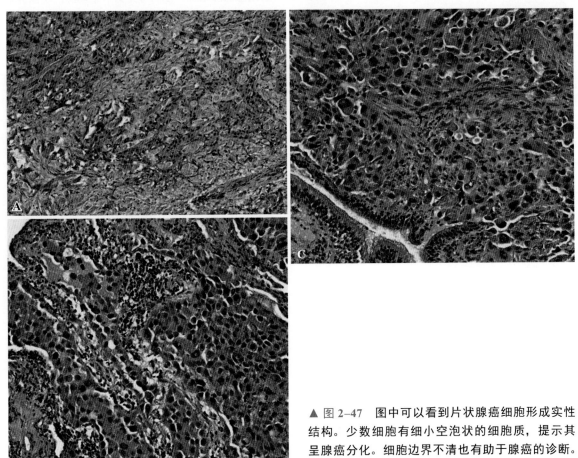

▲ 图 2-47　图中可以看到片状腺癌细胞形成实性结构。少数细胞有细小空泡状的细胞质，提示其呈腺癌分化。细胞边界不清也有助于腺癌的诊断。TTF-1 染色有助于进一步确定腺癌的诊断

病例 10

66 岁男性，重度吸烟者，因做手术前检查到放射科做胸部 CT 扫描。X 线和 CT 检查结果均发现肺右下叶有一个肿瘤，细胞学检查未见肿瘤细胞，故行胸腔镜手术切除，以下图片来自胸腔镜标本切片（图 2-48 和图 2-49）。之后立即追加了肺叶切除术。

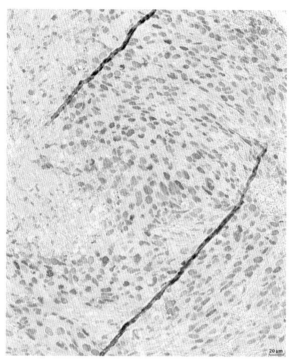

▲ 图 2-49　大多数肿瘤细胞的细胞核呈 TTF-1 阳性，进一步证实了实性腺癌的组织学诊断

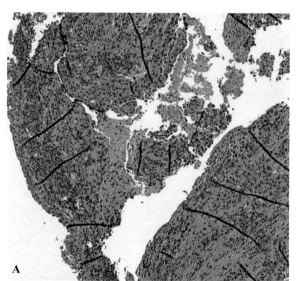

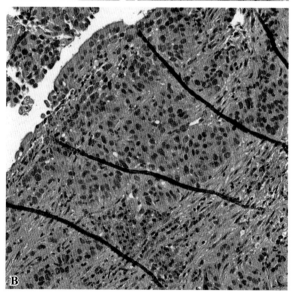

▲ 图 2-48　A 显示为实性癌。在某些区域，实性片状结构类似于鳞状分化，而在 B 中肿瘤细胞的细胞质更有细小空泡状的特点，细胞核染色质分布更均匀，核仁不明显，故行 TTF-1 染色

病例 11

70 岁男性，表现为胸痛和气短。X 线和 CT 扫描提示胸腔积液及疑似胸膜病变。积液引流和细胞学检查发现大的恶性肿瘤细胞，因细胞学材料不足以做进一步的诊断，故行胸腔镜手术以获得更多的组织（图 2-50 至图 2-53）。然而，还没来得及进一步治疗患者就因肿瘤广泛转移而死亡。回顾性调查发现，5 年前患者的女儿也是死于同样的转移性肺实性腺癌。

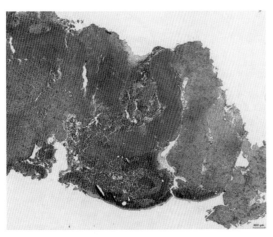

▲ 图 2-50 胸膜活检显示大块肿瘤组织伴有坏死和出血，局灶可见腺样结构

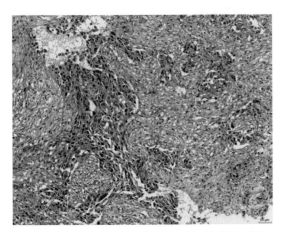

▲ 图 2-51 图示为大片实性肿瘤，多形性明显。细胞核染色质致密，核仁小。伴有致密的促结缔组织增生性间质

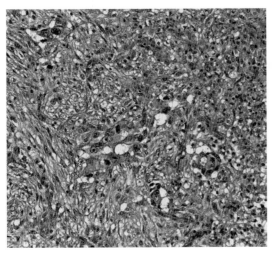

▲ 图 2-52 此图中亦可见大的多形性肿瘤细胞，有些具有假印戒细胞空泡。间质呈黏液样，细胞质呈空泡状

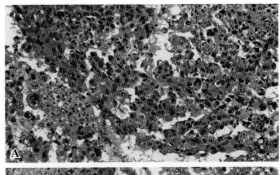

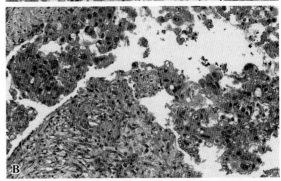

▲ 图 2-53 在图中一些肿瘤细胞形成了小腺泡，而更显著的特征是可见明显的吞噬红细胞现象。该病例诊断为腺癌伴实性和腺泡成分

病例 12

40 岁女性，重度吸烟者，肺右上叶病变（图 2-54 至图 2-57）。

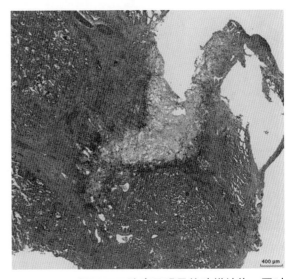

▲ 图 2-54 图示可见肿瘤呈明显的腺样结构，同时可见致密的纤维性假包膜

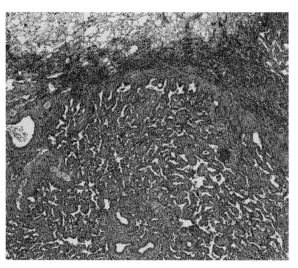

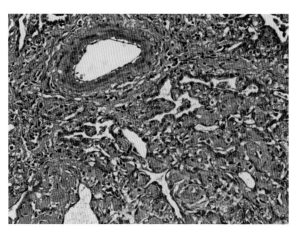

▲ 图 2-57 更难判断的问题是是否存在浸润。做连续切片，最终找到图中所示的浸润区域。该病例诊断为硬化型腺泡状和乳头状为主的腺癌

▲ 图 2-55 高倍镜下可见腺泡状和乳头状结构。除此之外还可见一些纤维化区域，这种纤维化导致了反应性病变

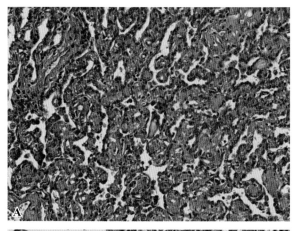

病例 13

45 岁男性，重度吸烟者，表现为胸痛和气短。CT 扫描可见肺左下叶有一个肿瘤，活检可见癌细胞经淋巴管播散。行肺叶切除和淋巴结清扫，取材可见嵌于肺组织内的一个 3.4cm 的肿瘤（图 2-58 至图 2-61）。

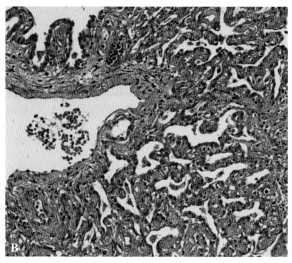

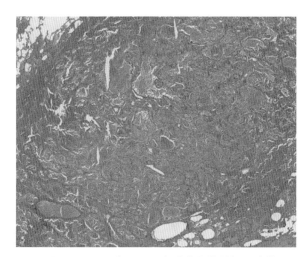

▲ 图 2-58 图中可见巨大肿瘤全貌局部呈腺样

▲ 图 2-56 在高倍镜下可见纤维间隔被覆连续排列的不典型细胞，有时还伴有细胞乳头。根据细胞的不典型性及其生长方式诊断为腺癌

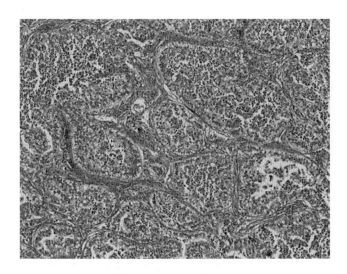

◀ 图 2-59　高倍镜下，肿瘤细胞呈明显的透明细胞样，假腺管中心可见碎屑

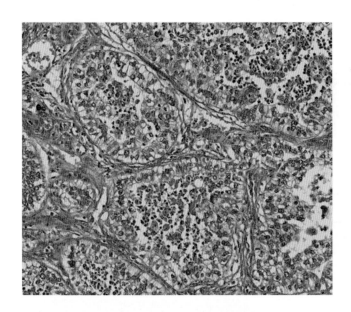

◀ 图 2-60　高倍镜下，所有肿瘤细胞均呈透明细胞样，细胞核不同寻常地位于高柱状细胞的上半部分。细胞核呈空泡状，核仁稍增大，包括顶部在内的细胞边界清晰。该病例诊断为胚胎型腺癌

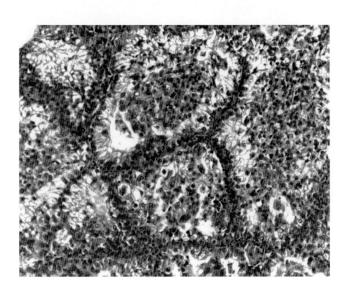

◀ 图 2-61　作为对比，此显微照片为高级别胚胎型腺癌。结构不再规整，呈乳头状和微乳头状，细胞核多形性明显，核仁增大，轮廓不规则，分裂象增加

病例 14

54 岁女性，外来会诊病例。肺右上叶和肺左下叶均可见肿瘤结节（图 2-62 至图 2-65）。提交会诊的病理医生询问的问题为是否有转移。

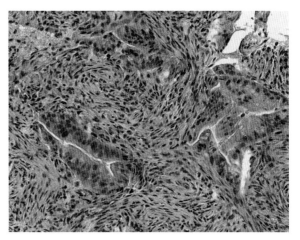

▲ 图 2-64　图中的一个腺体显示出类似于肠上皮刷状缘的致密精细边缘结构，可以确定是一种肠型腺癌

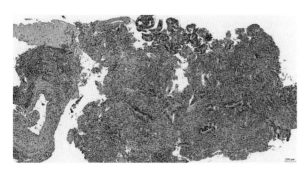

▲ 图 2-62　总体观，在富含梭形细胞的间质中可见腺泡状腺癌

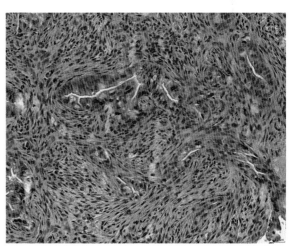

▲ 图 2-65　此图中大量梭形细胞清晰地显示出癌细胞的特征；免疫组化证实部分细胞为角蛋白（CK）阳性。此外，腺样细胞为细胞角蛋白 7（CK7）阳性，而 CDX2 阴性。该病例诊断为多形性癌伴肠型腺癌成分。另一个结节是肺内转移灶。为了确定肠样病变的性质，可以进一步做免疫组化 TTF-1、CDX2、CK7 和绒毛蛋白（Villin）标记。虽然不知道患者后来的病程结果如何，但是单就此例肿瘤富含多形性成分本身就意味着预后较差

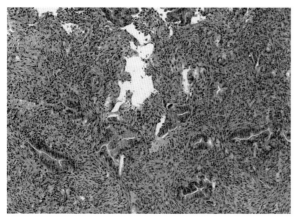

▲ 图 2-63　此图片中，腺泡包含一些杯状细胞；而间质细胞疑似梭形细胞癌

病例 15

67 岁女性，外来会诊咨询关于肿瘤及其反应模式的问题，没有提供更多的资料。

基于形态学，可诊断为浸润性黏液腺癌伴腺泡状和乳头状生长，但仍须做进一步检查（图 2-66 至图 2-72）。

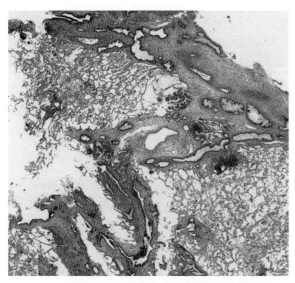

▲ 图 2-66　总体观，支气管周围的纤维化区域可见小灶的乳头状增生。支气管血管束结构变得不规则。许多支气管呈单纯杯状细胞增生或增殖，并且有生长入小支气管 / 细支气管内的趋势

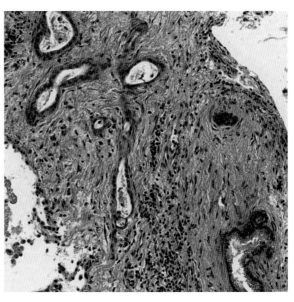

▲ 图 2-68　此视野中可见明确的浸润；然而肿瘤细胞并不是杯状细胞形，而是圆柱状或立方状。可见典型的黏液样变间质

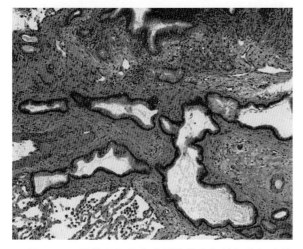

▲ 图 2-67　图片顶部是由典型的分化好的细胞组合构成的正常支气管。中央是异常扩张的主要被覆杯状细胞的无软骨细支气管。可见一些小的细支气管样管腔伴促结缔组织增生性间质，需要判断是否是侵袭性黏液腺癌。但仅根据此图无法确定

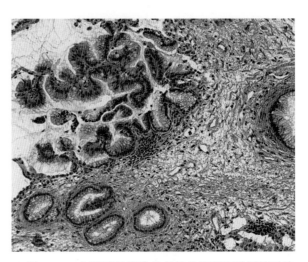

▲ 图 2-69　此区域显示乳头状结构取代了贴壁型肺泡细胞，可见杯状细胞和嗜酸性圆柱状细胞混杂在一处。向外生长的二级乳头亦可见间质茎

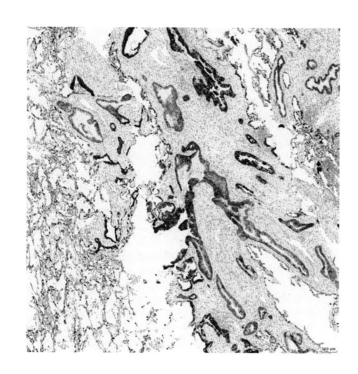

◀ 图 2-70 细胞角蛋白 7（CK7）染色显示出正常支气管黏膜和腺癌，其中腺癌着色相对较弱

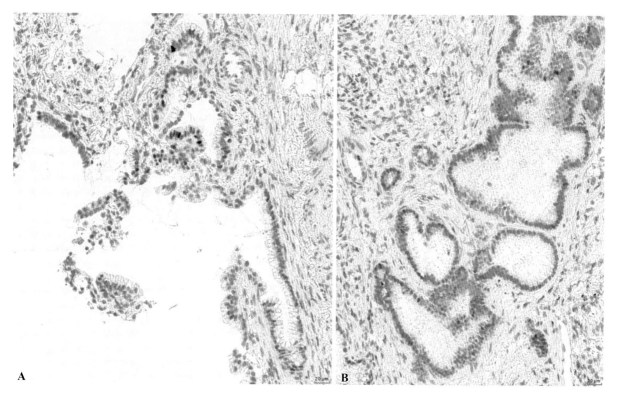

A

B

▲ 图 2-71 较小的腺体中可见一些 **CDX2** 阳性的肿瘤细胞。在较大的假性细支气管中也可见 **CDX2** 阳性细胞，其中很多这种细胞已证实是癌。最终，该病例诊断为杯状细胞为主型浸润性黏液腺癌伴腺泡状和乳头状生长。由于不能提供全部完整的肿瘤组织，因此无法进行分期。这种癌很有可能是 **KRAS** 突变型

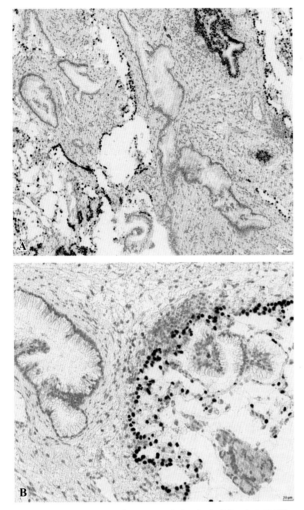

▲ 图 2-72　**TTF-1** 染色显示大部分肿瘤细胞呈阴性，只有少数肿瘤细胞呈阳性

病例 16

　　72 岁女性，既往存在吸烟史，表现为胸痛和发热。CT 扫描显示一个直径 9cm 的周围型肿块，浸润壁胸膜。行细针穿刺（FNA）和经支气管活检（图 2-73 至图 2-76）。

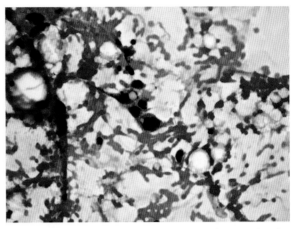

▲ 图 2-73　腺癌。细针穿刺显示一小簇不典型细胞，细胞核大，染色质分布不均。一个细胞的细胞质内可见黏蛋白

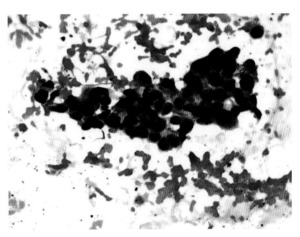

▲ 图 2-74　腺癌。肿瘤细胞簇有立体感，细胞增大，细胞核和核仁明显。细胞质空泛且清晰度差

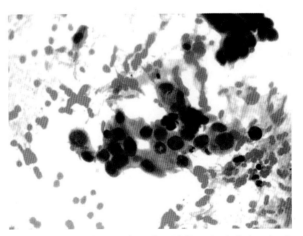

▲ 图 2-75　腺癌。肿瘤细胞呈片状，细胞大小、细胞核大小及其染色质分布类型均不一致。核仁明显，可见一个核分裂象

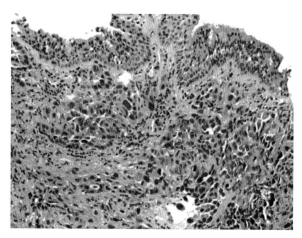

▲ 图 2-76　腺癌。肿物活检显示肿瘤细胞沿细支气管壁弥漫浸润，进一步验证了细胞学诊断为腺癌的结论

病例 17

67 岁女性，因与肺无关的疾病入院做手术。CT 扫描发现肺右下位置有一个 3.5cm 的大结节，细针穿刺可见杯状细胞样的可疑肿瘤细胞。行胸腔镜手术，手术中冰冻切片诊断为腺癌（图 2-77 至图 2-79），遂行肺叶切除和淋巴结清扫。

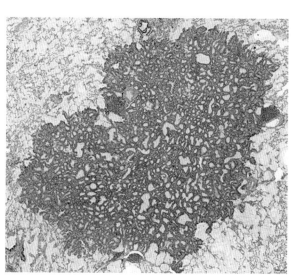

▲ 图 2-77　肿瘤全貌呈腺样分化。仅凭此图无法明确诊断，但是疑似腺癌，可能有转移

▲ 图 2-78　完全由杯状细胞组成的腺泡状腺癌，不同视野均可见浸润

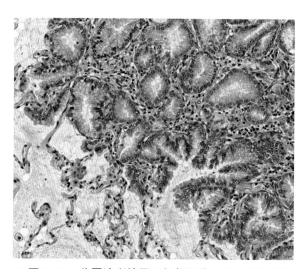

▲ 图 2-79　此图清晰地显示杯状细胞分化及癌组织向邻近肺组织侵袭。特别是在此区域可见明显的顶浆分泌，即黏液与细胞质碎片一起释放

病例 18

50 岁男性，因胸痛、慢性咳嗽和气短入院。CT 扫描显示肺左上叶有一个 4.5cm 的肿瘤，还有一些淋巴结肿大（图 2-80 至图 2-85）。

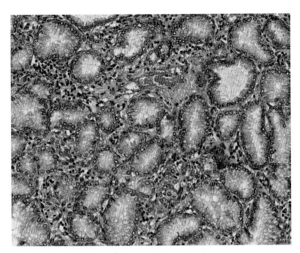

▲ 图 2-80　图中可见中央部分的浸润。间质反应较弱，但有淋巴细胞浸润。该病例诊断为浸润性腺泡状杯状细胞型黏液腺癌（pT$_{2a}$N$_1$）。免疫组化结果显示，CK7、MUC-1 和 MUC-5AC 阳性，而 CK20、TTF1、Napsin A、表面活性载脂蛋白 B（SP-B）和 MUC-2 阴性。分子分析发现密码子 13 发生了 KRAS 突变。鉴于以上诸多证据，考虑为来自胆管或胰腺的转移癌，但未得到临床证实

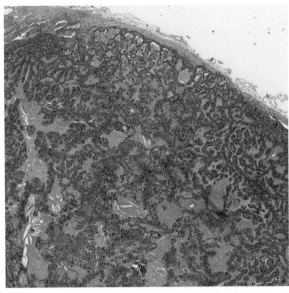

▲ 图 2-82　腺癌以乳头状结构为主。图右上部的肿瘤性腺泡非常接近胸膜或者可能已经发生了浸润

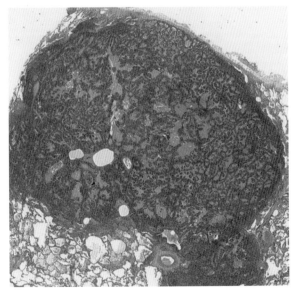

▲ 图 2-81　总体观为腺样肿瘤，可见很多乳头状结构，腔内充满嗜碱性物质

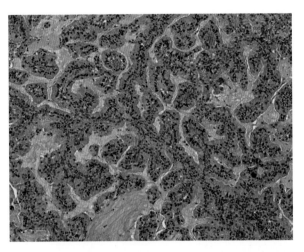

▲ 图 2-83　此处显示主要呈乳头状的肿瘤细胞类似于正常黏膜的柱状分泌细胞，其细胞质呈细小颗粒状，并可见少量杯状细胞

　　该病例诊断为乳头状、腺泡状和微乳头状的浸润性黏液性腺癌（pT$_3$N$_2$pl$_1$）。在随访 8 个月后，该患者死于广泛转移。当时只做了常规化疗，分子分析技术在产生此病例的 20 世纪 80 年代末还没有出现。

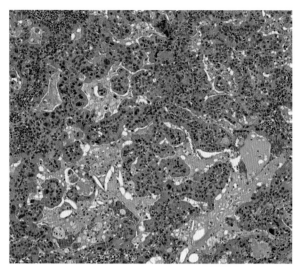

▲ 图 2-84　图示局部微乳头状结构。细胞核明显多态性，可见一些核分裂象。细胞质也呈细颗粒状，但是有分泌迹象。阿尔辛蓝染色（pH=4）可显示更多的碱性黏蛋白，过碘酸希夫（PAS）染色还可见一些糖蛋白

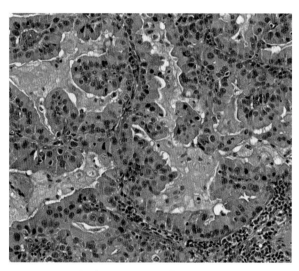

▲ 图 2-85　高倍镜下可见肿瘤细胞呈高级别形态学特征

病例 19

55 岁女性，因气短入院，吸烟史不明。CT 扫描可见 3 个肺结节，1 个在肺右上叶，2 个在肺下叶。由于结节体积小，行胸腔镜下锲形切除，同时进行了部分淋巴结清扫。肺上叶

结节 9mm；肺下叶结节大小为 6mm 和 7mm。以下图片均拍摄自肺上叶肿瘤（图 2-86 和图 2-89 ）。

两个下叶结节以腺泡状腺癌为主，边缘有少量贴壁型结构，TTF-1 在所有癌结节中均呈阳性。因此，最初怀疑上、下肺叶的腺癌是同步发生的。

此后利用二代测序（next generation sequencing，NGS）技术进行的分子研究显示，EGFR 和 ROS1 阴性，而在所有 3 个癌结节中均发现 ALK-EML4 基因重排。因此，现在认为下叶结节是来自上叶肿瘤的肺内转移，肿瘤细胞的 PD-L1 阳性率是 10%，淋巴结未见转移癌。复查 CT 和 PET-CT 及脑 MRI 均为未见肿瘤，短期内病情控制尚可。

11 个月后，经细针穿刺活检怀疑出现脑转移。

遂使用色瑞替尼进行治疗，效果尚好。1 年后，MRI 发现新出现的转移灶，尽管接受了治疗，但病灶仍增大。再次取活检分析，发现 ALK 出现耐药突变，改用阿来替尼，效果尚可。

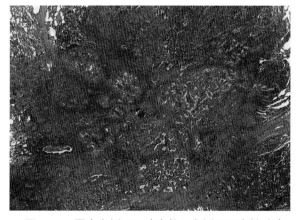

▲ 图 2-86　图中右侧可见腺泡状，左侧可见实性肿瘤。此外，还可见密集的淋巴细胞浸润

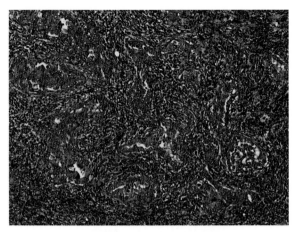

▲ 图 2-87 可见实性和腺泡状的混合结构。除了淋巴细胞浸润外，还可见促结缔组织增生性反应

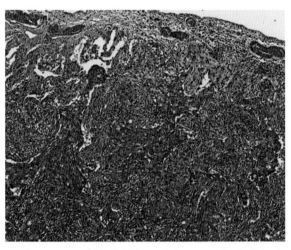

▲ 图 2-88 可见胸膜浸润，对应于 pl₁ 型；浸润没有穿透胸膜表面

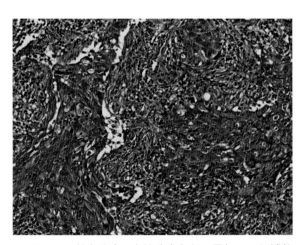

▲ 图 2-89 整个肿瘤以实性腺癌为主，局部可见假鳞状结构：细胞边界清晰，与细胞间隙类似。此外，一些粉红色的内容物可能会被误认为是角化珠

病例 20

70 岁男性，有明确的吸烟史，表现为胸痛和胸腔积液。活检取材不足，只能做出恶性肿瘤的诊断，而无法再做免疫组化。患者已行两次经支气管活检：第一次只取到正常的肺组织，第二次可以诊断为腺癌（图 2-90 至图 2-94）。遂行右下肺叶肿瘤切除和淋巴结清扫，分期为 $T_{1b}N_2$。

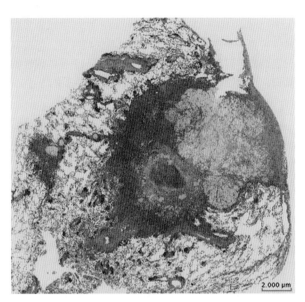

▲ 图 2-90 切片全貌可以分为两部分，首先是淡粉染部分，其次是深蓝染部分。左侧还可见疑似淋巴道扩散。此外，肿瘤还有纤维性假包膜

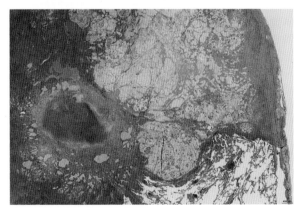

▲ 图 2-91 此图可见上述的两部分，大片区域充满了黏液和漂浮的细胞，而左下方可见腺泡状腺癌伴中心性坏死

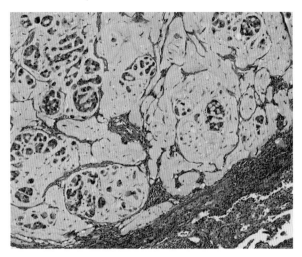

▲ 图 2-92 此例腺癌的主要组成成分是微乳头。游离漂浮的癌细胞很容易识别

该病例肿瘤最终被归类为微乳头状为主囊腺癌。虽然在 2015 年版 WHO 肺肿瘤分类中，囊腺癌和胶样腺癌都被归入了胶样腺癌的条目中，但是两者是有区别的。纤维性假包膜是胶样腺癌和囊腺癌的主要区别，这对指导手术有一定的意义。囊腺癌更为局限，因此更易于切除，而胶样腺癌弥漫性地浸润肺组织，导致其切除边缘不易确定，并且通常不止一个肺叶受累。这是需要对两者进行区分的意义和原因。此外，还有黏液性囊腺瘤及其交界性病变，它们都可能是囊腺癌的癌前病变。

该病例所患癌，在密码子 12 和 61 存在 KRAS 双突变。

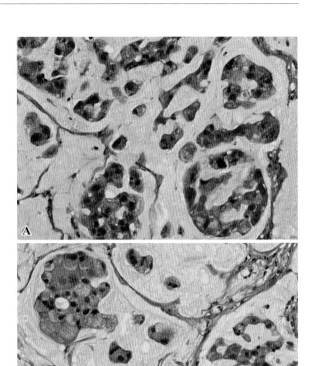

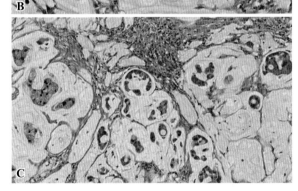

▲ 图 2-93 高倍镜下可见肿瘤细胞的细胞核增大，染色质致密，细胞质呈细腻空泡状。另外还可见少量假印戒状细胞，其细胞核不在周边，而是在细胞中心。肿瘤产生很多黏蛋白，与偏向酸性的黏蛋白不同，其阿尔辛蓝染色（pH=2.5）呈阳性

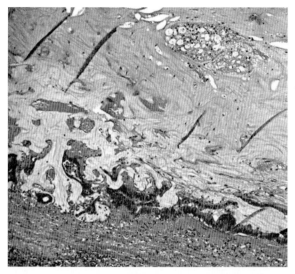

▲ 图 2-94　图中可见肿瘤边界，纤维性假包膜隔开了肿瘤与其余肺组织。低倍镜下，图片下部可见纤维化，而其他边缘处可见大量淋巴细胞浸润，这种变化与肌成纤维细胞共同作用也会形成假包膜

病例 21

　　63 岁男性，有吸烟史，无症状，在体检胸部常规 X 线检查中发现肺右下叶多个结节性病变（图 2-95 至图 2-99）。行肺叶切除术。

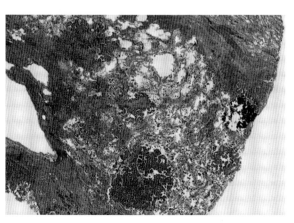

▲ 图 2-95　混合性肺腺癌，低倍镜下可见至少 3 个多发性不同形态的肿瘤性结节，分别为乳头状、微乳头状和腺泡状。局灶可见脏胸膜浸润

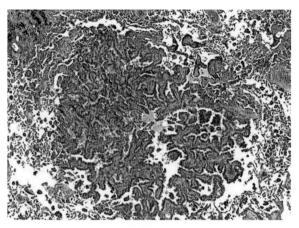

▲ 图 2-96　混合性肺腺癌，可见一个呈乳头状生长的结节

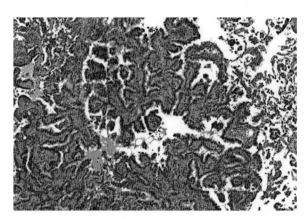

▲ 图 2-97　混合肺腺癌，乳头状结构处有明显的周边被覆单层柱状上皮细胞的纤维血管间质轴心

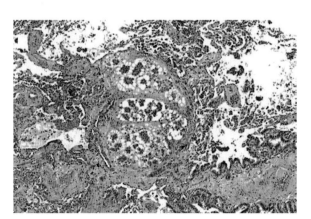

▲ 图 2-98　混合肺腺癌，在此结节中可见癌细胞呈微乳头状结构生长，多个没有间质的乳头状结构漂浮在肺泡腔内

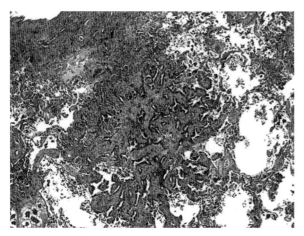

▲ 图 2-99　混合肺腺癌，第三个癌结节呈腺泡结构生长，纤维性促结缔组织增生性间质中可见腺样结构

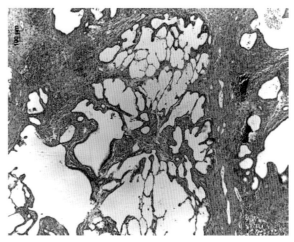

▲ 图 2-100　总体来看，可见肺组织纤维化和囊性变，还残留有一些正常肺组织结构

该病例诊断为腺癌伴乳头状、腺泡状和微乳头状生长。由于结节间有不典型细胞，很可能是伴不同生长模式的浸润性腺癌。然而，也不能完全除外多处同时发生的同步腺癌。混合性肺腺癌是此例病例产生时，WHO 推荐使用的诊断术语；现在根据 2015 年的新分类标准变成了腺癌伴主要生长模式、次要生长模式和再次生长模式。

病例 22

74 岁男性，因气短和乏力转入呼吸科。CT 检查提示纤维性肺炎，考虑为普通型间质性肺炎（usually interstitial pneumonia，UIP）。经胸腔镜活检，组织送病理（图 2-100 至图 2-110）。

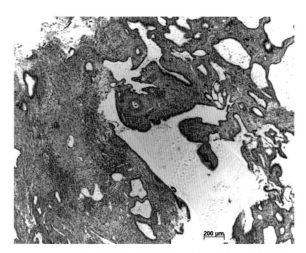

▲ 图 2-101　图中主要的病变是肺囊性变，此外还有明显的慢性炎症

最终，该病例诊断为寻常型间质性肺炎，伴腺泡状、乳头状和贴壁型腺癌，局部伴细支气管柱状上皮细胞重度异常增生导致的黏液分化。

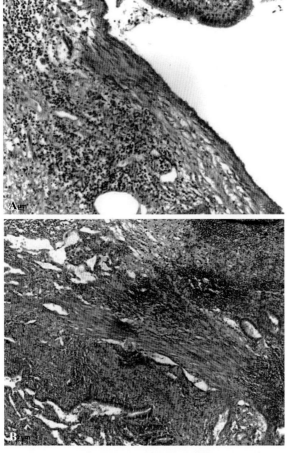

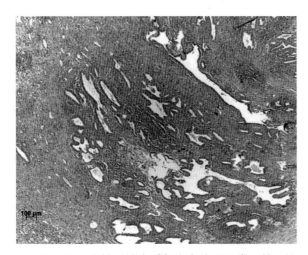

▲ 图 2-102　成纤维细胞灶分布在不同的区域，常伴有致密的淋巴细胞浸润和一些淋巴组织聚集

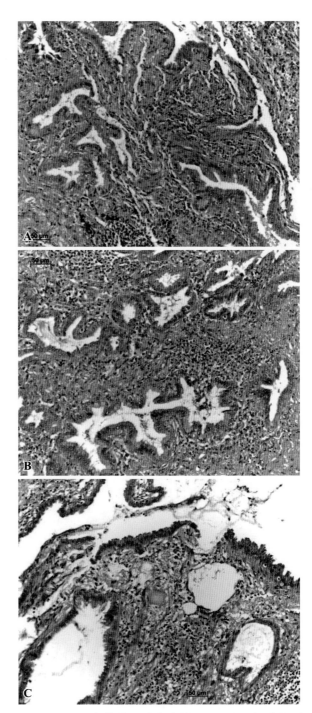

▲ 图 2-104　高倍镜下观察病灶，可见明显细胞异型性。正常小支气管和细支气管内有不典型细胞增生，可见圆形增大的细胞核，染色质不规则分布，增大的核仁。这些细胞一致地排列成一层，取代了正常上皮的不同类型细胞

▲ 图 2-103　囊性区域内看起来有些不正常，甚至疑似癌

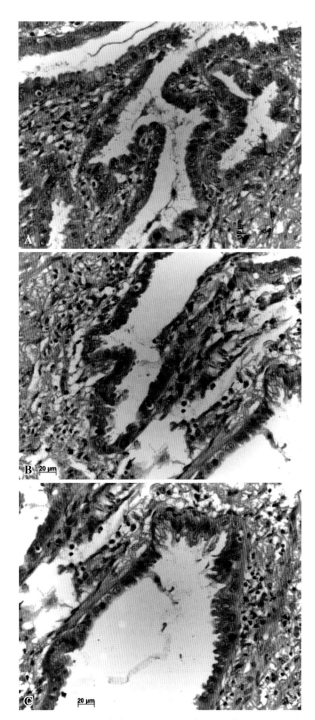

▲ 图 2–105　高倍镜下，这些细胞的细胞异型性很容易识别

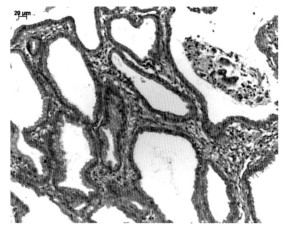

▲ 图 2–106　仅就这一个视野来说，诊断是有问题的，即是否应该称其为原位腺癌。一些细胞呈杯状细胞形态，而另一些似乎通过大汗腺机制分泌。是否浸润不明确，因为有些腺体可能只是折叠

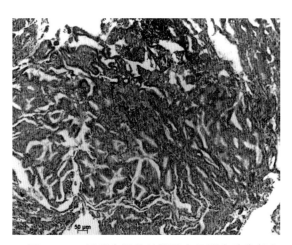

▲ 图 2–107　最后在另外的视野中见到有腺泡状和乳头状腺癌

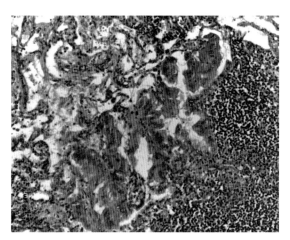

▲ 图 2–108　局灶可见扩散

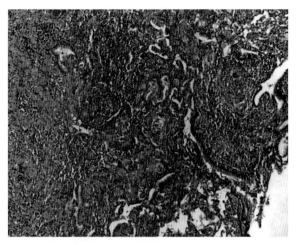

▲ 图 2-109　此视野内可见浸润

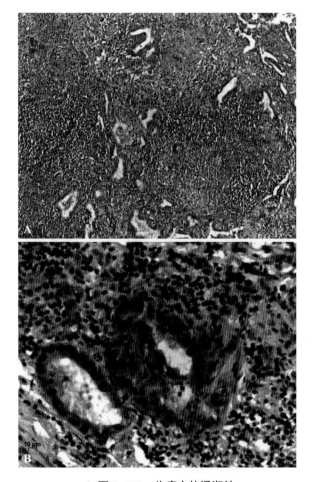

▲ 图 2-110　此癌中的浸润灶

腺癌

定义如下。

- 腺状结构形成（小叶状、乳头状、腺泡状、微乳头状、筛状和实性结构—后者伴/不伴黏蛋白综合体，即至少 10% 的细胞中有此类空泡）和（或）腺上皮。

- 大的泡状细胞核和明显的核仁。

- 2015 年 WHO 分类列出了以下条目。
  - 原位腺癌包括非黏液型、黏液型、黏液混合型/非黏液混合型。
  - 微小浸润癌为 ≤ 5mm 的浸润（其他不好区分的一般是贴壁型癌）。
  - 贴壁型腺癌（包括管状）。
  - 乳头状腺癌。
  - 微乳头状腺癌。
  - 实性腺癌。

腺癌的亚型

- 浸润性黏液型腺癌，包括浸润性黏液和非黏液腺癌混合型。

- 黏液型胶样腺癌（包括囊腺癌）。

- 胚胎型腺癌。

- 肠源为主腺癌。

原位腺癌（adenocarcinoma in situ, AIS）

其定义是癌细胞沿肺泡间隔增生，完全覆盖其表面，形成上皮乳头；应排除浸润或纤维组织增生。包含不同类型的细胞，即 Clara 样细胞、肺泡上皮 II 型样细胞、柱状细胞和杯状细胞。原位腺癌常见上述细胞的混合性分化；然而，纯粹的单一细胞类型也存在。原位腺癌可以是非黏液型的，也可以是黏液型的。当黏液型原位腺癌为多发性结节时，需要仔细检查和连续切片以排除浸润。

微浸润性腺癌（minimally invasive adenocar-cinoma, MIA）

这种类型腺癌的特点是一个小的浸润灶，浸润灶直径应≤ 5mm。Y. Shimosato 最早提出浸润区域应小于整个肿瘤直径的 10%。

实性腺癌

其定义是要有实性结构，有黏蛋白空泡的细胞不多于 5 个 /2HPF，对于不产生黏蛋白的实性腺癌（既往称为大细胞癌类别）应通过 TTF-1 染色确定。

浸润性黏液腺癌

其特征是富含黏蛋白（>70%）。TTF-1 和 CK7 表达通常为阳性，少数为 CK20 阳性，很少为 CDX2 阳性。黏液腺癌与非黏液腺癌可具有相同的表达模式。发生 KRAS 突变的比例高；HNF4α 基因也经常突变。近期还确认了 NRG1 基因突变。

特殊的类型是胶样腺癌和囊腺癌，可以出现印戒细胞，在少数病例中腺癌可以完全由印戒细胞组成。形态学上与胃印戒细胞癌不同。胶样腺癌常为 CK7 阳性，有时为 CK20 阳性；但是 TTF-1 都为阳性。此外，所有胶样腺癌都有 KRAS 突变。

胚胎型腺癌

类似于妊娠第 12 周的胎儿发育阶段。此时支气管芽开始分枝，细胞中充满糖原，细胞核位于细胞质的顶部。这些细胞看起来像透明细胞，因为糖原在组织处理过程中溶解了。桑葚体要么不存在，要么非常罕见。大多数胚胎型腺癌分化良好，细胞核呈圆形，染色质常在细胞核内细致分布，核仁小。分裂象少见（< 3 个 /HPF）。然而，少数还可以呈高分化形式。虽然与普通胚胎型腺癌的结构相同，但是其细胞形态特征不同：细胞核增大，多形性，核仁增大，分裂象可达 8 个 /HPF。

肠型腺癌

形态学上，腺癌的刷状缘明确指向结肠分化，标志物（CDX2 和 CK7）的反向表达提示免疫染色在这种罕见癌中可靠性需要考证，然而报道很少。

腺癌的临床表现

临床通常无特异性表现，如体重减轻、乏力，部分患者出现咳嗽，少数患者出现咯血，可有带血黏液痰，上述症状主要见于晚期患者。

在 X 线和 CT 扫描上，通常表现为外围型病变。小范围癌组织表现为毛玻璃样浑浊影，可有也可没有结节，这种情况有时是原位腺癌的表现。

病理学

- **大体形态**：非黏液型腺癌表现为灰白色单发结节，黏液型腺癌也呈灰白色但富含胶质物。胶样腺癌呈凝胶状，在黏蛋白池内有像斑点一样的白色小病灶。

- **组织学**：腺癌表现为贴壁型、腺泡状、乳头状、微乳头状、实性和筛状。大多数是混合型的，纯粹单一类型的非常罕见。在贴壁型腺癌，肿瘤细胞沿着原有的肺泡间隔生长，浸润病灶 > 5mm。腺泡性腺癌形成清晰的腺体样腺泡。乳头状腺癌的乳头有由血管和一些肌成纤维细胞组成的间质茎。微乳头状腺癌的肿瘤细胞形成的微乳头没有间质。实性腺癌呈实性生长模式，可以出现少量分泌黏蛋白的细胞（5 个 /2HPF）。另一种实性腺癌以 TTF-1 免疫组化阳性为特征。筛状腺癌具有形成二级和三级管腔的复杂腺泡结构。

- **细胞形态学**：大的泡状细胞核和明显的核仁，染色质通常淡染或不染色。在分化差的腺癌，核仁更大更奇形怪状。细胞质呈细空泡状或出现大泡。其内容物不一定总是黏蛋白，也可能含有一些蛋白质、脂蛋白和糖蛋白。如果出现促结缔组织增生性间质，淋巴管或血管浸润，或胸膜浸润，就可以诊断为浸润性腺癌。肺泡塌陷，即肺不张，也是判断是否浸润的一个考虑因素。

- **分级**：目前一般仅靠生长模式分级（1 级，贴壁型；2 级，腺泡状和乳头状；3 级，实性和微乳头状），此外，也推荐应用在其他器官中使用的细胞学标准。

  - 1 级：结构清晰，如贴壁型和腺泡样，单层细胞，核分裂象 0~3 个 /HPF，细胞核均匀一致，核仁中等大小。

  - 2 级：结构清晰，如腺泡状和乳头状，多层细胞，核分裂象 4~8 个 /HPF，细胞核多形，核仁大。

  - 3 级：结构不清晰（实性、筛状、微乳头状），核分裂象 > 8 个 /HPF，细胞核明显多形，核仁奇形怪状。

- 预后影响因素：TNM 分期是影响腺癌生物学行为的最主要因素。其他影响预后的因素包括在中央瘢痕内出现淋巴浸润、血管浸润和胸膜浸润。
- 腺癌免疫组化：非黏液性腺癌主要发生于细支气管肺泡交界处，表达 TTF-1、Napsin A、表面活性载脂蛋白（SP）、CK7 和 CK18 或 CK19。当发生在小细支气管和支气管的腺癌时，TTF-1 染色有减弱趋势，主要表达 p63。发生在中央位置的腺癌为 TTF-1 阴性，而主要只有 CK7 阳性。它们都可以表达 CK20，但 CDX2 阴性。
- 分子检测：所有腺癌都应检测 EGFR 突变、ALK 和 ROS1 重排；对上述指标阴性的病例，可以检测 BRAF 突变、HER2 突变 / 扩增和 RET 重排。在使用 RNA 做 NTRK 突变分析之前应首先做抗体检测。应对包括外显子 14 缺失、扩增和点突变的 MET 变化进行分析。此外，免疫关键点分子（如 PD-1/PD-L1）表达的分析应该都做。

第 3 章 鳞状细胞癌
Squamous Cell Carcinoma

病例 1

47 岁男性，慢性咳嗽。支气管镜检查发现右上支气管肿瘤，活检诊断为鳞状细胞癌（squamous cell carcinoma，SCC）（图 3-1 至图 3-6）。纵隔淋巴结未见异常，遂行肺叶切除术。

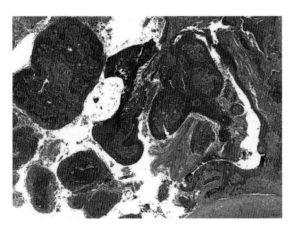

▲ 图 3-1 肿瘤全貌呈息肉样，突出于右上支气管管腔。右下可见从肿瘤细胞表面脱落的大量不良角化物

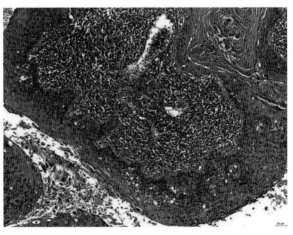

▲ 图 3-3 高倍镜下可见癌组织向表面生长，管腔内可见大量脱落的角化物，亦可包裹于肿瘤组织片块中

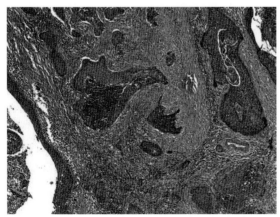

▲ 图 3-2 图示片块状肿瘤组织浸润，多伴有中央角化物。可见致密的间质反应，主要由肌成纤维细胞和成纤维细胞组成，伴丰富的胶原蛋白沉积

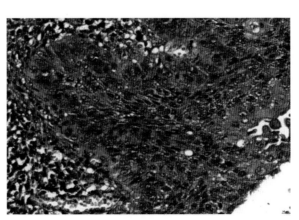

▲ 图 3-4 癌组织高倍放大图片，细胞间隙／间桥清晰可见

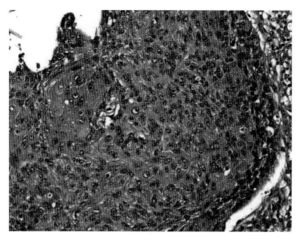

▲ 图 3-5 左上方可见细胞核碎裂，这种情况可以进而发展成角化珠

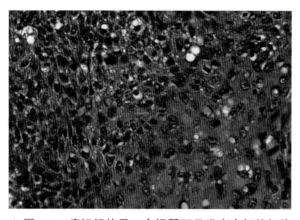

▲ 图 3-6 癌组织的另一个视野可见发育良好的细胞间隙，其在细胞通信中发挥作用，细胞间的桥状物是桥粒 / 半桥粒。这些都是诊断鳞状细胞癌的特征性结构

最后，该病例诊断为角化型鳞状细胞癌（keratinizing SCC），分期为 $G_1pT_2N_1$。当时没进行肿瘤免疫治疗。常规治疗 3 年后复发，化疗有部分缓解作用。

病例 2

67 岁男性，临床表现为咳嗽、胸痛和疲劳。经查，肺左上叶发现一个肿瘤。手术前评估显示，一个直径 6.5cm 的巨大肿瘤附着于胸膜上。细胞学检查发现癌细胞，初步考虑为腺癌（图 3-7 至图 3-10）。纵隔淋巴结未见转移倾向，术前化疗后肿瘤缩小。行肺叶切除，见肿瘤直径为 4.3cm，未累及胸膜。最终分期为 $T_{2b}N_1$。

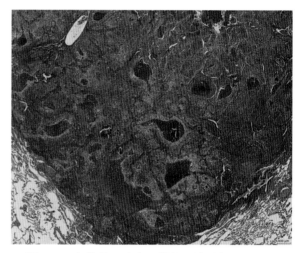

▲ 图 3-7 全貌观，肿瘤呈巢状和片块状，伴很多坏死灶。肿瘤似乎由许多透明细胞组成（既往确有透明细胞癌分型）

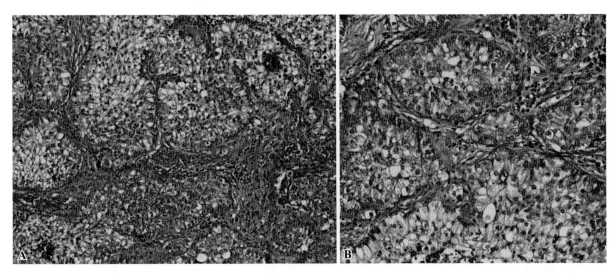

▲ 图 3-8　高倍镜下，大多数肿瘤细胞的细胞质透明，外层细胞排列呈栅栏状，与常见的鳞状细胞癌类型类似。细胞边界清晰可见

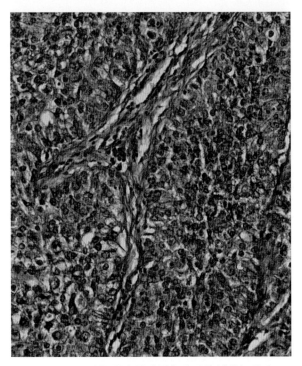

▲ 图 3-9　此视野中肿瘤看起来更像鳞状细胞癌

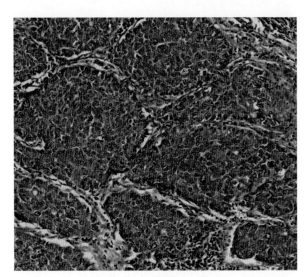

▲ 图 3-10　此区域可见经典的非角化型鳞状细胞癌，可见大量核分裂象，因此分级为低分化。在此类型癌中，不容易见到鳞状细胞癌的典型特征。现在因为有标志物，如 p40，诊断鳞状细胞癌而相对容易

病例 3

78 岁男性，因高血压和心律失常入院。CT 扫描发现肺左下叶有一个小肿瘤结节，支气管内超声波检查法（endobroncheal ultrasonography，EBUS）检查淋巴结未见肿瘤。支气管镜活检不成功，行电视辅助胸腔镜手术（video-assisted thoracic surgery，VATS）切除一个肺叶。手术中冰冻切片病理诊断为鳞状细胞癌（图 3-11 至图 3-15）。

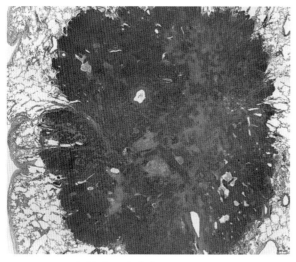

▲ 图 3-11　全貌观，肿瘤嵌于肺内，未见胸膜扩散。肿瘤呈实性片块状和巢状，中央可见间质反应区

▲ 图 3-13　肿瘤组织中含有透明细胞成分，这种情况可见于任何一种非小细胞癌

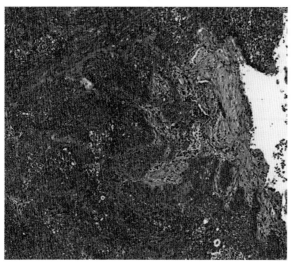

▲ 图 3-12　高倍镜下，肿瘤呈实性片块状，外层细胞呈栅栏状。右侧可见促结缔组织增生性间质。左侧可见小团肿瘤细胞凋亡，伴中性粒细胞浸润

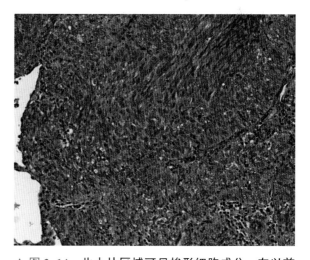

▲ 图 3-14　此小片区域可见梭形细胞成分。在以前的分类中，确有梭形细胞亚型。只要梭形细胞成分不超过 10%，就不影响鳞状细胞癌的诊断，否则肿瘤类型应归为多形性癌（梭形细胞和鳞状细胞癌）。值得注意的是，即使在这些梭形细胞成分中，细胞间隙仍然存在

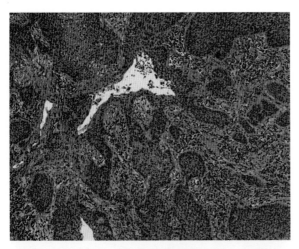

▲ 图 3-15 此区域可见基底细胞样成分。尤其在图下部，可见细胞呈基底细胞样结构，即癌巢周边的细胞排列成栅栏状，中心结构松散。即使是完全由基底样细胞组成的亚型，肿瘤细胞 p40 染色标记也是阳性。肿瘤细胞体积小，染色质致密。诊断为鳞状细胞癌伴基底细胞样成分

病例 4

44 岁男性，重度吸烟者，表现为胸痛和咳嗽。CT 扫描显示肺左上叶一个巨大肿瘤。行支气管镜检查，并从肺左上叶支气管取活检（图 3-16 至图 3-19）。

该病例诊断为鳞状细胞癌，进一步检查发现肝和骨转移。患者接受了化疗和放疗，但在产生初始反应后死亡。

吸烟合并致瘤型 HPV 感染似乎加速了癌症的发生，这可以用保持 DNA 完整性的两个主要检查点失活来解释，即 HPV 导致 RB1 失活，烟草致癌物导致 TP53 失活。

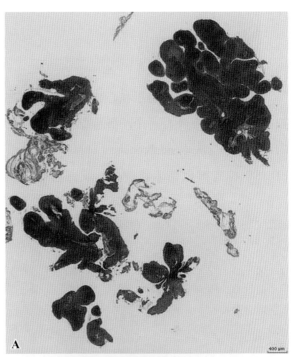

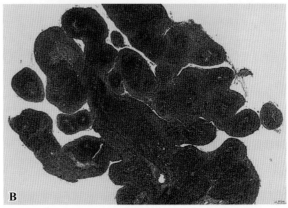

▲ 图 3-16 切片全貌为数块息肉样肿瘤组织。染色深是由于细胞核深染而细胞质较少，提示高级别病变

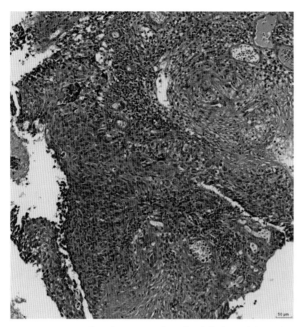

▲ 图 3-17 此块组织可见重度不典型增生的鳞状上皮，其下可见由新生毛细血管和促结缔组织增生性间质构成的反应性间质。连续切片后未见浸润证据

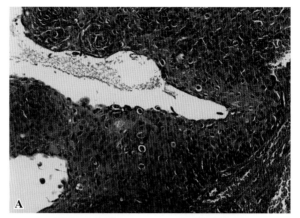

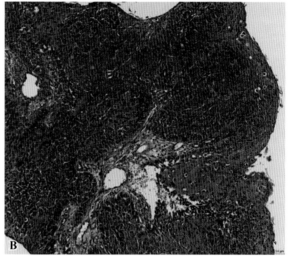

▲ 图 3-19 两幅图片中均可见高度不典型增生的鳞状细胞。此外，一些细胞有核周空晕，称为挖空细胞。HPV16 原位杂交阳性

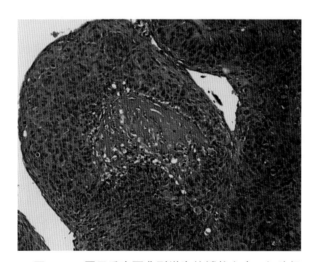

▲ 图 3-18 图示重度不典型增生的鳞状上皮。细胞极向紊乱，指向各个方向，不典型细胞达到表层。核分裂象数量较多。从形态学角度看，诊断为高级别异型增生或原位鳞状细胞癌

病例 5

45 岁女性，因体重减轻和慢性咳嗽入院。经支气管活检和细针穿刺可见疑似肿瘤细胞，但因样本量小，无法进一步评估。通过胸腔镜切除了数个淋巴结，其中一些可见转移性未分化癌（图 3-20 至图 3-22）。CT 扫描发现右下叶一个巨大肿瘤，遂行切除术。

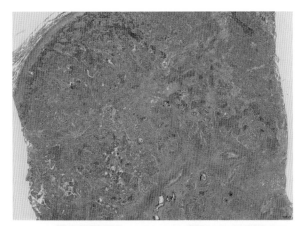

▲ 图 3-20　全貌为一个嵌于肺组织内的巨大肿瘤，可见多灶坏死和纤维间质束

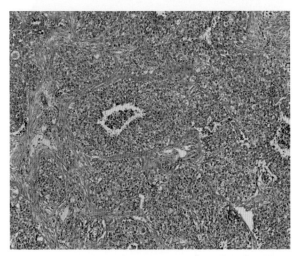

▲ 图 3-21　高倍镜下可见促结缔组织增生性间质包绕的肿瘤细胞巢，这些肿瘤细胞巢有一定的排列规律，即外层细胞呈栅栏状，而朝向细胞巢中心的细胞排列紊乱

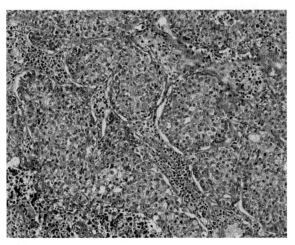

▲ 图 3-22　在此高倍视野下，肿瘤细胞巢呈基底细胞样结构，即外层细胞单层排列，细胞核栅栏样排列。细胞巢中心部分，细胞极向紊乱

该病例的病理报告诊断为基底细胞样癌。回顾性研究显示，p40 检测呈细胞核阳性，因此此类型现在应归类于鳞状细胞癌。然而，与经典的鳞状细胞癌相比，纯基底细胞样亚型的预后更差。

病例 6

76 岁男性，因咳嗽、胸痛、体重减轻和贫血入院。CT 扫描显示双肺上叶结节，支气管镜下取双肺上叶支气管活检。

从形态学来说，可得出两个结论：两侧肿瘤很可能是不同类型的、同步发生的癌；左侧肿瘤需要与可能并发的小细胞癌进行鉴别诊断，因此必须做免疫组织化学染色（图 3-23 至图 3-27）。

因此，此病例的左侧诊断为小细胞型鳞状细胞癌。

此病例右侧诊断为鳞状细胞癌，局灶伴梭形细胞成分，但不足以称其为梭形细胞癌。

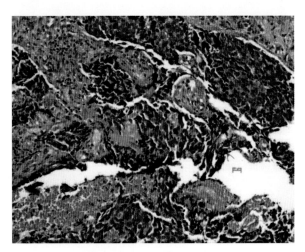

▲ 图 3-23　左肺活检显示为恶性上皮性肿瘤。肿瘤细胞小，核染色质致密深染，有些有小核仁，有些无核仁。细胞质少。细胞核梭形或多角形。可见致密的促结缔组织增生性间质反应和含有细胞凋亡的大片坏死

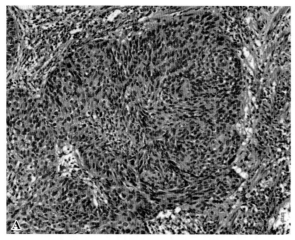

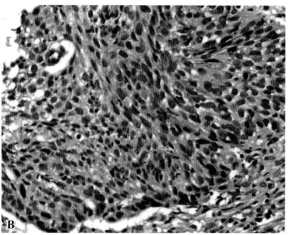

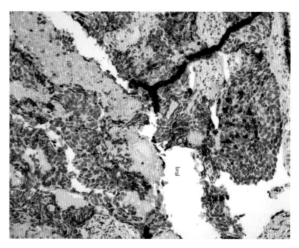

▲ 图 3-26　NCAM（CD56）免疫组化染色，肿瘤细胞呈散在阳性

▲ 图 3-24　右肺活检显示细胞核圆形—梭形，染色质更细腻分布。数个细胞核中可见增大的核仁。细胞质丰富，呈细颗粒状或空泡状。某些区域，肿瘤与梭形细胞类癌相似，但核分裂象计数超过 15 个 / 10HPF

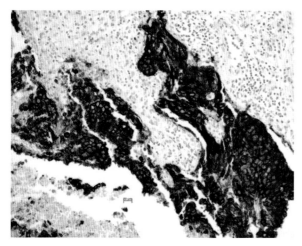

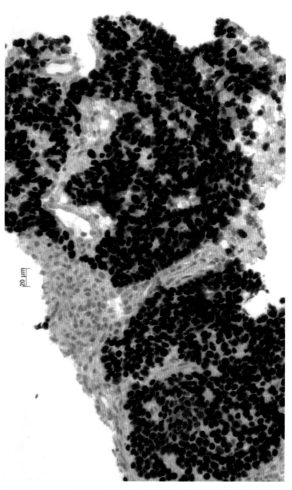

▲ 图 3-25　细胞角蛋白 CK5/6 免疫组化染色呈强阳性，主要定位于细胞膜

▲ 图 3-27　右侧肿瘤活检，p40 抗体染色，细胞核呈强阳性

病例 7

81 岁男性，有吸烟史，存在肾细胞癌病史、肺右下叶结节性病变、肺门及纵隔淋巴结肿大。行气管下淋巴结经支气管针吸活检和支气管活检（图 3-28 至图 3-32），未手术治疗。

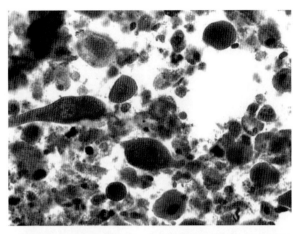

▲ 图 3-30 鳞状细胞癌，高倍镜下可见细胞质嗜碱性并且细胞核大小不一的非角化鳞状细胞，以及细胞核大的角化型鳞状细胞

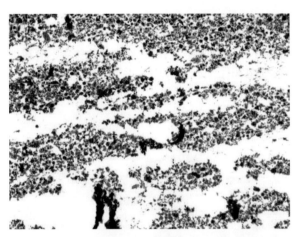

▲ 图 3-28 鳞状细胞癌，气管隆嵴部淋巴结针吸活检，可见坏死的细胞碎片和松散排列的恶性肿瘤细胞团。其中，有一些细胞表现出角化特征，细胞质丰富、呈橙色

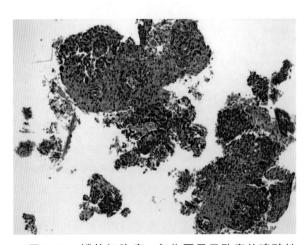

▲ 图 3-31 鳞状细胞癌，角化区显示致密的嗜酸性细胞质

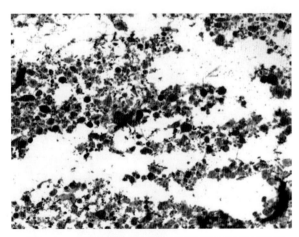

▲ 图 3-29 鳞状细胞癌，放大观察可见恶性肿瘤细胞，其核仁深染（非角化细胞）并与角化细胞混合，细胞质丰富，呈橙色、嗜碱性，细胞核固缩、深染

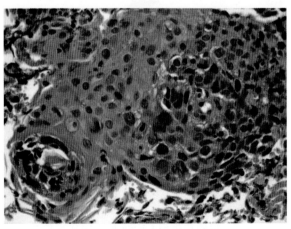

▲ 图 3-32 鳞状细胞癌，高倍镜下，鳞状分化的证据是非角化细胞中出现细胞间桥粒和角化现象

病例 8

62 岁男性，目前有吸烟史，临床表现为干咳且持续 3 周。胸部 X 线片显示中央型结节性病变，未累及淋巴结（$T_{2a}N_0$）。此为外来会诊病例（图 3-33 至图 3-35）。

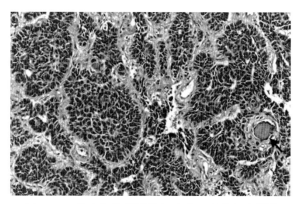

▲ 图 3-35　基底细胞样鳞状细胞癌，肿瘤细胞巢排列紧密，伴周围栅栏状和纤维化间质。可见突然角化灶（箭）

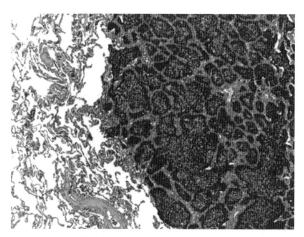

▲ 图 3-33　基底细胞样鳞状细胞癌，肿瘤呈实性、吻合的小梁状、浸润性生长模式，伴周围栅栏状和纤维性间质

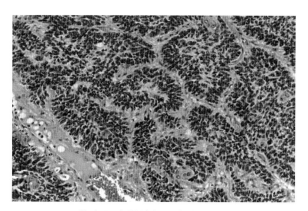

▲ 图 3-34　基底细胞样鳞状细胞癌，梭形肿瘤细胞相对较小，形态单一，细胞核中度深染、核仁小

鳞状细胞癌（squamous cell carcinoma, SCC）

- 细胞板状分层，呈实性片状和巢状，细胞边界清晰，至少可见单个细胞的角化。
- 细胞间间隙/间隔和间桥（表现为桥粒和半桥粒）。
- 细胞核位于细胞中央，核仁小至中等大小，染色质细至粗颗粒状。
- 表达高分子量细胞角蛋白。
- 类型：角化型、非角化型、基底细胞样型。
- 基底细胞样型以癌巢外层的细胞核排列朝向基底（栅栏状）为特征。基底细胞样型核分裂象多见，细胞核呈多形性。它可表现为单一类型，也可以是与普通型鳞状细胞癌混合的混合型。
- 鳞状细胞癌通常是累及大支气管的中央型肿瘤。超过 90% 的患者有吸烟史。

鳞状细胞癌分级没有公认的标准。美军病理研究所（Armed Forces Institute of Pathology，AFIP）图谱根据角化程度分级，角化≥ 20% 为 1 级、< 20% 为 2 级、只有单个细胞角化或无角化为 3 级。基于对头颈部鳞状细胞癌临床相关性的研究，考虑到分裂象计数能更准确地代表肿瘤的生物学特性，在此提出一个对鳞状细胞癌的分级很有帮助的修正意见。以下是我们首选的评分标准。

- 1 级：主要标准：分裂象 0~3 个 /HPF；次要标准：角化 > 20%，细胞核轻度多形性。
- 2 级：主要标准：分裂象 4~8 个 /HPF；次要标准：角化 < 20%，细胞核中度多形性。
- 3 级：主要标准：分裂象 > 8 个 /HPF；次要标准：单个细胞角化或无角化，细胞核重度多形性。

第 4 章 小细胞癌
Small Cell Carcinoma

病例 1

70 岁男性，因咳嗽、声音嘶哑就诊于肺专科。胸部 X 线片提示双侧肺上叶肿瘤结节。入院后，双侧肺上叶支气管行支气管镜活检，可见肿瘤浸润（图 4-1 至图 4-3）。

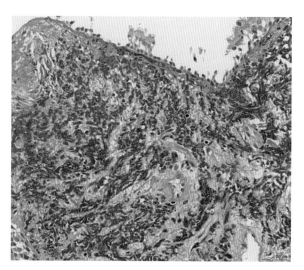

▲ 图 4-2　高倍镜下可见深染的肿瘤细胞，几乎见不到细胞质。细胞核圆形至梭形。可见人工挤压痕迹

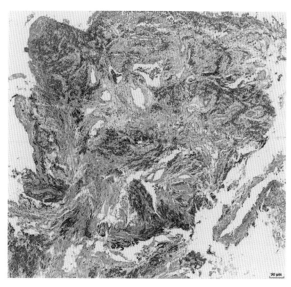

▲ 图 4-1　支气管活检显示深染的细胞巢，提示恶性肿瘤

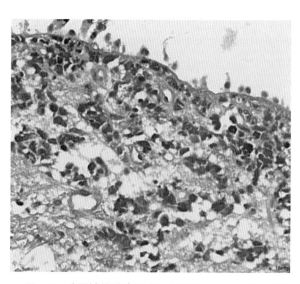

▲ 图 4-3　此区域的肿瘤细胞保存得较好。细胞质少或见不到，细胞核染色深，核仁见不到。细胞核呈多角形或梭形。图中央可见一个淋巴细胞，可作为肿瘤细胞核的测量标尺。肿瘤细胞核的大小是淋巴细胞的 2～3 倍。虽无免疫组化，也可诊断为小细胞癌（small cell carcinoma，SCLC）

病例 2

63 岁男性，体重减轻，重度吸烟者。CT 扫描可见纵隔淋巴结肿大，立即行纵隔镜检查并切除数个淋巴结。肺左上叶仅见一个小结节，疑似原发性淋巴瘤（图 4-4 至图 4-10）。

点评：此例淋巴结标本收到时未固定。由于怀疑淋巴瘤，未做手术中冰冻切片诊断，而是根据淋巴瘤的组织处理程序，切成小片后立即浸入福尔马林溶液中，所以固定效果好，形态保存佳。

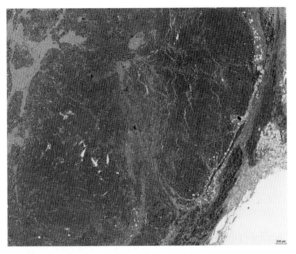

▲ 图 4-4　其中一个淋巴结的全貌观，可见肿瘤浸润，细胞核深染

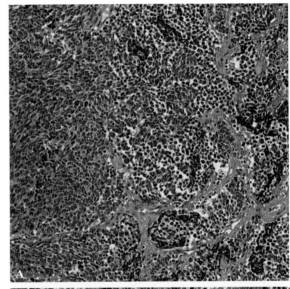

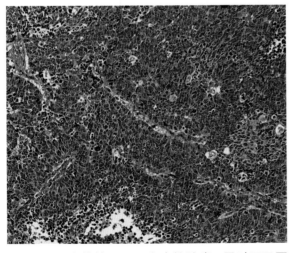

▲ 图 4-5　高倍镜下可见上皮性肿瘤，同时可见不规则的神经内分泌花环状结构。可见大量核分裂象和坏死区

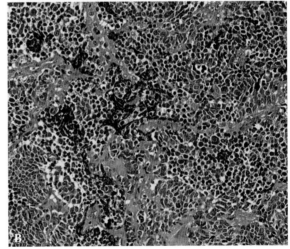

▲ 图 4-6　显示两种类型（梭形和多角形）的肿瘤细胞。细胞核深染，核仁很小或见不到。染色质局灶稠密。间质反应少见

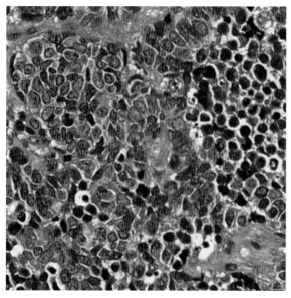

▲ 图 4-7　高倍镜下可见肿瘤细胞核大，细胞质缺乏。染色质稠密，见不到核仁；或者染色质细颗粒状，核仁不明显

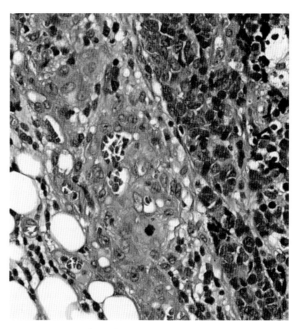

▲ 图 4-9　肿瘤细胞浸润淋巴窦伴内皮细胞的反应性变化

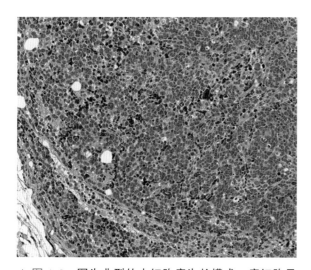

▲ 图 4-8　图为典型的小细胞癌生长模式，癌细胞呈小簇状。箭所指为淋巴细胞，可以用来测量肿瘤细胞核的大小。这种淋巴细胞用来与肿瘤细胞核比较。肿瘤细胞核的大小相当于 2.5～3 个淋巴细胞，直径为 17～21μm，正是小细胞肺癌细胞核的范围

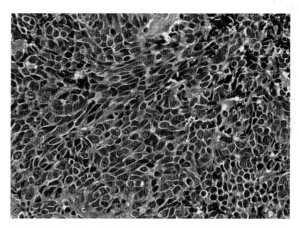

▲ 图 4-10　另一个视野可见小细胞肺癌的两种细胞类型，即细长梭形细胞和多角至圆形细胞

病例 3

73 岁男性，既往有吸烟史，表现为皮肤红斑，局部持续治疗 3～4 个月后耐受并伴有干咳。胸部影像显示气管旁肿块，大小 11cm。行经支气管针吸活检（TBNA）（图 4-11 至图 4-15）。

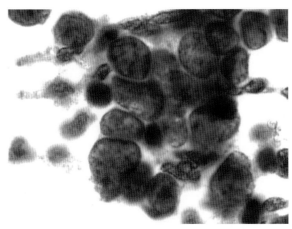

▲ 图 4-13　小细胞肺癌，高倍镜下可见小的相嵌的细胞核，染色质呈典型的"椒盐样"。未见核分裂象

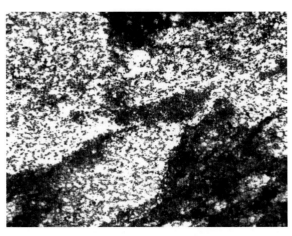

▲ 图 4-11　小细胞肺癌，涂片富含细胞，由小而松散的细胞组成，细胞核圆形，细胞质不明显

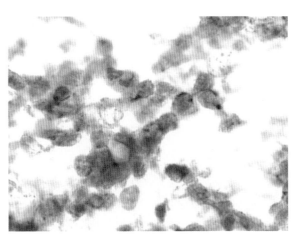

▲ 图 4-14　小细胞肺癌，肿瘤细胞的细胞质呈嗜铬蛋白 A（CgA）表达阳性。这种染色可以表现为阴性的，因为含嗜铬蛋白的神经内分泌颗粒达到足够的量之后才能表达为阳性

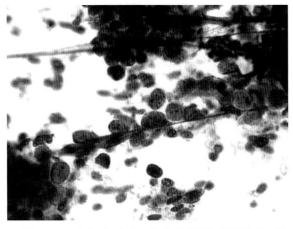

▲ 图 4-12　小细胞肺癌，细胞核圆形或卵圆形，染色质细腻、均匀，可见核仁。细胞质缺失或几乎没有，细胞核明显相嵌

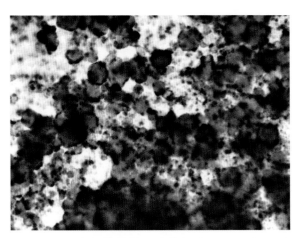

▲ 图 4-15　小细胞肺癌，肿瘤细胞 NCAM（CD56）染色呈强阳性有助于确诊

病例 4

81 岁男性，表现为咳嗽和咯血，胸部 X 线显示肺门巨大肿块，行经支气管针吸活检（图 4-16 至图 4-20 ）。

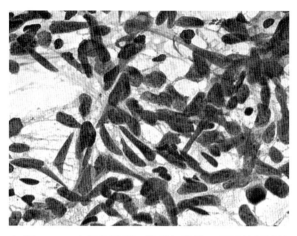

▲ 图 4-18 小细胞肺癌，梭形细胞核，可见特征性的"椒盐样"染色质

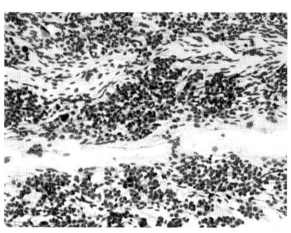

▲ 图 4-16 小细胞肺癌，涂片富含细胞，细胞小到中等大，细胞核圆形至细长形，细胞质缺乏。偶见巨大的恶性细胞核。未见核分裂象和坏死

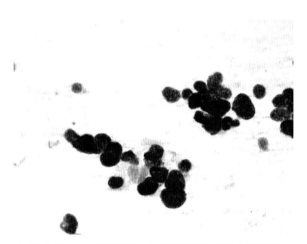

▲ 图 4-19 小细胞肺癌。肿瘤细胞呈 TTF-1 核阳性

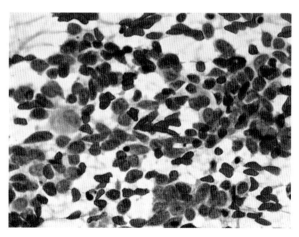

▲ 图 4-17 小细胞肺癌，圆形和细长形细胞核，染色质均匀细腻，小的相嵌的细胞核

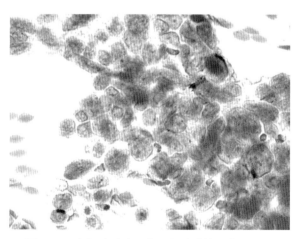

▲ 图 4-20 小细胞肺癌，少量细胞嗜铬蛋白 A（CgA）染色呈阳性

小细胞肺癌（small cell lung carcinoma，SCLC）

- 临床表现：小细胞肺癌患者会出现咯血、咳嗽和体重快速减轻等症状，在发现时小细胞肺癌可表现为肿瘤小却伴大范围转移。有些患者可出现激素症状，最常见的是由促肾上腺皮质激素、血清素、降钙素和甲状旁腺激素的产生和释放所引起。
- 病理学定义
  - 分裂象计数高。
  - 罕见器官样排列。
  - 细胞核大小在 16～23μm，易碎裂。
  - 异染色质致密。
  - 核仁小或见不到。
  - 细胞质边缘小。
  - 如果小细胞肺癌合并其他类型的癌，则定义为混合型小细胞肺癌。有一种情况例外，即如果癌肉瘤含有小细胞肺癌成分，则还是诊断为癌肉瘤。
- 免疫组织化学
  - 低分子量细胞角蛋白帽状呈阳性，神经内分泌标志物 NCAM（CD56）、NSE 呈阳性，突触素局灶阳性，CgA 很少呈阳性。
  - 小细胞肺癌产生激素，如促肾上腺皮质激素（ACTH）和凝血系统干扰物。大多数小细胞肺癌中 TTF-1 呈阳性，以细胞核着色为主，其功能尚待研究。
- 遗传学
  - 原发性：最常见的突变是 Rb 和 P300 缺失。
  - 继发性小细胞肺癌：由非小细胞肺癌转变而来，由于靶向治疗和化疗 / 放疗所致。
- 治疗
  - 几乎所有的小细胞肺癌对化疗和放疗敏感，但是预后仍很差，5 年生存率低于 5%。小细胞肺癌的另一个特点是复发后表型改变，即可能会有明显的鳞状细胞成分。应用 DLL3 的细胞毒性抗体可能会提供一个新的治疗思路。

第 5 章 大细胞神经内分泌癌
Large Cell Neuroendocrine Carcinoma

病例 1

79 岁女性，因发现一个小结节而入院到胸外科。常规活检技术无法取得肿瘤标本。CT 和 PET-CT 显示淋巴结不明显，因此行胸腔镜活检，手术中冰冻切片诊断（图 5-1 至图 5-4）。

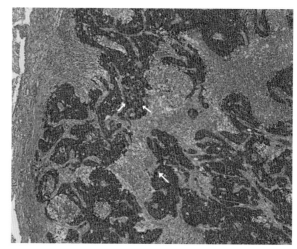

▲ 图 5-2 放大观察可见小梁状结构，也可见不规则的花环状结构（箭）

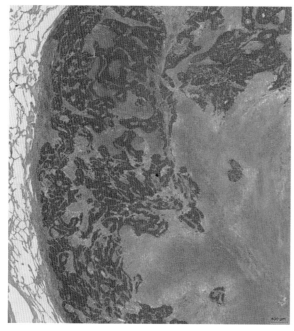

▲ 图 5-1 全貌观，可见一个伴有大片坏死的上皮性肿瘤

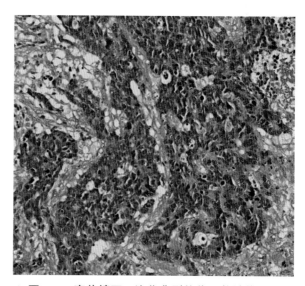

▲ 图 5-3 高倍镜下，这些典型的花环状结构中可见一些小静脉或毛细血管，还可见很多核分裂象，数量远远超过非典型类癌

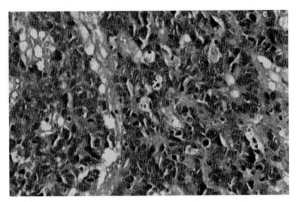

▲ 图5-4 高倍镜下可见大量核分裂象，细胞核染色质粗糙，可见核仁。因此，诊断为大细胞神经内分泌癌

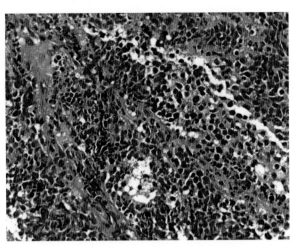

▲ 图5-6 手术切除组织的切片中，可见一个具有小细胞神经内分泌形态的上皮性肿瘤。细胞直径为**18～23μm**（与中性粒细胞和嗜酸性粒细胞比较作为标尺），核仁未见，细胞核呈多角形或梭形

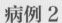

病例 2

68 岁男性，肺右上叶出现肿瘤团块。活检显示为未分化癌（图 5-5 至图 5-10）。由于活检组织太小，无法做进一步的检测，遂行切除术。该病例诊断为混合性小细胞和大细胞神经内分泌癌。

▲ 图5-7 另一区域可见肿瘤更具器官样，细胞核更大，核仁可见且增大。这是活检标本中见到的情况

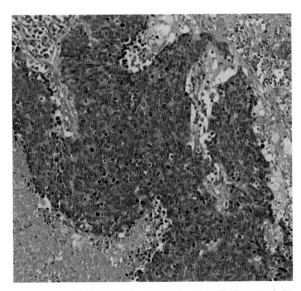

▲ 图5-5 此图显示在大片坏死灶的边缘可见小梁状结构，未见花环状结构，还可见大量核分裂象。肿瘤细胞 NCAM（CD56）和突触素（Syn）染色呈阳性，因此诊断为大细胞神经内分泌癌（**large cell neuroendocrine carcinoma**，**LCNEC**），分期为 pT$_{2a}$N$_1$

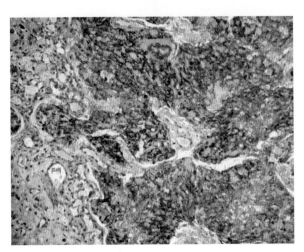

▲ 图5-8 免疫组化显示两种类型的肿瘤细胞 NCAM（CD56）都呈强阳性

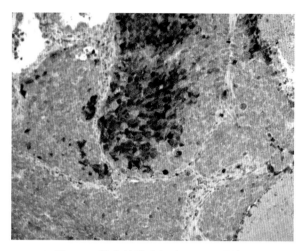

▲ 图 5-9　较大的肿瘤细胞 p63 呈局灶阳性

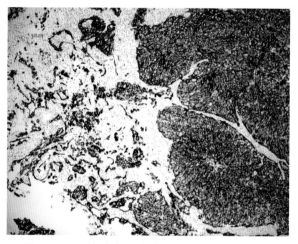

▲ 图 5-10　两种肿瘤细胞成分细胞角蛋白 7（CK7）均呈阳性；不同的是，较大的肿瘤细胞为完全的细胞膜和细胞质染色，而较小的肿瘤细胞染色呈杯状

病例 3

　　65 岁男性，既往有吸烟史，无症状，于手术前检查偶然发现右肺上叶一个结节性病变。细针穿刺细胞学诊断为分化差的癌，未分型（图 5-11 至图 5-17），行肺叶切除术。

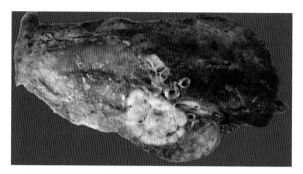

▲ 图 5-11　大细胞神经内分泌癌。大体观，病灶位于外周，边界相对清晰，直径为 3cm

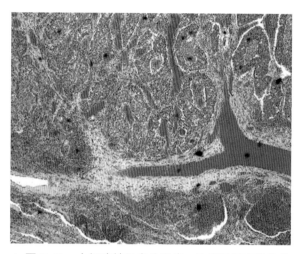

▲ 图 5-12　大细胞神经内分泌癌，肿瘤呈器官样生长模式伴大片坏死

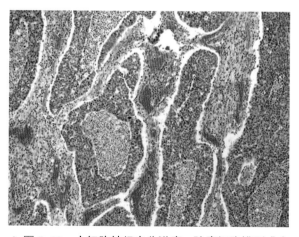

▲ 图 5-13　大细胞神经内分泌癌，肿瘤细胞排列成小梁状，外周细胞呈栅栏状，小梁中央可见大片坏死

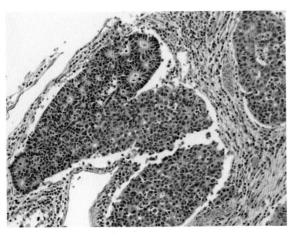

▲ 图 5-14　大细胞神经内分泌癌，实性巢伴花环样结构，整个肿瘤呈筛孔模式

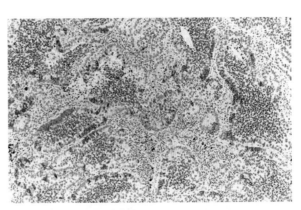

▲ 图 5-17　大细胞神经内分泌癌，突触素（Syn）免疫染色

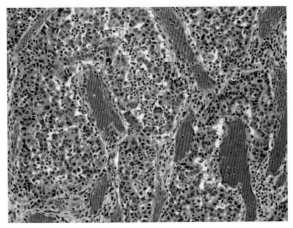

▲ 图 5-15　大细胞神经内分泌癌，肿瘤细胞大，细胞质中等量，嗜酸性；细胞核大，染色质空泡状，核仁明显。核分裂象计数非常高

病例 4

　　78 岁男性，重度吸烟者，表现为流感样症状伴胸痛持续 2 周。CT 扫描显示一个膨胀性生长的外周型肿块，边缘不规则，遂行手术切除。大体描述为界限清楚的坏死性结节（图 5-18 至图 5-22）。

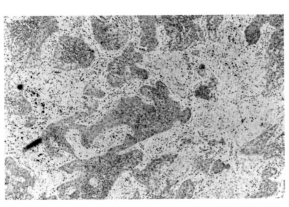

▲ 图 5-16　大细胞神经内分泌癌，肿瘤细胞嗜铬蛋白 A（CgA）呈强阳性

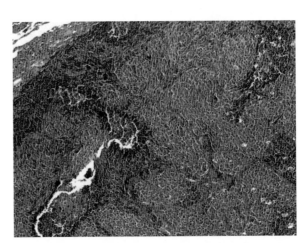

▲ 图 5-18　大细胞神经内分泌癌，肿瘤主要表现为两种生长模式，一种是大片、实性小梁结构伴梭形细胞成分，小梁中央可见局灶性坏死。在此特定区域，肿瘤缺乏大细胞神经内分泌癌典型的周围栅栏状结构

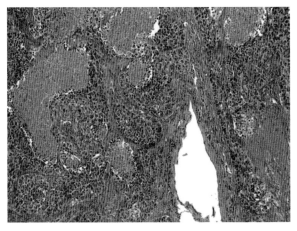

▲ 图 5–19　大细胞神经内分泌癌，此区域内，与上图同一个肿瘤组织呈小梁状生长模式伴大片融合性坏死和外周栅栏样结构，形态学上提示大细胞神经内分泌癌

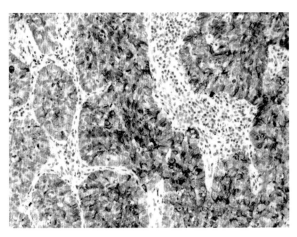

▲ 图 5–22　大细胞神经内分泌癌，肿瘤细胞 NCAM（CD56）呈弥漫阳性，更进一步确认了大细胞神经内分泌癌的诊断

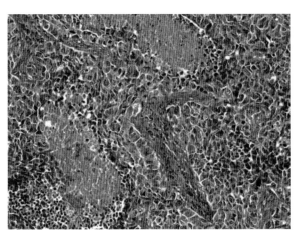

▲ 图 5–20　大细胞神经内分泌癌，高倍镜下显示肿瘤的细节，栅栏样结构，细胞核染色质空泡状和坏死

病例 5

30 岁男性，多年的重度吸烟者。支气管活检提交外部病理科会诊诊断（图 5–23 至图 5–25）。

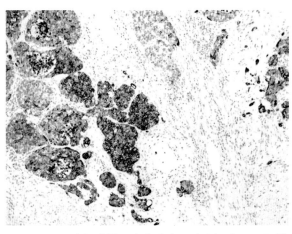

▲ 图 5–21　大细胞神经内分泌癌，肿瘤细胞 CK7 阳性

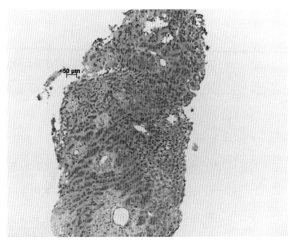

▲ 图 5–23　全貌观，可见肿瘤细胞浸润，有些细胞核大（中间），有些细胞核小，染色质致密（左侧和右侧）

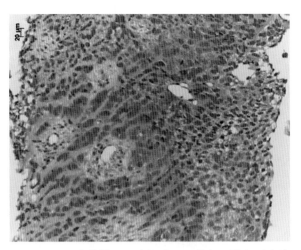

▲ 图 5–24 高倍镜下，大细胞可见核仁，染色质空泡状；而较小的细胞染色质致密、深染

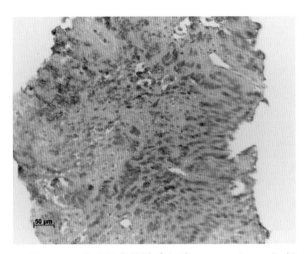

▲ 图 5–25 几乎所有的肿瘤细胞 NCAM（CD56）都呈阳性。最终，该病例诊断为混合性小细胞和大细胞神经内分泌癌

大细胞神经内分泌癌

- 大体形态学
  - 在大体检查中，可能提示大细胞神经内分泌癌的唯一特征就是大片坏死，但其本身单独出现时并无特异性。
- 组织学
  - 核分裂计数高（通常超过 30 个 /2mm²），圆形至多边形的大细胞核，25～35μm，染色质空泡状或粗颗粒状，核仁增大。
  - 神经内分泌组织形态。例如，花环状结构、小梁状结构、实性细胞巢，器官样结构和类癌样结构。
  - 大片地图样坏死。
  - 超过 25% 的肿瘤细胞表达神经内分泌标志物。
- 免疫组织化学
  - 低分子量细胞角蛋白、NCAM（CD56）、CgA 呈阳性，突触素（Syn）通常呈局灶阳性。如果大细胞神经内分泌癌合并非小细胞癌，诊断为混合性大细胞神经内分泌癌。
- 治疗

  按影响治疗因素分类
  - Rb 和（或）P300 缺失，采用小细胞癌的化疗方案会有效。
  - 无 Rb 缺失但有 PTEN 缺失和 PI₃K 激活，应该像其他非小细胞癌那样治疗。
  - 第三种类型是与类癌相似的大细胞神经内分泌癌，还需进一步研究。

第6章 类 癌
Carcinoid

病例 1

71 岁男性，常规 X 线检查显示支气管内有一个小肿瘤，其邻近可见弥散性致密影。经 CT 确认后手术切除（图 6-1 至图 6-3）。

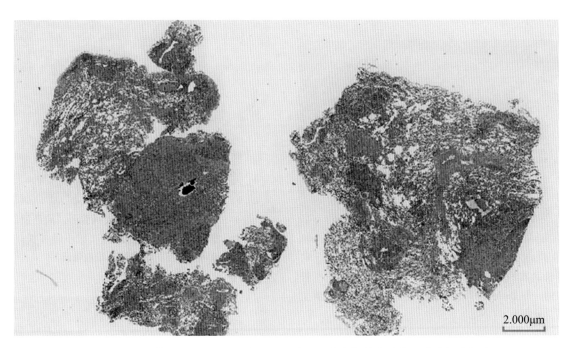

2.000μm

▲ 图 6-1 切片全貌观，显示一个大的肿瘤和数个分散的小结节，肿瘤细胞深染

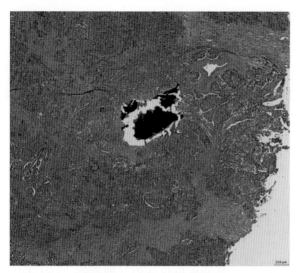

▲ 图 6-2 大结节内，可见以神经内分泌组织形态和致密生长方式为特征的类癌。在切片上部和下部，可见散在的神经内分泌微瘤，特征为被纤维束分隔的细胞簇

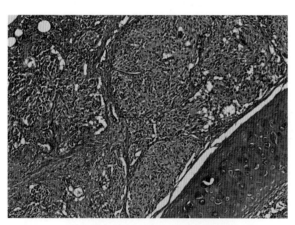

▲ 图 6-3 高倍镜下，类癌局部呈梭形细胞形态。可见明确的支气管内生长模式，其邻近的软骨为支气管的残留。每 2mm^2 内可见 4 个核分裂象。诊断为非典型类癌，分期为 pT$_2$N$_1$

病例 2

62 岁女性，无吸烟史，放射检查时偶然发现肺右下叶一个结节性病变，当时无症状。行经支气管细针穿刺活检（TBNA）（图 6-4 至图 6-14），肿瘤手术切除。

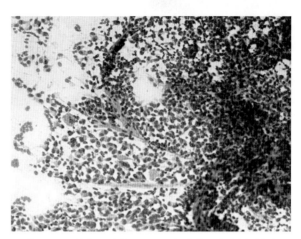

▲ 图 6-4 类癌，涂片显示细胞增生，包括中等大小细胞组成的松散的、分支状细胞簇和单个分散的细胞，也可见血管间质碎片

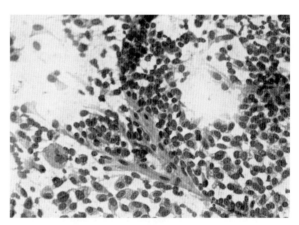

▲ 图 6-5 类癌，细胞核圆形或椭圆形，染色质细腻，颗粒状，核仁小。细胞质中等量，细小颗粒状。缺乏核分裂象和坏死。可见明显的毛细血管碎片

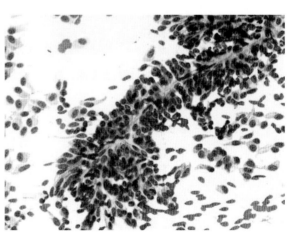

▲ 图 6-6 类癌，癌细胞附着于血管轴心。这是诊断类癌非常有用的指标

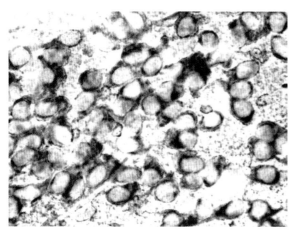

▲ 图 6-7 类癌，肿瘤细胞嗜铬蛋白 A（CgA）强表达，证实了类癌的诊断

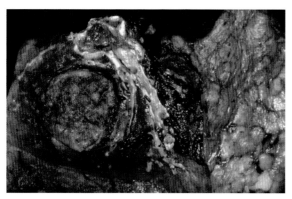

▲ 图 6-8 类癌，大体标本可见肿瘤与周围组织界限清楚、圆形、黄褐色、部分向支气管内生长

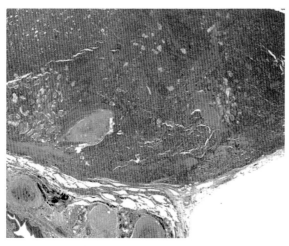

▲ 图 6-9 类癌，低倍镜下可见肿瘤界限清楚，以滤泡状生长方式为主，腺腔内可见胶质样嗜酸性物质

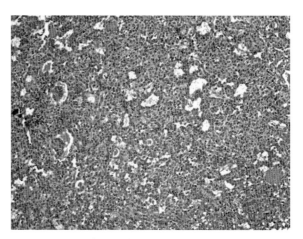

▲ 图 6-10 类癌，滤泡状生长方式，假腺腔内含有嗜酸性物质。未见核分裂象和坏死

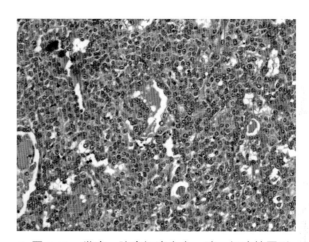

▲ 图 6-11 类癌，肿瘤细胞大小一致，细胞核圆形，染色质细腻颗粒状，核仁小。细胞质缺乏或中等量，并呈细小颗粒状

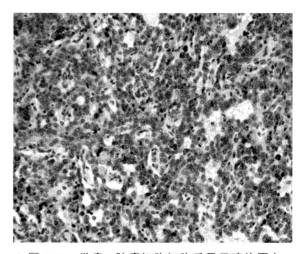

▲ 图 6-12 类癌，肿瘤细胞细胞质显示嗜铬蛋白 A（CgA）呈阳性

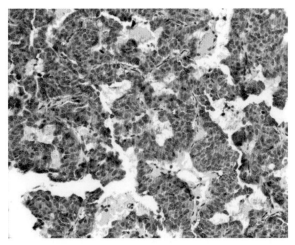

▲ 图 6-13 类癌，突触素（Syn）抗体染色呈阳性

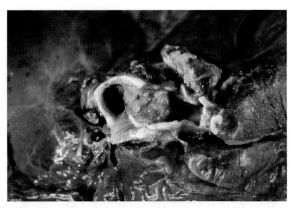

▲ 图 6-15 手术切除标本，可见肺左下叶支气管阻塞

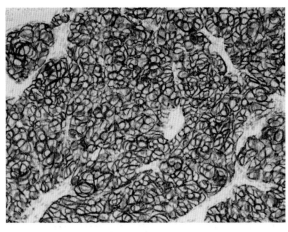

▲ 图 6-14 典型类癌，细胞膜显示 NCAM（CD56）强阳性。这在类癌中并不常见，因为 NCAM（CD56）强阳性多是出现在高级别癌，而低级别癌染色通常较弱

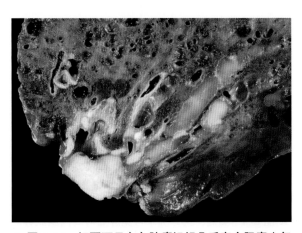

▲ 图 6-16 切面可见白色肿瘤组织几乎完全阻塞支气管腔，其中一小块组织送检了手术中冰冻切片诊断

病例 3

63 岁女性，肺部反复感染。CT 扫描诊断为支气管扩张，并可见一个 15mm 的结节阻塞肺左下叶支气管。行肺叶切除（图 6-15 至图 6-18）。

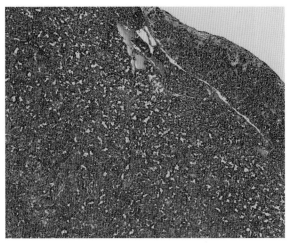

▲ 图 6-17 低倍镜下，呈神经内分泌生长模式，含有大量花环样结构

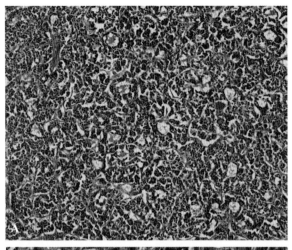

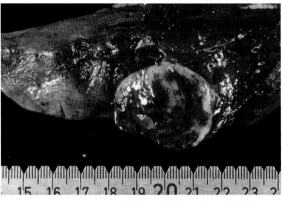

▲ 图 6-19 切除标本可见一圆形肿瘤，切面红色、微黄

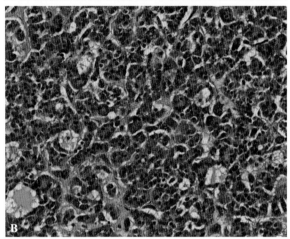

▲ 图 6-18 高倍镜下，可见花环样结构。每个花环样结构的中心，含有一个小血管、毛细血管或静脉，这是神经递质和（或）激素分泌之处。该病例诊断为典型类癌，分期为 pT_1N_0

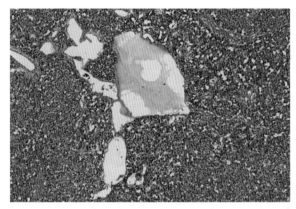

▲ 图 6-20 肿瘤呈神经内分泌组织形态，可见花环样结构和实性细胞巢

病例 4

72 岁男性，常规体检 X 线检查诊断为良性肿瘤，怀疑错构瘤。手术中冰冻切片诊断为低级别神经内分泌肿瘤，故行肺叶切除，最终诊断为典型类癌，分期为 pT_1N_0。另外，其他部位也发现弥散性神经内分泌细胞增生（图 6-19 至图 6-21）。

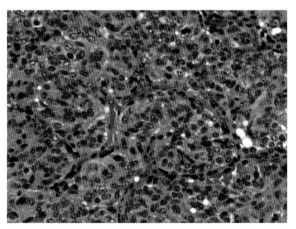

▲ 图 6-21 高倍镜下，大量小血管包绕实性细胞巢，细胞核有些拥挤。此种类癌需要仔细计数核分裂象

病例 5

46 岁男性，因支气管扩张导致反复的肺部感染。CT 检查可见右下叶有一个 2cm 的肿瘤。胸腔镜（VATS）活检后行肺叶切除，诊断为典型类癌，分期 $T_{1b}N_0$（图 6-22 至图 6-25）。

由于观察了 10 个高倍镜视野均未见分裂象，因此诊断为典型类癌。常规做不同的激素和神经递质免疫组化染色，显示降钙素阳性，而甲状旁腺素阴性。其他阳性标志物为嗜铬蛋白 A（CgA）和突触素（Syn）。

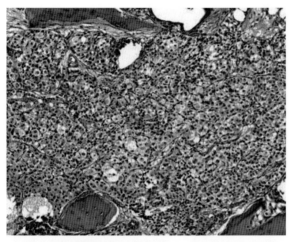

▲ 图 6-22 低倍镜下，肿瘤细胞排列成巢状和小梁状，可见较少出现的骨小梁结构

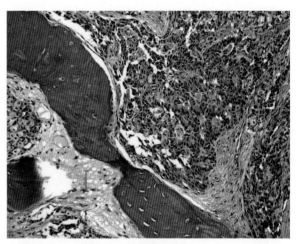

▲ 图 6-24 肿瘤内遍布成熟的骨小梁结构，肿瘤的花环样结构清晰可见，诊断为典型类癌

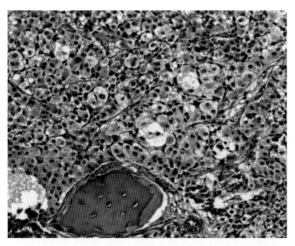

▲ 图 6-23 高倍镜下，肿瘤细胞的细胞质呈粉红色，提示嗜酸性分化

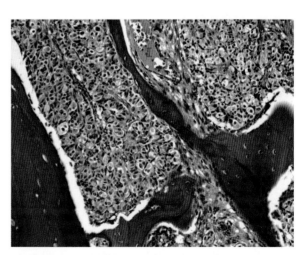

▲ 图 6-25 此视野中，还是以细胞质嗜酸性的肿瘤细胞为主

典型和非典型类癌

临床上，肿瘤通常位于中央并阻塞大的支气管，所以类癌常出现阻塞症状，表现为咳痰和反复感染。行支气管镜检查，当支气管镜触及肿瘤时，常发生出血。由激素释放导致的症状很少见，Cushing 综合征有时是主要症状。

- 典型类癌
  - 每 $2mm^2$ 核分裂象计数为 0 个或 1 个。
  - 无坏死。
  - 典型类癌的细胞核大小一致、圆形，染色质细腻，核仁不明显。
  - 神经内分泌结构：花环样、小梁状、实性巢。
  - 变异型：梭形细胞类癌，嗜酸性类癌。
  - 梭形细胞类癌呈旋涡状排列，无间质。
  - 嗜酸性类癌中，代表巨大线粒体的粗大颗粒有助于做出正确诊断。
  - 类癌可合成并分泌某些激素，如甲状旁腺素和降钙素，因此可伴骨形成或淀粉样物质。
  - Ki-67 染色不能鉴别典型类癌和非典型类癌，大部分情况会出现重叠。

预后：如果外科手术能彻底切除类癌，5 年内不会复发。如果淋巴结、肺或其他器官出现转移灶，或者每 $2mm^2$ 核分裂象计数超过 6 个，则有复发的可能。Cyclin A2 和 Cyclin B1 可能有助于鉴别典型和非典型类癌。

- 非典型类癌
  - 每 $2mm^2$ 核分裂象计数为 2～10 个。
  - 可见坏死。
  - 细胞核通常增大，常见增大的核仁。
  - 神经内分泌结构：花环样结构、小梁状、实性巢。
  - 伴有每 $2mm^2$ 核分裂象计数 >5 个或血管浸润的不典型类癌发生浸润和转移的可能性更大，最终可导致患者死亡。

拓展阅读

[1] Brcic L, Heidinger M, Sever AZ, Zacharias M, Jakopovic M, Fediuk M, Maier A, Quehenberger F, Seiwerth S, Popper H. Prognostic value of cyclin A2 and B1 expression in lung carcinoids. Pathology. 2019;51(5):481–6. https://doi.org/10.1016/j.pathol.2019.03.011.

[2] Smolle–Juttner FM, Popper H, Klemen H, Pinter H, Pongratz– Roeger M, Smolle J, Friehs G. Clinical features and therapy of typical and atypical bronchial carcinoid tumors (grade 1 and grade 2 neuroendocrine carcinoma). Eur J Cardiothorac Surg. 1993;7:121–4.

[3] Klemen H S–JF, Popper HH. Morphological and Immunohistochemical study of typical and atypical carcinoids of the lung, on the bases of 55 cases with clinico–pathological correlation and proposal of a new classification. Endocrine–related Cancer. 1994;1:53–62.

第7章 大细胞癌

Large Cell Carcinoma

病例 1

75 岁男性，右下肺叶狭窄。因为患者年龄和状态不适合做手术，从而只取了活检（图 7–1 至图 7–5）。

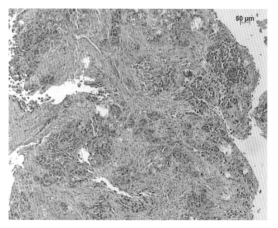

▲ 图 7–1　全貌观可见大的肿瘤细胞浸润支气管黏膜，形成大小不一的聚集体

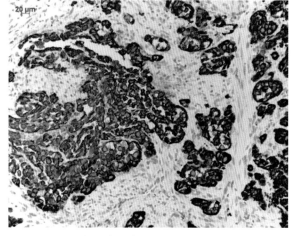

▲ 图 7–3　所有肿瘤细胞均呈细胞角蛋白 7（CK7）染色阳性

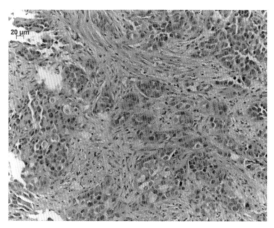

▲ 图 7–2　高倍镜下可见细胞核大而圆，染色质空泡状，核仁轻度增大，核膜明显。细胞质呈嗜酸性至嗜碱性，未见分化结构。有些细胞的细胞质透明

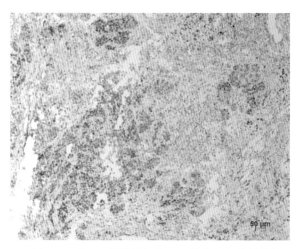

▲ 图 7–4　约 1/3 的肿瘤细胞 p63 染色呈细胞核阳性

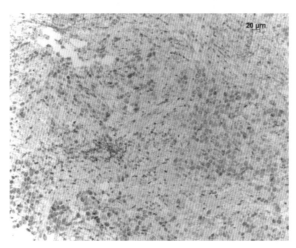

▲ 图 7-5　TTF-1 染色呈阴性

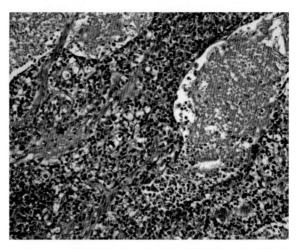

▲ 图 7-6　图中可见未分化癌伴大片坏死。很多肿瘤细胞的胞质透明

该病例为 2015 年版 WHO 分类变化之前的病例，当时诊断为大细胞癌。p63 是支气管黏膜基底细胞的标志物，因此其呈局灶阳性并不奇怪。当时还没有 p63 的剪切体 p40。现在该病例应归类为未分化癌。在手术切除组织中可能会发现其他分化的肿瘤组织成分，因此仅在手术切除标本彻底排除其他分化成分之后才能做出大细胞癌的诊断。

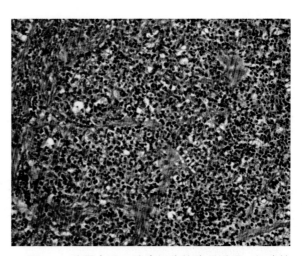

▲ 图 7-7　此图亦可见肿瘤细胞的胞质透明，细胞核轻微增大，染色质致密深染，几乎不见核仁。细胞的大小和丰富的胞质明显与小细胞癌不同

病例 2

66 岁男性，因肾移植进行常规检查，肺右下叶发现一个膨胀性突起病变。患者有 40 年的吸烟史。活检未成功，遂行肺叶切除并手术中冰冻切片诊断（图 7-6 至图 7-11）。

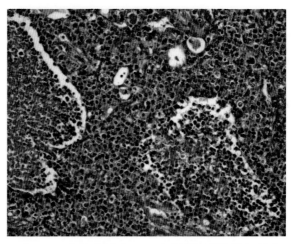

▲ 图 7-8　在此区域内，可见肿瘤细胞的核仁增大，染色质呈空泡状，还可见很多凋亡小体

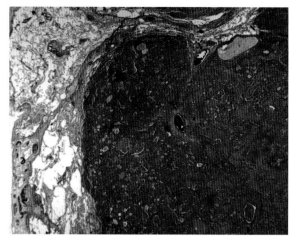

▲ 图 7-9　因为与神经内分泌癌有些相似，因此做神经内分泌标志物的免疫组化染色

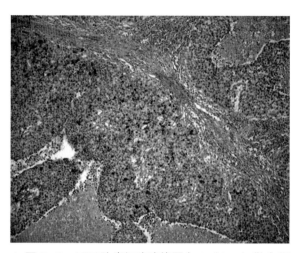

▲ 图 7-10　可见肿瘤细胞嗜铬蛋白 A（CgA）散在阳性；然而，其阳性率远低于足以诊断为大细胞神经内分泌癌的标准

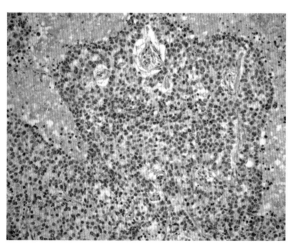

▲ 图 7-11　NCAM（CD56）染色阴性

综上，该病例诊断为大细胞癌（large cell carcinoma），分期为 $pT_3N_1V_1$；进行了 4 个疗程的化疗。

病例 3

83 岁男性，因怀疑转移性病变而行活检术，诊断为未分化肿瘤，不除外转移性黑色素瘤。由于活检组织量所限，无法做进一步检测。在另一家医院重取活检后进一步做了免疫组化检测，结果为 CEA+、Vim-、MelanA-、HMB45-、S-100-、panCK-（图 7-12 至图 7-17）。

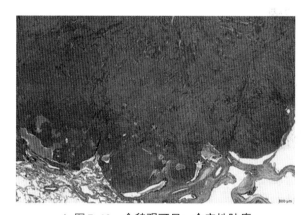

▲ 图 7-12　全貌观可见一个实性肿瘤

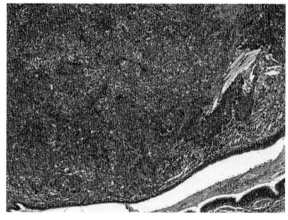

▲ 图 7-13　实性癌，局部可见透明细胞。未累及被覆黏膜（无癌前病变或原位癌）

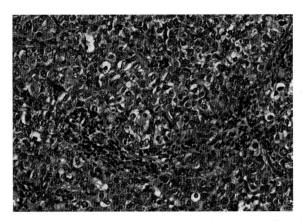

▲ 图 7-14　高倍镜下可见肿瘤细胞的细胞核大，染色质粗糙或空泡状，核仁增大。细胞质丰富，在很多细胞可见粉染颗粒状物

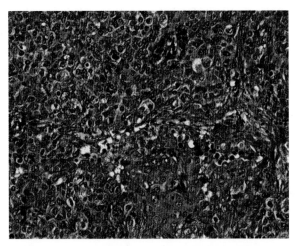

▲ 图 7-15　另一区域可见更致密的肿瘤细胞簇（图下方）

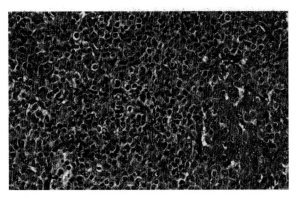

▲ 图 7-16　可见密集的无明显分化或色素的细胞

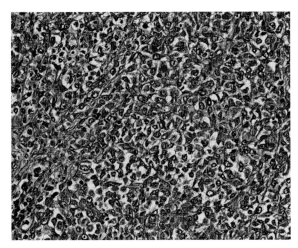

▲ 图 7-17　在此区域内，粉染的细胞质结构更清晰可见，类似 Mallory 小体

最终，该病例诊断为肝样型大细胞癌。加做了鉴别诊断用的免疫组化染色，结果为广谱细胞角蛋白、波形蛋白（Vimentin）、Melan A、HMB45、S-100 蛋白均为阴性，而 CEA、α 甲胎蛋白（α-FP）为阳性。

大细胞癌

- 大细胞，缺乏任何细胞质分化。
- 电子显微镜下可见桥粒 / 半桥粒、张力微丝、紧密连接和分泌囊泡。
- 免疫组化（IHC）：TTF-1±、P40±、CK7 +、单个细胞 CK5/6±。
- 细胞核大、空泡状，核仁常不明显。
- 规则排列的实性结构。
- 核分裂象计数可低可高。
- 细胞核可均匀一致。

多数既往诊断为大细胞癌的病例，其 TTF-1 或 p40 染色阳性，因此这些病例应重新归类为高级别腺癌（2/3）或高级别鳞状细胞癌（1/3）。只有一小部分仍诊断为大细胞癌。

第8章 淋巴上皮瘤样癌
Lymphoepithelioma-Like Carcinoma

病例 1

39 岁女性，提交切片和蜡块会诊（图 8-1 至图 8-4）。申请会诊的病理医生怀疑是自身免疫性疾病或淋巴瘤，需要做免疫组化染色，首选广谱细胞角蛋白。

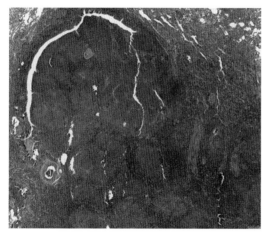

▲ 图 8-1 总体观，可见一个大肿瘤。此放大倍率下，有可能诊断为淋巴瘤

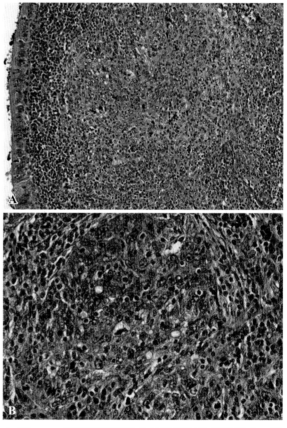

▲ 图 8-3 高倍镜下可见大的肿瘤细胞细胞核大，核仁增大，染色质泡状。肿瘤中可见散在的小淋巴细胞。这种结构类似于纵隔胸腺瘤，但是肿瘤细胞较大。另一个需要鉴别诊断的是非霍奇金淋巴瘤，但是该病例大多数细胞的细胞核偏位不符合

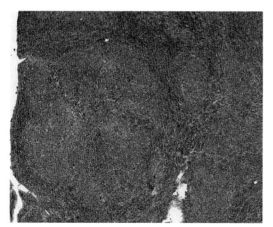

▲ 图 8-2 高倍镜下可见致密的小淋巴细胞浸润，其间可见较大的细胞；在此放大倍率下，仍不能明确诊断

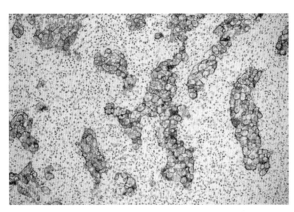

▲ 图 8-4　如图所示，角蛋白阳性的肿瘤细胞呈碎片状埋于丰富的淋巴细胞中，这可能是这种肿瘤经常被漏诊的原因，尤其是在冷冻切片诊断中。该病例诊断为淋巴上皮瘤样癌，分期为 $pT_{2a}N_1$

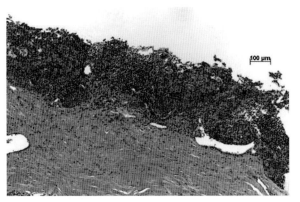

▲ 图 8-5　活检最具代表性的图片，可见致密的淋巴细胞浸润和埋于其中的肿瘤细胞巢

病例 2

　　78 岁男性，临床表现为抗利尿激素（antidiuretic hormone，ADH）分泌障碍综合征和低钠血症。CT 扫描右肺可见一个 4cm 的大肿瘤。经胸腔穿刺活检（图 8-5 至图 8-11），组织块提交会诊。

　　该病例诊断为淋巴上皮瘤样癌。在此之前 p40 没有被用于此类肿瘤的诊断。但是，此类肿瘤在头颈部最初被描述为未分化癌伴淋巴细胞间质，所以有可能是未分化的鳞状细胞癌。

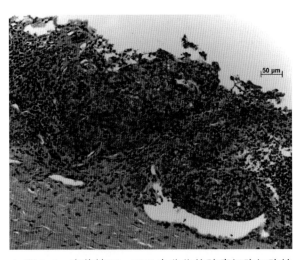

▲ 图 8-6　高倍镜下，可见未分化的肿瘤细胞细胞核大，核仁中等，核膜突出（因为核酸的作用）和大量的小淋巴细胞

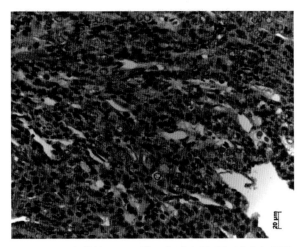

▲ 图 8-7　高倍镜下可见淋巴细胞和肿瘤细胞密切相关

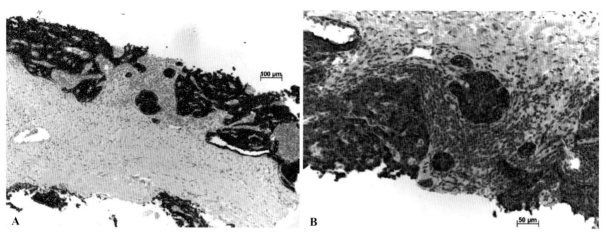

▲ 图 8-8　肿瘤细胞的细胞角蛋白 8/18 和细胞角蛋白 14 染色阳性

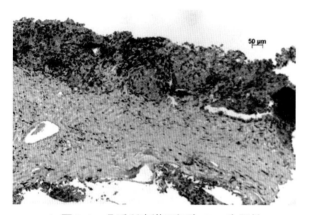

▲ 图 8-9　几乎所有淋巴细胞 CD3 为阳性

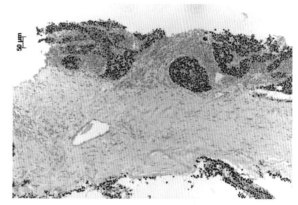

▲ 图 8-11　100% 的肿瘤细胞表达 p40

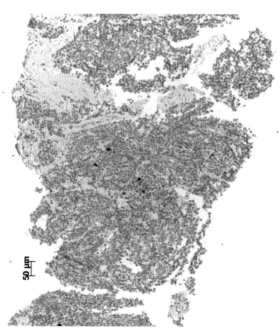

▲ 图 8-10　CD20 阴性

淋巴上皮瘤样癌

- 未分化的肿瘤细胞呈片状和巢状，埋藏于富含淋巴细胞的间质中。

- 细胞核增大，核膜突出，核仁增大，有时呈奇异型。染色质粗糙并分布不均匀。

- 淋巴细胞明显浸润。

- 在东南亚地区 EBV 阳性，在高加索地区通常为阴性（与预后无关）。

- 肿瘤细胞的细胞角蛋白 7（CK7）和 CK13/CK14 阳性，在大多数病例中的淋巴细胞为 B 细胞。

第9章 横纹肌样癌
Carcinoma with Rhabdoid Features

病例

51岁男性，反复出现咳嗽和咯血。CT检查左肺可见一个肿瘤，阻塞肺下叶支气管。手术中发现肿瘤已浸润至肺上叶支气管，进而行全肺切除。肿瘤直径 8cm 伴多处坏死，分期为 pT_2N_1（图 9-1 至图 9-5）。

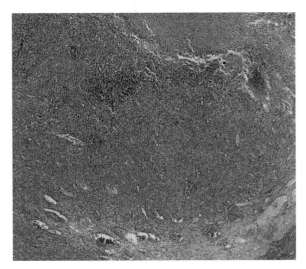

▲ 图 9-2 致密成片的肿瘤细胞被出血灶分隔

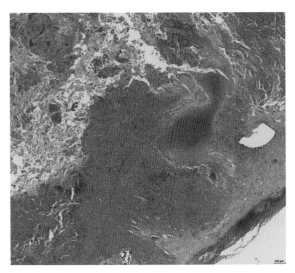

▲ 图 9-1 全貌观，肿瘤可见大片坏死和出血

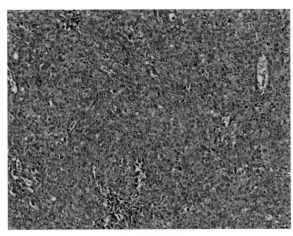

▲ 图 9-3 肿瘤细胞密集排列成片状。细胞质轻度嗜酸性，有时可见点状嗜酸性结构。细胞核大，染色质呈泡状，核仁增大，有时呈奇异型

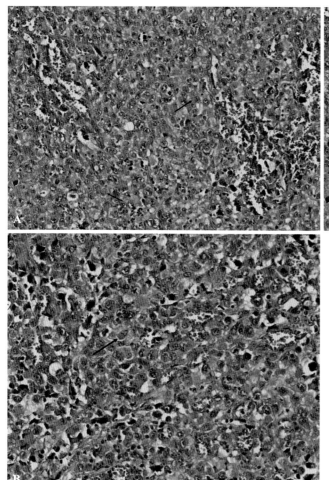

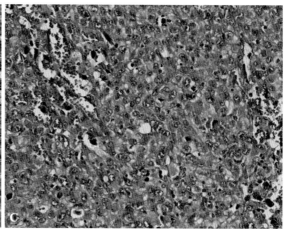

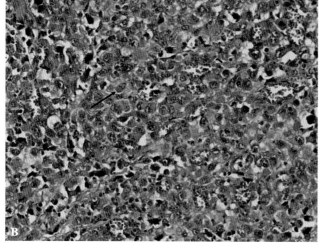

▲ 图 9-4　高倍镜下，可见细胞核大，伴大量核分裂象。细胞质结构中常形成粉色聚集体（箭），类似横纹肌母细胞

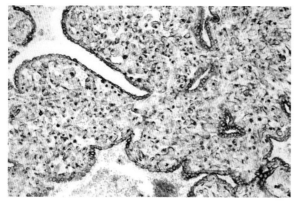

▲ 图 9-5　细胞角蛋白免疫组化染色，被覆的正常上皮细胞呈强阳性染色，而肿瘤细胞染色更淡。内含的结构则缺乏细胞角蛋白表达，而波形蛋白阳性

横纹肌样癌

- 实性生长方式。

- 通常被覆反应性增生的肺泡细胞。肿瘤细胞的细胞质内可见嗜酸性包涵体，与横纹肌肉瘤中所见类似。

- 包涵体嗜酸性，横纹肌标志物阴性，但波形蛋白阳性。

- 细胞核大，直径 > 26μm，染色质粗糙，核仁中等大小。

- 横纹肌样癌不再列入 WHO 分类中，而是归入生长方式。由于其包裹体通常由波形蛋白组成，则认为它应该还是一种独立的肿瘤。

第 10 章 涎腺型癌
Salivary Gland-Type Carcinomas

病例 1

52 岁男性，长期慢性阻塞性肺疾病（chronic obstructive pulmonary disease，COPD）病史，出现支气管阻塞症状。X 线检查肺右下叶支气管可见一个中央型结节。由于肿瘤开始出血，取活检未成功，遂行肺叶切除（图 10-1 至图 10-5）。

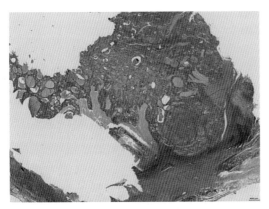

▲ 图 10-1 全貌观，肿瘤阻塞支气管，可见很多充满黏液的腺体结构，边缘有致密的淋巴细胞反应

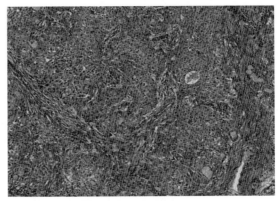

▲ 图 10-3 鳞状区域中，细胞核均匀一致、圆形，细胞质丰富、粉红色。未见细胞核不典型性和核分裂象

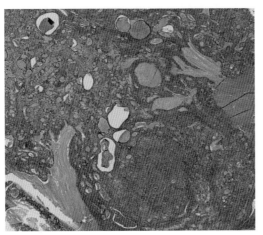

▲ 图 10-2 可见两种组成成分，占优势的腺体区域和致密的鳞状区域

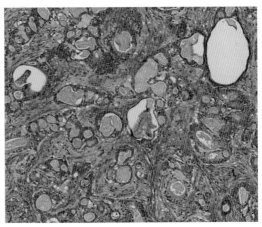

▲ 图 10-4 在腺体区域中，可识别出两种细胞类型，其细胞质分别呈粉红色和浅蓝色，后者也可呈梭形伴嗜酸性肌丝

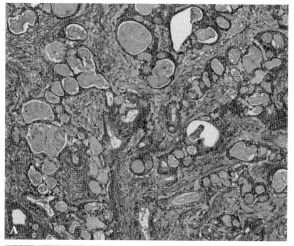

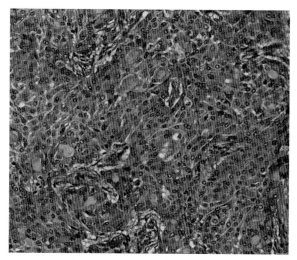

▲ 图 10-6　腺体型和鳞状型成分混杂

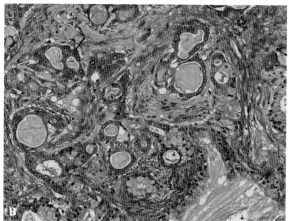

▲ 图 10-5　高倍镜下，可以很容易地将这两种细胞归类为腺体型和肌上皮细胞型（箭所指为肌丝）

病例 2

24 岁男性，持续 2 周咳嗽和发热。胸部 X 线和 CT 检查发现支气管内孤立性结节和阻塞后肺炎，支气管刷检未能诊断。细针穿刺活检（FNA）怀疑黏液表皮样癌，行病灶切除。

该病例诊断为低级别黏液表皮样癌，分期为 $pT_{1a}N_0$（图 10-6 至图 10-11）。

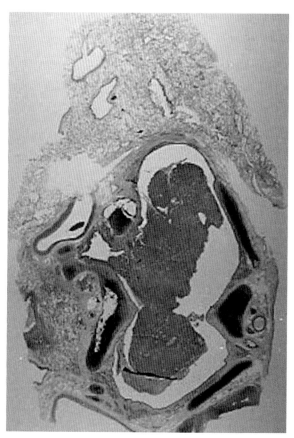

▲ 图 10-7　黏液表皮样癌，低级别。支气管大切片可见支气管内结节，阻塞管腔

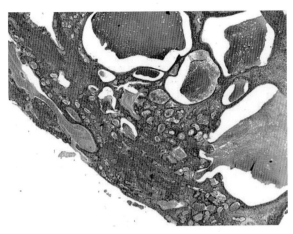

▲ 图 10-8 黏液表皮样癌，低级别。低倍镜下，病变表现为明显的囊性结构，含有大量黏液

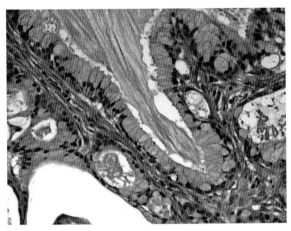

▲ 图 10-9 黏液表皮样癌，低级别。囊性间隙内衬细胞学上表现温和的、含有黏液的柱状细胞。未见不典型性和核分裂象

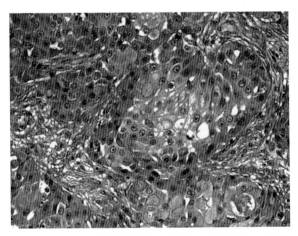

▲ 图 10-10 低级别黏液表皮样癌。实性区域由多边形细胞组成，细胞核圆形、核仁小。细胞质相对较大，嗜酸性，或透明（中间型细胞）。这些类型的细胞是细胞学标本中的主要细胞

病例 3

44 岁男性，现有吸烟史，出现咳嗽和轻度劳力性呼吸困难。胸部 X 线片提示中央支气管结节性病变。支气管镜检查可见左主支气管部分阻塞，由柔软的黏膜下病变所致。细针穿刺活检（FNA）提示为黏液表皮样癌（图 10-11 至图 10-17）。

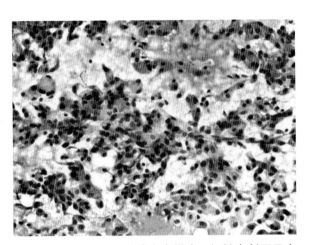

▲ 图 10-11 低级别黏液表皮样癌，细针穿刺可见有黏附性的细胞碎片，大部分细胞的细胞核温和、椭圆形，核仁小而模糊，嗜酸性细胞质相对丰富（中间型细胞）。这些细胞与少量黏液分泌细胞混合在一起

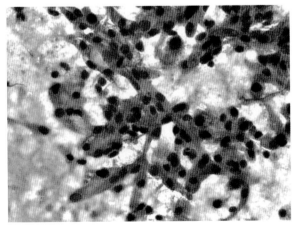

▲ 图 10-12 低级别黏液表皮样癌，黏附性碎片中的中间型细胞呈片层状排列。细胞核圆形，核仁小，细胞质浓稠、嗜酸性

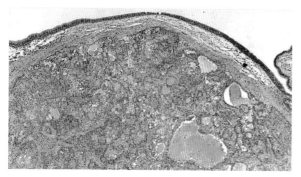

▲ 图 10-13　低级别黏液表皮样癌，可见黏膜下结节状病变呈实性和囊性两种生长模式。支气管黏膜正常

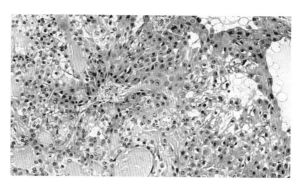

▲ 图 10-16　低级别黏液表皮样癌，实性区域由多边形鳞状细胞组成，细胞核圆形，核仁小。鳞状细胞为非角化型，但是具有细胞间桥特征。该病例偶尔也可见杯状细胞

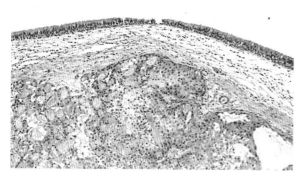

▲ 图 10-14　低级别黏液表皮样癌，实性区域由多边形鳞状细胞和稀少的黏液腺体混合组成

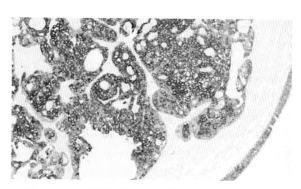

▲ 图 10-17　低级别黏液表皮样癌，肿瘤细胞 CK7 阳性、TTF-1 阴性，CK5 在鳞状细胞可呈局灶阳性

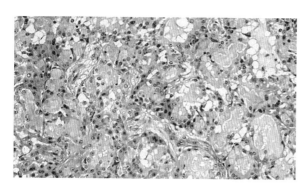

▲ 图 10-15　低级别黏液表皮样癌，鳞状细胞和黏液腺体共存。一些腺体结构衬覆杯状细胞，并混合有中间型细胞

黏液表皮样癌（mucoepidermoid carcinoma, MEC）

在大支气管中呈息肉样肿块生长，引起阻塞。这是导致狭窄后支气管肺炎和排痰性咳嗽等主要临床症状的常见原因。X线和 CT 扫描可见中央型肿物，支气管镜检查可以识别到肿瘤位于支气管内的部分。

- 组织学
  - 特征为单个细胞或细胞簇呈鳞状和腺瘤样分化，两种成分混合，形成小管状和实性片状。
  - 细胞通常为非角化型。

- 分为低级别和高级别。
  - ➤ 在低级别癌中，可见囊性区和实性区，产生黏液的柱状细胞可形成腺体、小管和囊肿。通常缺乏坏死，核分裂罕见。基质中有时可见淀粉样物。浸润发生在肿瘤基底部。
  - ➤ 高级别 MEC：一个腺体内可见鳞状细胞和产生黏液的柱状细胞混合存在，向支气管内生长，无角化珠和原位癌成分；实性片状和巢状，鳞状细胞和过渡型细胞占优势，夹杂少数产生黏液的细胞，坏死常见，伴很多核分裂象。
- 肿瘤通常为中央型，呈息肉样。
- 发现有 *MAML2* 基因易位，以及 *MECT1* 和 *CRTC1* 基因融合。

病例 4

46 岁男性，出现呼吸短促和声音嘶哑，检查发现左肺有一个肿瘤。支气管镜显示肿瘤扩展至两肺叶内，疑似浸润气管。手术切除位于气管分叉上方的气管软骨环（图 10-18 至图 10-23）。

该病例诊断为腺样囊性癌，分期为 $pT_3N_1R_2$。扩大切除至近端部分。幸运的是分叉处未见肿瘤（冷冻切片）。最终行吻合术。

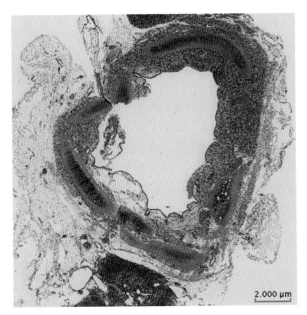

▲ 图 10-18　全貌观，此处肿瘤扩展至气管内

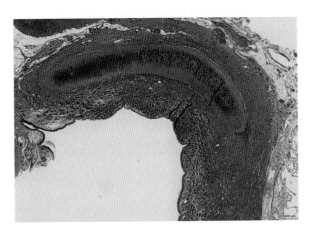

▲ 图 10-19　深染的肿瘤细胞已经浸润黏膜和周围软组织

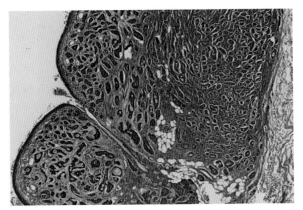

▲ 图 10-20　肿瘤细胞形成腺样结构，包埋于致密的基质中

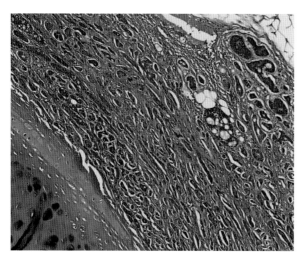

▲ 图 10-21　浸润亦扩展至纵隔脂肪中

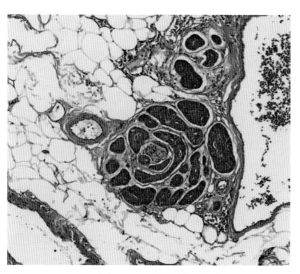

▲ 图 10-22　周围神经浸润

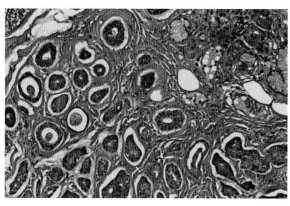

▲ 图 10-23　高倍镜下，可见假腺状结构。肿瘤细胞形成外层，有顶浆分泌物，这种分泌物是由基底膜蛋白质组成的一层粉红色蛋白样物

病例 5

54 岁男性，提交切片和蜡块会诊（图 10-24 至图 10-26），怀疑是否可以确诊腺癌。该病诊断为腺样囊性癌。

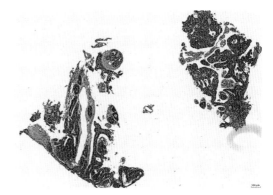

▲ 图 10-24　活检显示一个假腺状肿瘤，伴有较多实性区

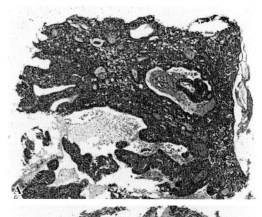

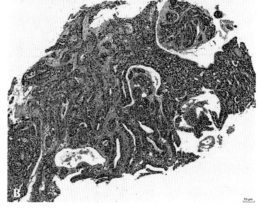

▲ 图 10-25　在高倍视野下，肿瘤显示较明显的实性结构和小假腺状结构。在这些腺样结构中心，可见粉染物质。一些细胞质呈粉色，其他更多的呈嗜碱性。细胞核小、圆形、单形性。未见核分裂象

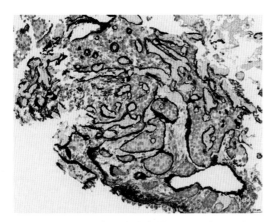

▲ 图 10-26　肿瘤细胞产生并分泌的胶原蛋白Ⅳ的免疫组化染色。在部分区域，这些分泌物被肿瘤细胞围绕，呈腺样外观

腺样囊性癌（adenoid cystic carcinoma, ACC）

　　肿瘤生长缓慢，但是经常复发，晚期可累及淋巴结和远隔脏器。

- 中央型肿瘤（气管、主支气管）。
- 广泛累及黏膜内和软骨膜内（如未广泛切除，易复发）。
- 假腺管内充满黏液样物质，亦可呈实体巢状和片状。
- 立方细胞具有圆形、温和的细胞核，更重要的是没有"朝向管腔"的细胞极向。
- 缺乏坏死，核分裂不常见。
- PAS 和阿利新蓝阳性物质（基底层蛋白）：胶原蛋白Ⅳ和纤维结合蛋白阳性。
- 细胞角蛋白、SMA、S-100 蛋白和波形蛋白阳性。
- CTNNB1（β 联蛋白）和 MYB 突变有报道。

　　跳跃性病变常见，即在肿瘤细胞巢之间可存在大片未受累的正常组织。因此，在评估切缘时，恰当的取材很重要。对于切缘的冷冻切片诊断，推荐分步切片。

病例 6

　　77 岁男性，肺内发现一个不能明确诊断的肿瘤，提交切片和蜡块会诊（图 10-27 至图 10-39）。

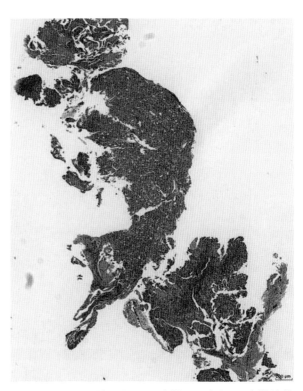

▲ 图 10-27　活检组织可见实性（下部）和腺样结构（上部）

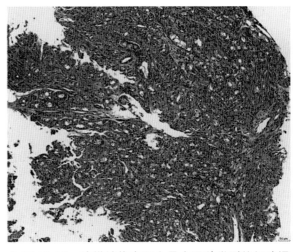

▲ 图 10-28　腺样结构实际上是由两种类型的细胞混合而成。一种呈小细胞簇伴少量腺腔，而另外一种构成基质，细胞呈梭形，细胞质嗜酸性

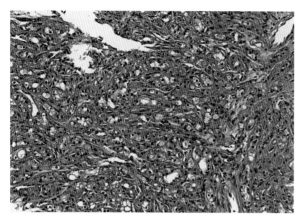

▲ 图 10-29 高倍镜下，两种细胞成分清晰可见，一种为腺上皮，另一种为肌上皮

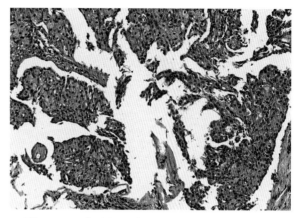

▲ 图 10-30 意外的是实性部分几乎全部由腺上皮成分组成。作为罕见类型，需要做多项免疫组化染色

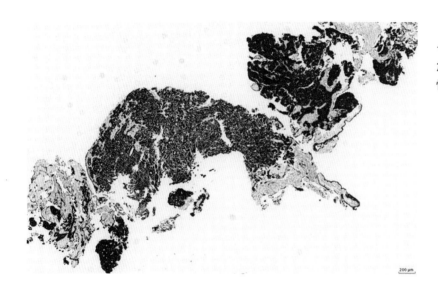

◀ 图 10-31 所有细胞成分广谱角蛋白阳性，而纯上皮成分的阳性更强

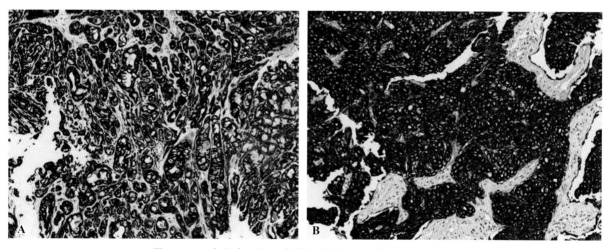

▲ 图 10-32 在上皮 - 肌上皮混合区域和完全的腺上皮区域，可见角蛋白表达

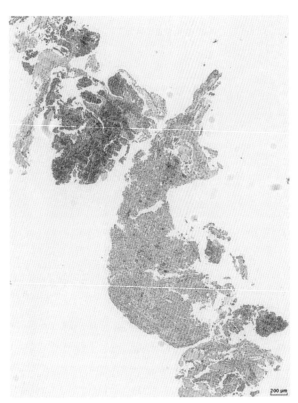

▲ 图 10–33　S–100 蛋白染色，实性区着色更强

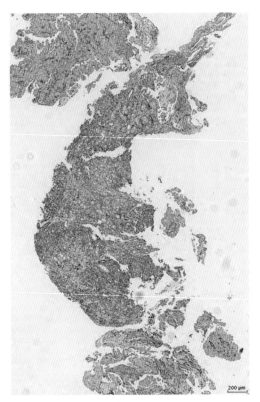

▲ 图 10–34　肿瘤平滑肌肌动蛋白（SMA）染色时情况则相反

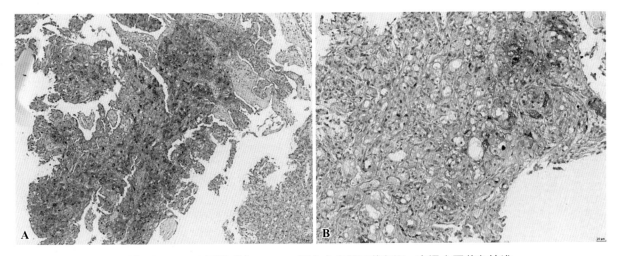

▲ 图 10–35　可见两种成分，S–100 蛋白在实性区着色深，在混合区着色较浅

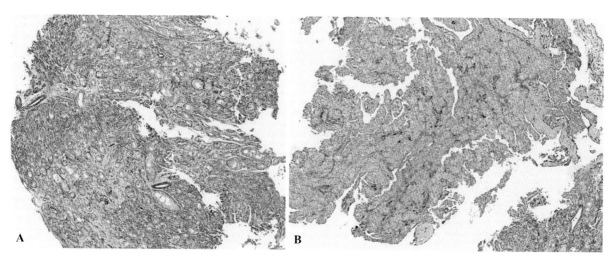

▲ 图 10-36　混合区和实性上皮区 SMA 染色

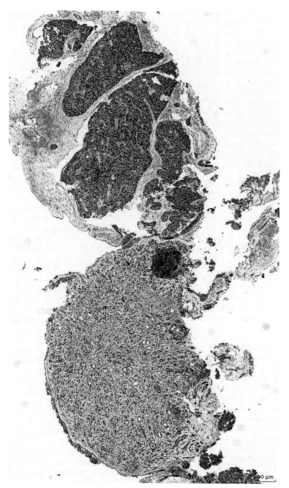

▲ 图 10-37　此图显示 SOX-10 阳性反应，是上皮 - 肌上皮癌的最终诊断依据

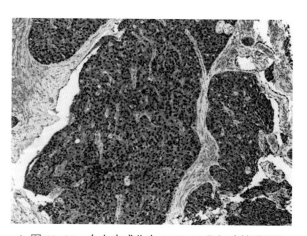

▲ 图 10-38　在上皮成分中 SOX-10 呈细胞核强阳性

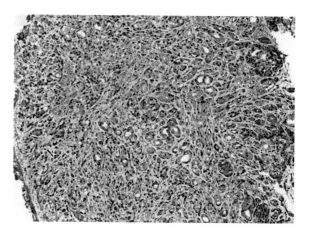

▲ 图 10-39　在上皮和肌上皮混合成分中 SOX-10 染色较浅

该病例诊断为上皮 – 肌上皮癌，这些肿瘤的性质是无法预见的，因此，将侵袭性较弱的称为瘤，而侵袭性较强的称为癌是没有意义的。

上皮 – 肌上皮癌（epithelial–myoepithelial carcinoma，EMEC）

EMEC 是一种具有两种成分的唾液腺型癌。

- 腺管与其他腺癌一样。

- 梭形和（或）浆细胞样细胞，肌上皮标志物（S–100、SMA）阳性，EMA 和角蛋白阳性。

- 外层细胞 S–100 和 SMA 阳性。

- 只含有肌上皮细胞的少见（见肌上皮瘤）。

- 细胞核圆形，染色质分布均匀，核仁小，核分裂象不常见，极少超过 1 个 /HPF。

- SOX–10 是此类型肿瘤的一个新标志物。

第 11 章　肉瘤样癌
Sarcomatoid Carcinomas

病例 1

71 岁男性，常规胸部 X 线检查发现可疑结节，遂入院行 CT 检查，诊断为疑似转移性病变。活检诊断为未分化癌（图 11-1 至图 11-4），行肺叶切除。

梭形细胞癌和任何其他非小细胞肺癌（NSCLC）成分（此例为腺癌）的组合，为多形性癌，该患者分期为 pT_2N_2，至少含有 10% 的梭形细胞成分。

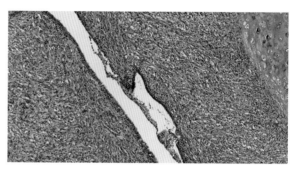

▲ 图 11-2　肿瘤位于支气管上皮下，由梭形细胞和散在的较大细胞组成

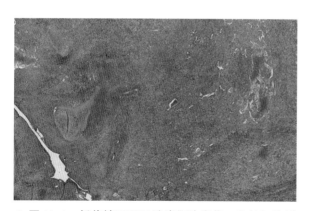

▲ 图 11-1　低倍镜下可见肿瘤细胞密集，此处细胞形态明显呈梭形

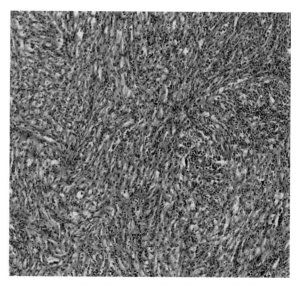

▲ 图 11-3　肿瘤细胞形成大的片层状，由梭形细胞组成。细胞核大，染色质空泡状，核仁增大，无细胞边界。肿瘤细胞之间可见散在的淋巴细胞

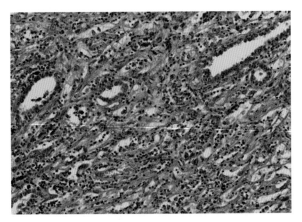

▲ 图 11-4 少数区域可见腺泡型腺癌成分

病例 2

84 岁男性，未经治疗去世。肺部肿瘤的组织切片和蜡块提交会诊。广谱 CK+、CK5/6−、BerEP+、Podopl−、CD99−、CD146+、Calret−（图 11-5 至图 11-15）。

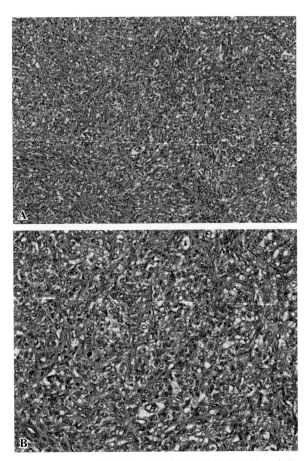

▲ 图 11-6 一种成分为实性癌伴细胞核多形性，有些细胞核巨大。染色质空泡状，核仁轻度增大。许多肿瘤细胞的细胞质透明

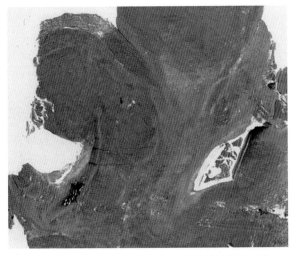

▲ 图 11-5 肿瘤全貌观，部分支气管被浸润破坏

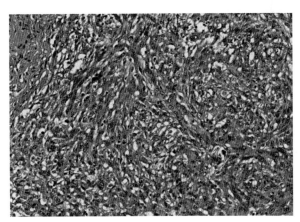

▲ 图 11-7 此区域除实性成分外，还可见梭形细胞

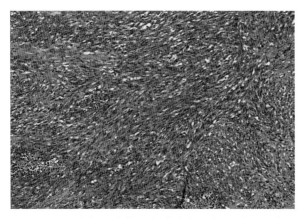

▲ 图 11-8　此视野中梭形细胞为主，与平滑肌肉瘤细胞类似。需要做免疫组化鉴别

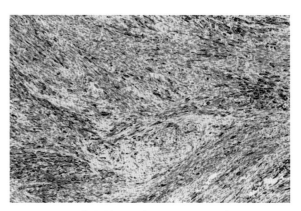

▲ 图 11-11　许多梭形细胞也呈阳性，可诊断为梭形细胞癌。注意亦有肿瘤细胞呈阴性

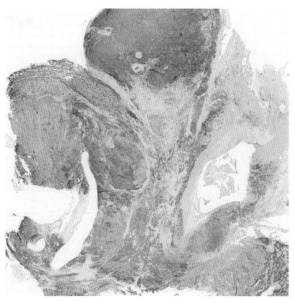

▲ 图 11-9　细胞角蛋白 18（CK18）抗体染色可见大部分肿瘤呈阳性

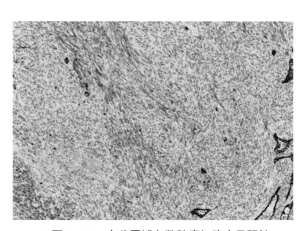

▲ 图 11-12　在此区域多数肿瘤细胞也呈阴性

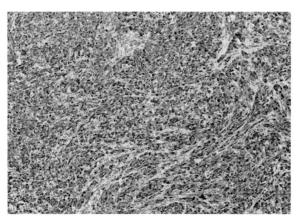

▲ 图 11-10　此处可见实性癌成分染色明显阳性（CK18）

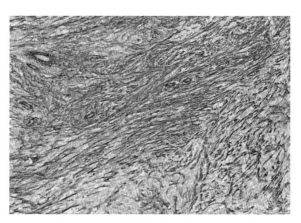

▲ 图 11-13　在梭形细胞部分 SMA 呈阳性

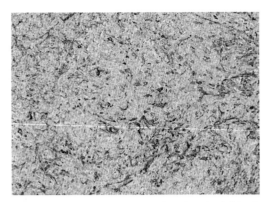

▲ 图 11-14 在大细胞癌成分中只有少数肿瘤细胞呈阳性

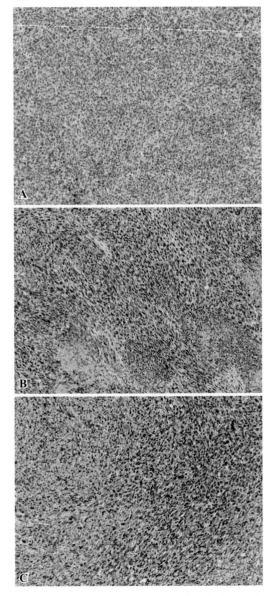

▲ 图 11-15 TTF-1 抗体染色，实性部分可见少数阳性细胞，而梭形细胞区可见更多阳性细胞

该病例诊断为肺起源的多形性癌。表达 SMA 并不能改变诊断，而是它更多地代表了癌能在间质中更容易移动的一种变化。

病例 3

72 岁女性，肺左上叶肿瘤无更多的临床信息。然而，肿瘤被"标记"为肺原发。

该病例诊断为巨细胞癌，具有高度侵袭性，生存率低（图 11-16 至图 11-21）。

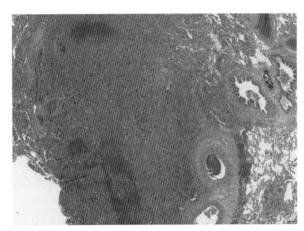

▲ 图 11-16 大肿瘤团块伴有大片坏死和出血

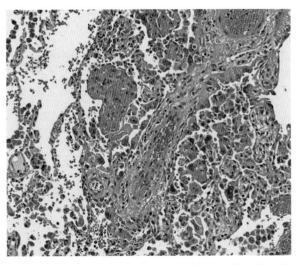

▲ 图 11-17 周围肺组织中可见瘤巨细胞，多数呈多核

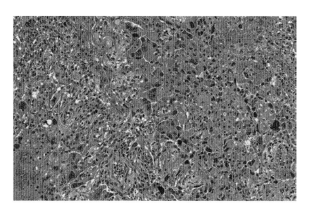

▲ 图 11-18 肿瘤中央也可见同样的瘤巨细胞，伴坏死和出血。其间可见较小的肿瘤细胞和充满含铁血黄素的巨噬细胞

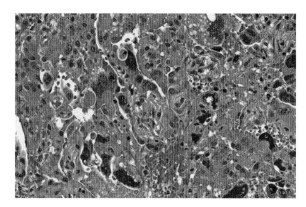

▲ 图 11-21 高倍镜下的肿瘤细胞

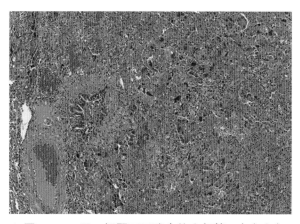

▲ 图 11-19 另一视野可见残余的支气管。在左上角，肿瘤细胞形成腺泡结构

病例 4

68 岁男性，症状为胸痛，肺左上叶出现巨大肿块，直径 6cm，行肺叶切除（图 11-22 至图 11-24）。

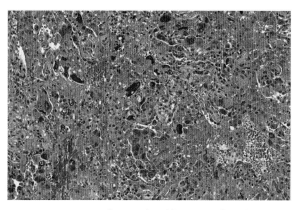

▲ 图 11-20 可见瘤巨细胞和较小的肿瘤细胞混合存在。细胞核染色质致密或粗颗粒状，核仁不见或增大，细胞质部分呈嗜酸性或空泡状。有些肿瘤细胞吞噬红细胞

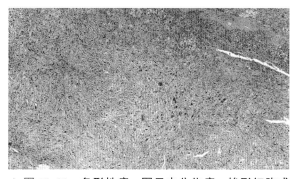

▲ 图 11-22 多形性癌，图示未分化癌，梭形细胞成分为主，可见不典型巨细胞区域

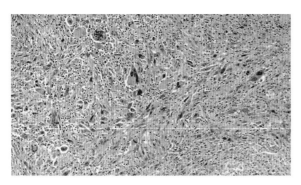

▲ 图 11-23 多形性癌，特征为梭形细胞和巨细胞混合伴不典型核分裂。同时可见炎性浸润

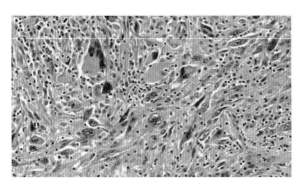

▲ 图 11-24 多形性癌，高倍镜下，瘤巨细胞细胞质丰富、嗜酸性。细胞核大，不规则，多叶状，多数染色质粗糙，核仁明显

病例 5

74 岁男性，重度吸烟者，肺左下叶肿瘤。活检和细胞学诊断为鳞状细胞癌（图 11-25 至图 11-29），肿瘤大小 8cm。行肺叶切除。

该病例诊断为多形性癌（梭形细胞和腺癌），分期为 pT_4N_0。

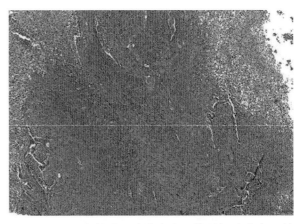

▲ 图 11-25 全貌观，肿瘤中央以梭形细胞为主，并且两边可见腺癌

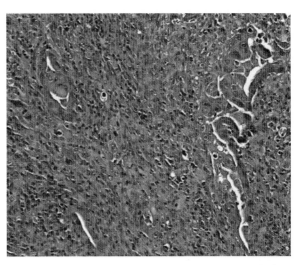

▲ 图 11-26 梭形细胞和腺癌细胞，呈腺泡状和乳头状

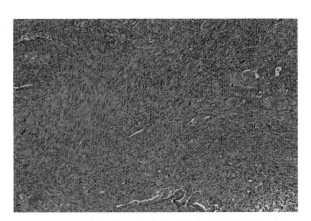

▲ 图 11-27 腺泡状和乳头状成分包埋于梭形细胞中。注意细胞核结构相似

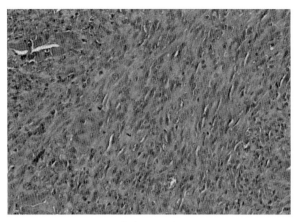

▲ 图 11-28　梭形细胞癌，细胞核大，核仁明显，染色质粗颗粒状，可见许多核分裂象

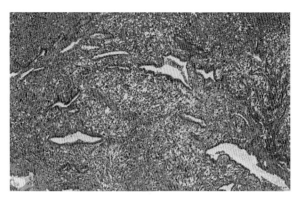

▲ 图 11-30　全貌观，癌组织由腺泡状腺癌、梭形细胞和巨细胞癌组成

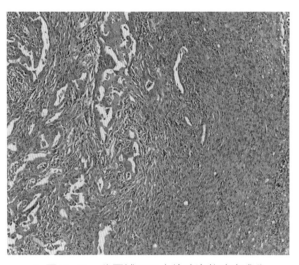

▲ 图 11-29　此区域可见大片腺泡状腺癌成分

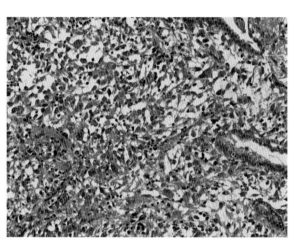

▲ 图 11-31　肉瘤样结构，肿瘤细胞松散排列，其细胞质突起形成网状。细胞呈梭形，一些肿瘤细胞可称为瘤巨细胞。可见残留的细支气管

病例 6

46 岁男性，出现非特异性肺部症状。CT 检查右上叶可见一个巨大肿瘤。活检未成功，遂行 VATS 和肺叶切除。肿瘤大小 7cm，分期为 pT_3N_1（图 11-30 至图 11-33）。

该病例诊断为多形性癌，即包括腺癌、梭形细胞和巨细胞癌。

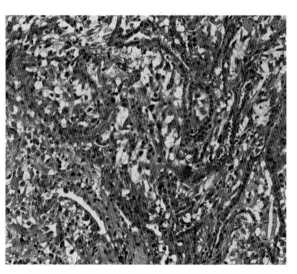

▲ 图 11-32　肿瘤细胞松散浸润，腺癌成排排列

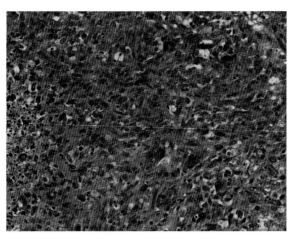

▲ 图 11-33　含有巨细胞和梭形细胞的肿瘤区域，大量核分裂，细胞核增大，染色质粗颗粒状，核仁明显，梭形细胞细胞质呈嗜酸性

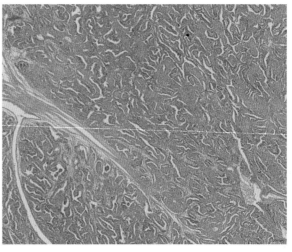

▲ 图 11-35　进一步放大可见腺泡结构和局灶疏松的基质

病例 7

39 岁女性，左上叶病变。既往有卵巢恶性颗粒细胞瘤切除史，故怀疑为转移性。细胞学检查和支气管活检均未见肿瘤细胞，行有限切除（图 11-34 至图 11-39）。肿瘤大小 6cm。随后切除残余肺叶。6 年后该患者因肺肿瘤转移至结肠、胸壁和甲状腺，以及化脓性肺炎而死亡。

最终，该病例诊断为肺母细胞瘤，分期为 $pT_3N_1V_1$。

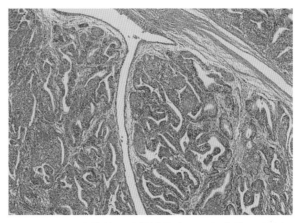

▲ 图 11-36　高倍镜下腺体结构中可见桑葚体。腺泡细胞的细胞核圆形，核位置不规则，其中一些位于顶端

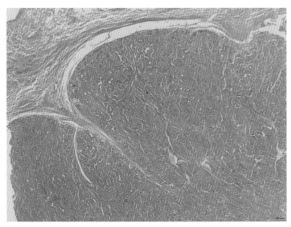

▲ 图 11-34　肺内可见一个界限清晰的腺样肿瘤，腺样成分之间可见基质

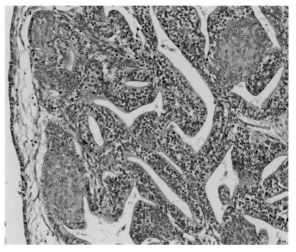

▲ 图 11-37　高倍镜显示腺泡结构，细胞核位于顶部至中部，小而圆，染色质致密或较疏松。核仁小，圆形，细胞质透明。此处可见 2 个桑葚体

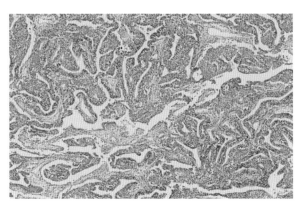

▲ 图 11-38　此处基质更明显,不是致密的粗纤维增生性基质,而是更松软

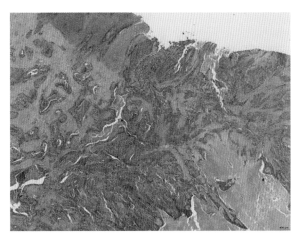

▲ 图 11-40　总体观,肿瘤大片坏死,含不同成分

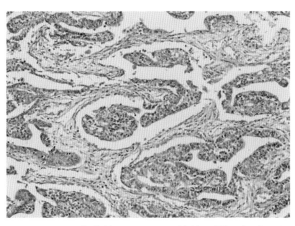

▲ 图 11-39　高倍镜下,可见原始的平滑肌细胞和血管,表明基质为原始胚胎型

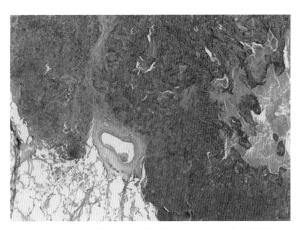

▲ 图 11-41　此处可见未分化癌,右下部分类似神经内分泌结构

病例 8

73 岁男性,出现咳嗽和体重减轻。CT 可见左上叶一个肿瘤,纵隔镜活检和淋巴结检查均为阴性。行肺叶切除(图 11-40 至图 11-47)。大体可见一个 6cm 的肿瘤。

综上,该病例诊断为癌肉瘤,分期为 pT_3N_3,由鳞状细胞癌、腺癌和骨肉瘤组成。

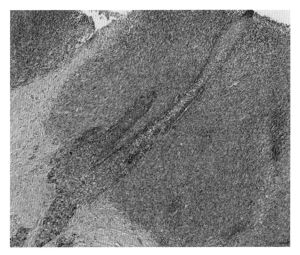

▲ 图 11-42　此处可见恶性梭形细胞成分挤压鳞状细胞癌成分

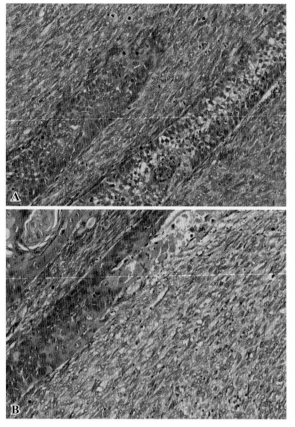

▲ 图 11-43　放大后，由于出现角化，容易诊断为鳞状细胞癌。核分裂象非常多

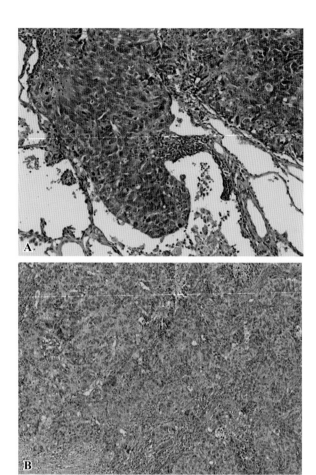

▲ 图 11-45　实性成分未显示任何分化。B 为腺样部分的另一个视野，未见真性花环状结构（无中心血管），但是可见小空泡

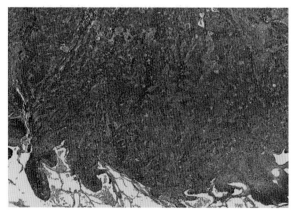

▲ 图 11-44　提示神经内分泌结构的区域呈明确的腺样和实性结构，在图 11-45 中更清晰

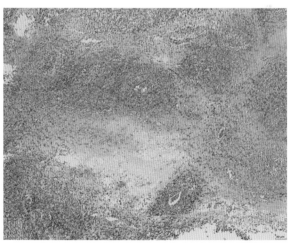

▲ 图 11-46　此区域呈肉瘤样。细胞排列疏松，在血管周围的富细胞区之间，是伴梭形细胞的强嗜酸性区

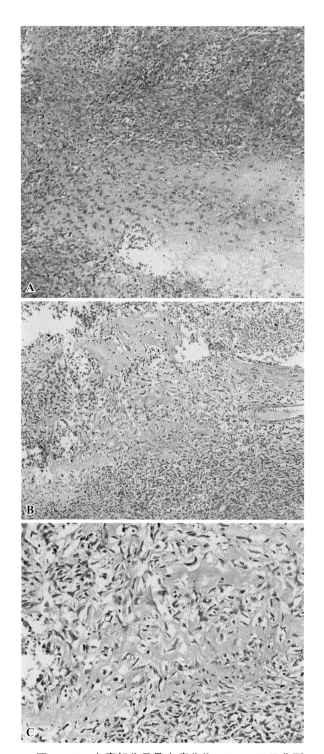

▲ 图 11–47　肉瘤部分呈骨肉瘤分化。B、C 可见典型的、网格状沉积的骨样基质

肉瘤样癌

肉瘤样癌是一组具有肉瘤样结构的癌（表 11–1）。

- 临床症状

高级别癌，进展迅速，预后差。可表现为中央型或外周型肿瘤。症状无特异性。

- 多形性癌

所有的癌中，梭形细胞癌或巨细胞癌成分中的任何一种至少占 10%；任何其他的非小细胞肺癌可为第二种成分。

- 单纯梭形细胞癌

梭形细胞排列成绳索状。细胞核增大，圆形至卵圆形或纺锤形，染色质粗颗粒状，不规则分布。核仁增大，中等大小。核分裂象常见，通常 > 5 个 /HPF。肿瘤细胞广谱细胞角蛋白阳性，也可表达平滑肌肌动蛋白（SMA）。

- 单纯巨细胞癌

每个视野中有超过 10% 的巨细胞。

细胞核直径超过 40～50μm，多核肿瘤细胞可达 200μm。

核仁大、奇异型，染色质粗颗粒状，核膜深染。

肿瘤连接疏松，通常共表达低分子量角蛋白和波形蛋白。

- 混合性梭形细胞和巨细胞癌

非小细胞癌（NSCLC）混合梭形细胞或巨细胞成分。

- **肺母细胞瘤**

主要和特征性的成分是胎儿型腺癌，腺泡中可见桑葚体，类似于在子宫内膜样癌中所见。

细胞核圆形至卵圆形，核仁小，染色质颗粒状，不规则分布。核分裂常见。

在上皮小管和腺泡之间，可见原始间叶性基质，类似于胎儿肺的管状期。间叶成分包括平滑肌细胞、成纤维细胞、原始血管，以及不常见的原始软骨样组织巢。

大多数病例中，间叶成分是良性的。与癌肉瘤相比，如果出现恶性间叶成分，则为平滑肌肉瘤。

- **癌肉瘤**

癌肉瘤是一种发生于肺内的癌和肉瘤的组合体。其中，癌可以是所有已知的肺癌类型的混合，包括小细胞癌和大细胞神经内分泌癌，而肉瘤应由异源性成分组成，如骨肉瘤、软骨肉瘤或横纹肌肉瘤。两种成分的细胞核均大，染色质粗颗粒状，核仁大。细胞核多形性，通常奇异形。核分裂象多见。

表 11-1　肉瘤样癌诊断流程图

	多形性癌	梭形细胞癌	巨细胞癌
梭形细胞	有[a]	有	无
巨细胞	有[a]	无	有
非小细胞癌成分	有	无	无
细胞角蛋白	有[b]	有，可能只是局部甚至少数细胞	有
波形蛋白共表达	无	无	有

a. 两者之一或者两者都有；b. 部分癌可能为角蛋白阴性

第 12 章 腺鳞癌
Adenosquamous Carcinoma

病例 1

　　77 岁男性，因肺肿瘤入院。CT 扫描肺右上叶可见一个小结节，行肺叶切除（图 12-1 至图 12-3）。

　　该病例诊断为腺鳞癌，分期为 pT_2N_2。

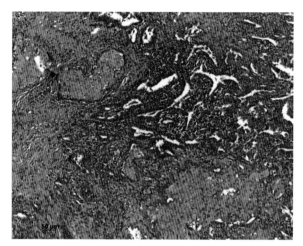

▲ 图 12-2　腺鳞癌之间的过渡区，清晰表明此例为碰撞型

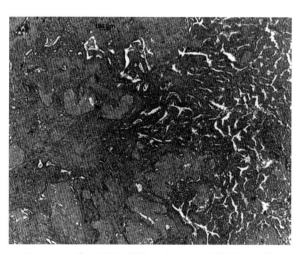

▲ 图 12-1　癌组织全貌观，左侧可见鳞状细胞成分，右侧为腺癌

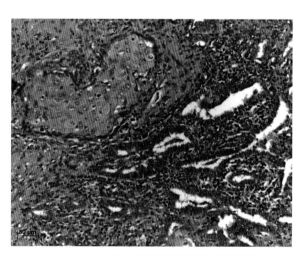

▲ 图 12-3　此图也是两种癌成分的过渡区

病例 2

66 岁女性，体重减轻。CT 扫描可见右下肺叶有一个疑似恶性肿瘤的结节。第一次活检显示为慢性支气管炎，CT 引导下的活检显示为鳞状细胞癌，细胞学检测为阴性。行肺叶切除，切除了一个 1.8cm 的肿瘤，但在此肺叶中可见另一个结节（图 12-4 至图 12-10）。

最终，该病例诊断为腺鳞癌伴肺内转移。

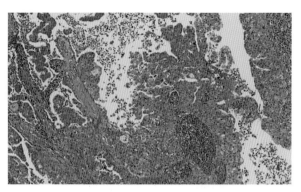

▲ 图 12-6　深染的成分为具有实性和乳头状结构的腺癌

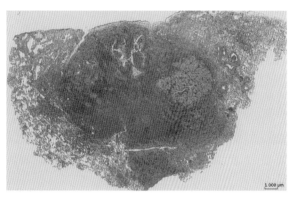

▲ 图 12-4　较大肿瘤的全貌观。可见两个区域，淡染区和深染区

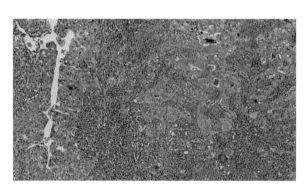

▲ 图 12-7　另一种成分可见少量角化细胞和更清晰的细胞膜

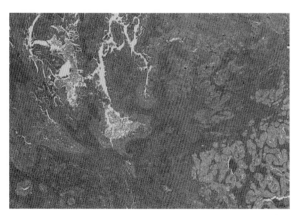

▲ 图 12-5　两种成分彼此靠近

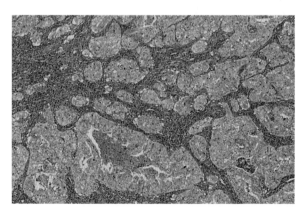

▲ 图 12-8　鳞状细胞成分具有明显的细胞边界和局部细胞间隙。由于组织在处理过程中出现坏死区域脱落，因此可见假腺样结构，这是一种众所周知的现象

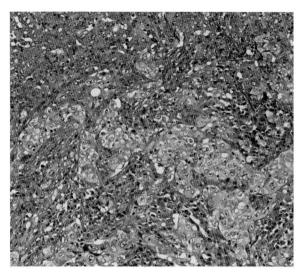

▲ 图 12-9 第二个结节，呈两种成分的混合状态，不再分离

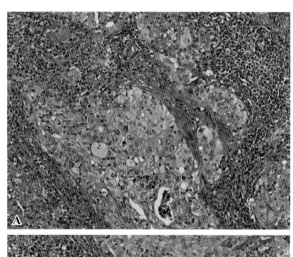

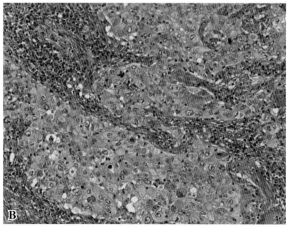

▲ 图 12-10 高倍镜下，第二个结节中可见两种成分

病例 3

50 岁女性，因咳嗽、体重减轻和乏力入院。有吸烟史。CT 扫描肺左下叶可见一个肿瘤。纵隔镜检查淋巴结未见肿瘤，行肺叶切除（图 12-11 至图 12-16）。

该病例诊断为腺鳞癌，分期为 $pT_{2a}N_0R_0$。这是腺鳞癌的混合型，两种成分掺杂在一起。

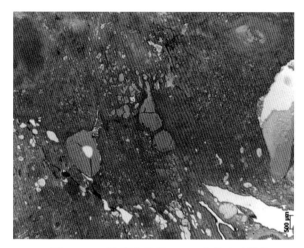

▲ 图 12-11 肿瘤全貌观，可见大片腺腔结构

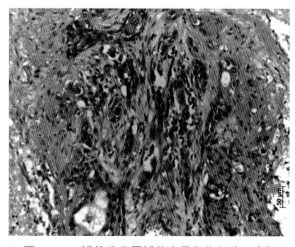

▲ 图 12-12 鳞状分化区域伴少量角化细胞，底部还可见一个腺体

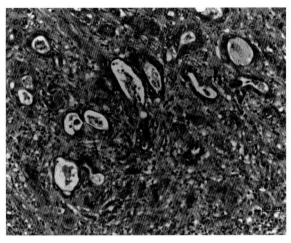

▲ 图 12-13　腺癌区（腺泡状）混有一些呈实性生长的小的细胞簇

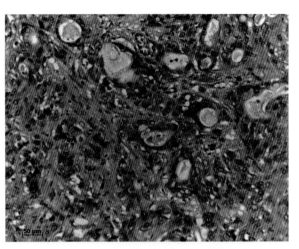

▲ 图 12-15　另一视野的黏液性腺泡型腺癌

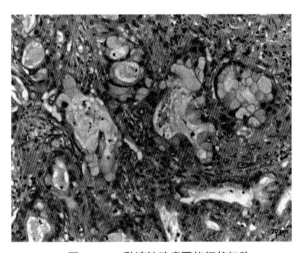

▲ 图 12-14　黏液性腺癌区伴杯状细胞

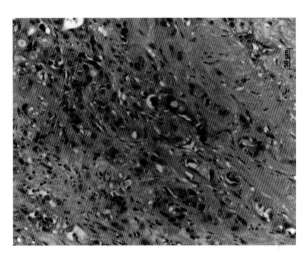

▲ 图 12-16　此视野中以鳞状细胞成分为主

需要对所有成分都进行分子分析，因为它们会发生基因畸变，可以用酪氨酸激酶抑制药治疗。

腺鳞癌

以鳞状和腺癌细胞混合为特征，每一种成分都应该至少占 10%。

两种类型：由鳞状细胞癌和腺癌组成的碰撞瘤；鳞状细胞和腺癌成分真正掺杂在一起的混合型。

与低级别黏液表皮样癌（MEC）相比，在同一细胞巢内没有双重分化，而是不同分化的肿瘤巢并列出现。

腺鳞癌通常为外周型。

此癌可能会发生 EGFR 突变，也可发生 EML4–ALK 和 ROS1 突变。

第 13 章　良性上皮性肿瘤
Benign Epithelial Tumors

病例 1

64 岁男性，因右上肺完全性肺不张就诊。胸部 X 线和 CT 扫描显示支气管内可见一个肿瘤，经支气管镜证实。利用大号手术钳切除肿瘤（图 13-1 至图 13-5）。

本病例诊断为乳头状囊腺瘤，不应与乳头状腺瘤混淆，两者是不同的类型。

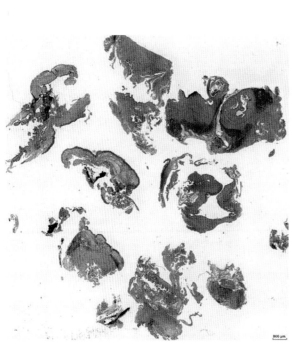

▲ 图 13-1　送检组织碎片全貌观，可见微小乳头状结构

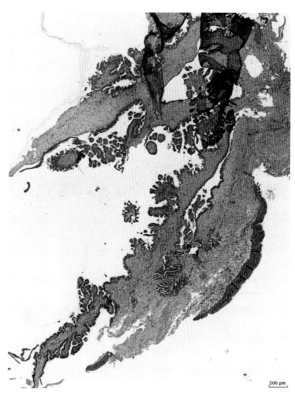

▲ 图 13-2　右侧为支气管黏膜。可见一个被纤维囊分开的、具有很多乳头状结构的肿瘤。这些乳头或者具有一个基质柄，或者从囊肿表面上皮直接长出

115

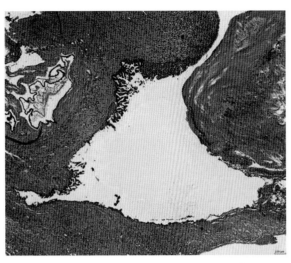

▲ 图 13-3 肿瘤的纤维囊，上皮性乳头状突起起源于囊肿表面上皮

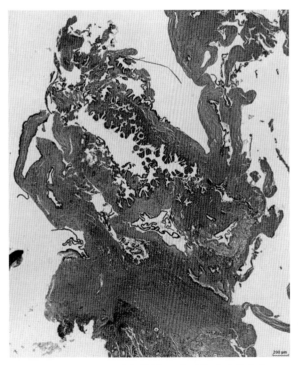

▲ 图 13-4 另一个视野显示大量的乳头状突起

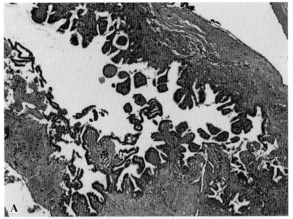

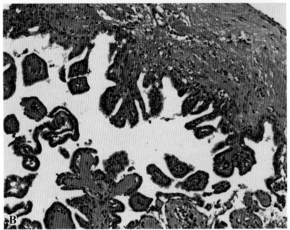

▲ 图 13-5 上皮呈单层生长，从囊肿上皮开始，最后也包含一个基质柄。细胞核圆形，染色质分布均匀，一些细胞出现小核仁。无核分裂象

病例 2

53 岁男性，肺炎反复发作。支气管镜下可见一个支气管内肿瘤不完全性阻塞左主支气管，遂行切除肿瘤（图 13-6 至图 13-8）。该病例由 Boleslaw Papla 医生友情提供。该病例诊断为黏液性囊腺瘤。

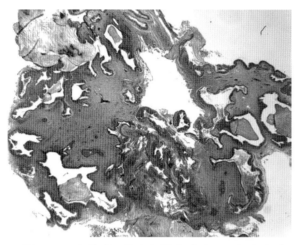

▲ 图 13-6 全貌观，此支气管内肿瘤可见很多囊腔，被覆深染的上皮

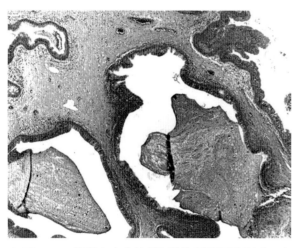

▲ 图 13-7 囊肿上皮由柱状细胞和基底细胞组成，未见不典型性。局灶可见很多杯状细胞，其管腔内可见丰富的黏蛋白

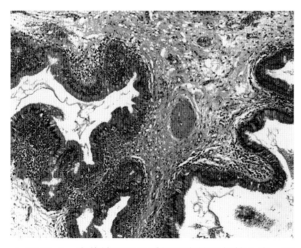

▲ 图 13-8 高倍镜下可见看似正常的支气管上皮，局灶伴纤毛细胞

病例 3

43 岁女性，一个支气管内肿瘤阻塞右主支气管，导致化脓性支气管炎反复发作，遂行肿瘤切除（图 13-9 至图 13-16）。

该病例诊断为囊性腺纤维瘤，应与子宫内膜异位鉴别。然而，间质结构、子宫内膜腺体缺失，以及缺乏含铁血黄素不支持子宫内膜异位。

这是一种十分罕见的肿瘤，诊断是基于与卵巢中类似肿瘤的相似性。

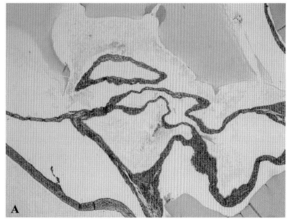

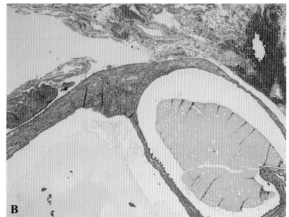

▲ 图 13-9 肿瘤多囊性部分的全貌观

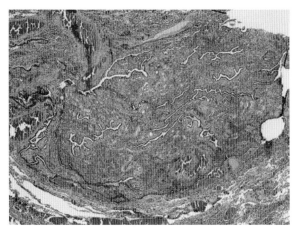

▲ 图 13-10　实性部分伴塌陷的囊肿

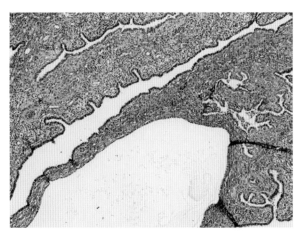

▲ 图 13-13　在肿瘤囊性和实性部分的交界区，间质细胞产生更多胶原蛋白。囊肿与间质紧密连接

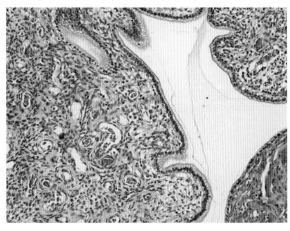

▲ 图 13-11　实性部分被覆的上皮呈单层，高柱状，某种程度上类似于胚胎支气管上皮。间质由很多未成熟的血管和原始间质细胞组成

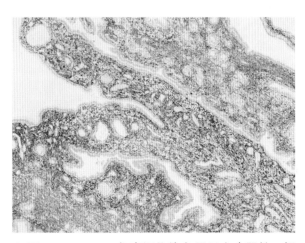

▲ 图 13-14　CD10 免疫组化染色显示上皮阴性、间质阳性

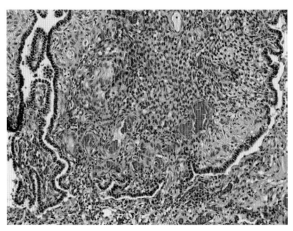

▲ 图 13-12　其他区域可见成纤维细胞增生，未见非典型性。血管网不明显

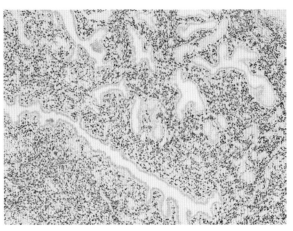

▲ 图 13-15　间质细胞雌激素受体（ER）阳性

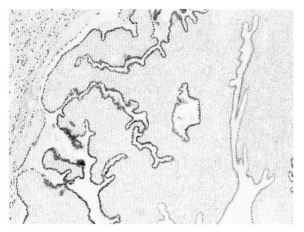

▲ 图 13-16　上皮 **TTF-1** 染色阳性

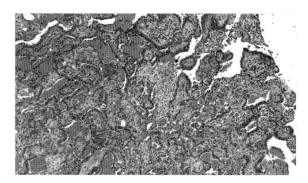

▲ 图 13-18　混合性鳞状细胞和腺性乳头状瘤，乳头小叶衬覆单层柱状细胞伴鳞状上皮灶（箭）。纤维血管轴心显示轻度炎性浸润

病例 4

56 岁男性，胸部常规 X 线检查发现肺左下叶一个结节性病变（图 13-17 至图 13-20）。该病例由 TV Colby 惠赠。

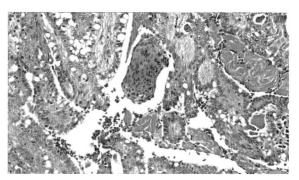

▲ 图 13-19　混合性鳞状细胞和腺性乳头状瘤，腺性上皮由有纤毛和无纤毛的柱状细胞组成，伴散在的、明显不同于腺性成分的鳞状上皮

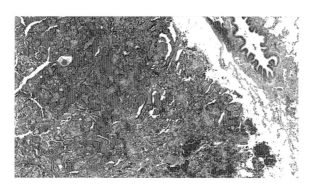

▲ 图 13-17　混合性鳞状细胞和腺性乳头状瘤，具有相对显著特征的乳头状增生，上皮围绕纤维血管轴心排列呈腺体结构

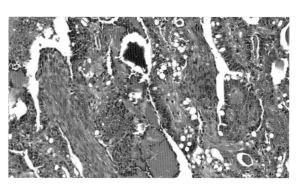

▲ 图 13-20　混合性鳞状细胞和腺性乳头状瘤，腺性和鳞状上皮均可见细胞轻度不典型性

病例 5

61 岁男性，有吸烟史，咳嗽持续 3 周，结节性病变局限于肺右中叶支气管。细胞学刷检和支气管活检未做出诊断，遂行结节切除（图 13-21 至图 13-24）。

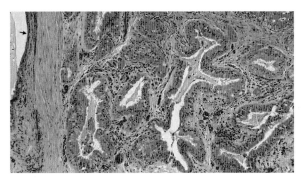

▲ 图 13-23　黏液腺腺瘤，病变以压迫型生长方式扩展至支气管周围的肺实质，界限清晰，但无包膜。支气管黏膜看似正常（箭）

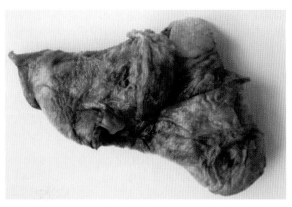

▲ 图 13-21　黏液腺腺瘤，大体观，病变为一个界限清晰的结节，切面实性，黏液样

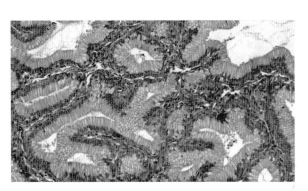

▲ 图 13-24　黏液腺腺瘤，腺体衬覆柱状上皮，细胞核小且朝向基底排列，细胞质丰富、黏液样，间质有散在的淋巴浆细胞浸润，肿瘤未见细胞不典型性和核分裂

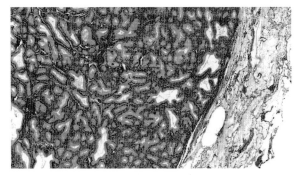

▲ 图 13-22　黏液腺腺瘤，病变表现为支气管内肿瘤，生长入支气管壁，压迫支气管黏膜和邻近的肺实质。由衬覆柱状黏液上皮的腺体组成

病例 6

42 岁男性，无吸烟史。常规胸部 X 线检查肺右上叶可见一个肺结节。行病变切除（图 13-25 至图 13-27）。

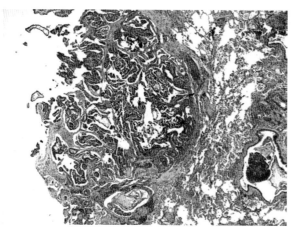

▲ 图 13-25 乳头状腺瘤，支气管内呈乳头状增生，具有衬附单层立方细胞的纤维血管轴心

45 岁女性，无症状，肺右下叶一个直径 1cm 的周围型病变。行病变切除（图 13-28 至图 13-30）。

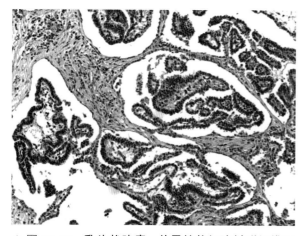

▲ 图 13-26 乳头状腺瘤，单层柱状细胞衬附纤维血管轴心。上皮细胞一致，细胞学表现温和。纤维血管轴心可见局灶炎性浸润

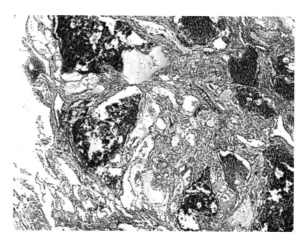

▲ 图 13-28 肺泡性腺瘤，结节界限清晰，多囊性。囊腔大小不一，有些内部充满血液，衬附扁平或立方细胞

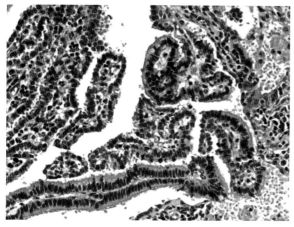

▲ 图 13-27 乳头状腺瘤，高倍镜下可见有纤毛和无纤毛的立方细胞衬附纤维血管轴心。未见核分裂象和坏死

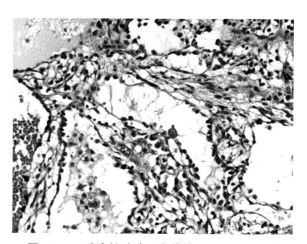

▲ 图 13-29 腺泡性腺瘤，高倍镜下可见囊腔衬附立方细胞，间质水肿，含有少量细胞学温和的梭形细胞

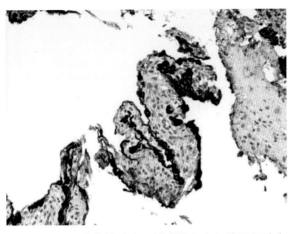

▲ 图 13-30 肺泡性腺瘤，衬附的立方细胞呈细胞角蛋白（CK）强阳性

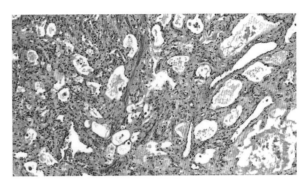

▲ 图 13-32 肺泡性腺瘤，肺泡样腔隙衬附单层扁平或立方细胞，间质相对明显，伴少量炎细胞。囊腔内包含蛋白质样物质

病例 8

64 岁男性，无临床症状，无吸烟史。肺右上叶一个直径 2cm 的周围型囊肿性病变。行病变切除（图 13-31 至图 13-33）。

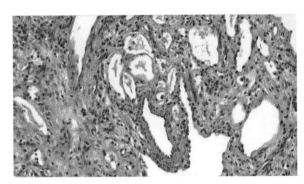

▲ 图 13-33 肺泡性腺瘤，高倍镜下显示肺泡样腔隙衬附单层、温和的立方细胞。可见巨噬细胞和零星的泡沫细胞

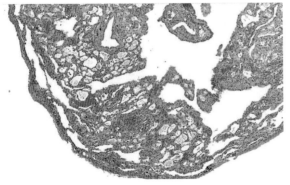

▲ 图 13-31 肺泡性腺瘤，病变界限清楚，由类似于肺泡腔的小囊腔构成。间质厚度不等，纤维化

病例 9

56 岁男性，有吸烟史，表现为咯血。胸部 X 线检查未作出诊断，而支气管镜检查发现肺左上叶一个小的、外生性、易碎的病变，行支气管活检（图 13-34 至图 13-36）。该病例 HPV 原位杂交染色为阴性。

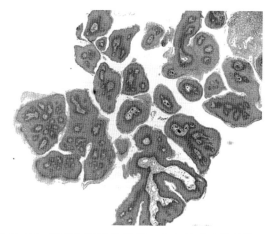

▲ 图 13-34　鳞状细胞乳头状瘤，病变呈乳头状结构，有乳头小叶，可见层状鳞状上皮衬覆疏松的纤维血管轴心

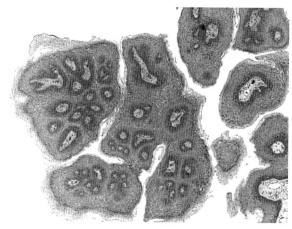

▲ 图 13-35　鳞状细胞乳头状瘤，乳头小叶衬覆成熟的鳞状上皮

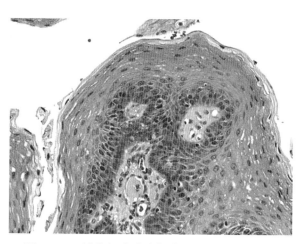

▲ 图 13-36　鳞状细胞乳头状瘤，高倍镜下显示有序的上皮成熟过程。此例中未见病毒引起的细胞病理变化，但是可出现在约 **25%** 的鳞状细胞乳头状瘤病例中

病例 10

　　49 岁男性，X 线检查可见左肺有一个结节，CT 扫描左上叶后段又见一个 18mm 的结节。手术中，第二个结节也被切除（见第 16 章病例 2）。患者术后良好，直到 2010 年末在残余左肺中又见多个结节，此次发现为促结缔组织增生型间皮瘤（图 13-37 至图 13-41）。16 个月后，该患者因间皮瘤去世。

　　该病例诊断为硬化性肺细胞瘤，旧称硬化性血管瘤。

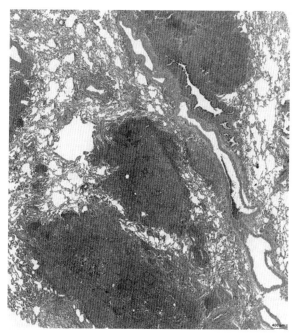

▲ 图 13-37　全貌观，显示较大结节的不同部分，结节呈嗜酸性

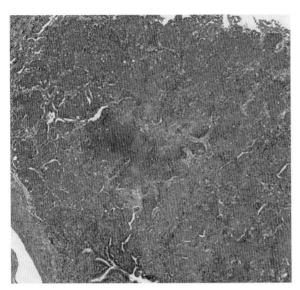

▲ 图 13-38　肿瘤中央可见出血和纤维化,外周部分为细胞性

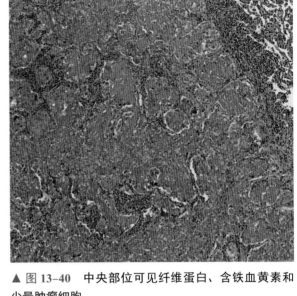

▲ 图 13-40　中央部位可见纤维蛋白、含铁血黄素和少量肿瘤细胞

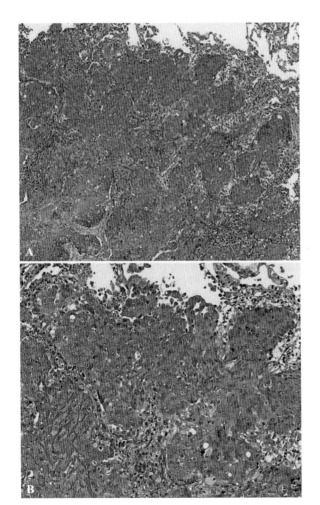

▲ 图 13-39　肿瘤的细胞性成分为大细胞,细胞质嗜酸性,细胞核增大,可见核仁和泡状染色质。有些肿瘤细胞也可见细胞质包涵体

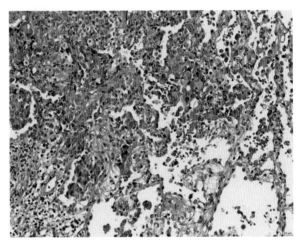

▲ 图 13-41　肿瘤边缘可见肿瘤细胞浸润

病例 11

36 岁男性,右肺上叶出现一个 2.8cm 大小的钱币样病变,遂行病变切除(图 13-42 至图 13-49)。

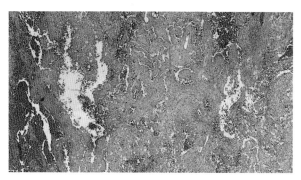

▲ 图 13-42　硬化性肺细胞瘤，这是硬化性肺细胞瘤的典型病例，组织学特征呈斑驳状，具有血管瘤样间隙，以及小梁状、乳头状和实性细胞区。局灶还可见泡沫细胞

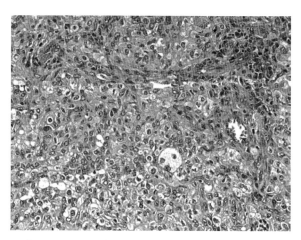

▲ 图 13-45　硬化性肺细胞瘤，实性区域由温和增生的多角形细胞组成，边界清晰，细胞核圆形、核仁罕见

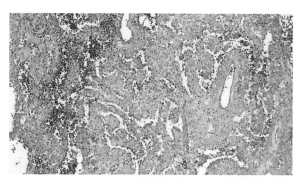

▲ 图 13-43　硬化性肺细胞瘤，由良性多角形上皮细胞组成和衬覆的小梁状和乳头状结构，将充满血液的不规则腔隙分隔开

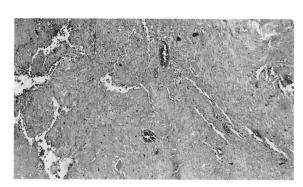

▲ 图 13-46　硬化性肺细胞瘤，此视野中实性区域可能出现了致密的胶原基质

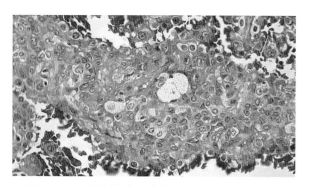

▲ 图 13-44　硬化性肺细胞瘤，高倍镜下可见衬覆表面上皮细胞的乳头，"间质"细胞充满乳头轴心

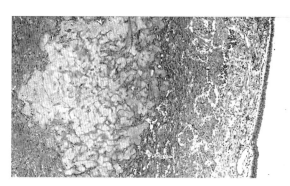

▲ 图 13-47　硬化性肺细胞瘤，此视野可见不同生长模式的融合。硬化性乳头轴心与实性增生的膨胀性区域融合，延伸累及支气管壁

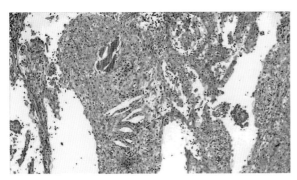

▲ 图 13-48　硬化性肺细胞瘤，巨细胞和胆固醇裂隙为硬化性肺细胞瘤的继发表现

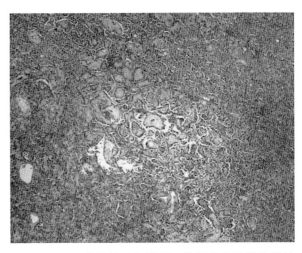

▲ 图 13-50　硬化性肺细胞瘤，此例病变呈乳头状结构，衬附单一细胞，具有透明样变的组织轴心

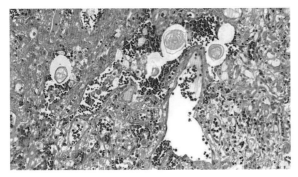

▲ 图 13-49　硬化性肺细胞瘤，此肿瘤中偶尔可见细胞外表面活性物质层状小体和黄色瘤样组织细胞。出现层状小体和黄色瘤样组织细胞，是鉴别硬化性肺细胞瘤的重要线索

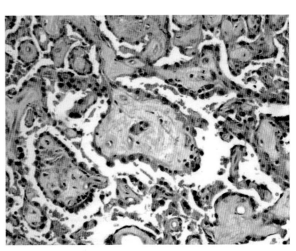

▲ 图 13-51　硬化性肺细胞瘤，高倍镜下，乳头具有胶原性轴心，衬覆单层立方细胞。注意间质中少量圆形、温和的上皮样细胞

病例 12

　　68 岁女性，无临床症状，常规胸部 X 线检查可见右中叶一个结节性病变。大体上，病变为 1.6cm 的圆形实性结节，切面淡黄色（图 13-50 至图 13-53）。

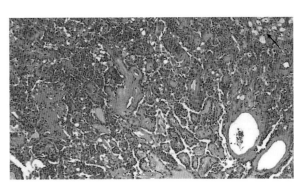

▲ 图 13-52　硬化性肺细胞瘤，其他视野内可见更富于细胞的乳头轴心，伴圆形、单一的细胞。注意肿瘤外周有少量黄色瘤样细胞（箭）

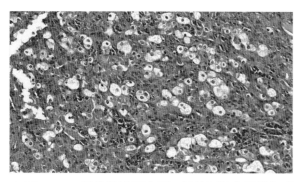

▲ 图 13-53　硬化性肺细胞瘤，局灶可见大量黄色瘤样细胞，混合有"间质"细胞

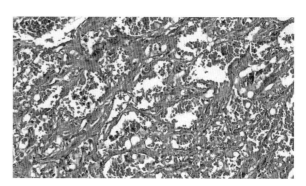

▲ 图 13-55　硬化性肺细胞瘤，高倍镜下，充满血液的腔隙部分衬覆扁平细胞。分隔出血性腔隙的纤维间质中可见小团细胞，细胞核圆形

病例 13

58 岁女性，无吸烟史，表现为呼吸困难。X 线显示右中叶可见一个界限清楚的肿块。行肺叶切除（图 13-54 至图 13-57）。大体检查可见一个直径 3cm、界限清晰的病变，切面囊性伴出血。

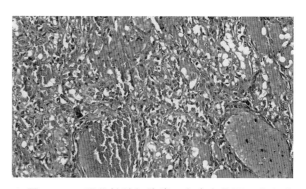

▲ 图 13-56　硬化性肺细胞瘤，在病变外围，出血成分不明显，混合有更实性的成分，并且伴圆形、均质性、貌似良性的细胞。含铁血黄素色素亦很明显

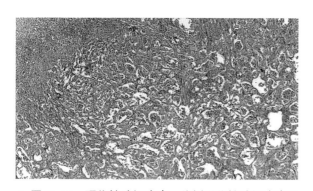

▲ 图 13-54　硬化性肺细胞瘤，此例硬化性肺细胞瘤以出血和血管瘤样结构为主。低倍镜下，病变主要是由大的，且在某种程度上不规则的充满血液的腔隙组成

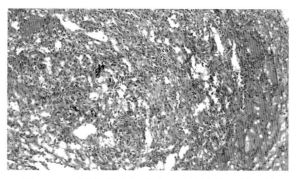

▲ 图 13-57　硬化性肺细胞瘤，肿瘤边缘呈衬附单层细胞的不规则腔隙，被良性多角形上皮细胞组成的细胞小梁分隔开。局灶可见含铁血黄素

病例 14

57 岁女性，因没法判定病变的性质和确诊而提交组织蜡块和切片会诊（图 13-58 至图 13-66）。肿瘤界限清晰，但出现大片出血。

因出血造成广泛的组织破坏，是此肿瘤的典型表现。

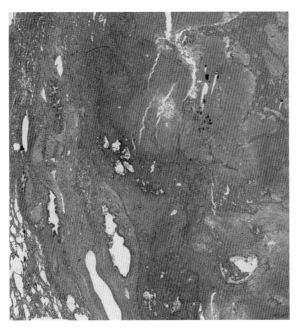

▲ 图 13-58 全貌观，肿瘤伴大片出血性坏死

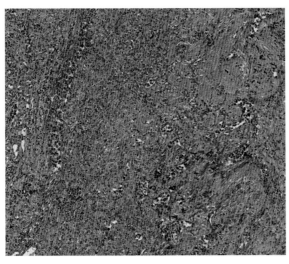

▲ 图 13-59 反应性增生伴丰富的含铁血黄素，左边肿瘤细胞分散，上部更致密

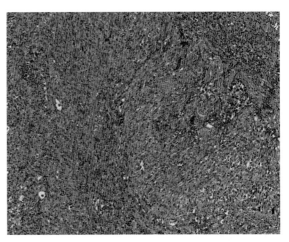

▲ 图 13-60 通常难以对反应性病变和肿瘤进行评估

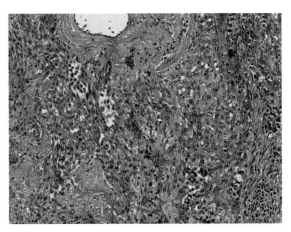

▲ 图 13-61 此图可见一个由上皮样细胞组成的肿瘤，同样边缘可见含铁血黄素和反应性间质

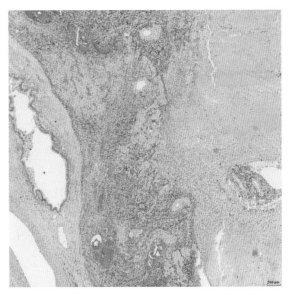

▲ 图 13-62 TTF-1 染色有助于识别肿瘤细胞，同时也显示了残余上皮

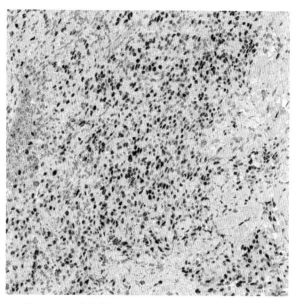

▲ 图 13-63　高倍镜下可见肿瘤细胞团呈 TTF-1 着色，对应于图 13-59 中的细胞团

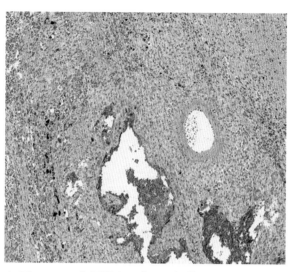

▲ 图 13-65　此视野中，表面活性物质载脂蛋白 B 免疫组化结果只显示少量肿瘤细胞阳性

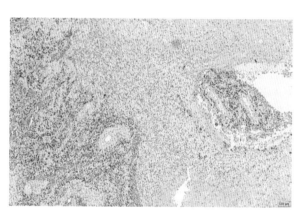

▲ 图 13-64　出血性坏死边缘可见 TTF-1 阳性的肿瘤细胞位于血管周围

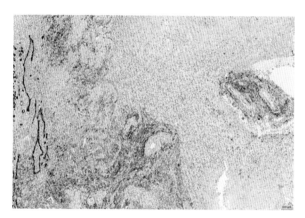

▲ 图 13-66　此视野可见更多的阳性细胞，这有助于作出硬化性肺细胞瘤的正确诊断。因出血造成广泛的组织破坏，是此肿瘤的典型表现

支气管黏液腺腺瘤

好发于年轻人的中央型肿瘤，表现为支气管阻塞症状。

可含有不同细胞成分，因而有不同的命名。衬覆细胞为圆柱状或立方状；在黏液型中杯状细胞丰富。无核分裂象和不典型性。

高分子量细胞角蛋白（CK5/6）呈胞质弥漫强阳性染色，CK20 可能为阳性，常缺乏 TTF-1 表达。

散在的肌上皮细胞可呈 S-100 蛋白染色阳性。

浆液性和黏液性囊腺瘤，包括交界性型

肿瘤通常被来自邻近肺组织的纤细的纤维带包裹和分隔，切面易见充满黏液的囊肿。

类似于卵巢囊腺瘤，表现为由单层高柱状或立方细胞衬附的单房或多房囊肿，可分泌浆液或黏液。

细胞核温和，通常有基底朝向。如果有核仁，则核仁小且不明显，可见乳头状突起。

在囊腺瘤中可能出现不典型性，与卵巢肿瘤相似，称为交界性浆液性囊腺瘤或黏液性囊腺瘤。

虽然交界性型仍呈包裹状态，但必须广泛取材以排除侵袭。在这些病例中，细胞核具有不典型性，核仁增大，细胞乳头形成，同时有少量核分裂象，包括不典型核分裂象。

成人和儿童乳头状瘤

- 症状：声嘶、咳嗽、咯血、哮鸣、胸闷和非化脓性咳痰。大的乳头状瘤可能引起肺不张和支气管狭窄后的肺炎。
- 支气管镜：小的圆形息肉，通常为有蒂的宽萆伞形。
- X 线表现：孤立性结节，阻塞大支气管。肺不张和支气管狭窄后的肺炎可能掩盖影像学表现。
- 组织病理学

乳头状瘤以间质呈树状分枝为特点，由薄壁毛细血管或管壁透明的静脉和少量间质细胞组成，被覆上皮细胞，可完全由鳞状细胞构成，也可由立方细胞、圆柱状细胞和（或）过渡细胞混合构成。在鳞状细胞乳头状瘤中，可见挖空细胞。挖空细胞的特征为细胞核周围空晕。

在一些罕见病例中，上皮细胞可为过渡型甚至呈柱状，也可能出现异型增生。

乳头状瘤由人类乳头状瘤病毒（HPV）引起，主要类型是 6b、11、16、18、31、33、35。

经证实感染了肿瘤相关 HPV 的病例，复发和发展为鳞状细胞癌的风险高。

乳头状腺瘤

该肿瘤为罕见的周围型肺肿瘤，男性更常见，平均发病年龄约为 32 岁。

CT 扫描通常为界限清楚的周围型孤立性小结节。通常为单发病变，罕见多发，直径从数毫米到 3cm 不等。

显微镜下，肿瘤呈乳头状结构，由纤维血管间质组成，被覆一致的立方至柱状细胞，类似于肺泡 II 型细胞。可见 Clara 细胞和纤毛细胞，也可见实性区域。细胞核有典型的胞质内陷。

免疫组织化学，肿瘤细胞对以下抗体呈阳性反应：表面活性物质载脂蛋白，癌胚抗原（CEA），细胞色素氧化酶 P_{450} 1A1/A2 和 2B1/B2，以及 Clara 细胞蛋白。同时，对 TTF-1 也呈阳性反应。

硬化性肺细胞瘤（旧称硬化性血管瘤）

肿瘤更常发生于中年女性（超过 80%，平均年龄 40—45 岁）。

形态学特征多样，如中心玻璃样变性、薄壁静脉伴广泛出血和乳头状上皮增生区。

肿瘤具有两种不同的细胞类型，表面为肺泡细胞表型，TTF-1、表面活性物质载脂蛋白和低分子量细胞角蛋白阳性；间质中的细胞为未成熟的肺泡细胞，上皮样、圆形至多角形，胞质呈嗜酸性、有时透明。

细胞核呈圆形或卵圆形，核仁不明显，核分裂象罕见，但有些肿瘤具有不典型性。

肿瘤表面细胞的 EMA、广谱细胞角蛋白、表面活性物质载脂蛋白、癌胚抗原和 Clara 细胞蛋白通常为阳性，肺泡壁中的上皮样细胞表面活性剂载脂蛋白、TTF-1 和 EMA 为阳性，但是细胞角蛋白为阴性，因此可能转化为肺泡细胞。肿瘤细胞孕激素和雌激素受体染色为阳性。

- 鉴别诊断

上皮样血管内皮瘤可能会给鉴别诊断带来挑战性，即硬化性区域相似；有时会出现出血，但是硬化性区域内的假印戒细胞样肿瘤细胞通常会有助于正确诊断。原发性癌和转移性癌可与硬化性肺细胞瘤相似，尤其是转移性乳腺小叶癌和前列腺癌。

肺泡性腺瘤

肺泡性腺瘤，既往也称肺细胞瘤，被认为是发育性疾病或肿瘤，由大量不与细支气管或支气管相连的肺泡形成。由于除 Lambert 通道和 Kohn 孔之外不与支气管树相连，肺泡性腺瘤通常表现为增大的且囊性扩张的肺泡。

肺泡性腺瘤呈多囊性结构，被正常肺实质围绕，肺实质可呈肺不张。肉眼观，肿瘤单发，呈深褐色或灰白色，直径为 1~2cm。充满黏液的囊性结构易于识别。

腺瘤由囊性结构组成，衬附扁平或立方的肺泡细胞。腔内常可见 PAS 阳性物质（表面活性蛋白）。可见摄取 PAS 阳性物质的泡沫状巨噬细胞。无支气管或细支气管，继而也无中等大小的血管。整个肿瘤由增大的肺泡组成。

- 鉴别诊断

肺气肿中可见细支气管，可出现伴支气管上皮的支气管源性囊肿，囊壁有平滑肌细胞，并且罕见有软骨。Ⅰ型和Ⅱ型先天性肺气道畸形也可区分，因为上皮也是支气管型，囊肿壁内可见正常支气管成分。与Ⅳ型 CPAM 在形态学上相似，可能难以区分。

第 14 章 良性间叶性肿瘤
Benign Mesenchymal Tumors

病例 1

50 岁女性，出现气管阻塞症状。X 线片和 CT 检查右下主支气管可见一个肿瘤，界限清晰且显示部分钙化，影像学初步诊断为错构瘤，遂行切除肿瘤（图 14-1 至图 14-5）。该病例最终诊断为软骨型错构瘤。

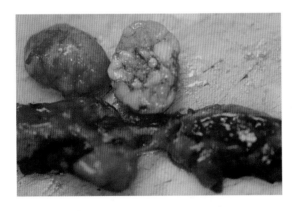

◀ 图 14-1 肿瘤切面可见软骨和黏液样区

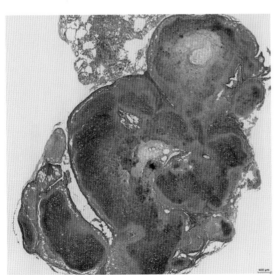

▲ 图 14-2 低倍镜下，可见大片软骨样结构、小片脂肪和黏液样物

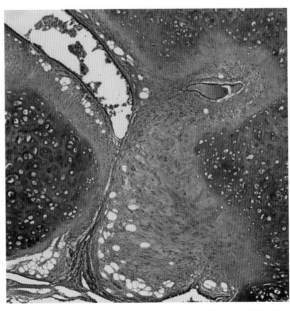

▲ 图 14-3 除软骨外，还可见黏液样区和局灶成熟的脂肪

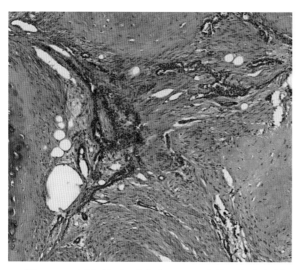

▲ 图 14-4　在间叶组织成分中，可见小的原始支气管，显示此肿瘤的双相性

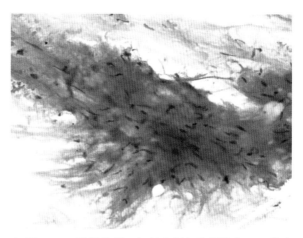

▲ 图 14-6　肺错构瘤，细针穿刺细胞学检查可见黏液样间质伴梭形细胞

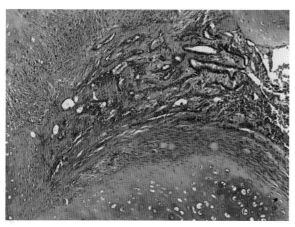

▲ 图 14-5　肿瘤中可见典型的原始细支气管。上皮未成熟，平滑肌层可存在或缺失

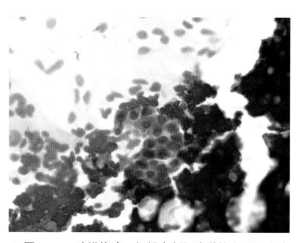

▲ 图 14-7　肺错构瘤，细针穿刺细胞学检查显示有良性细胞特征的支气管上皮细胞。纤维黏液样间质和良性呼吸性上皮的存在均提示错构瘤

病例 2

66 岁男性，有吸烟史，慢性阻塞性肺疾病随访中，发现肺右下叶出现直径为 4cm、界限清楚的异质性肿物。肿物经胸腔细针穿刺细胞学检查后，诊断为肺错构瘤（图 14-6 至图 14-9）。由于肿物体积较大故行手术切除。

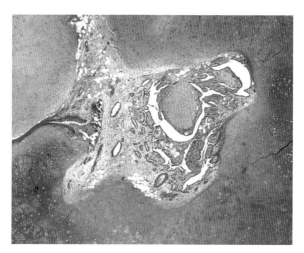

▲ 图 14-8　肺错构瘤，这是错构瘤的典型组织学表现，内衬上皮的裂隙环绕着分叶状、成熟的透明软骨团，也可见脂肪和平滑肌

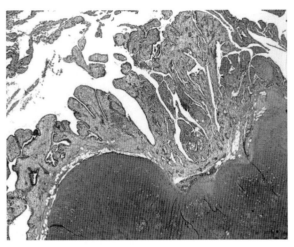

▲ 图 14-9　肺错构瘤，病变的另一个视野可见一个软骨结节和具有良性脂肪细胞特征的非软骨区，混合有纤维血管组织和内陷的呼吸性上皮

病例 3

49 岁男性，有吸烟史，2 年前影像学发现左肺中部一个边界清晰、直径为 1.5cm 的钱币样病变，诊断为错构瘤，进而随访。最近的放射学检查，显示结节直径增大为 2.6cm。鉴于病变生长，遂行病变切除术（图 14-10 至图 14-12）。

错构瘤中的间叶细胞成分可不同，这里是几个实例（图 14-13 至图 14-15）。

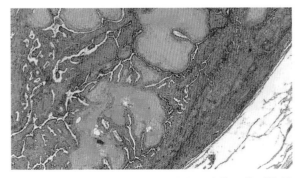

▲ 图 14-10　肺错构瘤，界限清晰的结节呈典型的错构瘤表现，被上皮样裂隙围绕的多结节状软骨结节

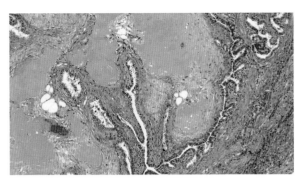

▲ 图 14-11　肺错构瘤，高倍镜下的软骨结节可见透明样区域和局灶钙化。纤维上皮裂隙衬覆的上皮细胞增生清晰可见

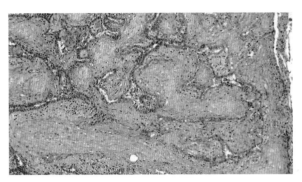

▲ 图 14-12　肺错构瘤，在同一个病例中，小叶由伴平滑肌成分的间叶细胞组成，衬覆增生的细支气管细胞

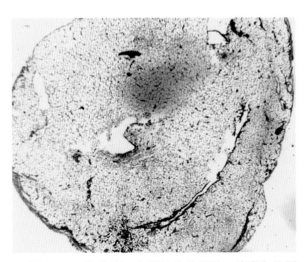

▲ 图 14-13　错构瘤，主要结构是脂肪。注意在此例中原始细支气管仍存在，有助于排除脂肪瘤

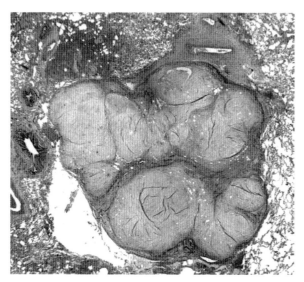

▲ 图 14-14　错构瘤，主要成分是黏液样组织，称为黏液样型错构瘤。同样，中央可见原始上皮成分

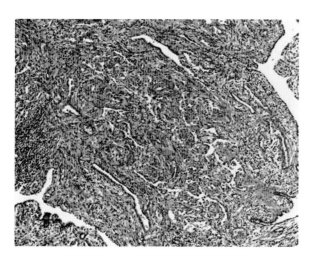

▲ 图 14-15　此例以平滑肌成分为主

肺错构瘤

　　肺错构瘤是一种上皮 - 间叶组织混合性肿瘤，主要成分通常是一种间叶组织。

　　由于在支气管内生长，此肿瘤会引起阻塞症状。

- 特点
  - 大片间叶组织成分，由脂肪、伴梭形细胞的原始脐带样间质、可钙化的软骨、平滑肌细胞组成。

　　- 上皮部分由被覆细支气管细胞的原始上皮小管组成，通常无肌层；这些小管可以横断间叶组织。

　　可见其他间叶结构 / 成分，即完全的脂肪组织，平滑肌细胞为主，完全的黏液样 / 黏液瘤。

病例 4

　　38 岁男性，左上叶病变，影像学检查怀疑为恶性肿瘤。胸腔镜下切除一块 4cm×3.5cm×2.5cm 的肺组织。切面可见一个 2cm 大小的实性区（图 14-16 至图 14-20）。

　　该病例诊断为经典炎性（肌成纤维细胞）瘤，旧称为浆细胞肉芽肿或炎性假瘤。

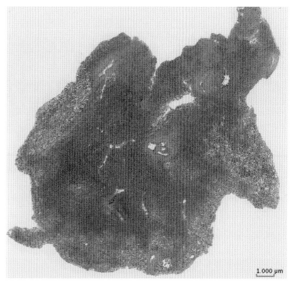

▲ 图 14-16　全貌观，肿瘤以致密的细胞浸润为特点

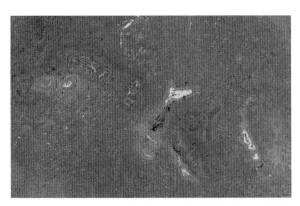

▲ 图 14-17 此处可预测出不同类型的细胞,一些为淋巴样的,另外一些具有透明胞质

▲ 图 14-18 高倍镜下,淋巴样细胞与吞噬有含铁血黄素的巨噬细胞和肌成纤维细胞混合

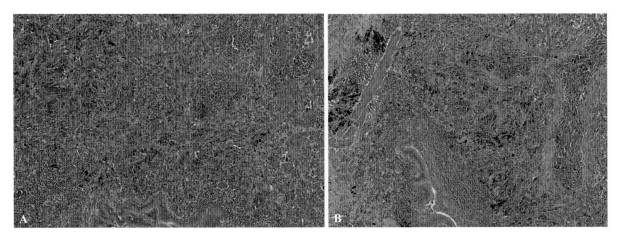

▲ 图 14-19 支气管束被淋巴细胞、浆细胞、肌成纤维细胞和组织细胞浸润破坏

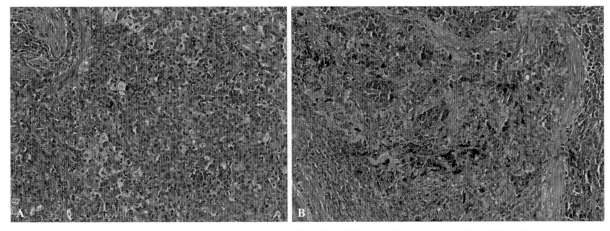

▲ 图 14-20 浸润以浆细胞为主,组织细胞的胞质呈微小空泡状,可见含铁血黄素色素

病例 5

58 岁男性，既往因肺左下叶腺癌而行手术治疗，据报告有淋巴结转移。组织切片和蜡块送交会诊。现在肺右下叶出现一个 1.5cm 的肿瘤，行病变切除。首先考虑为转移性（图 14-21 至图 14-25）。该病例诊断为炎性肌成纤维细胞瘤。

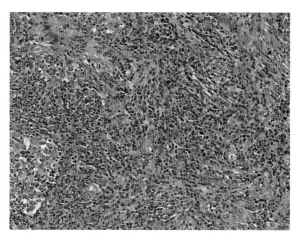

▲ 图 14-23 此图以小淋巴细胞和肌成纤维细胞为主，并且偶见中性粒细胞和少数嗜酸性粒细胞。巨噬细胞旁也可见少量组织细胞

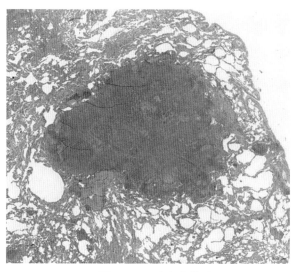

▲ 图 14-21 肿瘤全貌观

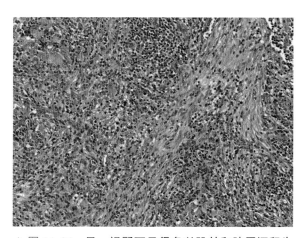

▲ 图 14-24 另一视野可见很多以肌丝和胶原沉积为特征的肌成纤维细胞

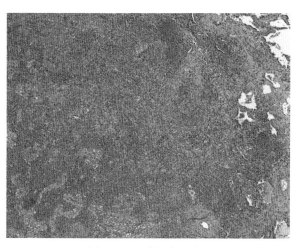

▲ 图 14-22 此例可见肌成纤维细胞和淋巴细胞混合

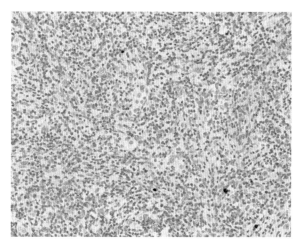

▲ 图 14-25 由于纤维化，行 IgG 和 IgG₄ 免疫组化，排除了 IgG₄ 疾病（IgG/IgG₄ 为 0.2）

病例 6

73 岁男性，肺左下叶出现实变，蜡块提交会诊（图 14-26 至图 14-32）。

该病例诊断为炎性（肌成纤维细胞）瘤，组织细胞型。

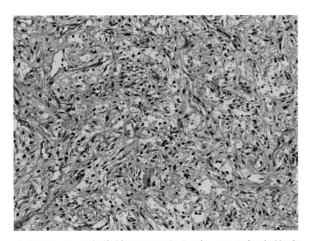

▲ 图 14-28 高倍镜显示组织细胞，可见极少的胶原沉积

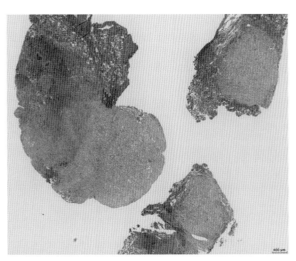

▲ 图 14-26 全貌观，显示淡染的细胞浸润

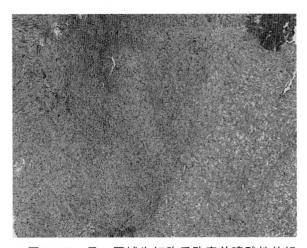

▲ 图 14-29 另一区域为细胞质致密并嗜酸性的组织细胞

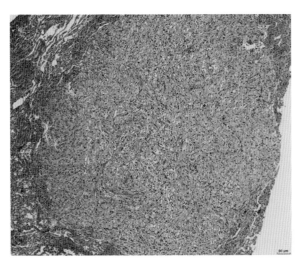

▲ 图 14-27 高倍镜下，肿瘤大部分由组织细胞构成

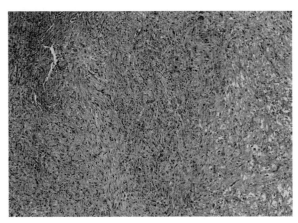

▲ 图 14-30 此图显示两种组织类型

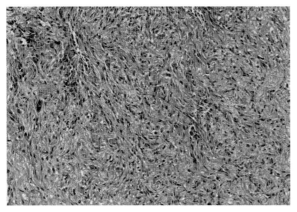

▲ 图 14-31　可见少量组织细胞样巨细胞和少量伴胶原束的肌成纤维细胞

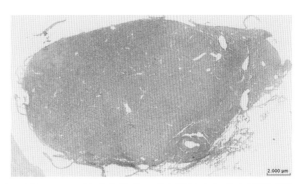

▲ 图 14-33　肿瘤全貌观，呈血管外皮细胞瘤样型（扩张的大静脉形成网状）

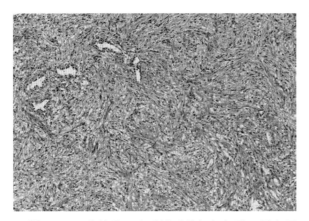

▲ 图 14-32　此处显示胞质透明的组织细胞，是由于组织处理过程中脂质溶解所致

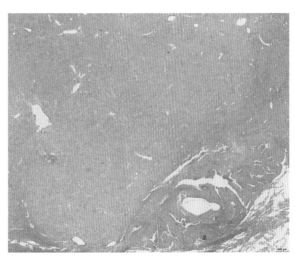

▲ 图 14-34　边缘可见致密的纤维化伴扩张的血管，可能是肿瘤的蒂部

病例 7

63 岁女性，因结肠腺癌行手术治疗，分期为 $T_{3a}N_1$，随后接受了辅助化疗，建议定期随访。术后 1 年，肺左下叶尖段发现一个 2.5cm 的结节。经胸腔活检，诊断为间叶性肿瘤，最可能为炎性假瘤（图 14-33 至图 14-39）。随后行肿瘤切除。

▲ 图 14-35　高倍镜观察，淡染区似乎是由胞质透明的组织细胞组成。左上角可见一些胶原蛋白

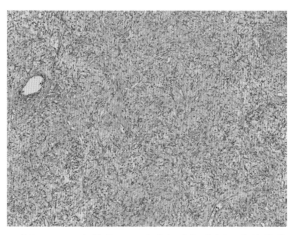

▲ 图 14-36　高倍镜下，肿瘤细胞与病例 6 中的非常相似，肌成纤维细胞夹杂着组织细胞

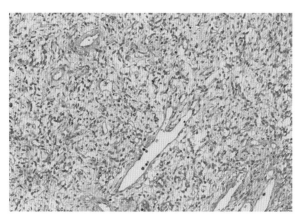

▲ 图 14-39　此区域不符合孤立性纤维性肿瘤。在不能确定时，**CD34** 或 **STAT6** 免疫组化染色可明确诊断

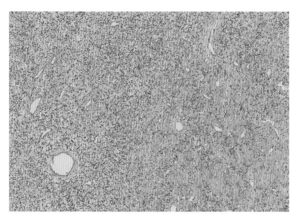

▲ 图 14-37　此区域可见两个区域，左侧以组织细胞为主，右侧以肌成纤维细胞为主。两侧均可见血管

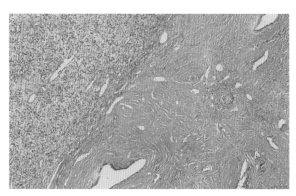

▲ 图 14-38　此区域可见致密的胶原沉积，提示应进行孤立性纤维性肿瘤的鉴别诊断。此处的结构提示这个性质

炎性（肌成纤维细胞）瘤

- 由组织细胞混合浆细胞和肌成纤维细胞组成的间叶性肿瘤。

- 炎性肌成纤维细胞瘤 / 炎性假瘤分为 3 种类型。

  - 以浆细胞为主，现在称为浆细胞型（既往称浆细胞肉芽肿），组织细胞罕见。

  - 炎性肌成纤维细胞瘤中均匀混合有组织细胞、肌成纤维细胞和浆细胞，是经典和最常见的类型。

  - 组织细胞型，以组织细胞为主。细胞核呈多样性，包括纤维细胞的梭形、组织细胞的多边形和浆细胞的椭圆形。不见核分裂，染色质分布均匀，核仁小。

- 免疫组织化学：ALK 重排（融合）在儿童肿瘤中多见，在年纪稍大的成年人中少见。缺乏 ALK 重排的病例可能有 ROS1 和 PDGFRβ 的融合。

- 治疗：完整切除可避免复发和转移，尤其是 ALK 阴性的肿瘤。克唑替尼对 ALK 阳性的患者有效。

病例 8

32 岁男性，表现为咳嗽和胸痛，症状持续 2 周。胸部 X 线显示双侧结节影。正电子成像术（PET）为阴性。实验室研究显示抗核抗体（ANA）不显著升高，细针穿刺未见恶性肿瘤，遂行胸腔镜活检（图 14-40 至图 14-42）。

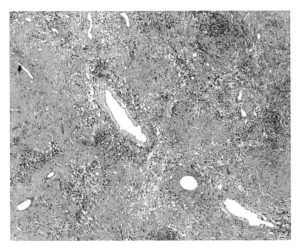

▲ 图 14-42　肺透明变性肉芽肿，病变的另一个视野显示了此罕见病变的特征性成分

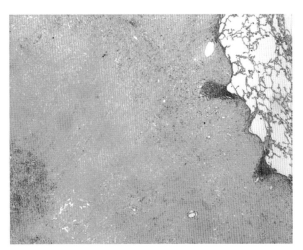

▲ 图 14-40　肺透明变性肉芽肿，病变显示边缘规则，特征为致密的胶原束伴少量炎性浸润

肺透明变性肉芽肿

肺透明变性肉芽肿是一种肿瘤样病变，特征为致密的胶原束以同心方式排列，边缘通常可见密集的浆细胞，病因不明。

此病变可归类为肿瘤样病变，未列入 2015 WHO 肿瘤分类中的间叶性肿瘤中。此病在欧洲和亚洲非常罕见。由于可能与 Riedel 甲状腺炎相关，需做免疫组化以排除 IgG_4 疾病。

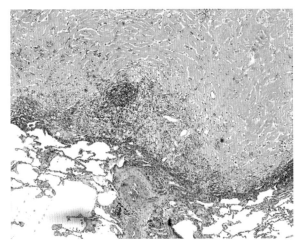

▲ 图 14-41　肺透明变性肉芽肿的另一个视野，胶原束之间可见更致密的炎性浸润，主要由淋巴细胞和浆细胞组成

病例 9

34 岁女性，因出现交叉痛就诊，诊断为脊椎关节强硬。在临床评估期间也做了胸部 CT 扫描，发现粟粒状小结节，怀疑为肺结核或结节病。支气管镜检查可见许多微小结节。取活检（图 14-43 至图 14-46）。该病例诊断为颗粒细胞神经鞘瘤。

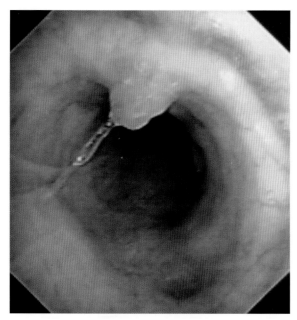

▲ 图 14-43 支气管镜检查时拍摄的照片，明显地显示了这个小肿瘤

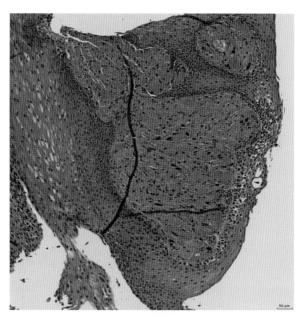

▲ 图 14-45 此肿瘤的典型表现为胞质粉红、颗粒状，细胞核有时呈多形性，但是染色质分布均匀。不见核分裂象，核质比偏低

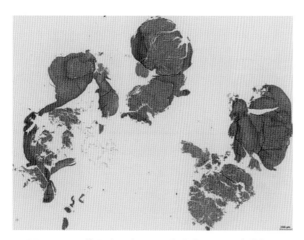

▲ 图 14-44 使用大号镊子切除肿瘤，可见碎片状组织

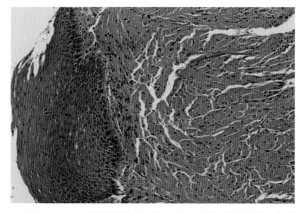

▲ 图 14-46 通常肿瘤接近表面上皮但并不浸润或破坏上皮

颗粒细胞神经鞘瘤

颗粒细胞神经鞘瘤，旧称颗粒细胞瘤、Abrikossoff 瘤，为支气管黏膜内和黏膜下小的、多结节状病变。支气管镜下可见黏膜呈结节样或鹅卵石样外观。

- 大的多角形细胞。细胞核小而圆，通常位于细胞中心。
- 细胞质呈嗜酸性、颗粒状，PAS 染色阳性，S-100 蛋白阳性。
- 生长模式：肿瘤细胞靠近基底层。通常肿瘤也可形成数个小结节，突入支气管腔或气管腔。被覆的上皮可有鳞状上皮化生和上皮增生。

病例 10

64 岁女性，因放射学检查发现肺部病变而就诊，怀疑为恶性，通过胸腔镜取了 2 块 1.5cm×1cm×0.5cm 的组织块（图 14-47 至图 14-50）。确诊后行中叶切除，虽然未见肿瘤残余，但是发现有神经内分泌增生和微瘤。

该病例诊断为血管周细胞瘤（旧称透明细胞瘤、糖瘤）；"空虚"的细胞质充满糖原。

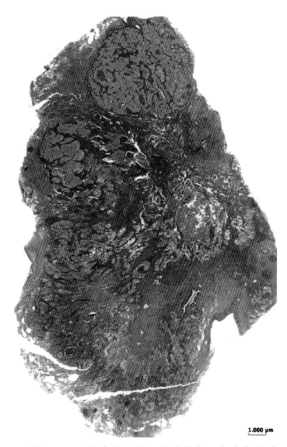

▲ 图 14-47　肿瘤全貌观，呈结节状、条索状和片状，也可见灶状淋巴细胞反应和出血区

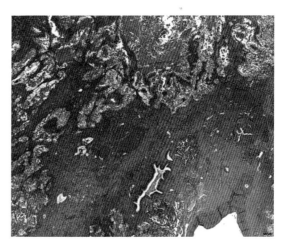

▲ 图 14-48　淋巴细胞反应区域最终证实是神经内分泌增生伴微瘤

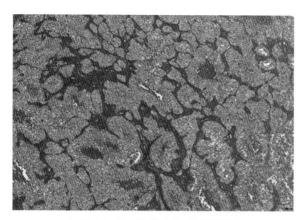

▲ 图 14-49　肿瘤由透明细胞组成

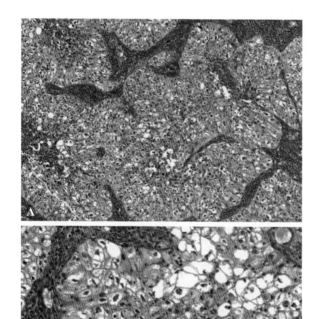

▲ 图 14-50　高倍镜下，细胞核呈多形性，细胞质透明，常常看似空虚。其他细胞具有嗜酸性细胞质，未见核分裂象。尽管此例多形性显著，但并无恶性指征

病例 11

51 岁男性，有吸烟史，常规胸部 X 线检查后发现肺左上叶一个界限清楚的孤立结节，既往的 X 线片未见。细针穿刺未诊断，PET 扫描显示非常轻微的 FDG 摄取，遂行病变切除（图 14-51 至图 14-55）。

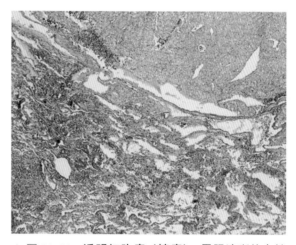

▲ 图 14-51　透明细胞瘤（糖瘤），界限清晰的实性肿瘤，由具有丰富透明细胞质的细胞巢组成，周围大量薄壁、窦样血管

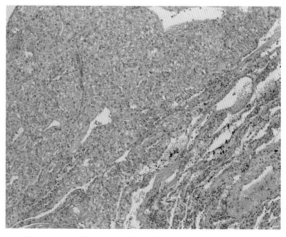

▲ 图 14-52　透明细胞瘤（糖瘤），肿瘤细胞呈多角形，伴大量透明的嗜酸性颗粒状细胞质，排列成片状，被薄壁血管分隔。邻近的肺实质正常

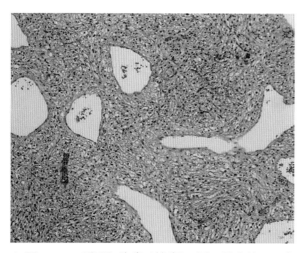

▲ 图 14-53　透明细胞瘤（糖瘤），同一肿瘤的另一个视野，细胞排列成粗条索状，细胞质透明，边界清楚，周围薄壁、窦样血管。未见核分裂象和坏死

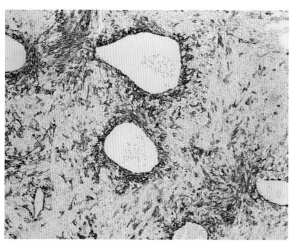

▲ 图 14-54　透明细胞瘤（糖瘤），肿瘤细胞特异性肌动蛋白（Act）阳性

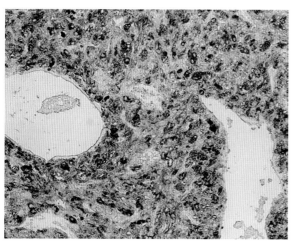

▲ 图 14-55　透明细胞瘤（糖瘤），肿瘤细胞 HMB-45 免疫强阳性

病例 12

38 岁女性，无吸烟史，出现干咳症状，且症状持续 3 周。CT 扫描显示肺左下叶一个约 1.5cm 的圆形结节，行手术切除（图 14-56 至图 14-59）。该病例图片由意大利维罗纳 M. Pea 医生提供。

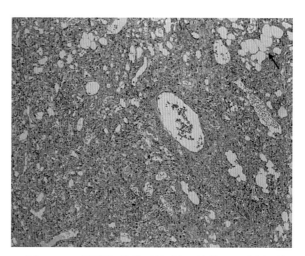

▲ 图 14-56　透明细胞瘤（糖瘤），这是另一个透明细胞瘤的实例，具有透明的淡嗜酸性颗粒状细胞质的细胞形成小梁状，包绕血管间隙。注意肿瘤内的脂肪细胞（箭）

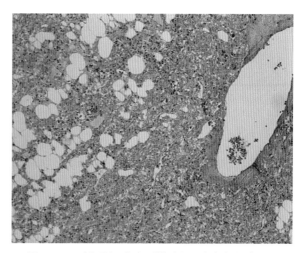

▲ 图 14-57　透明细胞瘤（糖瘤），肿瘤由细胞小梁组成，细胞质呈淡嗜酸性颗粒状，分布在血管周围。可见肿瘤内弥漫分布的成熟脂肪细胞

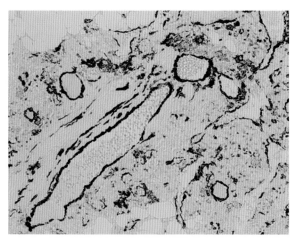

▲ 图 14-58　透明细胞瘤（糖瘤），血管和少量肿瘤细胞呈肌动蛋白阳性。脂肪细胞阴性

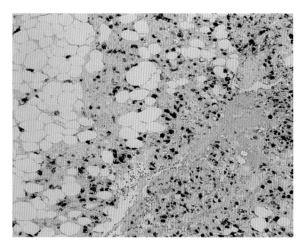

▲ 图 14-59　透明细胞瘤（糖瘤），肿瘤细胞 HMB-45 呈弥漫性、强阳性表达。脂肪细胞阴性

病例 13

　　70 岁女性，有糖尿病和动脉高压病史，行髋关节置换。术后随访，肺舌叶发现一个结节。经胸腔镜行肿瘤切除（图 14-60 至图 14-63）。

　　该病例诊断为血管周细胞瘤，如有其他可疑，可做 HMB45 或 Melan A 染色，肿瘤细胞常呈阳性。

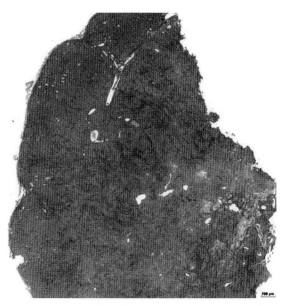

▲ 图 14-60　肿瘤全貌观，可见很多扩张的血管和局灶出血

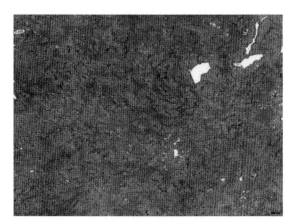

▲ 图 14-61　透明的肿瘤细胞呈条索状和巢状

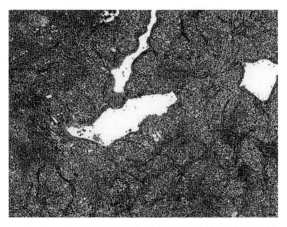

▲ 图 14-62　此处显示典型的透明肿瘤细胞和血管之间的关系，图示原始细胞的起源，命名为血管周上皮样细胞（perivascular epitheloid cell，PEC）

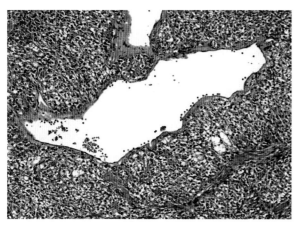

▲ 图 14-63　此肿瘤常可见显著的细胞核多形性，但核分裂象罕见

血管周细胞瘤 / 透明细胞瘤 / 糖瘤

- 血管周细胞瘤来源于血管壁内的前体细胞，向血管周上皮样细胞系（血管周细胞）分化，它们是周细胞复合体的一部分。

- 组织学

  - 大的、多角形肿瘤细胞，细胞核小且不明显，通常不见核仁。

  - 染色质分布均匀，核膜光滑。

  - PAS 染色可显示丰富的糖原及明显的血管网，有时呈血管周细胞瘤样外观。

- 恶性型罕见，具有明显的细胞核不典型性，核仁明显，染色质粗糙。

病例 14

52 岁女性，出现脓性胸腔积液，切除胸腔积脓和一些肺组织后诊断为化脓性支气管肺炎。另外，还有神经内分泌增生和微瘤，以及大体观察也怀疑为微瘤的另一个结节（图 14-64 和图 14-65）。该病例诊断为脑膜上皮型结节。

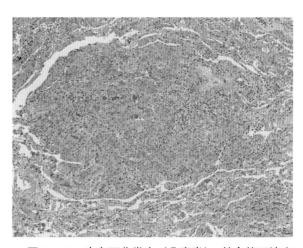

▲ 图 14-64　病变可非常小（几毫米），其余的可达直径 8mm。特征为梭形细胞增生，并且毛细血管和小静脉位于其中。此处可见肿瘤细胞结节聚合

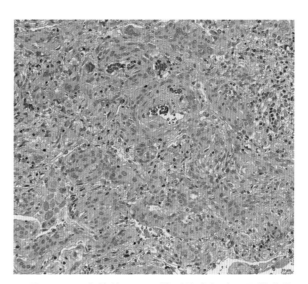

▲ 图 14-65　高倍镜下可见梭形肿瘤细胞，呈结节状排列，部分为多核细胞，可见微小的血管网。除波形蛋白外，这些细胞几乎所有的标志物为阴性。单个细胞可表达突触素（Syn）

脑膜上皮型结节

- 单个或多灶性的小病变，直径通常小于 1cm。

- 小而规则的细胞在小静脉旁聚集形成结节，全部为间叶性，与气腔无关（既往称为多发性微小化学感受器瘤）。

- 肿瘤细胞为小的上皮样或梭形，细胞边界不清。细胞核小，不见核仁，染色质分布均匀。小团肿瘤细胞埋于静脉和毛细血管网中。

- 肿瘤细胞的波形蛋白和上皮膜抗原（EMA）阳性；神经内分泌标志物局灶阳性，尤其是 NSE 和 NCAM，但是细胞角蛋白（CK）、嗜铬蛋白 A（CgA）、突触素（Syn）、S-100 蛋白、溶菌酶、肌凝蛋白、黑色素瘤相关抗原、内皮和平滑肌标志物均为阴性。

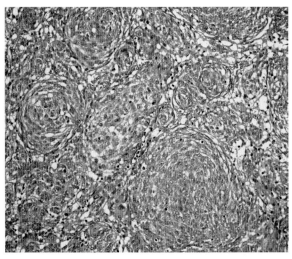

▲ 图 14-66 肿瘤由上皮样和梭形细胞结节状增生构成。细胞形成旋涡状，被外观相同的肿瘤细胞包围。这是脑膜上皮型肺脑膜瘤的典型表现

病例 15

55 岁女性，出现肺部结节，支气管镜和经支气管活检未显示任何肿瘤，因此做胸腔镜（图 14-66）。

病例 16

57 岁男性，因胸膜积脓入住胸外科。手术切除胸膜和肺组织，可见纤维性和化脓性胸膜炎，肺内可见机化性肺炎。此外，这发现一个 1.5cm 的肿瘤（图 14-67 和图 14-68）。该病例诊断为过渡型肺脑膜瘤。

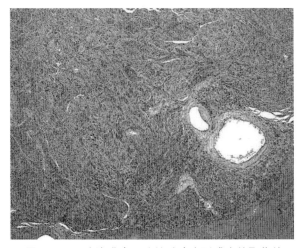

▲ 图 14-67 肺脑膜瘤，此处肿瘤也形成小的聚集体

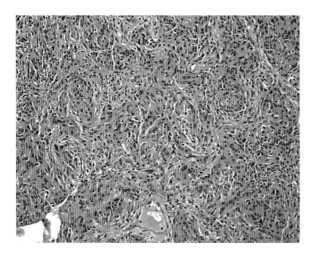

▲ 图 14-68　梭形细胞占主导地位

脑膜瘤

- 单个或多发灰白色、界限清楚的小结节。
- 由巢状和条索状、看似温和的脑膜上皮型细胞构成，与脑膜中的细胞没有不同。肺脑膜瘤通常为脑膜上皮型，过渡型罕见。
- 免疫组化胶原纤维酸性蛋白（GFAP）、抗Ⅳ型胶原、CD44、EMA 和波形蛋白为阳性，CK 为阴性，可应用于证实诊断和具有不常见组织形态的病例中。

病例 17

49 岁女性，左胸壁上发现一个肿瘤而入院。随后行 CT 检查又发现肺左上叶一个肿瘤。软组织肿瘤诊断为脂肪瘤，经胸腔镜切除肺肿瘤。患者曾有子宫手术病史，子宫切片再评估为子宫肌瘤，无恶性指征。在进一步随访过程中，左肺又发现 1 个结节，随后 2 年保持稳定。

2 年后，右肺又见一个直径 8mm 的结节。6 年后因多囊卵巢行手术治疗。肺手术后 9 年进一步随访，病变均保持稳定。较早一个病变表现为瘢痕，可能发生了退化（图 14-69 至图 14-72）。该病例诊断为良性转移性平滑肌瘤。

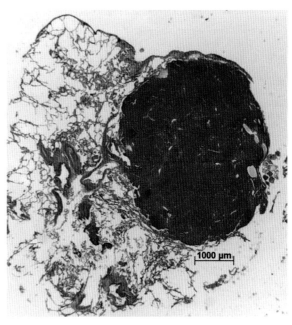

▲ 图 14-69　全貌观，肿瘤伴深染的细胞

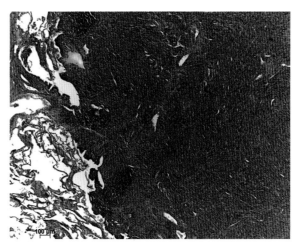

▲ 图 14-70　肿瘤由梭形的间叶细胞组成。边缘可见淋巴滤泡

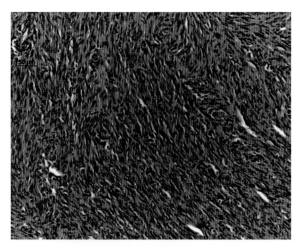

▲ 图 14-71　肿瘤由平滑肌细胞束组成。肿瘤细胞核细长，末端钝圆，与纤维细胞或神经源性细胞有明显区别。核分裂不常见，无多形性

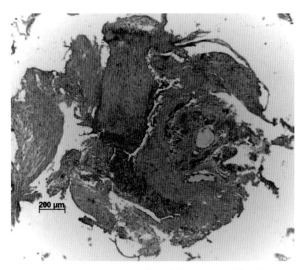

▲ 图 14-73　此处显示大镊子钳取的支气管活检组织块，肿瘤由致密的平滑肌细胞束组成

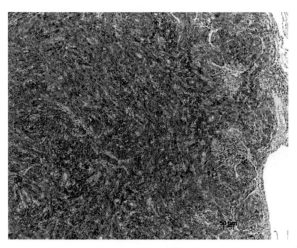

▲ 图 14-72　SMA 染色阳性证实了肿瘤实质

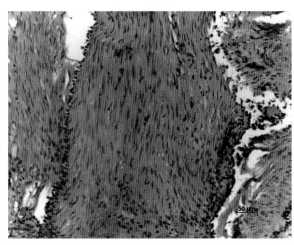

▲ 图 14-74　高倍镜下显示致密的平滑肌细胞束，取代了支气管间质

病例 18

24 岁女性，因反复感染和 X 线检查发现 1 个肺肿瘤而入院。在支气管镜检查时，发现左主支气管内出现第二个小肿瘤。钳夹活检完整切除此肿瘤。2 周后手术切除肺右上叶和肺中叶的较大肿瘤。该肿瘤诊断为不典型类癌，分期为 $T_{1b}N_0$（图 14-73 至图 14-75）。该病例诊断为平滑肌瘤。

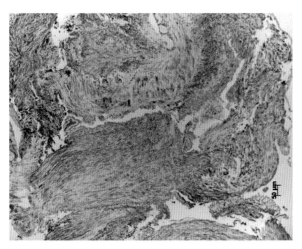

▲ 图 14-75　SMA 染色证实为肌源性

病例 19

61 岁女性，因左肺可疑肿瘤入住肺科。经支气管镜检查和支气管活检发现有慢性支气管炎。行左上叶切除，发现一个 1.5cm 的肿瘤，大体形态呈束状（图 14-76 至图 14-81）。患者 16 年前有子宫切除史，可见多个肌瘤；然而，组织学诊断未能从外院检索到。

该病例诊断为转移性平滑肌瘤，如果不是来自高分化子宫平滑肌肉瘤转移，应注明其不确定性。

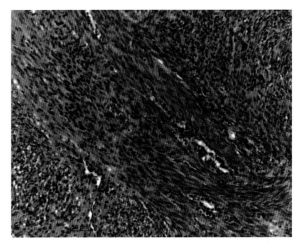

▲ 图 14-78 纵切面观，肿瘤细胞细长，细胞核末端圆钝。横切面更易见到核周空泡。左上部可见肌丝形成拉伸的束状（与神经源性细胞的波状束形成对比）

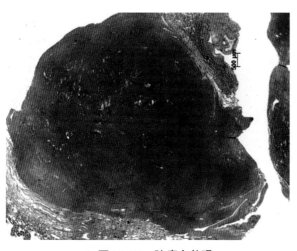

▲ 图 14-76 肿瘤全貌观

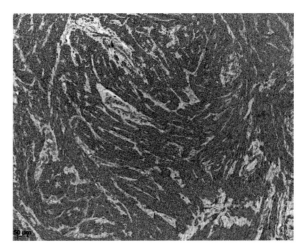

▲ 图 14-79 所有肿瘤细胞 SMA 为阳性

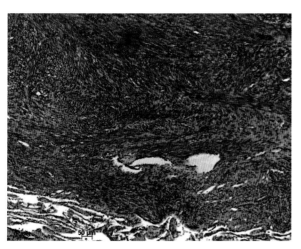

▲ 图 14-77 肿瘤由间叶细胞束组成

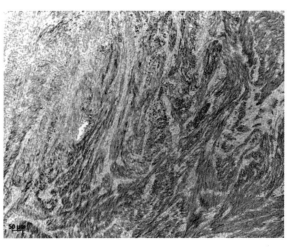

▲ 图 14-80 另一个肌源性标志物 HHF35 使大部分肿瘤细胞着色，但并不是全部

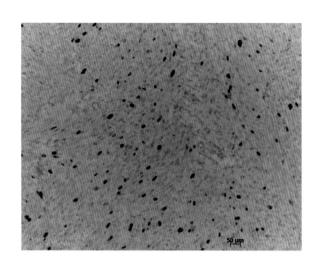

◀ 图 14–81　肿瘤细胞 MIB1/Ki-67 染色显示出超出预期的阳性，与其"平滑肌瘤"的诊断不甚相符

平滑肌瘤

表现为一个柔软、肉质的灰白色结节。切面偶尔可见肌瘤带。

- 组织学

  - 低倍镜下，肿瘤细胞形成间叶细胞束，高倍镜下清晰可见具有细长核的平滑肌细胞。通常有 PAS 染色阳性的核周空泡，可见肌丝。无细胞核不典型性，无核分裂象。

- 免疫组化

  - 平滑肌分化标志物均为阳性［SMA、HHF35、肌球蛋白（MyoG）和结蛋白（Des）］。

良性转移性平滑肌瘤

  - 虽然在 2015 年 WHO 分类中已被删除，但是在之前的分类中都存在。此名称令人难以理解，一个良性肿瘤伴转移，不符合我们通常的认知，尽管有淋巴管平滑肌瘤病这个良性增生可发生转移的例子（见后面章节）。

- 临床表现和大体形态

  - 位于肺外周，表现为多发或单发结节。

  - 切面灰白有光泽，可见漩涡状结构。

- 显微镜下表现

  - 丰满、伸长的细胞，伴典型的细长、雪茄形细胞核。核仁轻度增大。

  - 染色质颗粒状；通常可见核周糖原空泡，PAS 染色阳性。肿瘤细胞的胞质中可见肌丝。

  - 转移性平滑肌瘤的基质中可见局灶胶原沉积。

  - 肿瘤细胞的胞质中也可见肌丝。转移性平滑肌瘤中核分裂罕见，通常每 $2mm^2 < 1$ 个。

- 免疫组化

  - 平滑肌肌动蛋白（SMA）和其他肌源性标志物（钙结合蛋白、HHF35）染色阳性。

- 良性转移性平滑肌瘤注释

  – 在这一大类中，只有一小部分被认为是来自高分化子宫平滑肌肉瘤的真正转移。转移通常最晚可发生于最初的子宫切除术后 20 年。而在其他的病例中，均诊断为子宫平滑肌瘤，但是最初的组织学诊断无法重新评估。另外，有类似的男性患者，其肺外并未证实有其他原发性平滑肌瘤。

  – 因此，良性转移性平滑肌瘤这个名词在分类中保持了数十年。在原发性肺肿瘤病例中，可为单个或数个结节。即使肿瘤未被切除，也趋向于缓慢生长，不会引起太多症状。此肿瘤最恰当的定义应为周围型低级别平滑肌肉瘤，而在那些发现了其他部位的原发肿瘤，特别是子宫的病例中，应该被归类为转移。如可能应行切除术。

  – 与周围型平滑肌肉瘤相反，肺原发性高级别平滑肌肉瘤通常表现为大支气管的支气管内病变。

拓展阅读

[1] Gal AA, Brooks JS, Pietra GG. Leiomyomatous neoplasms of the lung: a clinical, histologic, and immunohistochemical study. Mod Pathol. 1989;2: 209–16.

[2] Lee HJ, Choi J, Kim KR. Pulmonary benign metastasizing leiomyoma associated with intravenous leiomyomatosis of the uterus: clinical behavior and genomic changes supporting a transportation theory. Int J Gynecol Pathol. 2008;27:340–5.

[3] Nuovo GJ, Schmittgen TD. Benign metastasizing leiomyoma of the lung: clinicopathologic, immunohistochemical, and micro-RNA analyses. Diagn Mol Pathol. 2008;17:145–50.

[4] Ahvenainen TV, Makinen NM, von Nandelstadh P, Vahteristo MEA, Pasanen AM, Butzow RC, Vahteristo PM. Loss of ATRX/DAXX expression and alternative lengthening of telomeres in uterine leiomyomas. Cancer. 2018;124:4650–6.

第 15 章　恶性间叶性肿瘤
Malignant Mesenchymal Tumors

病例 1

48 岁女性，无吸烟史，常规胸部 X 线检查发现双侧肺微小结节浸润，既往病史不明。肺功能检测在正常范围，支气管肺泡灌洗液未做出诊断。CT 扫描显示双侧肺小结节沿支气管分布，全身 CT 未发现其他病变。遂行肺活检（图15-1 至图 15-5）。

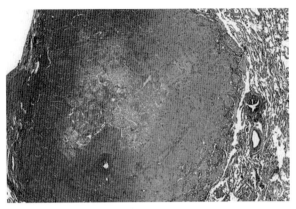

▲ 图 15-2　肺上皮样血管内皮瘤，结节中央缺乏细胞，由嗜酸性无定形物和局灶凝固性坏死组成，而在外周细胞较多

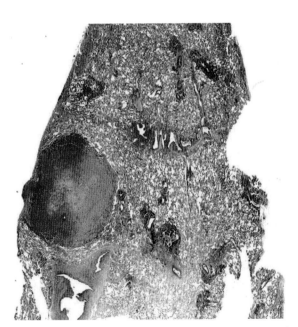

▲ 图 15-1　肺上皮样血管内皮瘤，低倍镜下可见一个外周型、界限清楚的实性结节，部分累及脏胸膜

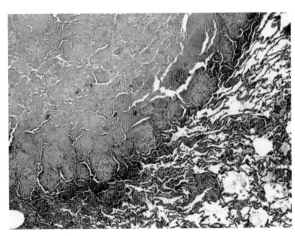

▲ 图 15-3　肺上皮样血管内皮瘤，肿瘤细胞和间质推进式充满肺泡腔，但不破坏肺组织

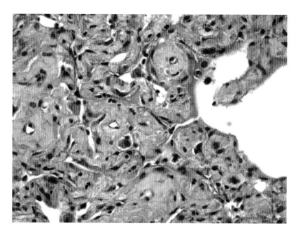

▲ 图 15-4　肺上皮样血管内皮瘤，具有嗜酸性胞质和胞质内空泡的上皮样细胞，位于嗜碱性基质中

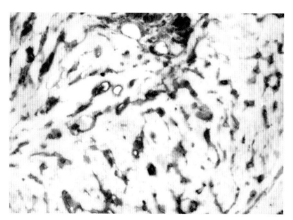

▲ 图 15-5　肺上皮样血管内皮瘤，肿瘤细胞内皮细胞标志物 CD31 免疫组化为阳性

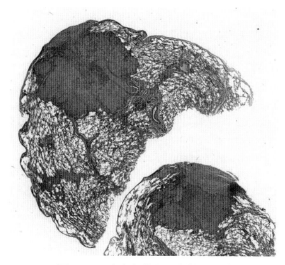

▲ 图 15-6　肿瘤全貌观，也扩展至胸膜

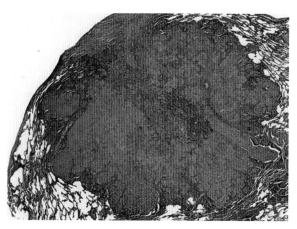

▲ 图 15-7　中央透明变性和外周结节状增生是此肿瘤的典型表现

病例 2

　　49 岁男性，X 线检查发现左肺结节。CT 扫描肺左上叶后段发现一个直径 18mm 的结节（图 15-6 至图 15-11）。手术中还切除了第二个结节，在此讨论（见第 13 章病例 10）。患者术后良好，直到 2010 年末在残余左肺又发现多个结节，这次为促结缔组织增生型间皮瘤。16 个月后该患者死于间皮瘤。

　　该病例诊断为（上皮样）血管内皮细胞瘤，低级别血管肉瘤型。如果不止一个器官受累或肺内多个结节，则预后更差。

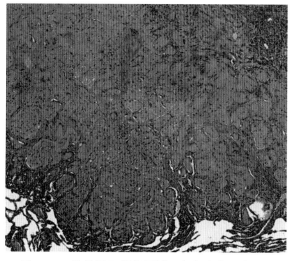

▲ 图 15-8　此处显示增生区域。注意肿瘤细胞内的微孔，应在高倍镜下仔细观察。间质透明变性而不是坏死

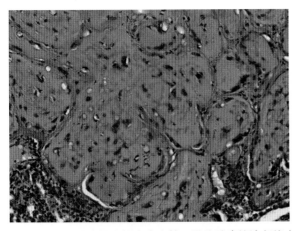

▲ 图 15-9　微孔是原始内皮小管，是此肿瘤的诊断线索

病例 3

　　64 岁男性，因咯血就诊。检查怀疑肺左下叶多发性肺梗死，因严重出血行肺叶切除，切下一块 18cm×12cm×5cm 大小的肺下叶标本（图 15-12 至图 15-22）。切面肺动脉内可见多处血栓及大片出血。患者因疾病复发、骨和淋巴结转移、恶病质，于手术后 8 个月去世。

　　该病例诊断为上皮样血管肉瘤，此例为肺原发。

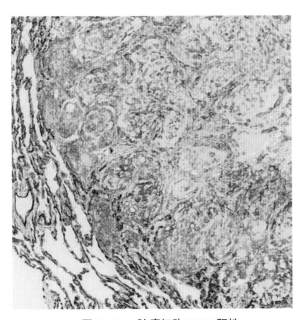

▲ 图 15-10　肿瘤细胞 CD31 阳性

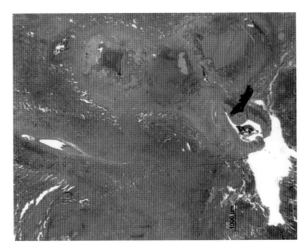

▲ 图 15-12　肿瘤全貌观，支气管充满血液

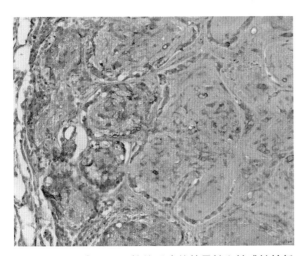

▲ 图 15-11　与 CD34 抗体反应的特异性和敏感性较低

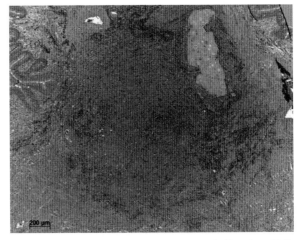

▲ 图 15-13　致密的浸润已经取代了支气管和邻近结构

▲ 图 15-14　上皮样细胞增生，细胞核和核仁增大

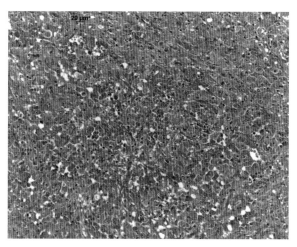

▲ 图 15-17　此处可见明显的海绵状血管瘤样结构

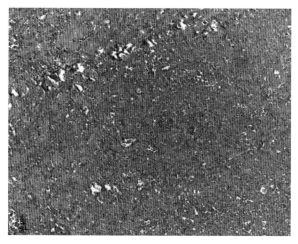

▲ 图 15-15　肿瘤细胞之间可见海绵状充满血液的腔隙

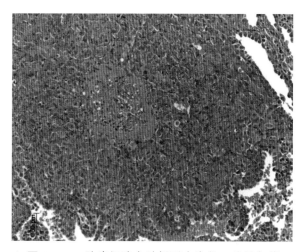

▲ 图 15-18　肿瘤细胞在肺间质内生长，此处包绕一个动脉

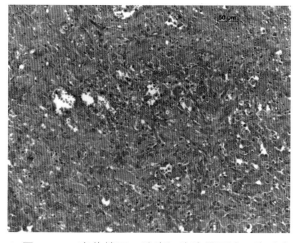

▲ 图 15-16　高倍镜下，肿瘤细胞边界不清，胞质嗜碱性，细胞核大，染色质空泡状，核仁增大有时形状怪异。肿瘤细胞排列成行或网状，总是呈充满血液的海绵状结构

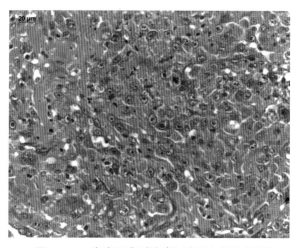

▲ 图 15-19　高度不典型肿瘤细胞伴大量核分裂象

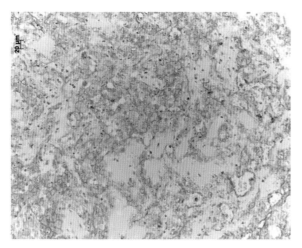

▲ 图 15–20　CD31 染色证实了肿瘤为血管源性

病例 4

　　57 岁男性，因肺右上叶和肺左下叶两个结节行常规复查。几年前做过肾移植，此病例诊断为慢性阻塞性肺疾病三级。两个结节均在 1 年前发现，起初保持不变。现在均增大。CT 引导下的活检未做出诊断，遂行胸腔镜活检（图 15–23 至图 15–34）。该患者化疗无效，于诊断后 6 个月去世。

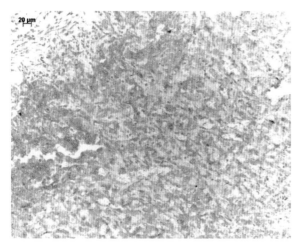

▲ 图 15–21　血管内皮生长因子受体 2 染色阳性更明确了这一点

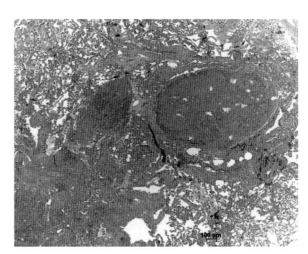

▲ 图 15–23　结节全貌观，低倍镜下即可见数个大小不等的结节

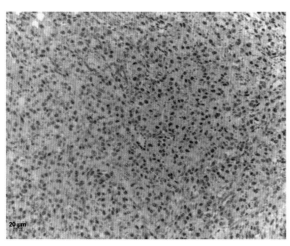

▲ 图 15–22　在高级别血管肉瘤中，VEGFR3 常易位于细胞核中，而在低级别血管内皮瘤却位于细胞膜

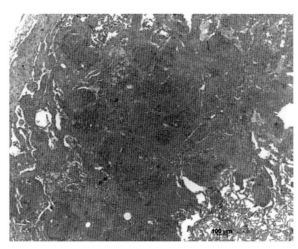

▲ 图 15–24　肿瘤的多灶性扩散提示转移

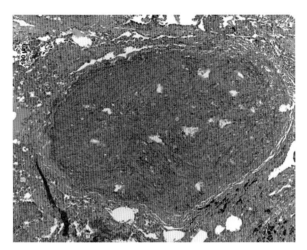

▲ 图 15-25　高倍镜下可见一个梭形细胞肿瘤

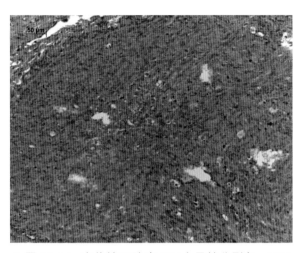

▲ 图 15-26　高倍镜下肿瘤可见大量核分裂象，可见一些毛细血管，但是未见分化

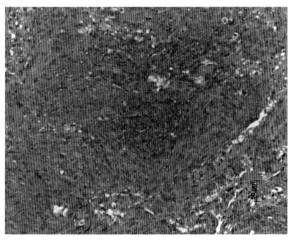

▲ 图 15-27　此视野中血液腔隙提示肿瘤为血管瘤样起源

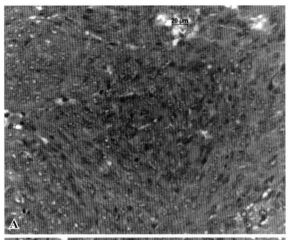

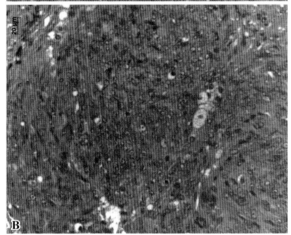

▲ 图 15-28　高倍镜下的同一视野。肿瘤细胞的细胞核和核仁增大，胞质缺乏，形成一些血管裂隙

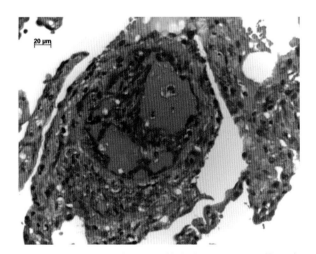

▲ 图 15-29　此区域可见血管内生长，支持血管肉瘤的诊断

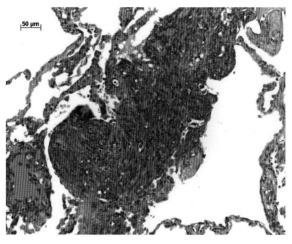

▲ 图 15-30　许多肺泡间隔充满了肿瘤，再次显示出血管瘤样结构

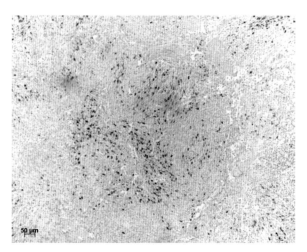

▲ 图 15-33　MIB1（Ki-67）显示高增殖率

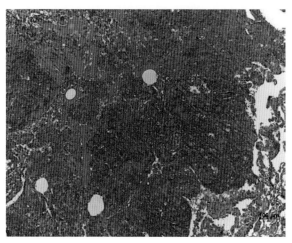

▲ 图 15-31　所有其他结节也具有相同的表现

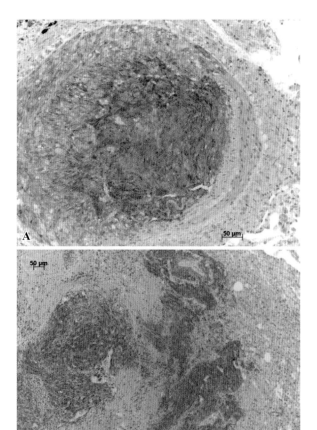

▲ 图 15-34　VEGFR2 和 VEGFR3 标记有助于血管肉瘤的诊断

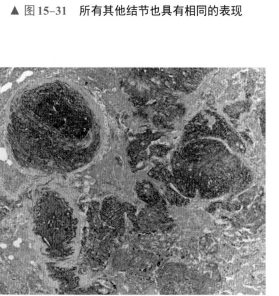

▲ 图 15-32　CD31 凸显了肿瘤，证明了其血管源性本质

由于 8 型疱疹病毒（HHV8）阴性，最终该病例诊断为 Kaposi 型血管肉瘤。补充说明，此肿瘤很可能是转移瘤。

上皮样血管内皮瘤（epitheloid hemangioendothelioma，EHE）和上皮样血管肉瘤（epitheloid angiosarcoma，EAS）

上皮样血管内皮细胞瘤表现为孤立性，或 60% 为多结节性肿物。可累及两个器官，通常是肝和肺，临床特征无特异性。上皮样血管肉瘤表现为孤立性肿瘤，位于中央或外周。

- 大体表现：上皮样血管内皮细胞瘤和血管肉瘤表现为大小不一、界限不清的肿物。如果切面合适，与肺血管的关系可以很明显。

- 病理形态

  - 切面灰红色至深红色，取决于出血量。

  - 上皮样血管内皮细胞瘤中央可见透明变性，呈灰白色和软骨样坚实度。血管肉瘤通常无透明样变，但是有更广泛的出血。

  - 在透明变性的肿瘤中央，易见内皮细胞伴结构良好的胞质内毛细血管腔（假印戒细胞）。

  - 在出血区域，肿瘤细胞通常模糊不清，边缘处可有 II 型肺泡细胞反应性增生。

  - 血管内皮瘤的细胞核为圆形，空泡状，染色质均匀分布，核仁小且不明显。缺乏核分裂。特别具有特征性的是肿瘤细胞沿已存在的毛细血管向肺泡壁内浸润性生长，甚至在血管壁内生长。

  - 血管肉瘤细胞更丰富，细胞核和细胞质更具不典型性。核分裂象计数范围为 2～8 个 /10HPF，核仁更明显。

  - 在血管肉瘤中，肿瘤形成充满红细胞的血管管道和血窦，可发生坏死，但缺乏透明变性。血管肉瘤细胞侵袭原有血管，破坏血管壁引起出血。由肉瘤形成的血窦与更大的动静脉相连。

- 免疫组化：肿瘤细胞表达内皮标志物 CD31、第 VIII 因子相关抗原、凝血因子 XIII 和波形蛋白。高达 30% 的肿瘤可局灶表达 CK，尤其是血管肉瘤。低级别血管内皮细胞瘤表达血管内皮生长因子受体 VEGFR 2 和 VEGFR 3 于细胞膜，而血管肉瘤表达 VEGFR3 于细胞核和细胞质。

- 遗传学：可存在 CIC–LEUTX 融合、PLCG1 和 KDR 突变、MYC 和 FTL4 扩增。另外在低级别和中等级别血管内皮瘤中发现有 CAMTA1–WWTR1 融合，而在血管肉瘤中未见。

在新版软组织肿瘤中，不再区分血管肉瘤亚型；我们仍然保留了以前的分类，包括上皮样型和 Kaposi 型。

病例 5

52 岁男性,长期 HIV 感染史,出现胸痛和咯血,几个月发现巨细胞病毒感染。CT 扫描显示双侧肺结节影和肺门淋巴结肿大,支气管肺泡灌洗液阴性,行肺活检(图 15-35 至图 15-38)。

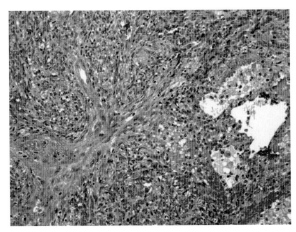

▲ 图 15-35 **Kaposi** 肉瘤,小叶间间隔增厚,可见形成原始血管的梭形细胞浸润

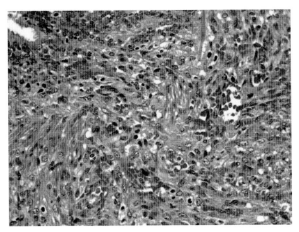

▲ 图 15-37 **Kaposi** 肉瘤,肿瘤的另一个视野可见梭形细胞被血管腔隙分隔开

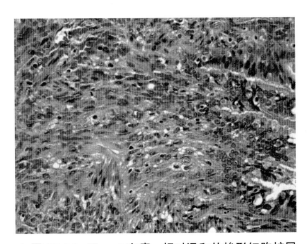

▲ 图 15-36 **Kaposi** 肉瘤,相对温和的梭形细胞扩展至支气管壁,细胞间可见充满红细胞的裂隙样腔隙。核分裂象很少

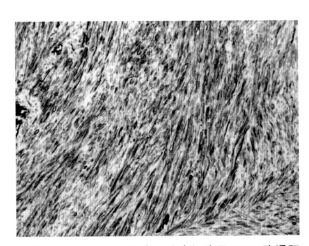

▲ 图 15-38 **Kaposi** 肉瘤,肿瘤细胞呈 **CD31** 弥漫阳性,证实其为内皮来源

Kaposi 肉瘤

- 临床表现
  - Kaposi 肉瘤在全身性疾病的背景下累及肺脏。
  - CT 扫描通常可见支气管血管周和小叶间隔增厚，分布在支气管血管周、双侧对称性不规则结节，肺裂结节，纵隔淋巴结肿大和胸腔积液。
  - Kaposi 肉瘤表现为不规则的、灰蓝色病变，呈小结节，也可呈弥散性浸润。
- 组织学
  - 沿支气管血管束生长，肿瘤细胞在肺实质内增生形成相应的结节。
  - 血管肿瘤由形成小毛细血管和裂隙样腔隙的梭形细胞组成。
  - 细胞核温和、单形性，染色质分布均匀，核仁不明显。胞质淡嗜酸性，边界不清。
  - 在裂隙样腔隙中可见红细胞，这有助于做出正确诊断。

Kaposi 肉瘤细胞的 HHV8 抗体为阳性，另一个有帮助的标志物为 Prox1。

与 Kaposi 型血管肉瘤的鉴别诊断见上文。

拓展阅读

[1] Kitaichi M, Nagai S, Nishimura K, Itoh H, Asamoto H, Izumi T, Dail DH. Pulmonary epithelioid haemangioendothelioma in 21 patients, including three with partial spontaneous regression. Eur Respir J. 1998;12:89–96.

[2] Cheuk W, Wong KO, Wong CS, Dinkel JE, Ben–Dor D, Chan JK. Immunostaining for human herpesvirus 8 latent nuclear antigen–1 helps distinguish Kaposi sarcoma from its mimickers. Am J Clin Pathol. 2004;121:335–42.

[3] Stacher E, Gruber-Mosenbacher U, Halbwedl I, Dei Tos AP, Cavazza A, Papotti M, Carvalho L, Huber M, Ermert L, Popper HH. The VEGF–system in primary pulmonary angiosarcomas and haemangioendotheliomas: new potential therapeutic targets? Lung Cancer. 2009;65:49–55.

[4] Miettinen M, Wang ZF. Prox1 transcription factor as a marker for vascular tumors–evaluation of 314 vascular endothelial and 1086 nonvascular tumors. Am J Surg Pathol. 2012;36:351–9.

[5] Lamar JM, Motilal Nehru V, Weinberg G. Epithelioid Hemangioendothelioma as a Model of YAP/TAZ–Driven Cancer: Insights from a Rare Fusion Sarcoma. Cancers (Basel). 2018;10.

[6] Miettinen M, Rikala MS, Rys J, Lasota J, Wang ZF. Vascular endothelial growth factor receptor 2 as a marker for malignant vascular tumors and mesothelioma: an immunohistochemical study of 262 vascular endothelial and 1640 nonvascular tumors. Am J Surg Pathol. 2012;36:629–39.

第16章 淋巴样肿瘤
Lymphoid Tumors

病例 1

73 岁男性，咳嗽伴脓痰。CT 扫描可见肺右上叶浸润，怀疑为肺炎，在 CT 引导下取活检（图 16-1 至图 16-4）。诊断后开始使用利妥昔单抗并治疗成功。

该病例在最终诊断前进行了一组免疫组化，结果为细胞 CD20、CD79α 阳性，CK 和 IgM 阴性；有轻链限制性（Kappa 阳性），Lambda 阴性。

该病例诊断为结外边缘区淋巴瘤，即黏膜相关淋巴组织淋巴瘤。

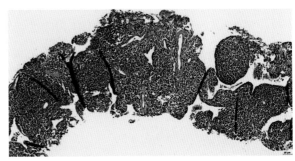

▲ 图 16-2 淋巴细胞浸润取代了肺组织。此视野看，鉴别诊断为淋巴瘤或自身免疫性疾病

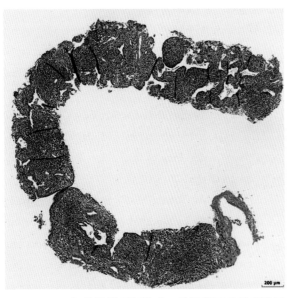

▲ 图 16-1 经胸壁针吸活检术。肺组织可见重度淋巴细胞浸润，亦可见支气管血管束和残存的肺泡

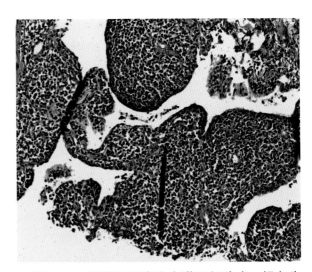

▲ 图 16-3 浸润的细胞比小淋巴细胞大，倾向为淋巴瘤

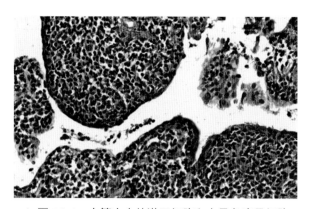

▲ 图 16-4　中等大小的淋巴细胞和少量免疫母细胞

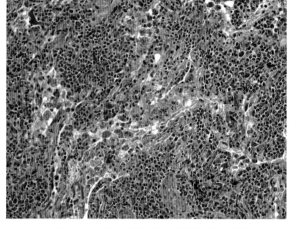

▲ 图 16-6　淋巴样细胞中以浆细胞占优势

病例 2

　　82 岁男性，尸检的组织切片和蜡块提交会诊。肺左下叶和肺右上叶分别有一个直径为 1.5cm 和 1.8cm 的可疑强化影。会诊的病理医生怀疑为是一种不常见类型淋巴瘤（图 16-5 至图 16-10）。

　　淋巴瘤标志物分析证实了结外边缘区淋巴瘤，浆细胞亚型合并结晶储存性巨噬细胞的诊断。

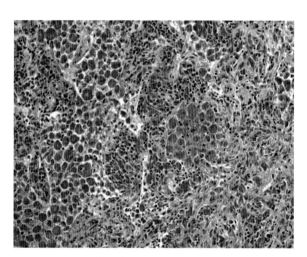

▲ 图 16-7　巨噬细胞致密浸润和肺泡内聚集，具有粉染的、颗粒状细胞质

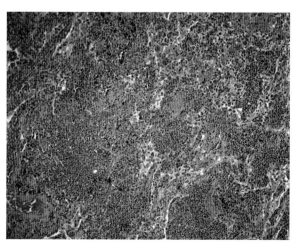

▲ 图 16-5　低倍镜下，淋巴样细胞和巨噬细胞混合性浸润并破坏肺组织

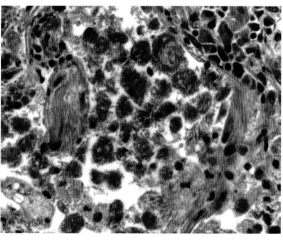

▲ 图 16-8　高倍镜下，在巨噬细胞细胞质中可见针状结晶

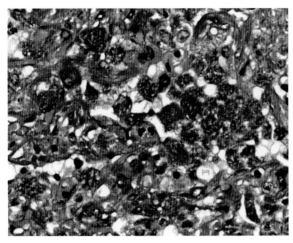

▲ 图 16-9　针状结晶 PAS 染色阳性

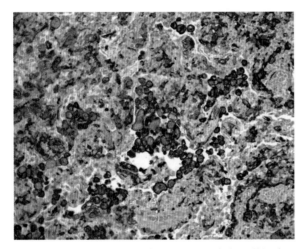

▲ 图 16-10　CD163 免疫组化阳性证实为巨噬细胞

支气管相关淋巴组织的结外边缘区淋巴瘤（BALT 淋巴瘤）

这是一种低级别非霍奇金淋巴瘤（non-Hodgkin lymphoma，NHL）。

- 女性＞男性（1.2 : 1）。
- 平均年龄 60 多岁。
- Sjøgren 综合征相关约 10%。
- ≥ 50% 患者有症状（咳嗽、呼吸困难、胸痛、咯血、发热）。
- 单克隆丙种球蛋白病约占 1/3。

- 预后好（死亡率 5%～10%）。
- 低倍镜下结构：膨胀性生长、淋巴管性浸润、淋巴上皮复合体。
- 典型的细胞学特征。
- 淋巴样细胞比成熟的外周优势 T 淋巴细胞大，类似于细胞质淡染的中心细胞。
- 细胞免疫表型表达谱为 CD20 阳性，T 细胞标志物和细胞角蛋白为阴性。为了鉴别诊断，单克隆性必须通过 Kappa 和 Lambda 染色来证实。

病例 3

患者 61 岁，无更多信息。染色和未染色的胸腔积液，以及随后活检的切片提交会诊（图 16-11 至图 16-15），怀疑为淋巴瘤。

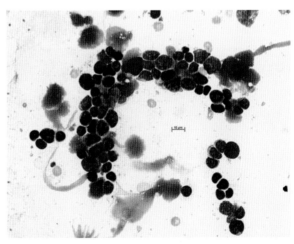

▲ 图 16-11　可见不典型淋巴样细胞，细胞大，细胞核深染伴粗颗粒状染色质，核仁不明显，细胞质形成一个小环状。细胞学高度提示为高级别淋巴瘤（Giemsa 染色）

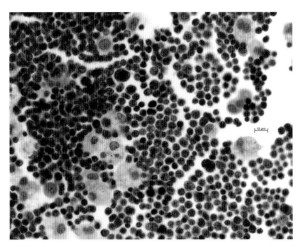

▲ 图 16-12　在 HE 染色切片中，粗糙的染色质更清晰可见。比较两张切片中肿瘤细胞与邻近淋巴细胞的细胞核的大小

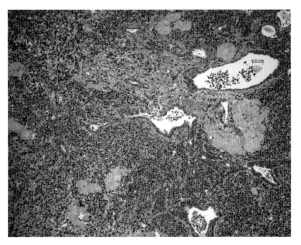

▲ 图 16-13　淋巴样细胞浸润肺组织，即使在此放大倍数下，母细胞仍突出。肺组织被肿瘤所取代

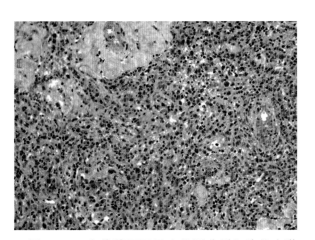

▲ 图 16-14　高倍镜下可见大的不典型细胞伴小淋巴细胞

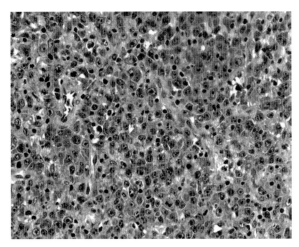

▲ 图 16-15　在高倍镜下，母细胞清晰可见。细胞核大，染色质粗糙；核仁大而明显，并位于中心，有的奇形怪状

最终，免疫组化证实了弥漫性大 B 细胞淋巴瘤伴胸腔积液的诊断。

病例 4

14 岁女性，因胸腔和心包腔积液、胸痛和呼吸困难就诊。CT 扫描可见双肺弥散性浸润和纵隔淋巴结增大。行胸腔镜活检和纵隔淋巴结活检（图 16-16 至图 16-23）。确诊后，行特定治疗并完全治愈。随访数年复发，但再次成功治愈。最终患者存活。

该病例诊断为弥漫性大 B 细胞淋巴瘤，纵隔型。图中未显示的标志物有 CD30 局灶阳性、Bcl-6 阳性、Bcl-2 阴性、EBER 阴性、MUM1 局灶阳性，阴性染色的还有 CD35、CD1α、CD3、CD4、CD5、CD7、CD8、CD2、CD56、CD123、颗粒酶、MPO、CD21 和 CD23。淋巴结活检为结节硬化型霍奇金淋巴瘤。

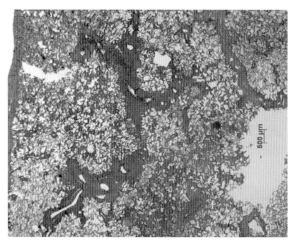

▲ 图 16–16　深染的细胞浸润肺组织，沿支气管血管束生长至外周部，可能也有胸膜浸润

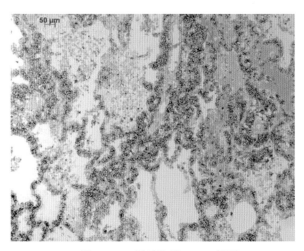

▲ 图 16–19　肿瘤细胞 **CD10** 阳性

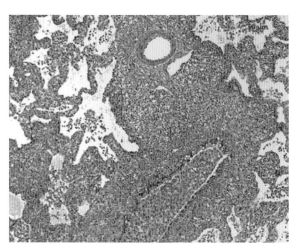

▲ 图 16–17　浸润由大的淋巴样细胞组成

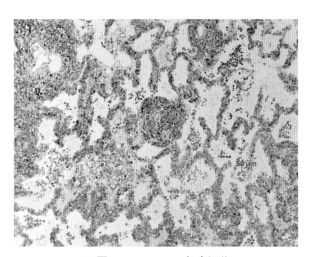

▲ 图 16–20　**CD20** 免疫组化

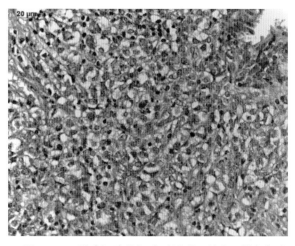

▲ 图 16–18　肿瘤细胞的细胞质透明，核大，核仁轻度增大，染色质呈泡状。肿瘤细胞伴很少的小淋巴细胞

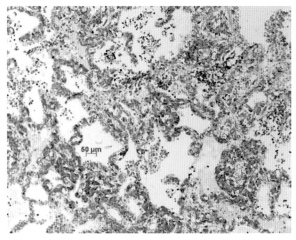

▲ 图 16–21　**CD79a** 免疫染色

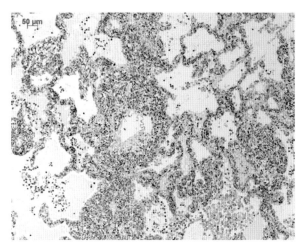

▲ 图 16-22　**PAX5 细胞核阳性**

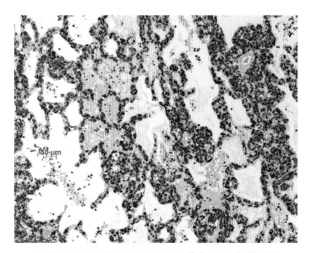

▲ 图 16-23　**Ki-67（MIB1）染色显示高增殖率**

弥漫性大 B 细胞淋巴瘤

可以发生于肺，并在纵隔腔常见，是累及肺的第二位常见的淋巴瘤。

- 特点
    - 大的多形性细胞，或多或少混合有小的成熟淋巴细胞。
    - 细胞学可做出大细胞淋巴瘤的诊断；但是，由于材料的限制，通常不可能分型。应用细胞块技术，可以做些进一步的工作。

- 免疫表型谱：阳性标志物有 CD20+、CD79a+、PAX5+、MUM1±（30%～60%）、Bcl-6+（60%～90%）、CD10（30%～60%）；纵隔型 DLBCL 中更常见的有 CD23±、CD30±、Bcl-2±，阴性标志物有 CD15-、CD3-、CD5-、CD7-、CD8-、CD2-、CK-、EMA-。

病例 5

60 岁女性，出现肺炎症状就诊。CT 扫描可见纵隔移位和左上叶浸润。经支气管镜活检，怀疑鳞状细胞癌（图 16-24 至图 16-32）。因与临床表现不符，遂行胸腔镜。

其他阳性标志物有 CD30、Bcl-2、VS38c；阴性的有 CD10、CD23、IgG$_4$、CD4、CD5、CD8、CD15。

该病例诊断为淋巴瘤样肉芽肿病，1 级。

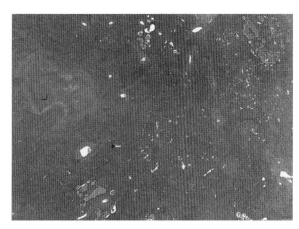

▲ 图 16-24　**全貌观，可见致密的淋巴样细胞浸润，形成滤泡**

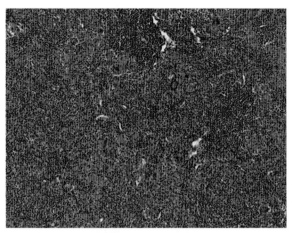

▲ 图 16–25　高倍镜下，可见弥漫的淋巴样细胞浸润、部分淋巴样聚集体和朗格汉斯巨细胞

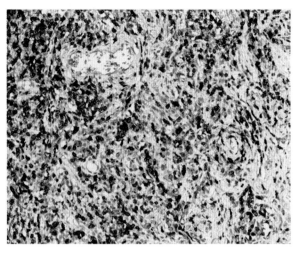

▲ 图 16–28　淋巴细胞包括 **CD20** 阳性的、大的母细胞

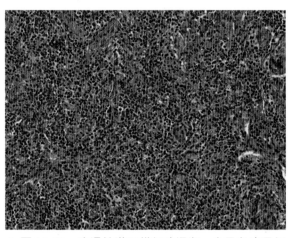

▲ 图 16–26　弥漫性淋巴样细胞浸润、少量免疫母细胞、上皮样细胞（右上角）和巨细胞，此形态倾向为自身免疫性疾病

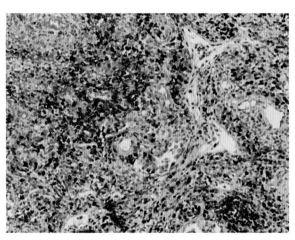

▲ 图 16–29　**CD79a** 免疫组化

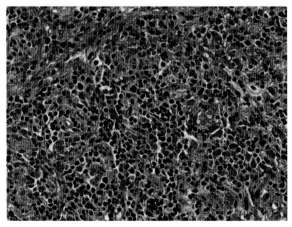

▲ 图 16–27　高倍镜下，可见一些不典型的淋巴样细胞，特征为细胞核大，核仁明显，染色质空泡状和核膜突出，这些提示为淋巴瘤

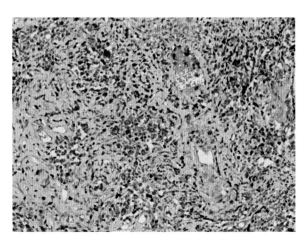

▲ 图 16–30　**Bcl-6** 免疫组化

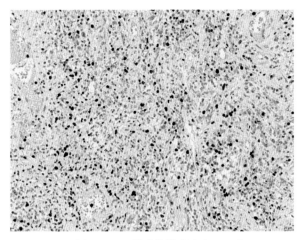

▲ 图 16-31　增殖分数升高（**Ki-67**）

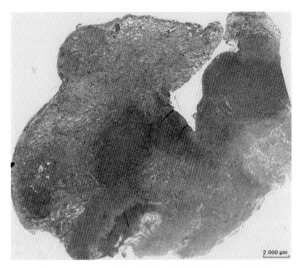

▲ 图 16-33　肿瘤全貌观，右下部可见大片坏死

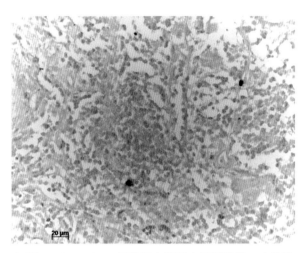

▲ 图 16-32　**Ki-67** 原位杂交可见少量阳性的、大的肿瘤细胞

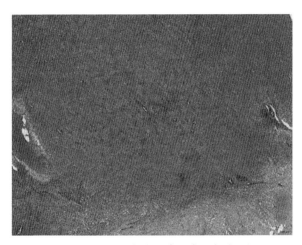

▲ 图 16-34　密集的肿瘤细胞浸润肺组织

病例 6

　　80 岁女性，出现胸腔积液，并且伴血小板和红细胞增多而就诊，既往诊断为肺结节病。CT 扫描可见右下叶大片浸润，行胸腔镜检查，可见一个 7cm 肿瘤样高密度影（图 16-33 至图 16-39）。

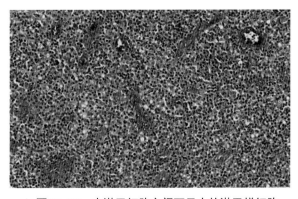

▲ 图 16-35　小淋巴细胞之间可见大的淋巴样细胞

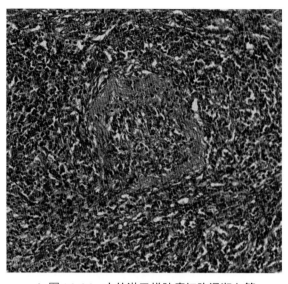

▲ 图 16-36　大的淋巴样肿瘤细胞浸润血管

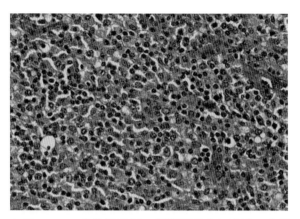

▲ 图 16-38　高倍镜下另一视野可见大细胞淋巴瘤谱系中大的、不典型肿瘤细胞

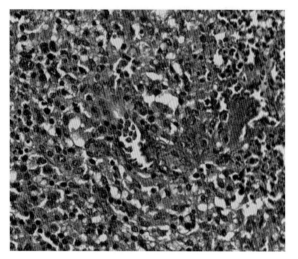

▲ 图 16-37　高倍镜下的肿瘤浸润，细胞大，细胞核增大，核仁增大且不规则，染色质空泡状。此外，肿瘤细胞浸润静脉，支持血管中心性淋巴瘤的诊断

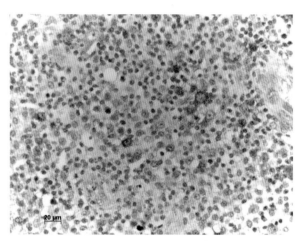

▲ 图 16-39　大的肿瘤细胞 EBV 免疫组化全部为阳性

　　其他的阳性染色有 CD30、CD20、Bcl-2、MUM1；阴性有 CD10、CD23、Bcl-6、CD3、CD4、CD5、CD8；肿瘤细胞约 80% Ki-67 为阳性；Lambda 可疑阳性，而 Kappa 阴性。

　　该病例诊断为淋巴瘤样肉芽肿病，3 级。

淋巴瘤样肉芽肿病（lymphomatoid granulo-matosis，LYG）

- 这是另一种大 B 细胞淋巴瘤，以明显的血管周围浸润为特点。浸润以肉芽肿的方式存在，故因此得名。
- 流行病学和症状。

  - 中年（50 多岁）。

  - 男性＞女性［（2～3）∶1］。

  - 大多数症状为咳嗽、呼吸困难、发热、萎靡不振和体重减轻。

  - 可累及肺外组织，通常是皮肤和中枢神经系统。

- 淋巴瘤样肉芽肿病是一种血管中心性和血管破坏性淋巴增生性疾病，累及结外部位，由 EB 病毒（EBV）阳性 B 细胞混合反应性 T 细胞组成，通常反应性 T 细胞占优势。

  - 多形性淋巴样细胞浸润伴大的不典型细胞。

  - 坏死（"肉芽肿病"）。

  - 血管浸润。

- 此淋巴瘤 B 细胞标志物为阳性，如 CD79a 和 CD20。最重要的是存在 EBV：应用 EBER1 探针的原位杂交中会突出显示肿瘤细胞。免疫组化特异性低，潜膜蛋白 1（LMP1）可能为不典型和多形性细胞阳性。

- 根据 EBV 阳性细胞比例可分为三级。

  - 1 级：少于 5 个 EBV 阳性肿瘤细胞 /HPF。

  - 2 级：5～20 个 EBV 阳性肿瘤细胞 /HPF。

  - 3 级：＞ 20 个 EBV 阳性肿瘤细胞 /HPF，超过 50 个 EBV 阳性肿瘤细胞可形成片状；常见广泛坏死。

- 由于大 B 淋巴细胞容易被忽视，1 级的诊断可能比较困难。另外，许多病例在肿瘤边缘可见上皮样细胞肉芽肿，这可能会误导诊断。因为大的不典型 B 细胞在 2 级和 3 级较易见，它们更容易诊断。

拓展阅读

[1]　Popper H. Chapter 17: Morphology–pathogenesis–etiology. In: Pathology of lung disease. Berlin: Springer; 2017. p. 527–41. https://doi.org/10.1007/978–3–662–50491–8.

第 17 章　儿童肿瘤
Tumors of Childhood

病例 1

19 岁男性，发现囊性病变，组织切片和蜡块提交会诊（图 17-1 至图 17-7）。

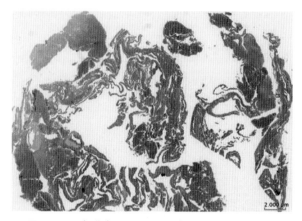

▲ 图 17-1　胸膜中发现囊性肿瘤的全貌观，囊壁看似富有细胞性

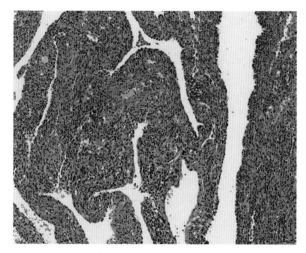

▲ 图 17-3　高倍镜下可见很多间质细胞，而表面上皮由单层间皮细胞组成

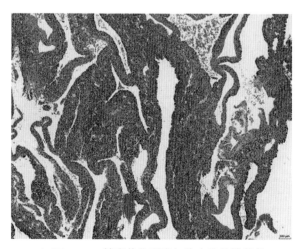

▲ 图 17-2　较高倍数观察细胞丰富的膜状物

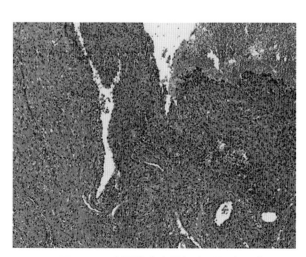

▲ 图 17-4　此区域由多层间充质细胞组成

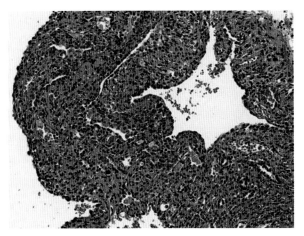

▲ 图 17-5　高倍镜下，间质细胞看似未分化，表层不明显

该病例为先天性肺气道畸形（CPAM）4 伴体细胞 DICER 1 突变，可理解为发生于 CPAM 4 的 I 型胸膜肺母细胞瘤。

鉴别诊断包括肺间质糖原贮积病（interstitial pulmonary glycogenosis，IPG）和肺泡腺瘤（alveolar adenoma，AA），后者发生于老年人群（图 17-8）。IPG 可以通过其胞质中糖原含量进行鉴别。

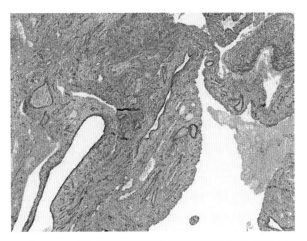

▲ 图 17-6　很多间质细胞表达平滑肌肌动蛋白（SMA），因此为肌成纤维细胞

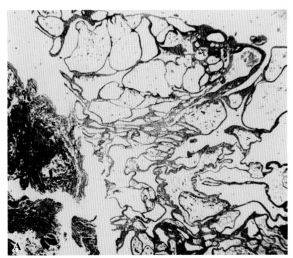

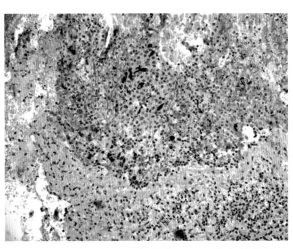

▲ 图 17-7　结蛋白（Des）染色，可见散在的横纹肌母细胞，有助于做出正确诊断

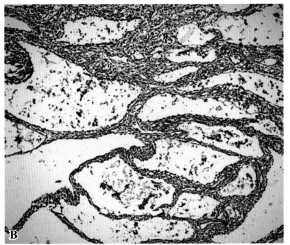

▲ 图 17-8　为进行比较，特意添加了一个肺泡腺瘤。肺泡间隔狭窄，间质细胞为淋巴细胞；无肌成纤维细胞增生，无横纹肌母细胞

病例 2

将患者染色和未染色的组织切片提交会诊，以确认胸膜肺母细胞瘤的诊断。囊性病变最初认为是 IV 型 CPAM（图 17-9 至图 17-13），无更多的临床资料。

此病例 DICER1 突变阴性，RAS 癌基因家族成员突变阴性，MyoD 阴性，最终诊断为 CPAM4。

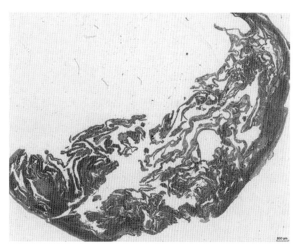

▲ 图 17-9 囊性肿瘤的全貌观

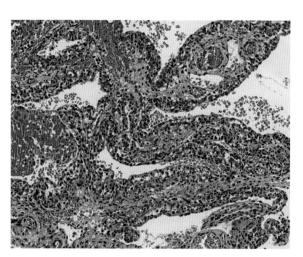

▲ 图 17-11 间质中可见肌成纤维细胞和未分化细胞。表面上皮由单层间皮细胞组成

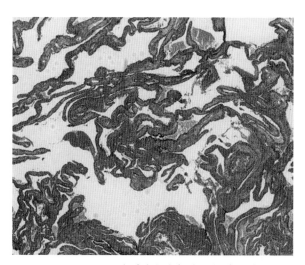

▲ 图 17-10 囊壁由很多间充质细胞组成

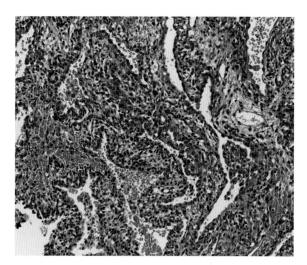

▲ 图 17-12 此处表面上皮反应性增生

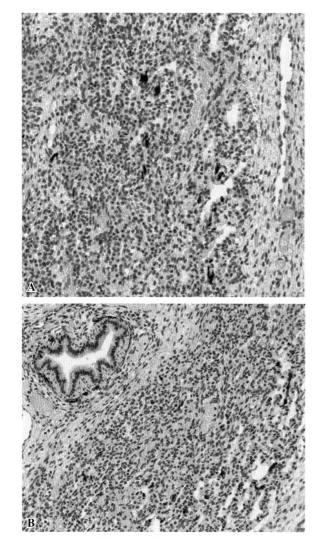

▲ 图 17-13 这两个局部中可见散在的 Des 阳性细胞

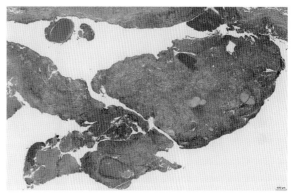

▲ 图 17-14 实性肿瘤全貌观，被切成了几部分

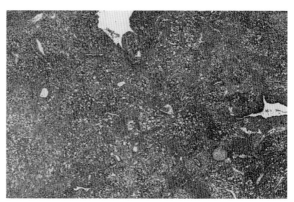

▲ 图 17-15 间质细胞区域，很多具有透明细胞质。还可见此肿瘤特有的深染细胞带

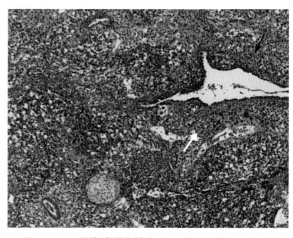

▲ 图 17-16 高倍镜观察被称为形成层的带状结构（箭）。细胞未分化，呈原始胚胎型。此外，可见一个由软骨母细胞构成的结节

病例 3

3 岁女孩，出现呼吸短浅。CT 扫描右侧胸膜腔可见一个囊实性肿瘤，术中发现肿瘤侵及肺组织。取活检做冷冻切片诊断（图 17-14 至图 17-21），诊断后切除整个肿瘤，术后化疗。治疗 1 年后，经切除部位和骨髓活检证实未见病变。

该病例诊断为胸膜肺母细胞瘤，Ⅲ级。

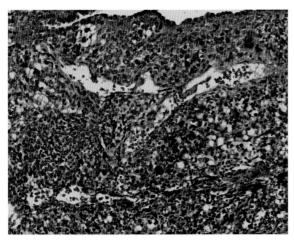

▲ 图 17-17 高倍镜下，原始细胞之间可见大的、多核的横纹肌母细胞

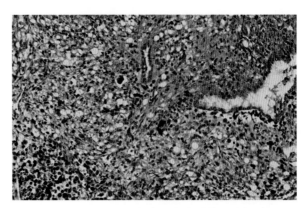

▲ 图 17-20 此局部可见数个横纹肌母细胞

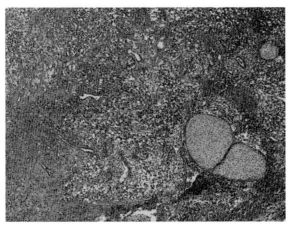

▲ 图 17-18 疏松的原始基质细胞，其中很多具有透明胞质。右侧可见软骨肉瘤岛

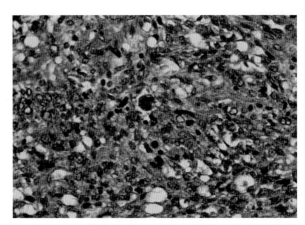

▲ 图 17-21 横纹肌母细胞伴包涵体，内含条纹状的肌丝

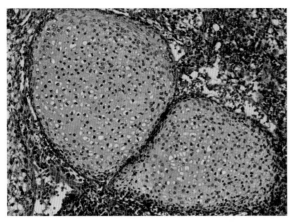

▲ 图 17-19 高倍镜下的软骨肉瘤岛

胸膜肺母细胞瘤（pleuropulmonary blastoma，PPB）

- 临床特征

胸膜肺母细胞瘤是一种恶性原始间叶组织儿童肿瘤，常见于儿童早期；有时也可见于青少年。发生于胸膜、肺，或两者均有。

患者的症状，与肿瘤生长引起的压迫性肺不张有关。

- 大体表现

有三种类型：PPB Ⅰ，囊性为主型；PPB Ⅱ，囊性和实性混合型；PPB Ⅲ，实性为主型。囊性型与其他囊性病变相似，因此应与多种支气管和间皮的囊性病变进行鉴别诊断。

- 显微镜下表现

  - 原始胚胎性细胞形成生发层：未成熟的小细胞层，细胞核相对较大，染色质致密、深染、粗糙。

  - 出现具有诊断意义的横纹肌母细胞；PPB Ⅰ 常见原始间叶区，而 PPB Ⅱ 为原始和不典型性区。PPB Ⅲ 中可见较厚的生发层伴散在的巨细胞。

  - PPB Ⅲ 型中常见软骨肉瘤岛。

  - PPB Ⅲ 中可见丰富的核分裂，而在 PPB Ⅰ 中罕见。

  - 肿瘤细胞波形蛋白阳性，CK 阴性。横纹肌母细胞 Des 和 MyoD 染色阳性。

  - 所有研究的病例均证实有 chr.8 额外复制和 DICER1 突变。

  - 另外亦有 RAS 基因突变的报道。

诊断的主要问题在于 Ⅰ 型：如果不仔细检查囊壁，容易将 Ⅰ 型误诊为单纯性间皮或支气管囊肿或 CPAM4。可缺乏 Des 阳性的横纹肌母细胞。除非检查全部组织，否则可能会遗漏。这些病例应做 DICER 突变分析。

拓展阅读

[1] Popper H. Chapter 17: Morphology–pathogenesis–etiology. In: Pathology of lung disease. Berlin: Springer; 2017. p. 542–53. https://doi.org/10.1007/978–3–662–50491–8.

[2] Brcic L, Fakler F, Eidenhammer S, Thueringer A, Kashofer K, Kulka J, Popper H. Pleuropulmonary blastoma type I might arise in congenital pulmonary airway malformation type 4 by acquiring a Dicer 1 mutation. Virchows Arch. 2020. https://doi.org/10.1007/s00428–020–02789–6.

第 18 章　胸膜肿瘤
Tumors of the Pleura

病例 1

66 岁男性，有吸烟史，出现呼吸困难和右侧胸痛，持续 2 个月。胸部 X 线显示右侧胸腔积液伴壁胸膜增厚。CT 扫描证实胸腔积液，弥漫性、结节状增厚的胸膜包围肺组织。胸腔积液细胞学检查怀疑为间皮瘤，遂行胸膜活检(图 18-1 至图 18-7)。此外，患者有 20 年石棉接触史。

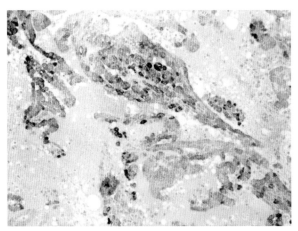

▲ 图 18-2　上皮样恶性间皮瘤，上皮细胞呈钙网膜蛋白（CR）阳性反应（细胞核和细胞质表达）

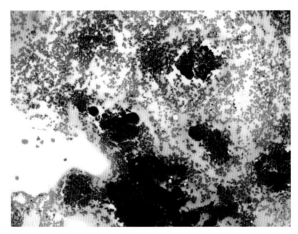

▲ 图 18-1　上皮样恶性间皮瘤，胸腔积液可见簇状和乳头状上皮细胞团，伴轻度细胞不典型性

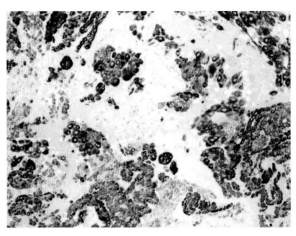

▲ 图 18-3　上皮样恶性间皮瘤，上皮细胞也呈 CK5 强阳性。最终的细胞学诊断强烈提示为上皮型恶性间皮瘤

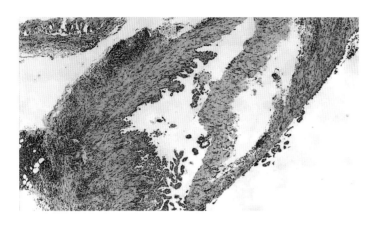

◀ 图 18-4 上皮样恶性间皮瘤，壁胸膜组织
碎片表面呈复杂性乳头状增生，基质可见腺泡
状结构浸润

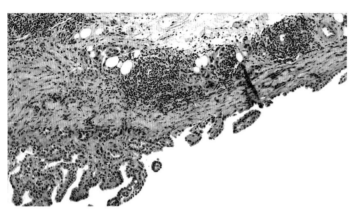

◀ 图 18-5 上皮样恶性间皮瘤，高倍镜可见
明显的胸膜基质浸润，延伸至脂肪组织

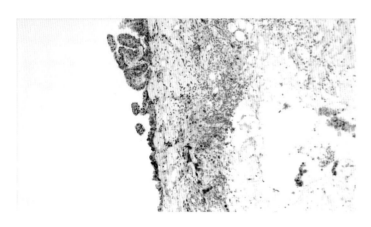

◀ 图 18-6 上皮样恶性间皮瘤，肿瘤细胞细
胞核和细胞质表达钙网膜蛋白（**CR**）

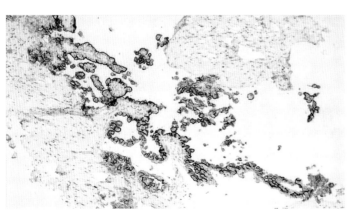

◀ 图 18-7 上皮样恶性间皮瘤，肿瘤细胞
podoplanin/D2-40 强阳性，呈明显的细胞膜分
布。癌相关标志物（**CEA** 和 **BerEP4**）阴性

病例 2

49 岁女性，出现持续 1 个月的呼吸困难和咳嗽。胸部 X 线可见胸腔积液和左半胸胸膜弥漫性、结节状增厚。胸腔积液细胞学检查怀疑为间皮瘤，胸膜活检诊断为上皮样恶性间皮瘤（图 18-8 至图 18-12）。行左侧胸膜外肺切除术（extrapleural pneumonectomy，EPP）和胸壁重建。因为她与直接接触石棉的父亲同住并处理过他的衣服，因此有家庭石棉接触史，癌相关标志物（CEA 和 BerEP4）阴性。

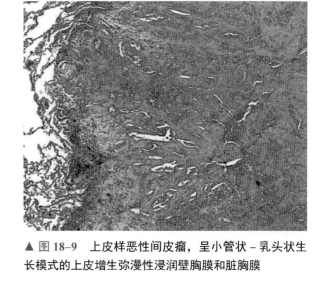

▲ 图 18-9　上皮样恶性间皮瘤，呈小管状 – 乳头状生长模式的上皮增生弥漫性浸润壁胸膜和脏胸膜

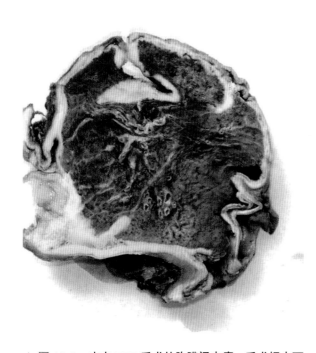

▲ 图 18-8　来自 EPP 手术的胸膜间皮瘤，手术标本可见弥漫性胸膜增生，部分环状包绕肺组织，部分沿裂隙延伸

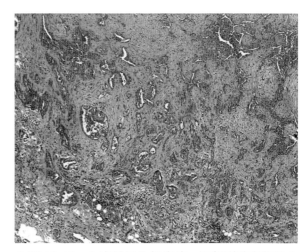

▲ 图 18-10　上皮样恶性间皮瘤，不规则腺泡状和小管 – 乳头状结构位于致密的纤维性间质中

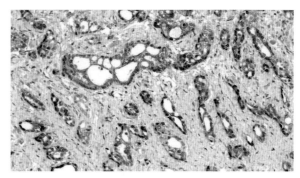

▲ 图 18-11　上皮样恶性间皮瘤，肿瘤细胞呈钙网膜蛋白（CR）细胞核和细胞质呈强阳性

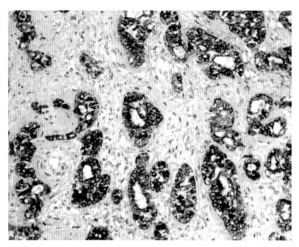

▲ 图 18-12　上皮样恶性间皮瘤，细胞质 CK5/6 呈强阳性

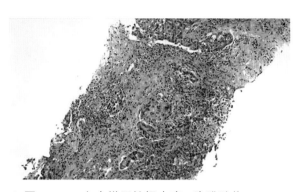

▲ 图 18-14　上皮样恶性间皮瘤，胸膜肿物 Tru-Cut 针穿刺活检可见假腺泡增生弥漫浸润于纤维组织中。衬覆小管的细胞呈柱状，细胞核大且不规则

病例 3

82 岁男性，有每年 20 包的吸烟史和慢性阻塞性肺疾病症状，过去 1 个月出现胸痛和呼吸短促。影像学检查显示右侧胸腔积液和一个巨大胸膜肿块，弥漫累及右侧胸腔壁。行胸腔穿刺，吸出 100ml 黏稠的胸腔积液。根据细胞学影像，经胸壁针吸活检（图 18-13 至图 18-17）。

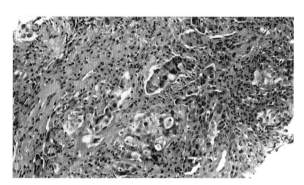

▲ 图 18-15　上皮样恶性间皮瘤，高倍镜明显可见不典型细胞核和明显的核仁。细胞质相对丰富，局灶呈空泡状

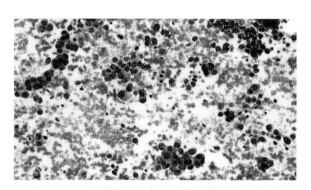

▲ 图 18-13　不典型的间皮细胞排列成簇或单个出现，细胞团以多结节状边界为特征。细胞圆形至多边形，细胞核位于中央，细胞质中等至丰富。细胞大小不一和多核化（空气干燥，Diff-Quick 染色）

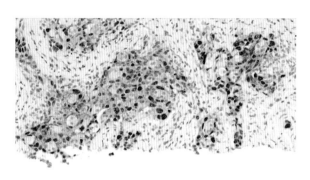

▲ 图 18-16　上皮样恶性间皮瘤，免疫组化可见钙网膜蛋白（CR）细胞核弥漫强阳性染色，细胞质弱阳性

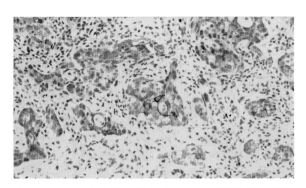

▲ 图 18-17　上皮样恶性间皮瘤，免疫组化显示细胞质呈细胞角蛋白 5/6 中等着色

病例 4

　　45 岁男性，无吸烟史，出现咳嗽和呼吸困难。影像学检查发现左侧胸膜弥漫性、不规则增厚和胸膜积液，胸腔穿刺吸出 200ml 血性液体。胸腔积液细胞学检查不足以诊断恶性，遂取胸膜活检（图 18-18 至图 18-22）。患者为律师，无石棉暴露史。

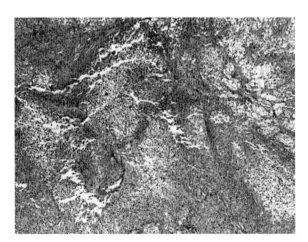

▲ 图 18-18　上皮样恶性间皮瘤，透明细胞型。胸膜活检可见上皮细胞增生，呈实性岛状，被少量血管化的纤维间质分隔。部分上皮细胞细胞质相对丰富，嗜酸性，细胞核圆形，其他细胞的胞质透明

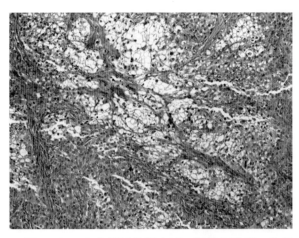

▲ 图 18-19　上皮样恶性间皮瘤，透明细胞型。此视野可见上皮细胞胞质从嗜酸性至透明的渐进性变化。两种细胞的细胞核均为圆形伴明显的核仁。也可见少量核分裂象

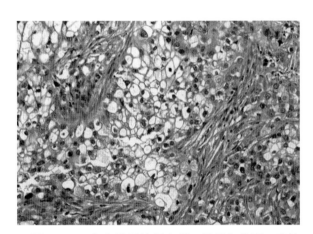

▲ 图 18-20　上皮样恶性间皮瘤，透明细胞型。高倍镜可见透明细胞成分，特征为细胞质丰富、透明，细胞膜明显，细胞核圆形或偏心

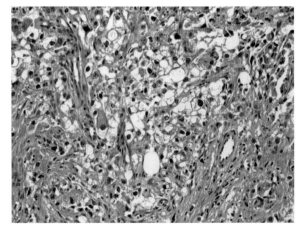

▲ 图 18-21　上皮样恶性间皮瘤，透明细胞型。此病例偶见更加不规则、多形性的细胞核伴不典型核分裂象

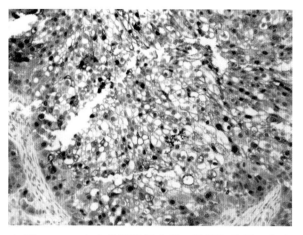

▲ 图 18-22　上皮样恶性间皮瘤，透明细胞型。免疫组化显示钙网膜蛋白（CR）细胞核呈强阳性、胞质膜呈弱阳性。肿瘤细胞 WT-1 和细胞角蛋白（CK）也呈阳性；PAX-8、p40、claudin 4、TTF-1 和 napsin A 为阴性

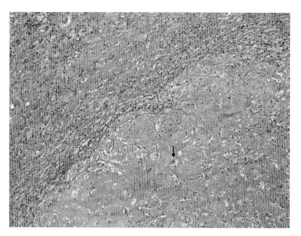

▲ 图 18-24　此视野可见均质的纤维化区，出现单个、核固缩的间皮瘤细胞（箭）。邻近的胸膜中可见与间皮瘤相关的管状结构

病例 5

58 岁男性，有 10 年石棉职业接触史，出现呼吸困难和胸腔积液。诊断为上皮样恶性间皮瘤，化疗后，胸廓切开行根治性胸膜切除。切片均来自胸膜切除术，显示出化疗后的改变（图 18-23 至图 18-27）。

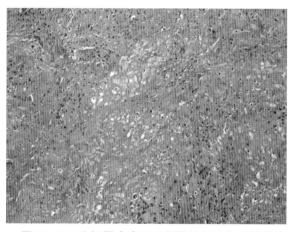

▲ 图 18-25　此视野中央可见凝固性坏死和玻璃样变的间质，包含细胞质透明、核固缩的肿瘤细胞

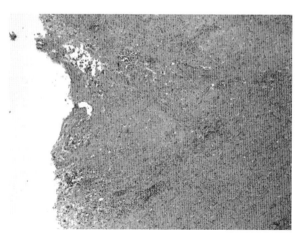

▲ 图 18-23　切片显示大片间质玻璃样变性，其中可以识别出单个或小团的上皮细胞，细胞质丰富、嗜酸性，细胞核圆形，也可见凝固性坏死区

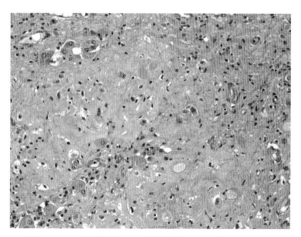

▲ 图 18-26　高倍镜可见玻璃样变的纤维化和散在的恶性间皮瘤细胞

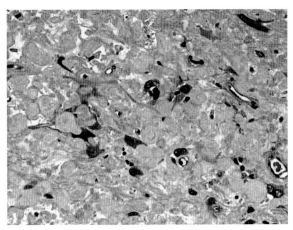

▲ 图 18-27 另一视野可见硬化和很少量细胞核不规则、核仁突出的恶性间皮细胞

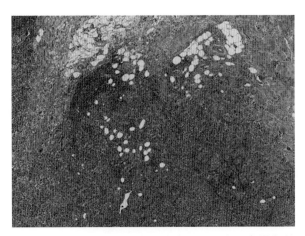

▲ 图 18-29 邻近的脂肪和筋膜可见浸润，在浸润的边界也可见淋巴细胞反应

病例 6

76 岁男性，因复发性胸腔积液就诊。已知有二氧化硅和石棉纤维暴露史。行 VATS 取大小 4.5cm×2.5cm 的活检组织两块（图 18-28 至图 18-33）。

该病例诊断为双相型（上皮样和肉瘤样）间皮瘤。免疫组化显示 CK5/6、波形蛋白和 CR 阳性，CEA 阴性。

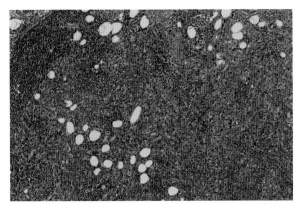

▲ 图 18-30 肿瘤细胞以小细胞团或单个细胞的形式，浸润脂肪和软组织

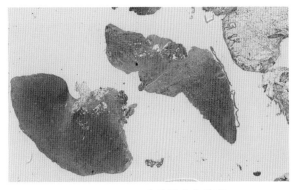

▲ 图 18-28 胸膜肿瘤全貌观

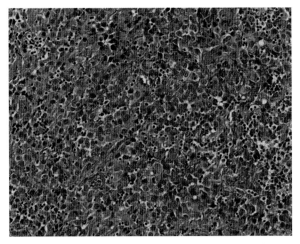

▲ 图 18-31 可见成片的、大的肿瘤细胞，细胞核和核仁增大，染色质呈泡状。核仁中度多形性，可见散在的淋巴细胞

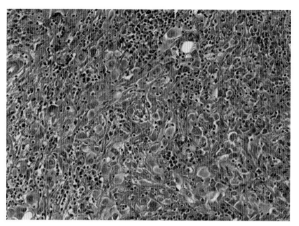

▲ 图 18-32　可见大的上皮样肿瘤细胞，其中有些细胞的细胞质宽广，类似蜕膜样细胞。肿瘤细胞形成小细胞团，但也可见单个细胞浸润

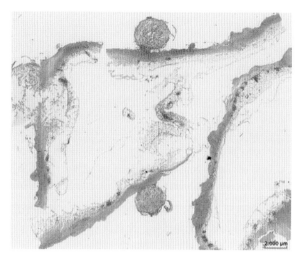

▲ 图 18-34　组织标本全貌观

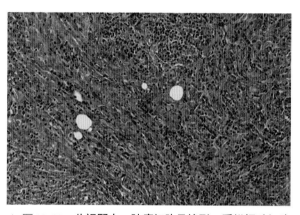

▲ 图 18-33　此视野中，肿瘤细胞呈梭形，看似间叶细胞

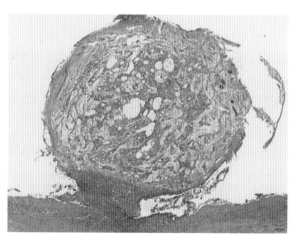

▲ 图 18-35　近距离观察其中一个结节，显示肿瘤细胞埋于黏液样基质中

病例 7

　　79 岁女性，因不明原因胸膜痛和胸腔积液而入院。行 VATS，取 5mm 和 10mm 两块活检（图 18-34 至图 18-42）。

　　该病例诊断为上皮样间皮瘤（常规标志物染色 3 个阳性、2 个阴性）。

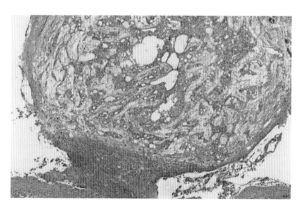

▲ 图 18-36　高倍镜可见在黏液样基质中呈片状的肿瘤细胞

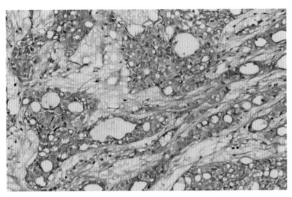

▲ 图 18-37 高倍镜可见上皮样肿瘤细胞，细胞核轻度增大，单形性。未见核仁，染色质分布均匀

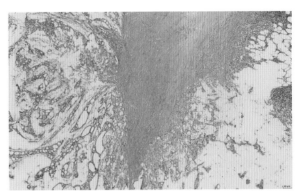

▲ 图 18-39 此处两种成分均可见，更多为黏液样成分和浸润成分

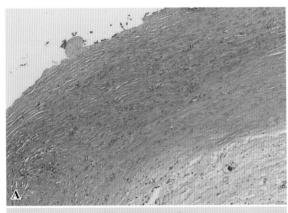

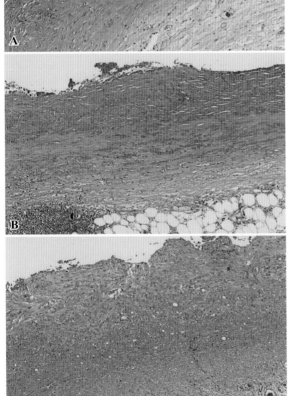

▲ 图 18-38 在更多纤维化区域，可见肿瘤细胞浸润胸膜

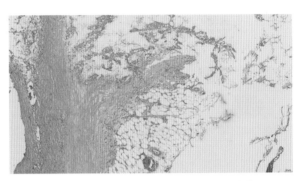

▲ 图 18-40 胸膜下脂肪浸润对诊断大有帮助

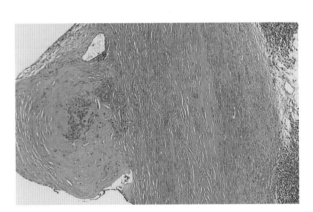

▲ 图 18-41 另一个视野可见一个间质透明变的结节

如果一个息肉出现孤立性病变且在胸膜内无弥漫扩散，将归类为局限性恶性间皮瘤，这是一种极罕见的肿瘤，男性发病率略多，中位年龄为 60—65 岁，石棉接触史不明。手术切除可能治愈。

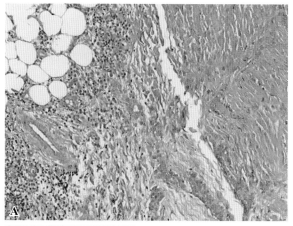

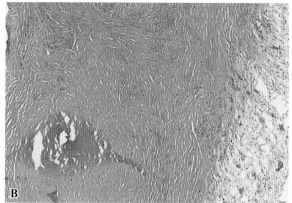

▲ 图 18-42　两个区域都可见明显的肿瘤侵袭

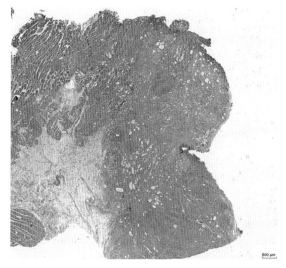

▲ 图 18-43　肿瘤全貌观，注意肌束侵入胸壁

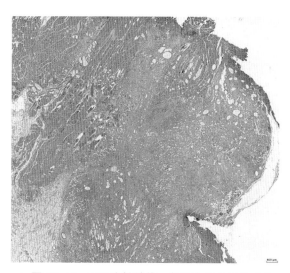

▲ 图 18-44　可见囊性结构，部分为更多实性成分

病例 8

80 岁男性，出现胸壁浸润。组织切片和蜡块提交会诊（图 18-43 至图 18-49）。因有前列腺癌病史，所以怀疑为转移。

钙网膜蛋白（CR）阳性，WT1 和 S-100 阴性。

该病例诊断为上皮样间皮瘤，腺瘤样型。

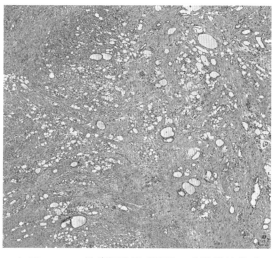

▲ 图 18-45　肿瘤细胞形成囊肿，充满黏液物质

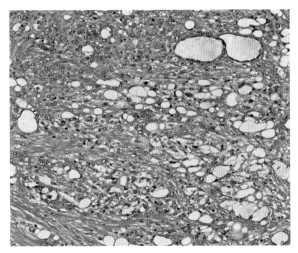

▲ 图 18-46 可见更多实性上皮样细胞，细胞呈质嗜碱性，细胞形成腺样结构，部分细胞的细胞核被黏液样物质挤压。细胞核中等大小，核仁轻度增大，染色质空泡状，核分裂象罕见。形态类似于腺瘤样瘤

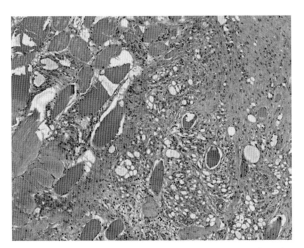

▲ 图 18-47 筋膜和横纹肌浸润可明确排除腺瘤样瘤

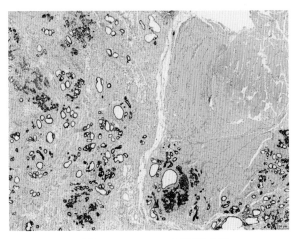

▲ 图 18-48 CK5/6 呈阳性表达

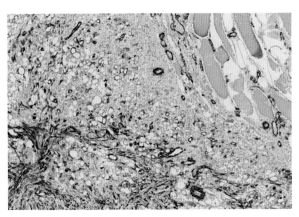

▲ 图 18-49 一些肿瘤细胞可表达 SMA

病例 9

68 岁男性，呼吸困难持续 1 个月。影像学检查发现胸膜积液、右侧胸膜弥漫性增厚和一个小结节状病变。石棉接触史 22 年，胸腔积液细胞学检查未做出诊断。行部分胸膜切除（图 18-50 至图 18-54）。

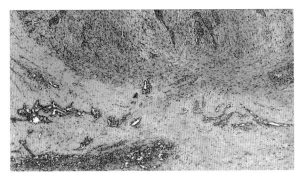

▲ 图 18-50 双相型间皮瘤，低倍镜下，清晰可见截然不同的上皮样（管状和实性）和肉瘤样成分

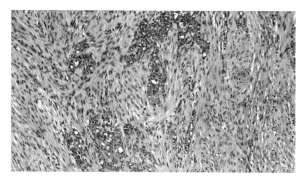

▲ 图 18–51　双相型间皮瘤，高倍镜可更好评估双相结构，上皮样和肉瘤样成分，亦见核分裂象。强烈建议确定肉瘤样成分的数量，因其影响预后和治疗

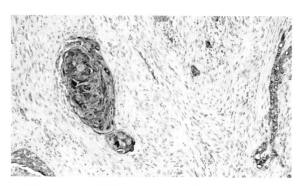

▲ 图 18–54　双相型间皮瘤，上皮样成分表达 CK5/6，包括鳞状化生区域。本病例排除了其他部位的原发性鳞状细胞癌

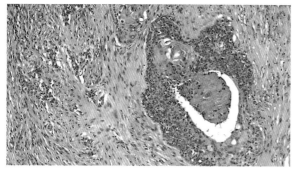

▲ 图 18–52　双相型间皮瘤，在此特殊病例中，上皮样成分可见局灶鳞状化生。这在反应性和恶性间皮病变中罕见

病例 10

67 岁男性，行尸检，已知石棉暴露史和间皮瘤病史，组织切片和蜡块提交会诊（图 18–55 至图 18–59）。

肿瘤细胞钙网膜蛋白和 CK5/6 均着色，并且 BerEP4 和 claudin 4 为阴性；一些骨样细胞这些标志物为阴性。

最终，该病例诊断为双相型间皮瘤伴骨肉瘤成分。

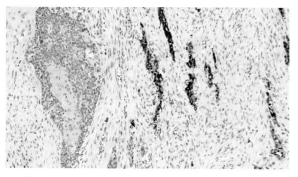

▲ 图 18–53　双相型间皮瘤，上皮样成分表达钙网膜蛋白，但局灶鳞状化生为阴性

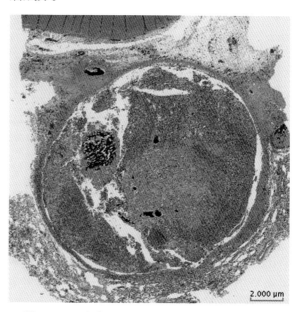

▲ 图 18–55　肿瘤（纵隔部分）全貌观，可见不规则的粉红结构和钙化物质

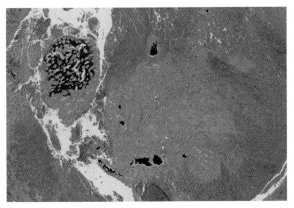

▲ 图 18-56 此视野可见致密深染的富于细胞性肿瘤围绕管状结构和粉红色间质

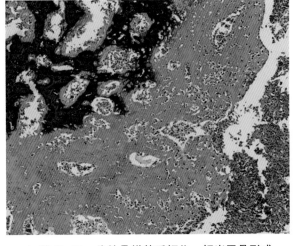

▲ 图 18-59 此处骨样基质钙化，相当于骨形成

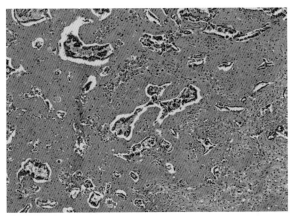

▲ 图 18-57 此处片状上皮样肿瘤细胞埋于骨样物中，也有小部分肿瘤细胞呈骨肉瘤样生长

病例 11

78 岁男性，出现胸膜积液，怀疑为间皮瘤。但由于免疫组化不同寻常，需进一步确认，遂将切片和蜡块提交会诊（图 18-60 至图 18-67）。

其他标志物，如钙网膜蛋白和 podoplanin/D2-40 阴性，而 SMA 和波形蛋白也为阳性，因此容易导致误诊。该病例诊断为肉瘤样间皮瘤。

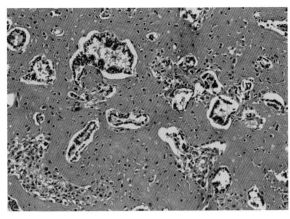

▲ 图 18-58 高倍镜可见双相型肿瘤，由上皮样肿瘤细胞和成骨样细胞组成

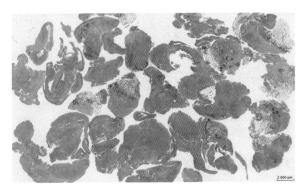

▲ 图 18-60 接收的组织碎片全貌观

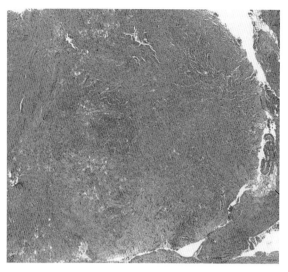

▲ 图 18-61 胸膜伴不规则形状的浸润性肿瘤，细胞束指向各个方向

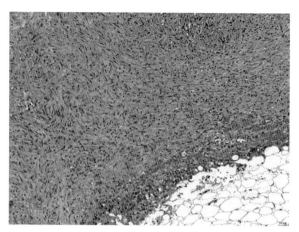

▲ 图 18-64 侵入脂肪

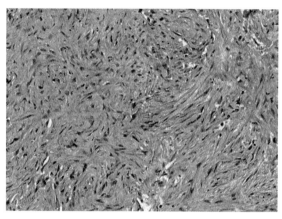

▲ 图 18-62 梭形细胞增生伴重度不典型细胞。染色体致密深染，细胞核明显多形性。较为重要且有助于诊断的是肿瘤细胞团极性消失

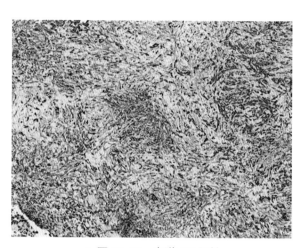

▲ 图 18-65 广谱 CK 阳性

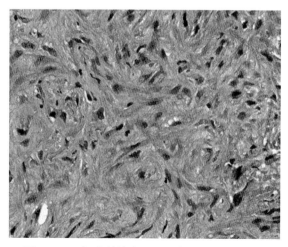

▲ 图 18-63 细胞核染色质呈颗粒状，核仁不可见，多形性；细胞质局灶空泡状

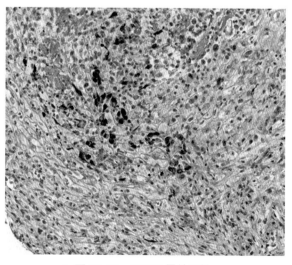

▲ 图 18-66 CK5/6 局灶阳性

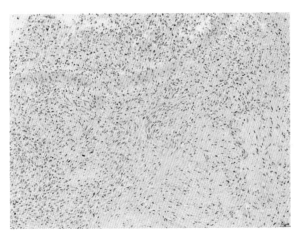

▲ 图 18-67　肿瘤细胞细胞核 WT1 阳性

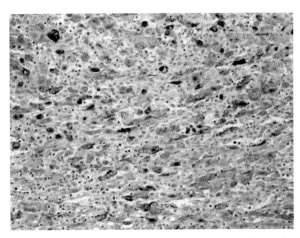

▲ 图 18-69　肉瘤样间皮瘤，肿瘤细胞对广谱 CK 抗体呈中度阳性反应，这在肉瘤样间皮瘤中并不罕见

病例 12

　　71 岁男性，咳嗽和左侧胸痛持续 4 个月。CT 扫描显示左侧胸膜弥漫性增厚，未见肺实质内肿块。行胸膜活检（图 18-68 至图 18-71）。患者有 20 年石棉暴露史。

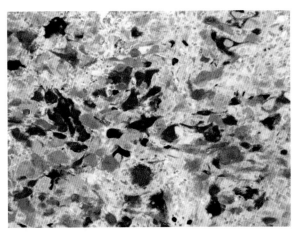

▲ 图 18-70　肉瘤样间皮瘤，钙网膜蛋白在少量成分中表达，呈典型的细胞核和细胞质阳性。肉瘤样间皮瘤中，约 30% 的病例表达钙网膜蛋白，且通常为局灶表达

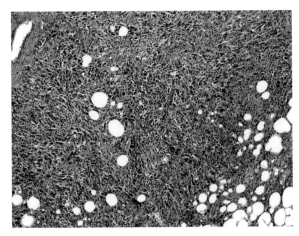

▲ 图 18-68　肉瘤样间皮瘤，小片壁胸膜组织可见胖梭形细胞弥漫浸润，排列成不规则短束状，呈席纹样外观。肿瘤细胞之间可见炎性浸润

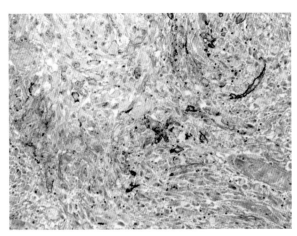

▲ 图 18-71　肉瘤样间皮瘤，D2-40 在此病例呈局部表达，被认为是肉瘤样间皮瘤合适的免疫组化标志物

病例 13

69 岁男性，有石棉暴露史，上个月出现胸痛。影像学检查可见界限清晰的弥漫性胸膜结节，累及右侧胸壁腔伴肋间隙收缩。无胸腔积液，遂取活检（图 18-72 至图 18-75）。

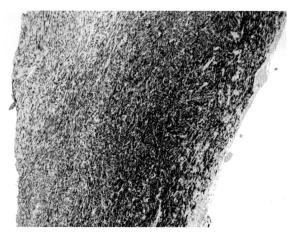

▲ 图 18-74　肉瘤样恶性间皮瘤，AE1/AE3 广谱抗角蛋白抗体组合在此特殊病例中强表达

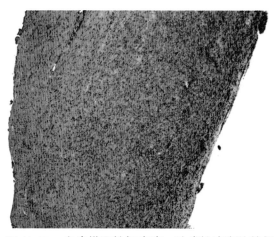

▲ 图 18-72　肉瘤样恶性间皮瘤，肿瘤性病变的特征为温和、细长的梭形细胞弥漫性增生，细胞核细长，细胞质缺乏。细胞排列无规则，未见坏死和核分裂象

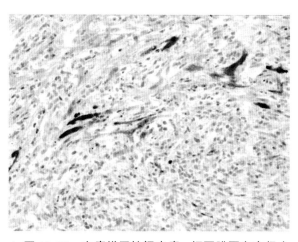

▲ 图 18-75　肉瘤样恶性间皮瘤，钙网膜蛋白在极少数细胞中表达。此例不表达其他间皮瘤或癌标志物

病例 14

75 岁男性，无吸烟史，胸痛和呼吸困难持续 2 个月。影像学显示左侧胸膜中度弥漫性增厚，无胸腔积液。患者有石棉职业接触史 15 年（图 18-76 至图 18-78）。

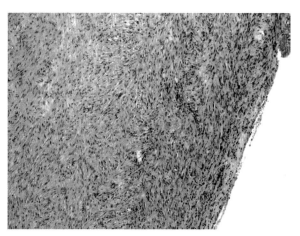

▲ 图 18-73　肉瘤样恶性间皮瘤，高倍镜显示梭形细胞呈短束状排列，席纹样。细胞位于纤维间质中，细胞核丰满或细长

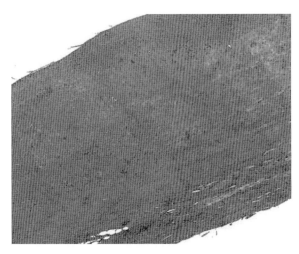

▲ 图 18-76　促结缔组织增生性间皮瘤，壁层胸膜弥漫性增厚，伴大片致密的、玻璃样变纤维间质，其中可见温和的梭形细胞，延伸至胸壁脂肪

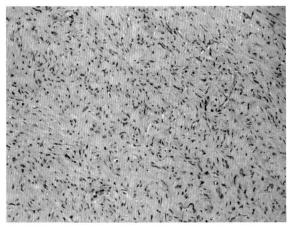

▲ 图 18-77　促结缔组织增生性间皮瘤，高倍镜显示不典型梭形细胞排列无固定模式伴致密的纤维间质

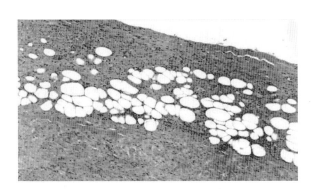

▲ 图 18-78　促结缔组织增生性间皮瘤，此图可见明显的胸壁侵入，即梭形细胞延伸至脂肪中。侵及胸壁脂肪是在小活检中诊断促结缔组织增生性间皮瘤最有帮助的指标

病例 15

这是 1 名母亲和 2 名女儿的病史。大女儿怀疑为胸膜肿瘤，遂取活检。1 年后由于复发，切除胸膜肿瘤和腹膜腔肿瘤。

3 年后，母亲的腹膜（网膜、小骨盆）发现一个肿瘤，腹腔镜探查。

大女儿出现临床表现 6 年后，二女儿怀疑为胸膜肿瘤（筛查中发现），次年因复发切除两次。1 年后，再次复发，但是这次患者拒绝了进一步治疗。

发病时家庭成员的年龄分别为 59 岁、34 岁和 38 岁。尽管进行了广泛评估，但未证实有石棉暴露史。

母亲和其中一个女儿仍存活，另一个女儿失去。

3 名女性的间皮瘤中均可见 BAP1 缺失（图 18-79 至图 18-85）；追溯家族史，1 位祖父因胸膜肺疾病去世，但未做组织学检查，未行尸检，只有恶性细胞学报告，并且无法复查切片。

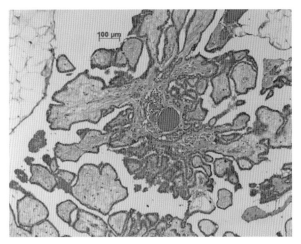

▲ 图 18-79　腹膜活检显示为分化良好的乳头状上皮样间皮瘤

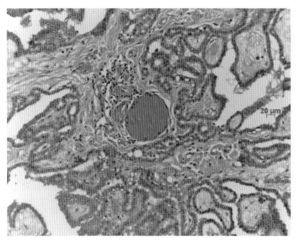

▲ 图 18-80　高倍镜可见侵袭，此为母亲的间皮瘤

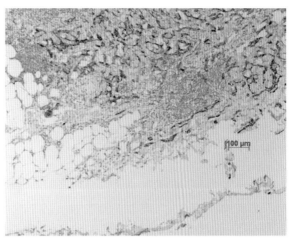

▲ 图 18-83　间皮瘤的钙网膜蛋白（CR）染色

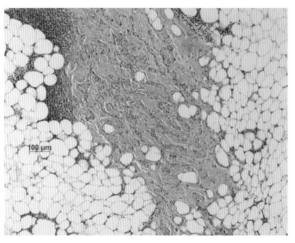

▲ 图 18-81　大女儿的恶性间皮瘤，上皮样间皮瘤浸润胸膜

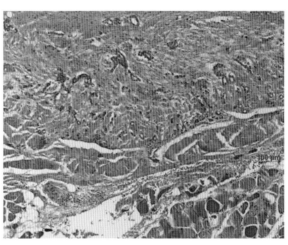

▲ 图 18-84　二女儿的侵袭性胸膜间皮瘤。分化良好的上皮样间皮瘤，形成小管

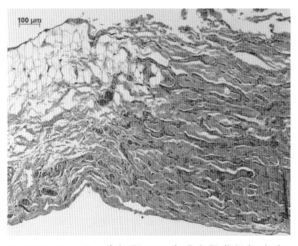

▲ 图 18-82　另一个视野可见胸膜内侵袭性间皮瘤，间皮瘤分化良好，形成小管

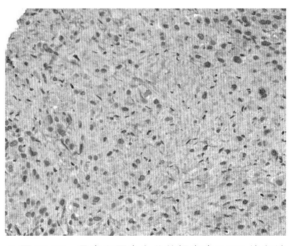

▲ 图 18-85　母亲和两个女儿的间皮瘤 BAP1 染色缺失，此图例来自二女儿

恶性间皮瘤（malignant mesothelioma，MM）

超过 80% 的恶性间皮瘤是由石棉接触引起，有非石棉相关恶性间皮瘤的证据（膨润土、毛沸石、氟伊橄榄石、氟-浅闪石、治疗用辐射、碳纳米管、遗传素质-特发性恶性间皮瘤）。

恶性间皮瘤的诊断通常来自充分的活检，少见情况来自渗出液细胞学检查或细针穿刺，并充分结合临床和放射学所见。

- 临床表现：恶性间皮瘤在大于 60 岁的男性发病率高，常出现呼吸困难、单侧胸痛和反复的胸腔积液（在肉瘤样间皮瘤罕见）；进展期常见低热和体重减轻。

- 影像学表现：特征为胸腔积液；单侧胸膜增厚和结节状，环周包绕肺并延伸至裂隙和叶间隔。胸膜孤立性、结节状致密影罕见。

- 细胞学：在大多数病例，首次诊断恶性间皮瘤是根据对渗出物的检查，尤其是上皮样和双相型。尽管有较好的细胞学诊断标准的定义，但仅通过细胞学检查就确诊为恶性间皮瘤仍存在争议。然而，以下情况可作为细胞学诊断间皮瘤的提示，即渗出物中可见大量细胞伴小组织碎片，乳头状碎片形成表面光滑的球状，细胞间窗伴较淡的细胞质边缘，嗜酸性细胞外基质，明显的细胞封入和巨大的核仁。应用合适的免疫组化有助于确认细胞的间皮来源。检测 P16 纯合子缺失和（或）BAP1 表达缺失有助于区分恶性间皮瘤和反应性间皮增生。

- 大体表现：恶性间皮瘤早期表现为小结节，主要分布于壁层胸膜。在进展阶段，肿瘤呈边框样包绕肺，并沿肺裂隙和肺叶间隔生长，压迫肺实质，进入膈膜、心包膜和胸壁；可见含有黏液样物质的囊性区域。

- 组织学：分为三种主要类型，即上皮样、肉瘤样（包括促结缔组织增生性）和双相型（混合性）。

 - 上皮样恶性间皮瘤是最常见类型，由多边形细胞组成，细胞质丰富嗜酸性，细胞核圆形或卵圆形，通常位于中央。细胞以不同方式排列形成不同生长模式（小管-乳头状、腺泡样、实性），有时具独特特征（透明细胞、蜕膜样或横纹肌样）。

 - 肉瘤样恶性间皮瘤由梭形细胞组成，但可含有异源成分；罕见情况下也可由淋巴组织细胞样细胞组成。

 - 识别上皮样和肉瘤样间皮瘤的多种组织学形态有助于鉴别诊断和标志物的选择。双相型或混合型恶性间皮瘤包含上皮样和肉瘤样成分，并且至少占肿瘤的 10%。应注意报告肉瘤样成分的数量，以百分比表示，因为对治疗方案和预后有重要意义。

- 免疫组织化学特点：对免疫组化在间皮瘤确诊中的作用认识越来越深入。由于缺乏部位特异性抗体，因此推荐使用抗体组合。

- 上皮样和双相型间皮瘤广谱 CK 阳性，表达所谓的间皮标志物：钙网膜蛋白、CK5/6、podoplanin/D2-40 和 WT1；但癌标志物阴性，如 CEA、claudin4、BerEP4、MOC31、TTF-1、napsin A、B72.3、p63 或 p40。
- 肉瘤样恶性间皮瘤通常 CK 阳性（大约 5% 不表达 CK），但几乎不表达钙网膜蛋白、CK5/6 和 WT1。更常见 podoplanin/D2-40 阳性。肉瘤样间皮瘤中经常可以检测到 p16 和 B7-H1 纯合子表达缺失。肉瘤样间皮瘤 Vim 强阳性，肌动蛋白和 S-100 可阳性，但不具有诊断意义。
- CK 染色有助于显示促结缔组织增生型的侵袭性。
- 鉴别诊断
  - 上皮样恶性间皮瘤
    ➤ 反应性间皮增生：间质侵犯仍是诊断恶性间皮瘤的最佳标准。FISH 检测 p16 缺失和免疫组化检测 BRCA1 相关蛋白 1（BRCA1-associated protein 1，BAP1）缺失，两者联合，支持恶性间皮瘤的诊断。
    ➤ 来源于肺或远隔器官的转移癌是最常见的鉴别诊断。根据敏感性和特异性，除 TTF-1 外，推荐至少使用两种间皮和两种癌标志物。组织特异性标志物也有助于排除转移性病变。
    ➤ 上皮样血管内皮瘤 / 血管肉瘤：应用内皮标志物有助于做出正确诊断。
    ➤ 黑色素瘤、淋巴瘤、胸膜内胸腺瘤：应用特异性标志物有助于鉴别诊断。
  - 肉瘤样恶性间皮瘤
    ➤ 肺或其他部位的肉瘤样癌：可能很难区分。肺肉瘤样癌可表达 TTF-1、napsinA、p40 和 MUC4；肉瘤样肾细胞癌可表达 PAX8。必须结合临床。
    ➤ 原发性和转移性肉瘤：CK 弥漫强表达将鉴别诊断限定于滑膜肉瘤和血管肉瘤。
    ➤ 非上皮性肿瘤如恶性黑色素瘤的肉瘤样转移。
    ➤ 孤立性纤维性肿瘤，典型者呈 CK 阴性，STAT 6 阳性。
  - 促结缔组织增生性恶性间皮瘤
    ➤ 机化性胸膜炎：带状分布（胸腔积液处细胞明显增多，远离积液处细胞逐渐减少）是良性进程的标志。
    ➤ 孤立性纤维性肿瘤。
    ➤ 韧带样瘤：CD34、desmin 和 STAT6 阴性。
  - 双相型恶性间皮瘤
    ➤ 肺多形性癌
    ➤ 滑膜肉瘤

- 预后：恶性间皮瘤是一种高度致死性疾病。
  - 通常诊断后 1 年内死亡。
  - 在选定的患者组中，多模式治疗（手术加放疗和化疗）有利于生存。对大多数患者而言，治疗只能起缓解作用。

拓展阅读

[1] Churg A, Allen T, Borczuk AC, et al. Well-differentiated papillary mesothelioma with invasive foci. Am J Surg Pathol. 2014;38(7):990–8.

[2] Churg A, Cagle PT, Roggli VL, editors. Tumors of the serosal membranes. Atlas of tumor pathology; 4th series, fascicle 3. Silver Spring: Armed Registry of Pathology, and Washington, DC: Armed Forces Institute of Pathology; 2006.

[3] Cigognetti M, Lonardi S, Fisogni S, et al. BAP1 (BRCA1-associated protein1) is a highly specific marker for differentiating mesothelioma from reactive mesothelial proliferations. Mod Pathol. 2015;28(8):1043–57.

[4] Hjerpe A, Ascoli V, Bedrossian CW, et al.; International Mesothelioma Interest Group; International Academy of Cytology; Papanicolaou Society of Cytopathology. Guidelines for the cytopathologic diagnosis of epithelioid and mixed-type malignant mesothelioma. Complementary statement from the International Mesothelioma Interest Group, also endorsed by the International Academy of Cytology and the Papanicolaou Society of Cytopathology. Acta Cytol. 2015;59:2–16.

[5] Husain AN, Colby TV, Ordonez NG et al. Guidline for pathologic diagnosis of malignant mesothelioma. 2017 update of the consensus statement from the International Mesothelioma Interest Group. Arch Pathol Lab Med. 2018;142:89–108.

[6] Travis WD, Brambilla E, Burke AP, Marx A, Nicholson AG, editors. WHO classification of tumours of the lung, pleura, thymus and heart. 4th ed. World Health Organization classification of tumours; vol 7. Lyon: IARC Press; 2015.

病例 16

62 岁女性，卵巢子宫内膜样癌病史，出现呼吸困难和复发性胸腔积液。影像学显示左侧半胸胸腔积液，无结节。胸腔镜显示壁层胸膜多发小结节，遂取活检（图 18-86 至图 18-88）。

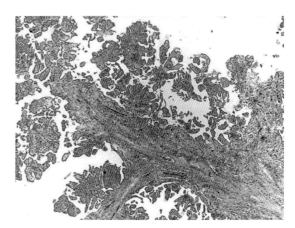

▲ 图 18-86 高分化乳头状间皮瘤，病变呈乳头状结构，由大小不同的乳头组成，伴黏液样纤维性轴心，衬覆温和的、单层立方状细胞

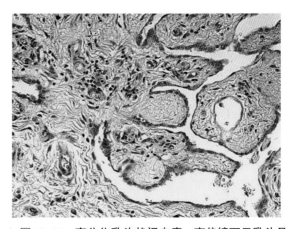

▲ 图 18-87 高分化乳头状间皮瘤，高倍镜可见乳头具有黏液样纤维血管轴心，被覆单层、温和的上皮细胞

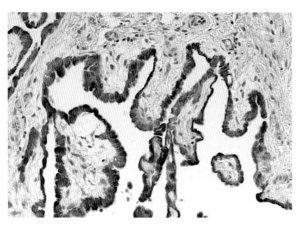

▲ 图 18-88 高分化乳头状间皮瘤，上皮细胞钙网膜蛋白强阳性

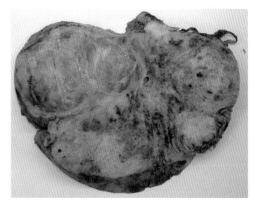

▲ 图 18-89 孤立性纤维性肿瘤，切除肿物的最大径为 10cm，边界清楚，有一个短茎。坚实而有弹性，切面灰白色，稍呈旋涡状，有黏液样结节状区

高分化乳头状间皮瘤（well-differentiated papillary mesothelioma，WDPM）

为特殊的间皮肿瘤，常见于腹膜。表现为浅表分布的乳头状分叶，具有宽广的纤维血管轴心，衬覆温和的间皮细胞。偶尔可见局灶茎部浸润，与复发相关，病变的临床预后不凶险。

病例 17

58 岁女性，无明显病史，出现进行性呼吸困难。胸部 CT 扫描发现右下区一个界限清晰的肿块，明显以胸膜为根基。切除病变（图 18-89 至图 18-93）。

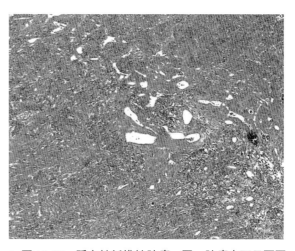

▲ 图 18-90 孤立性纤维性肿瘤，同一肿瘤中可见不同的形态特征。此视野可见细胞数量中等，由短束状梭形细胞组成，呈席纹状生长模式，夹杂嗜酸性、玻璃样变的胶原。视野中央可见大的血管外皮细胞瘤样血管

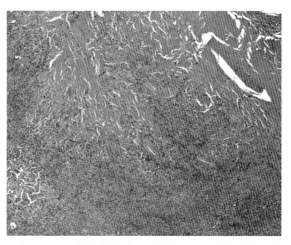

▲ 图 18-91 孤立性纤维性肿瘤，同一病例的另一个视野，可见细胞丰富区突然过渡到无细胞的纤维化区

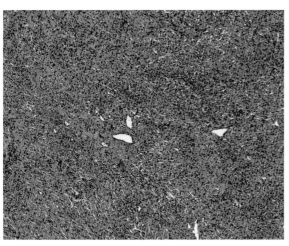

▲ 图 18-92　孤立性纤维性肿瘤，肿瘤细胞相对丰富区由梭形至椭圆形细胞组成，位于胶原性基质中

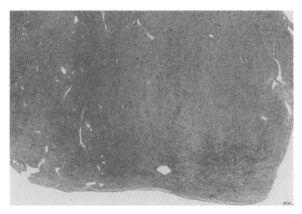

▲ 图 18-94　全貌观为一个富细胞的间叶性肿瘤

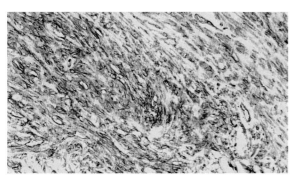

▲ 图 18-93　孤立性纤维性肿瘤，肿瘤细胞呈 CD34 弥漫阳性

▲ 图 18-95　此视野中，肿瘤看似神经源性，有大量疏松的间质，但也可见梭形肿瘤细胞和灶状胶原束

病例 18

　　36 岁女性，出现胸痛。右肺隔膜角可见一个肿瘤，行手术切除。肿瘤大小 3cm，切面灰白束状，有一个茎与肺相连（图 18-94 至图 18-97）。

　　该病例诊断为孤立性纤维性肿瘤，神经纤维瘤样型。

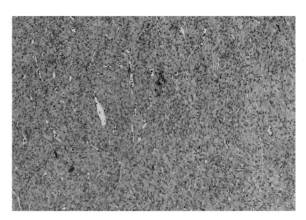

▲ 图 18-96　高倍镜下肿瘤细胞呈梭形，均匀一致，可见短束状胶原沉积

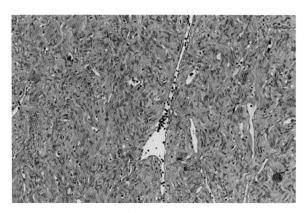

▲ 图 18–97　肿瘤细胞伴胶原合成，胶原沉积呈波浪状，类似施万细胞；然而，胶原不利于此肿瘤的诊断，**CD34** 免疫染色有助于做出正确诊断

病例 19

67 岁男性，切除一个胸膜肿瘤。组织切片和蜡块会诊（图 18-98 至图 18-103）证实了原诊断。

该病例诊断为恶性孤立性纤维性肿瘤伴多形性成分。肿瘤 CD34 为阳性。

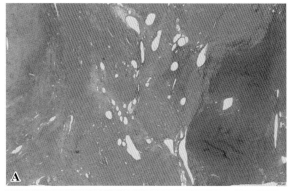

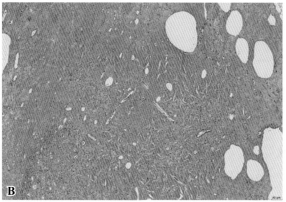

▲ 图 18–99　中间部分显示为一个典型的孤立性纤维性肿瘤，胶原束不规则沉积，无方向性。可见少量梭形肿瘤细胞

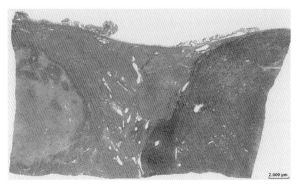

▲ 图 18–98　肿瘤全貌观，可见三种不同的区域。中间类似于孤立性纤维性肿瘤，左侧为致密的肿瘤细胞浸润伴大片坏死，右侧为致密深染的肿瘤

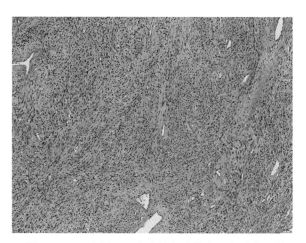

▲ 图 18–100　左侧可见丰富的细胞浸润。细胞多形性，细胞核染色质致密，但仍是梭形。肿瘤细胞之间无大量胶原。此视野已经符合恶性孤立性纤维性肿瘤，核分裂计数是必需的

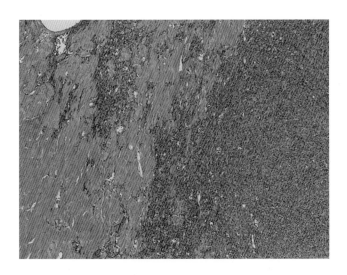

◀ 图 18-101　右侧区域可见更致密的肿瘤细胞浸润，胶原已消失。细胞核更具多形性，染色质深染，致密

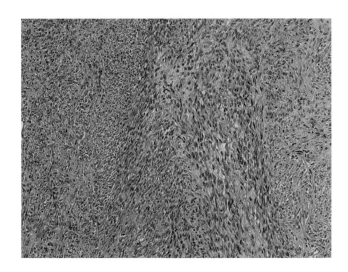

◀ 图 18-102　高倍镜肿瘤细胞的多形性明显，部分细胞为多形性

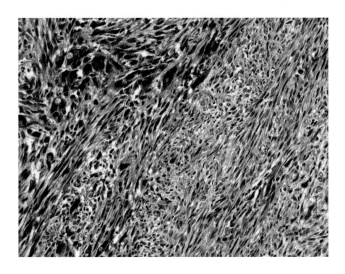

◀ 图 18-103　左上角可见多形性细胞，类似于多形性肉瘤。多数细胞体积巨大，有些为多核

胸膜孤立性纤维性肿瘤（solitary fibrous tumor，SFT）

胸膜孤立性纤维性肿瘤是一种不常见的肿瘤。

- 临床表现
  - 发病年龄范围广，最常见于 60—70 岁，无性别差异。
  - 病变生长缓慢，通常表现为良性，但大约 10% 为恶性。
  - 很多孤立性纤维性肿瘤无症状。
  - 最常见症状为咳嗽、呼吸困难、胸痛、全身不适或低血糖症（Doege–Potter 综合征）。可出现胸腔积液。
- 影像学表现：通常为界限清晰、基于胸膜的肿块。
- 大体表现
  - 通常为孤立性、界限清晰的实性肿块，大小不一，但可多发。
  - 通常附着于脏胸膜，但是 1/3 的病例起源于壁层胸膜。
  - 切面灰色，旋涡状，可有囊性变、出血和钙化。
  - 恶性病变可出现坏死、广泛粘连和侵入周围组织。
- 显微镜下表现
  - 温和的梭形成纤维细胞样细胞，无特定排列模式（"无模式"），少细胞区和富细胞区交替出现，数量不等的胶原间质伴分支状血管外皮细胞瘤样血管。
  - 常见血管周围胶原化，核分裂很少。
  - 恶性病变细胞更丰富伴不典型性，核分裂计数增加（>4/10HPF），p53 高表达，浸润性生长和坏死。少于 1% 的病例可出现未分化成分（去分化），预后更差。
- 免疫组化
  - 孤立性纤维性肿瘤 CD34 和 STAT6 阳性，有特异性。
  - 也可表达 Bcl–2 和 CD99，是非特异性的。
  - 罕见表达 EMA、CK、S–100 和 desmin。
- 孤立性纤维性肿瘤具有 NAB2–STAT6 基因融合；表现为 Akt/mTOR 通路激活和赖氨酸特异性去甲基化酶 1 表达增加。
- 鉴别诊断：肉瘤样 / 促结缔组织增生性间皮瘤、滑膜肉瘤、外周神经鞘瘤、韧带样瘤和胸腺瘤。免疫组化非常有助于区分。
- 预后和治疗
  - 10% 的病例死亡，18% 出现复发。
  - 不良预后预测参数：肿瘤大小（>10cm）、无蒂部、核分裂指数（>4/10HPF）、肿瘤坏死、富于细胞和多形性。
  - 完整切除是最重要的预后因素。

拓展阅读

[1] England DM, Hochholzer L, McCarthy MJ. Localized benign and malignant fibrous tumor of the pleura. A clinicopatholgic review of 223 cases. Am J Surg Pathol. 1989;13:640–8.

[2] Robinson LA. Solitary fibrous tumor of the pleura. Cancer Contr. 2006;13:264–9.

[3] Schirosi L, Lantuejoul S, Cavazza A, et al. Pleuro-pulmonary solitary fibrous tumors. A clinicopathologic, immunohistochemical and molecular study of 88 cases confirming the prognostic value of de Perrot Staging System and p53 expression, and evaluating the role of c–kit, BRAF, PDGFRs, c–met and EGFR. Am J Surg Pathol. 2008;32:1627–2.

[4] Travis WD, Brambilla E, Burke AP, Marx A, Nicholson AG, editors. WHO classification of tumours of the lung, pleura, thymus and heart. 4th ed. World Health Organization classification of tumours. vol. 7. Lyon: IARC Press; 2015.

病例 20

36 岁女性，无症状。CT 扫描发现一个单发、边缘清晰的胸膜肿块伴钙化区。胸腔镜检查病变最大直径约为 3cm，局限于脏胸膜，未累及肺实质（图 18-104 至图 18-106）。

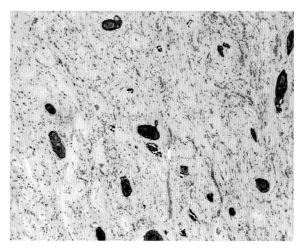

▲ 图 18-105　钙化性纤维瘤，同一病例的另一个区域，可见相当数量的营养不良性钙化

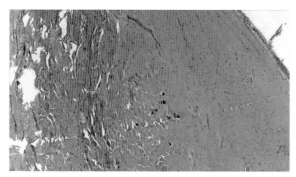

▲ 图 18-104　钙化性纤维瘤，病变界限清晰，细胞少，由弥漫性透明样变的胶原间质组成，此视野中可见少量营养不良性钙化

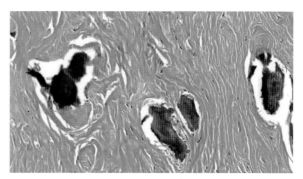

▲ 图 18-106　钙化性纤维瘤，高倍镜可见大量钙化和细胞少的胶原性基质

钙化性纤维瘤（calcifying fibrous tumor，CFT）

钙化性纤维瘤是一种罕见的良性病变，累及脏胸膜。

- 临床表现
  - 女性多发，平均年龄 33 岁。
  - 病变可单个或多发，无症状，但可出现胸痛、发热和呼吸困难。
- 影像学表现：呈基于胸膜的结节状肿块，伴中央区域钙化。
- 大体表现：病变大小不一（1.0～12.0cm），界限清晰，实性，切面白色、沙砾状。
- 组织学
  - 钙化性纤维瘤由致密、玻璃样变的胶原组织构成，散在温和的成纤维细胞，血管周围常有散在的淋巴浆细胞浸润，无细胞异型性。
  - 具特异性的是散在钙化灶，多数伴砂粒体结构。
  - 病变不累及其下的肺实质。
- 免疫组化：梭形细胞 CD34 可为阳性，而 β-catenin 和 ALK1 为阴性。
- 鉴别诊断
  - 孤立性纤维性肿瘤：其更富于细胞，呈"无模式"，间质分支状血管。
  - 炎性肌成纤维细胞瘤：其更富于细胞，几乎从来无钙化。
- 其他需考虑的病变：胸膜斑，呈典型的"竹篮编织状"模式；淀粉样变，呈刚果红阳性染色；玻璃样变的肉芽肿，位于胸膜下，且钙化不是沙砾体型。
- 预后和治疗：病变呈惰性过程，多数患者经局部外科手术切除后治愈。可局部复发。

拓展阅读

[1] Nascimento AF, Ruiz R, Hornick JL, Fletcher CD. Calcifying fibrous 'pseudotumor': clinicopathologic study of 15 cases and analysis of its relationship to inflammatory myofibroblastic tumor. Int J Surg Pathol. 2002;10:189–6.

[2] Hill KA, Gonzalez-Crussi F, Chou PM. Calcifying fibrous pseudotumor versus inflammatory myofibroblastic tumor: a histological and immunohistochemical comparison. Mod Pathol. 2001;14:784–90.

病例 21

74 岁女性，无吸烟史，1997 年因腺癌行右侧肺叶切除（中叶）。1999 年 5 月，常规 CT 扫描显示右侧脊柱旁区（TH4）有 2～3 个结节为主的胸膜病变。1 年后（2000 年 4 月），复查 CT 显示以前观察到的肿块体积增大，遂行手术切除（图 18-107 至图 18-112）。

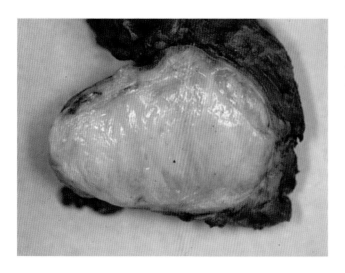

◀ 图 18-107　韧带样型纤维瘤病，大体上，肿物最大径为 7cm，界限相对清楚，延伸至胸壁软组织。肿瘤实性，灰白色，切面呈宽的小梁状

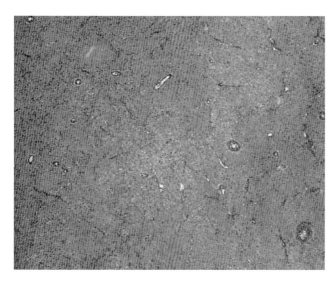

◀ 图 18-108　韧带样型纤维瘤病，低倍镜，病变细胞数量中等，由均匀一致、温和的梭形细胞组成，在胶原性基质中排列成长束状。遍布大量薄壁血管，其中一些呈缝隙样

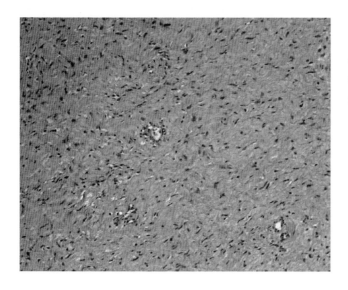

◀ 图 18-109　韧带样型纤维瘤病，位于胶原性和黏液样基质内的细胞成分，呈均匀一致的梭形，细胞核泡状，核仁微小，细胞质很少。未见细胞核多形性、异常染色质或核分裂象

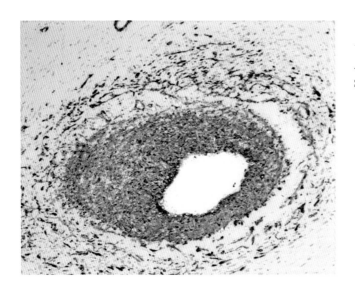

◀ 图 18-110 韧带样型纤维瘤病，梭形细胞局灶平滑肌肌动蛋白染色，而 desmin、CD34、S-100 蛋白、EMA、Bcl-2 和细胞角蛋白阴性

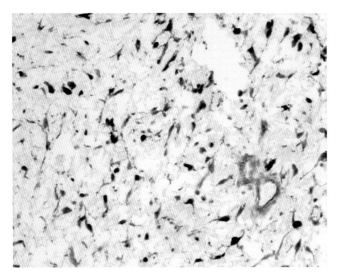

◀ 图 18-111 韧带样型纤维瘤病，肿瘤细胞 β-catenin 呈弥漫性、细胞核强阳性染色，提示 Wnt 信号通路的激活

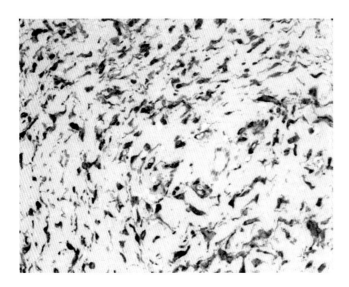

◀ 图 18-112 韧带样型纤维瘤病，此例肿瘤细胞的细胞质强烈表达成束蛋白（fascin），是一种主要存在于树突状细胞的肌动蛋白结合蛋白

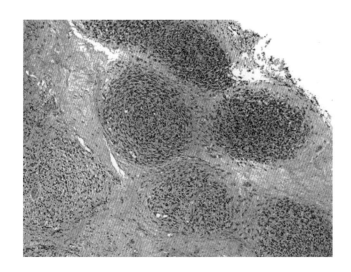

◀ 图 18-113　滑膜肉瘤，病变特征是圆形细胞弥漫性增生，细胞质稀少，细胞核圆形至卵圆形。细胞排列成实性结节，周围有黏液样间质

胸膜韧带样型纤维瘤病（DTF）或韧带样肿瘤

胸膜韧带样型纤维瘤病（DTF）或韧带样肿瘤是一种罕见的、局部侵袭性病变。

- 临床表现
  - 通常见于成年人，无性别差异。
  - 主要临床症状为胸痛和呼吸困难，但也可无症状。
- 影像学表现：无特异性，病变可为边缘不清的肿块。
- 大体表现
  - 病变通常巨大，边界不清，延伸至胸壁软组织。部分可呈息肉样病变。
  - 坚硬，切面白色，呈小梁状。无坏死。
- 显微和免疫组化表现
  - 细胞相对较少，由温和的梭形细胞组成，排列呈长束状，位于胶原性背景中，伴数量不等、显著的间质血管。梭形细胞胞质淡染，细胞核卵圆形，核分裂不等。
  - 梭形细胞平滑肌肌动蛋白和成束蛋白阳性；超过 70% 的病例 β-catenin 细胞核为阳性。CD34 和 STAT6 为阴性。
  - 大多数病例出现 CTNNB1 突变。
- 鉴别诊断
  - 孤立性纤维性肿瘤可表达 CD34 和 STAT6。
  - 梭形细胞肉瘤，典型表现为非典型性、多形性和坏死。
- 预后和治疗：约 20% 的病例局部复发。

拓展阅读

[1] Andino L, Cagle PT, Murer B, et al. Pleuropulmonary desmoid tumors. Immunohistochemical comparison with solitary fibrous tumors and assessment of ß-catenin and cicli D1 expression. Arch Pathol Lab Med. 2006;130:1503–9.

[2] Tajima S, Hironaka M, Oshikawa K, et al. Intrathoracic sporadic desmoid tumor with the beta-catenin gene mutation in exon 3 and activated cyclin D1. Respiration. 2006;73:558–61.

[3] Wilson RW, Gallateau-Salle F, Moran CA. Desmoid tumors of the pleura: a clinicopathologic mimic of localized fibrous tumor. Mod Pathol. 1999;12:9–14.

病例 22

17 岁女性，出现胸痛，镇痛剂治疗无效，呼吸困难持续 2～3 周。影像学显示弥漫性左侧胸膜增厚，无胸腔积液，遂取活检（图 18–114 至图 18–117 ）。

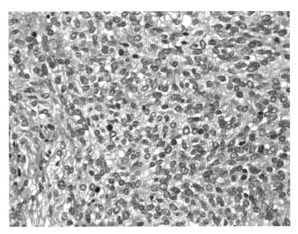

▲ 图 18–115 滑膜肉瘤，高倍镜肿瘤细胞位于疏松、微黏液样的间质中

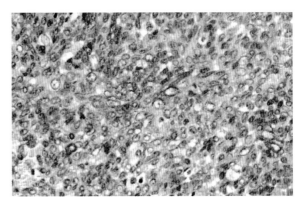

▲ 图 18–116 滑膜肉瘤，肿瘤细胞 EMA 局灶阳性。角蛋白、钙网膜蛋白和 S–100 免疫染色为阴性

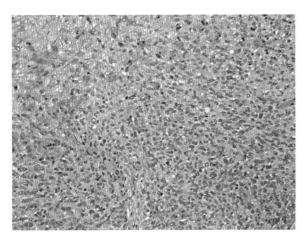

▲ 图 18–114 滑膜肉瘤，高倍镜肿瘤细胞相当均匀一致，细胞质少，呈泡状，细胞核圆形至卵圆形。可见大量核分裂象

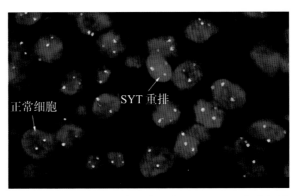

▲ 图 18–117 滑膜肉瘤，应用商业化 X∶18 分离探进行荧光原位杂交，显示肿瘤细胞内的易位

胸膜滑膜肉瘤（pleural synovial sarcoma，PSyS）

罕见，常见于青年或中年人，无性别差异。

- 临床表现：最常见为胸痛、呼吸困难、咳嗽、胸腔积液、胸腔积血和体重减轻。
- 影像学表现
  - 通常表现为局限性、边界清晰的肿块，伴均匀或不均匀强化。
  - 弥漫性胸膜增厚罕见。
- 大体表现：肿瘤巨大（平均大小13cm），界限清晰，切面灰褐色，可见局灶坏死、出血和囊性变。
- 显微镜表现
  - 肿瘤可为单相型、双相型和低分化的，胸膜中较常见的是单相型。
  - 单相型滑膜肉瘤以均匀一致的梭形细胞成分为主。由密集、交错成束的肿瘤细胞组成，位于不同的胶原性或黏液样间质中。
  - 双相型滑膜肉瘤可见梭形细胞成分和明显的上皮成分。后者可呈腺样、实性片状或乳头状结构。
  - 低分化滑膜肉瘤组织学通常为上皮样，圆形细胞排列成条索状。
  - 与软组织滑膜肉瘤相比，瘤内钙化较少见。
- 免疫组化特征：滑膜肉瘤表达细胞角蛋白，上皮膜抗原和BerEp4，联合表达波形蛋白，CD99，CD56，Bcl-2和TLE-1。钙网膜蛋白和S-100可局灶阳性，但平滑肌肌动蛋白，desmin，WT-1和CD34阴性。
- 基因谱：超过90%的滑膜肉瘤出现t（X:18）（p11:q11）易位。单相型常见SYT和SSX2基因融合，而在双相型常见SYT与SSX1基因融合。
- 鉴别诊断：结合临床、组织学、免疫组化和细胞学特征有助于区分滑膜肉瘤和其他类型，如肉瘤样/双相型间皮瘤、转移性肉瘤，包括转移性滑膜肉瘤、肉瘤样癌和孤立性纤维性肿瘤。
- 预后和治疗：预后通常较差，平均生存时间为2年。局部复发常见，通常在诊断后18个月内发生转移。
- 建议多模式治疗。手术切除仍是治疗首选。靶向治疗和免疫疗法是最新前沿。

拓展阅读

[1] Antonescu CR, Kawai A, Leung DH, et al. Strong association of SYT-SSX fusion type and morphologic epithelial differentiation in synovial sarcoma. Diagn Mol Pathol. 2000;9:1-8.

[2] Begueret H, Galateau-Salle F, Grillo L, et al. Primary intrathoracic synovial sarcoma: a clinicopathologic study of 40 t(X;18) positive cases from the French Sarcoma Group and the Mesopath Group. Am J Surg Pathol. 2005;29:339-6.

[3] Lino-Silva LS, Flores-Gutierrez JP, Vilches-Cisneros N, et al. TLE1 is expressed in the majority of primary pleuropulmonary synovial sarcomas. Virchow Arch. 2011;459:615-21.

[4] Travis WD, Brambilla E, Burke AP, Marx A, Nicholson AG, editors. WHO classification of tumours of the lung, pleura, thymus and heart. 4th ed. World Health Organization classification of tumours. vol. 7. Lyon: IARC Press; 2015.

病例 23

44 岁女性，无吸烟史，劳力性呼吸困难和干咳持续 20 天。影像学显示右侧胸腔积液和右侧胸膜弥漫性增厚，未见其他病变。胸腔穿刺吸出 500ml 血性浆液，细胞学检查未见肿瘤细胞。胸腔镜可见脏胸膜和壁胸膜增厚伴多发小结节，遂取活检（图 18-118 至图 18-121）。无间皮瘤危险因素暴露史。

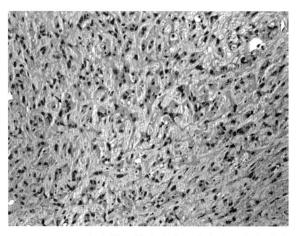

▲ 图 18-119　上皮样血管内皮瘤，病变由分布在黏液样基质中的不规则上皮样细胞条索组成。细胞质嗜酸性，含有丰富的胞质空泡，偶见红细胞

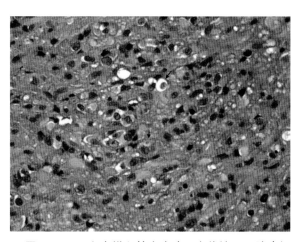

▲ 图 18-120　上皮样血管内皮瘤，高倍镜可见肿瘤细胞细胞质相对丰富，呈嗜酸性，细胞核圆形至卵圆形，空泡状。肿瘤细胞偶尔出现细胞质空泡，呈印戒样，包含红细胞（箭）。未见核分裂象和坏死

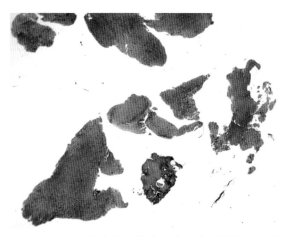

▲ 图 18-118　上皮样血管内皮瘤，胸腔镜获取的胸膜病变的多块组织碎片，可见上皮样肿瘤弥漫性浸润

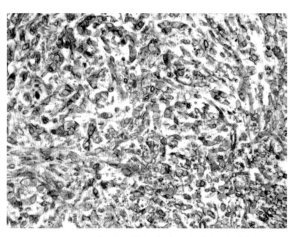

▲ 图 18-121　上皮样血管内皮瘤，内皮标志物如 CD31 在肿瘤细胞呈强阳性。此病例肿瘤细胞角蛋白为阴性

上皮样血管内皮瘤（epitheloid hemangioendothelioma，EHE）

上皮样血管内皮瘤是一种罕见的恶性血管肿瘤（小于所有血管肿瘤的 1%），主要发生于成年人，年龄范围广，男性更加普遍。

- 临床表现：主要临床表现为胸腔积液伴胸膜增厚和（或）胸膜痛。
- 影像学表现：肿瘤可表现为结节状或胸膜弥漫受累。
- 大体表现：EHE 通常呈弥漫性胸膜样间皮瘤的表现。
- 显微所见
  - EHE 由多边形或梭形细胞组成，排列成条索状或束状，间质玻璃样变或黏液样。
  - 细胞核均匀一致、泡状，细胞质嗜酸性、玻璃样，通常有胞质内管腔，含有血细胞。核分裂不常见。
- 免疫组化：肿瘤细胞内皮细胞标志物阳性：CD31，ERG 和 CD34；D2-40 在 EHE 中也表达。
- 基因谱：大多数病例出现 t（1：3）（p36.3：q25）特异性易位，导致 WWTR1-CAMTA1 基因融合。小部分 EH 有 YAP1-TFE3 基因融合。
- 鉴别诊断：恶性间皮瘤角蛋白阳性。
- 预后和治疗：肿瘤具有侵袭性，平均生存时间小于 1 年。化疗和放疗无效。

拓展阅读

[1] Antonescu CR, Le Loarer F, Mosquera JM, et al. Novel YAP1-TFE3 fusion defines a distincta subset of epithelioid hemangioendothelioma. Genes Chromosomes Cancer. 2013;52:775-4.

[2] Crotty EJ, McAdams HP, Erasmus JJ, et al. Epithelioid haemangiondothelioma of the pleura: clinical and radiologic features. AJR. 2000;175:1545-9

[3] Lin BT, Colby T, Gown AM, Hammar SP, et al. Malignant vascular tumors of the serous membranes mimicking mesothelioma. A report of 14 cases. Am J Surg Pathol. 1996;20:1431-9.

[4] Travis WD, Brambilla E, Burke AP, Marx A, Nicholson AG, editors. WHO classification of tumours of the lung, pleura, thymus and heart. 4th ed. World Health Organization Classification of Tumours; vol. 7. Lyon: IARC Press; 2015.

[5] Weiss SW, Ishak KG, Dail DH, Sweet DE, Enzinger FM. Epithelioid hemangioendothelioma and related lesions. Semin Diagn Pathol. 1986; 3: 259-87.

[6] Zhang PJ, Livolsi VA, Brooks JJ. Malignant epithelioid vascular tumors of the pleura: report of a series and literature review. Hum Pathol. 2000;31:29-4.

[7] More details can also be found at: Popper H. Chapter 17: Morphology-pathogenesis-etiology. In: Pathology of lung disease. Berlin: Springer; 2017. pp. 646-8. https://doi.org/10.1007/978-3-662-50491-8.

第 19 章 转移性肿瘤
Metastasis

病例 1

63 岁男性，2 年前行胰腺癌切除，此次因肺左上叶结节性病变入院，行病变切除（图 19–1 和图 19–2）。

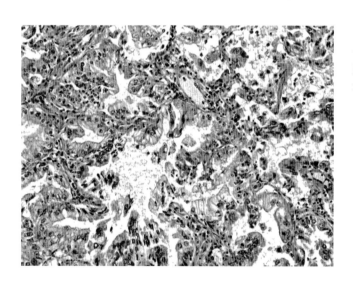

◀ 图 19–1 转移性胰腺腺癌，柱状肿瘤细胞沿肺泡间隔呈乳头状生长。肿瘤细胞细胞质空泡状，分泌黏液，细胞核不规则

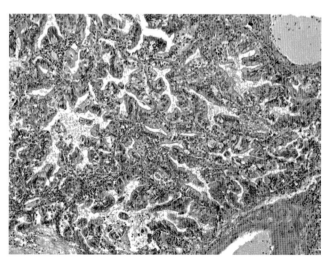

◀ 图 19–2 转移性胰腺腺癌，肿瘤细胞沿肺泡间隔生长，类似于原发性肺癌。临床病史和免疫组织化学（TTF–1 和前列腺干细胞抗原）有助于鉴别诊断

病例 2

67 岁女性，6 年前结肠癌切除，随访中发现肺部出现一个孤立性结节状病变（图 19-3 和图 19-4 ）。

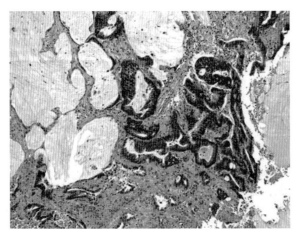

▲ 图 19-3　转移性结肠腺癌"典型"外观。肿瘤性腺体由伴污秽坏死的柱状细胞、含黏液细胞，以及丰富的肺泡内黏液组成

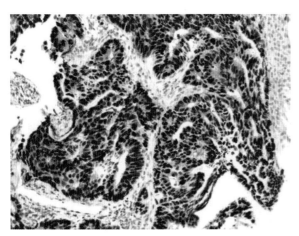

▲ 图 19-4　转移性结肠腺癌，肿瘤细胞 CDX2 强表达，是一个有用的鉴别工具

病例 3

75 岁男性，既往有吸烟史，有缺血性心脏病、淋巴样丘疹病和皮肤鳞状细胞癌病史。胸痛和呼吸短促 2 个月，双侧肺实变，取冷冻活检（图 19-5 和图 19-6 ）。

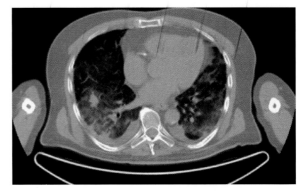

▲ 图 19-5　CT 扫描可见双侧肺实变

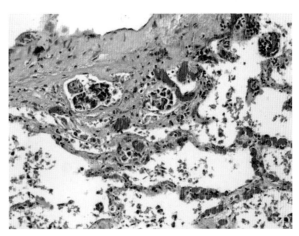

▲ 图 19-6　转移性胃腺癌，肿瘤充满了淋巴管，气道和气腔则未见

病例 4

58 岁女性，已知直肠高级别神经内分泌肿瘤，出现多个肺结节，取冷冻活检（图 19-7 至图 19-9）。

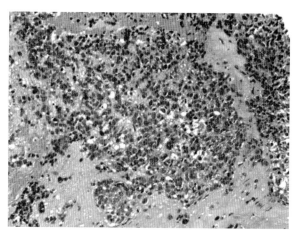

▲ 图 19-9 转移性神经内分泌肿瘤，高倍镜下可见肿瘤细胞细胞质少，细胞核多形性，核分裂象常见。对于这些组织形态，临床病史具有重要意义

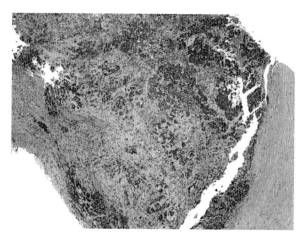

▲ 图 19-7 转移性神经内分泌肿瘤呈弥漫性、均匀一致增生，未分化细胞位于纤维黏液样基质中（胸膜）

病例 5

74 岁女性，多发肺结节（图 19-10 和图 19-11）。有长期非特殊类型乳腺癌病史，几年前手术治疗。

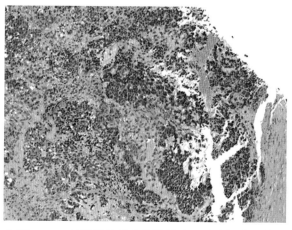

▲ 图 19-8 转移性神经内分泌肿瘤。肿瘤细胞呈实性生长，细胞核中等大小、深染，细胞质非常少

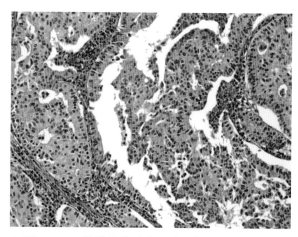

▲ 图 19-10 转移性乳腺癌，肺活检显示筛状生长模式。肿瘤细胞柱状，细胞质丰富，细胞核相对规则，核仁小

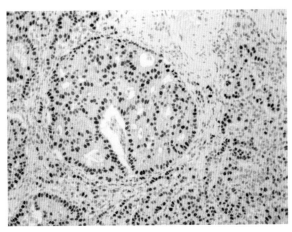

▲ 图 19-11　转移性乳腺癌，肿瘤细胞雌激素受体 GATA3 的细胞核阳性

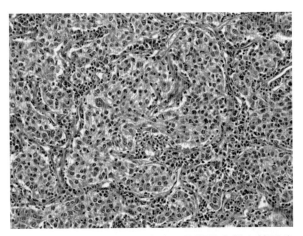

▲ 图 19-13　转移性肾细胞癌，显著的窦样血管网将透明细胞分隔成实性巢状。许多细胞具有细颗粒状的嗜酸性细胞质

病例 6

　　63 岁男性，肾脏出现一个直径 3cm 的肿块，肺右上部位出现一个结节状病变。病变均切除（图 19-12 至图 19-14）。

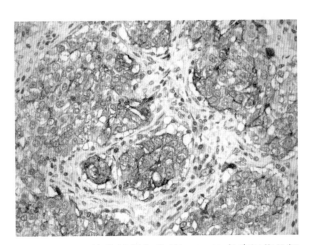

▲ 图 19-14　转移性肾细胞癌，CD10 免疫组化呈细胞膜强阳性染色

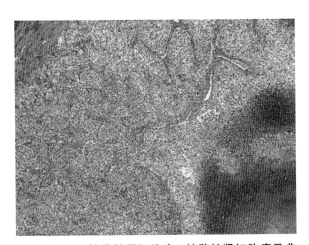

▲ 图 19-12　转移性肾细胞癌，转移性肾细胞癌呈典型的透明细胞形态，由纤维血管连拱样的纤细间隔分隔成细胞小梁。也可见大片坏死

病例 7

　　64 岁男性，肺左下叶出现一个孤立性结节。3 年前诊断为喉部鳞状细胞癌伴淋巴结转移。行肺结节切除（图 19-15 和图 19-16）。

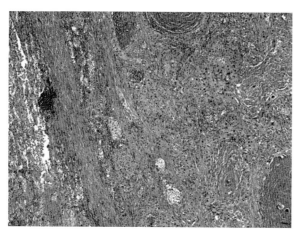

▲ 图 19-15　转移性鳞状细胞癌，中分化鳞状细胞癌由伴中央角化的、大的鳞状细胞巢组成

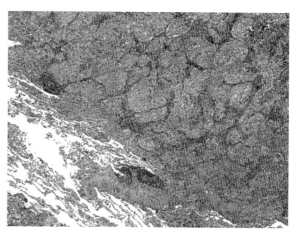

▲ 图 19-17　转移性甲状腺癌，此为甲状腺乳头状癌，滤泡型。实性癌巢分散在肺泡间隙中

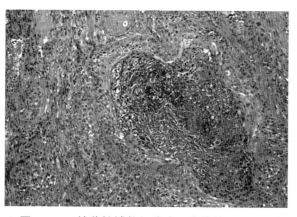

▲ 图 19-16　转移性鳞状细胞癌，高倍镜可见细胞间桥和角化的肿瘤细胞，提示为鳞状性质

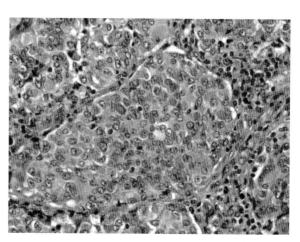

▲ 图 19-18　转移性甲状腺癌，高倍镜下肿瘤细胞趋向于形成小滤泡，含有均质嗜酸性的胶质样物。肿瘤细胞细胞质呈嗜酸性颗粒状，细胞核圆形至卵圆形，局灶呈毛玻璃样。可见典型的核沟

病例 8

48 岁女性，既往诊断为甲状腺乳头状癌，滤泡型。随访期间胸部 X 线片发现肺部一个结节性病变（图 19-17 至图 19-19）。

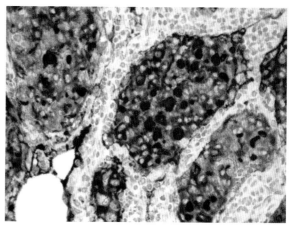

▲ 图 19-19　转移性甲状腺癌，肿瘤细胞甲状腺球蛋白为强阳性

病例 9

73 岁男性，肺右上叶出现一个肿块。5 年前行腹膜后腔高分化脂肪肉瘤手术。切除肺病变（图 19-20 至图 19-23）。

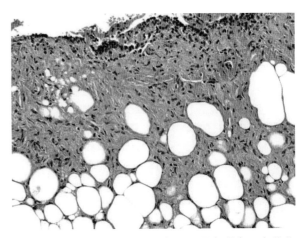

▲ 图 19-22　转移性脂肪肉瘤，近距离观察，高分化脂肪肉瘤的黏液样成分

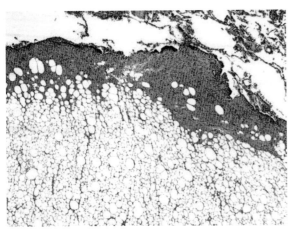

▲ 图 19-20　转移性脂肪肉瘤，支气管壁可见脂肪瘤样肿瘤弥漫性浸润，部分由大小不一的成人型脂肪细胞组成。在黏膜下层，肿瘤显示黏液样成分，含较多不典型的梭形细胞

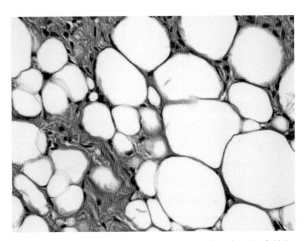

▲ 图 19-23　转移性脂肪肉瘤，不典型脂肪母细胞的细胞核大、深染

病例 10

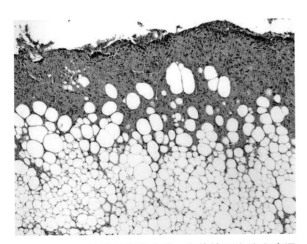

▲ 图 19-21　转移性脂肪肉瘤，高倍镜下脂肪肉瘤浸润黏膜，显示黏液样成分和大小不一的不典型脂肪母细胞。顶部可见支气管上皮

82 岁女性，有吸烟史，既往行结肠癌手术后发现肺部结节。取活检（图 19-24 至图 19-27），以排除第二个原发病变。

最终，该病例诊断为转移性结肠腺癌。

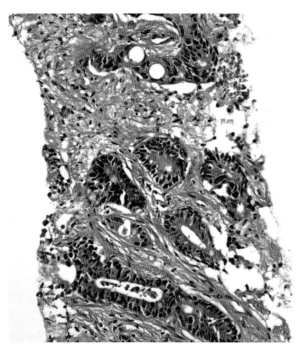

▲ 图 19-24　经胸腔穿刺活检显示为管状腺癌，非常支持转移性

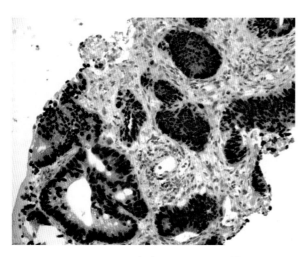

▲ 图 19-25　免疫组化 CDX2 阳性

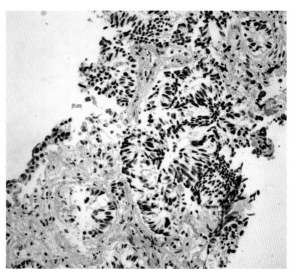

▲ 图 19-26　免疫组化 CK7 为阴性

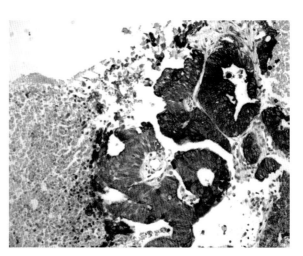

▲ 图 19-27　CK20 为阳性

病例 11

68 岁女性，4 年前因平滑肌肉瘤行子宫切除术，在肺左下叶出现结节状病变（图 19-28 和图 19-29）。

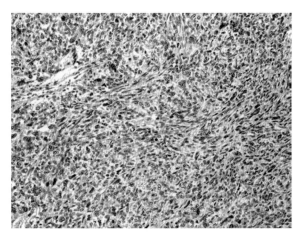

▲ 图 19-28　转移性平滑肌肉瘤，低分化的梭形细胞增生，细胞核拉长或卵圆形，核仁明显，细胞质少。也可见细胞核多形性和大量核分裂象

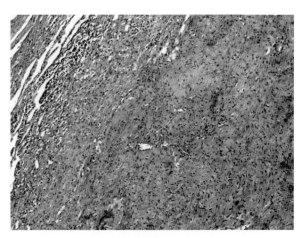

▲ 图 19-30　转移性黏液样脂肪肉瘤，少细胞的、黏液样肿瘤浸润肺实质，由缺乏细胞质的均一细胞组成，位于含丰富毛细血管的黏液样间质中

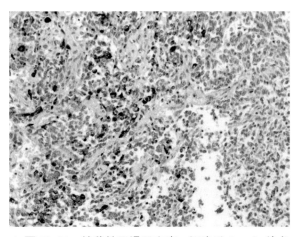

▲ 图 19-29　转移性平滑肌肉瘤，细胞质 desmin 染色呈强阳性，证实病变的性质

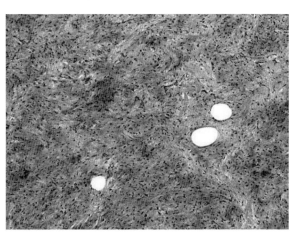

▲ 图 19-31　转移性黏液样脂肪肉瘤，高倍镜可见肿瘤细胞较丰富区，由梭形细胞组成，位于黏液样间质中

病例 12

　　43 岁女性，肺右上部位一个孤立性肿块（图 19-30 和图 19-31）。5 年前诊断为大腿脂肪肉瘤。

病例 13

　　60 岁男性，双肺不明原因浸润，怀疑为肺炎。冷冻取组织切片和蜡块会诊（图 19-32 至图 19-40）。

　　另外，肿瘤细胞 ERG 和 VEGFR2 为阳性，但是 podoplanin 和 VEGFR3 为阴性。

　　因此，该病例诊断为转移性上皮样血管肉瘤。

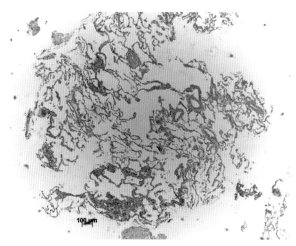

▲ 图 19-32 支气管冻取活检主要部分的全貌观,只有少量区域出现浸润,除此之外肺组织看似正常

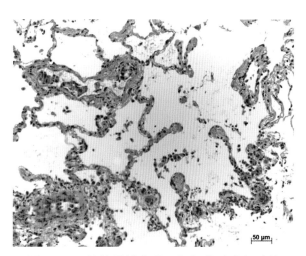

▲ 图 19-35 其他区域也发现相似的肿瘤细胞位于血管内

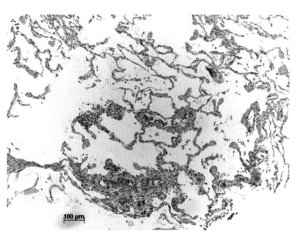

▲ 图 19-33 一个视野显示可疑细胞浸润肺间质

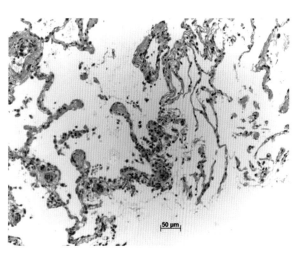

▲ 图 19-36 在毛细血管中也发现了肿瘤细胞,而且它们不离开血管,怀疑是骨髓细胞或血管源性肿瘤细胞

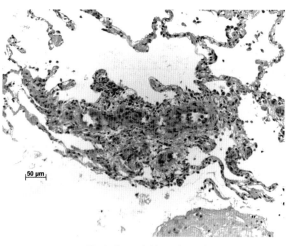

▲ 图 19-34 恶性肿瘤细胞核深染、染色质致密,似乎浸润血管结构

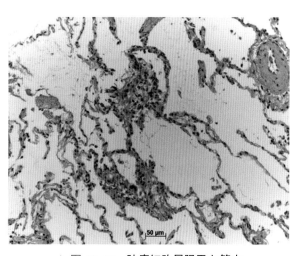

▲ 图 19-37 肿瘤细胞局限于血管内

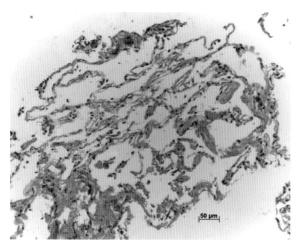

▲ 图 19-38　经多次观察后发现较多的肿瘤细胞

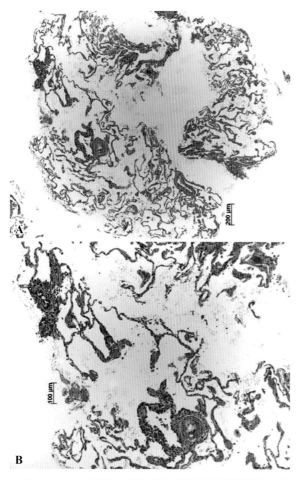

▲ 图 19-39　全貌观，再次显示此肿瘤的浸润模式。初步鉴别诊断为骨髓肿瘤细胞或血管肉瘤。由于 CD33 和髓过氧化物酶均为阴性，重点集中在血管源性标志物

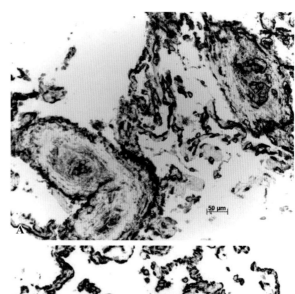

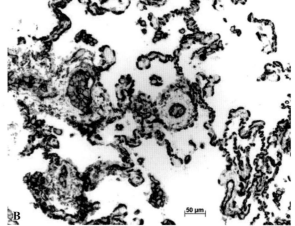

▲ 图 19-40　CD31 阳性证实了肿瘤为血管来源

病例 14

　　58 岁女性，10 多年前诊断为恶性黑色素瘤。3 周前出现咳嗽。胸部 X 线片可见一个中央型结节性病变，累及肺右上叶，行手术切除（图 19-41 至图 19-43）。

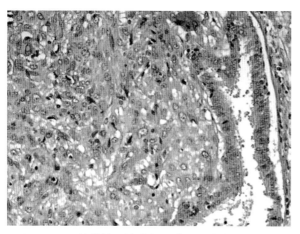

▲ 图 19-41 转移性恶性黑色素瘤，空泡状上皮样和梭形不典型细胞呈实性浸润支气管壁，伴大量凋亡细胞

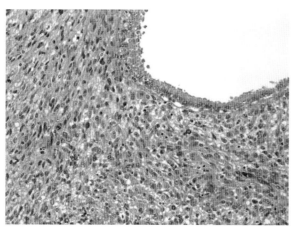

▲ 图 19-42 同样的浸润可见细胞呈上皮样，有些核仁明显，细胞质呈嗜酸性。未见可被证实的色素沉着

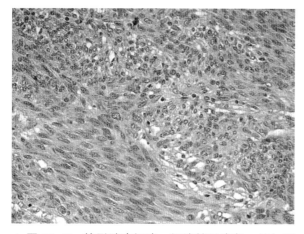

▲ 图 19-43 梭形肿瘤细胞，细胞核呈泡状，核仁不明显，胞质分化不明显。图片上部可见一个棕色色素细胞，鉴别诊断可能是福尔马林色素或黑色素。临床病史和免疫组化染色是必需的

病例 15

13 岁女孩，腿部骨肉瘤化疗后，行转移灶切除术。双肺切除数个小结节，行冷冻切片。以下为其中一个组织标本（图 19-44 至图 19-46）。

最终，该病例诊断为完全化疗反应。

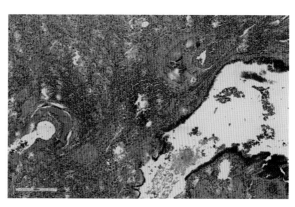

▲ 图 19-44 支气管周围局灶淋巴细胞浸润，几个区域伴残余肿瘤、透明变性和明显的异物巨细胞反应。未见活肿瘤细胞

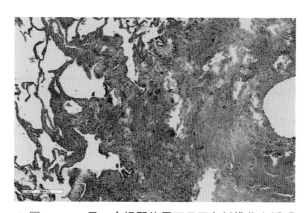

▲ 图 19-45 另一个视野外周可见更多纤维化和透明变性伴巨细胞反应，无肿瘤细胞

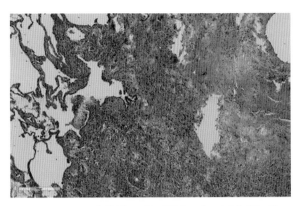

▲ 图 19-46　高倍镜下同一区域，未见活肿瘤细胞

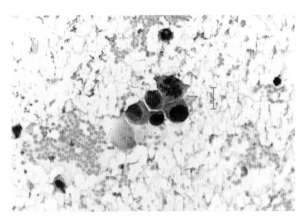

▲ 图 19-48　可见一个恶性细胞团和一个非典型核分裂象，细胞簇形成上皮样结构

病例 16

73 岁女性，出现胸腔积液。既往有卵巢癌病史，已切除。收到渗出液并处理（当时尚未建立细胞块技术）（图 19-47 至图 19-49）。

该病例诊断为转移性腺癌，符合卵巢腺癌。

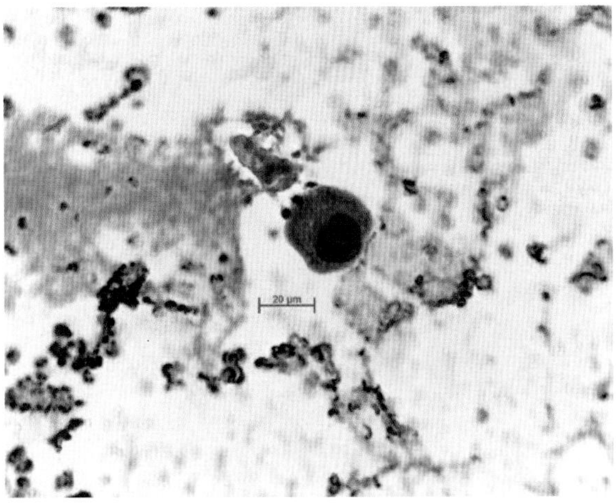

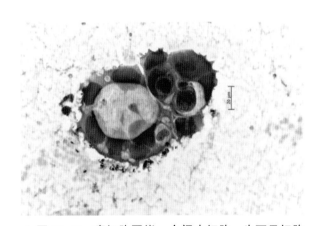

▲ 图 19-49　癌细胞围绕一个间皮细胞，也可见细胞伸入现象

病例 17

88 岁女性，乳腺导管癌术后 15 年出现胸腔积液（图 19-50 至图 19-54）。

▲ 图 19-47　可见一个大的肿瘤细胞，细胞核染色质致密，核质比略增高

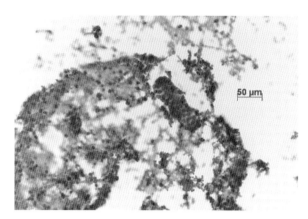

▲ 图 19-50　涂片可见典型的肿瘤细胞，癌细胞团与乳腺导管癌一致。但是，也看似间皮瘤。因此制备了细胞块用于免疫组化

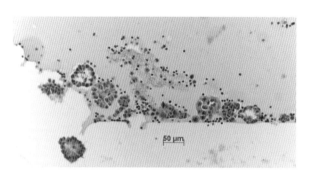

▲ 图 19-51　细胞块切片的 **HE** 染色，可见高分化的恶性肿瘤细胞

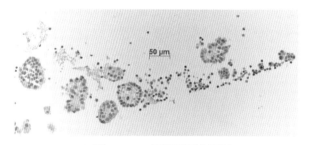

▲ 图 19-52　钙网膜蛋白阴性

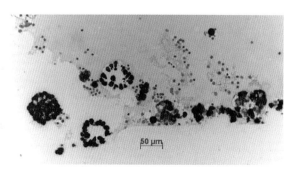

▲ 图 19-53　**CK7** 阳性

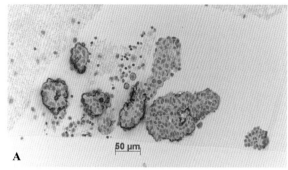

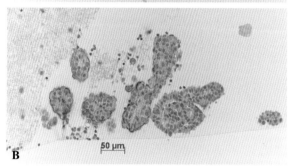

▲ 图 19-54　乳脂球蛋白 **1** 和乳脂球蛋白 **2** 阳性证实了转移性乳腺癌的诊断

病例 18

88 岁男性，因肺结节就诊。已知有前列腺癌病史，行手术切除（图 19-55 至图 19-58）并给予辅助治疗。需鉴别是否为第二个原发癌灶。

最终，该病例诊断为转移性前列腺癌。

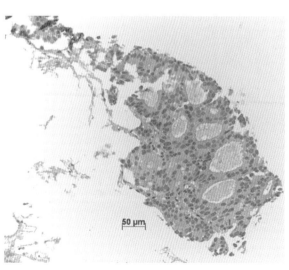

▲ 图 19-55　其中一个结节经胸腔穿刺活检，可见筛状结构，非常符合前列腺腺癌

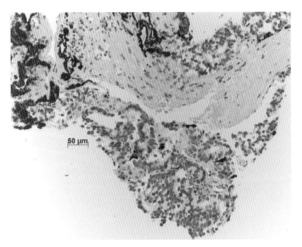

▲ 图 19-56　**CK7** 阴性

病例 19

72 岁女性，临床出现肺和胸膜病变。行胸腔镜手术，送检组织大部分来源于胸膜（图 19-59 至图 19-62）。

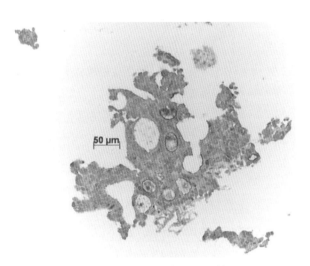

▲ 图 19-57　肿瘤 **PSA** 阳性

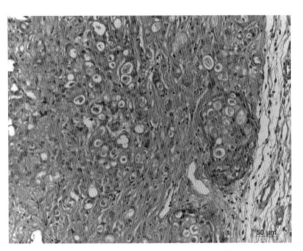

▲ 图 19-59　可见腺癌，形成小管状和细胞簇，但也可见小团浸润。一些癌细胞呈印戒样

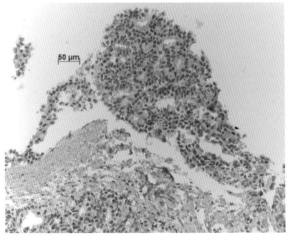

▲ 图 19-58　肿瘤消旋酶阳性

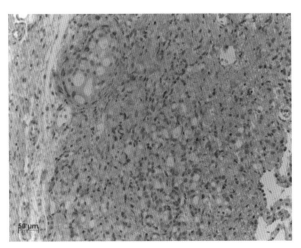

▲ 图 19-60　**CK5/6** 阴性排除了恶性间皮瘤

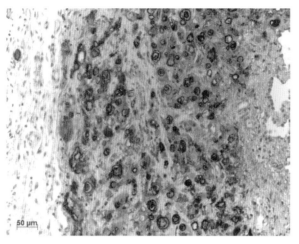

▲ 图 19-61 乳脂球蛋白 1 阳性

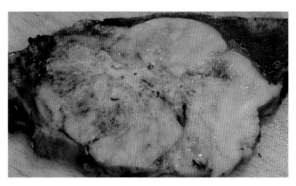

▲ 图 19-63 肉眼可见肿瘤呈肉质，白色至淡红色，中央可见一大片淡黄色坏死

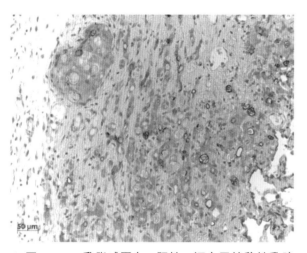

▲ 图 19-62 乳脂球蛋白 2 阳性，证实了转移性乳腺癌的诊断

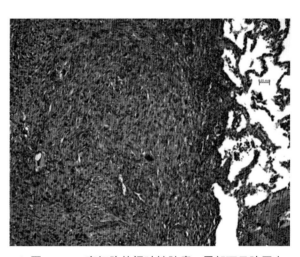

▲ 图 19-64 富细胞的间叶性肿瘤，局部可见胶原束

病例 20

75 岁男性，既往有左大腿黏液纤维肉瘤手术史。术后 2 年肺左下叶出现一个大结节，遂行病变切除（图 19-63 至图 19-66）。

因此，该病例诊断为转移性黏液纤维肉瘤，G3。

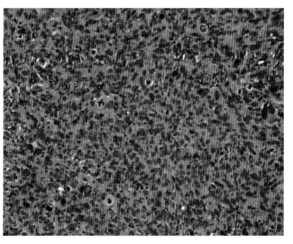

▲ 图 19-65 高度富细胞性肿瘤伴大量核分裂象，包括数个不典型分裂象。几乎未见间质

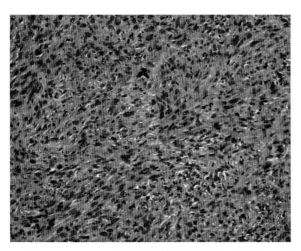

▲ 图 19-66 可见更典型的黏液纤维肉瘤区伴胶原沉积

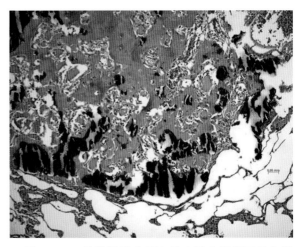

▲ 图 19-68 转移性骨肉瘤在骨小梁之间仍可见存活肿瘤细胞

病例 21

19 岁女性，因骨肉瘤和肺转移接受化疗。化疗疗程结束后，切除原发肿瘤。第二次入院时，行双肺转移灶切除（图 19-67 至图 19-72）。

该病例诊断为肺转移性骨肉瘤，退变评估为 10%（即 90% 为活肿瘤）。

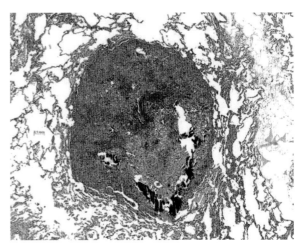

▲ 图 19-69 小的转移瘤伴大量活肿瘤细胞、部分骨和骨样组织

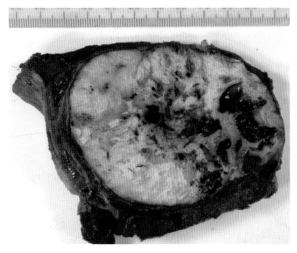

▲ 图 19-67 可见一个伴出血和坏死的巨大转移瘤，出现可疑灰白色肿瘤区

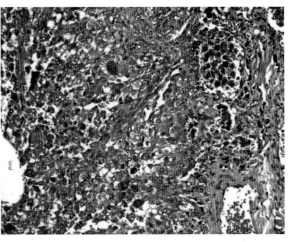

▲ 图 19-70 高倍镜下可见活肿瘤细胞和小片出血

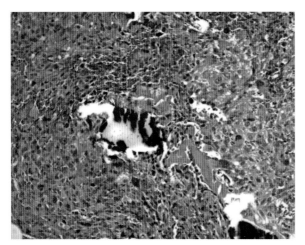

▲ 图 19-71 另一区域的骨肉瘤伴骨样组织

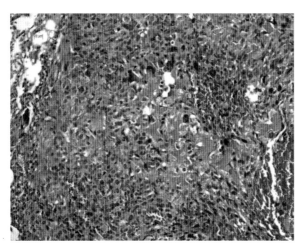

▲ 图 19-72 存活良好的肿瘤伴骨样组织

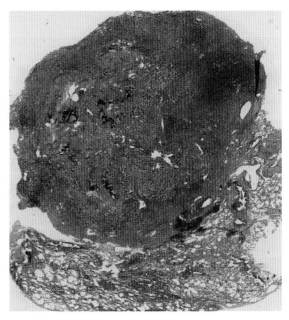

▲ 图 19-73 界限清楚的肿瘤位于肺实质内，由小细胞组成，伴透明变性和钙化区

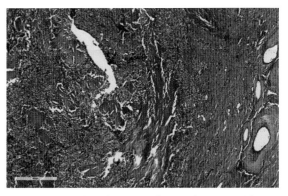

▲ 图 19-74 实性生长的上皮样肿瘤伴透明样间隔，浸润支气管血管束

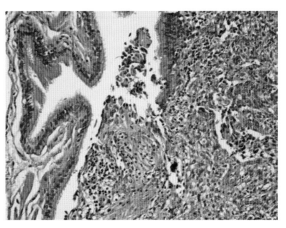

▲ 图 19-75 肿瘤细胞小，细胞核圆形、泡状，浸润支气管黏膜

病例 22

64 岁女性，胸部 X 线片显示肺左上叶出现一个肿瘤，经胸腔镜穿刺活检为肉芽组织伴不典型上皮细胞。由于 PET 未能明确恶性，遂行诊断性楔形切除。冷冻切片诊断为未分化癌，转移性或原发性。最终诊断为肺大细胞癌。行肺左上叶切除和淋巴结切除（图 19-73 至图 19-77）。

8 个月后切除一个已经存在 20 年的右腮腺肿瘤，诊断为多形性腺瘤。

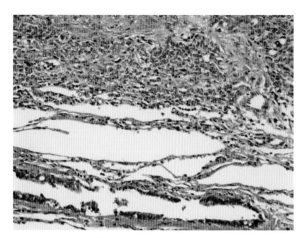

▲ 图 19-76 肿瘤浸润肺实质

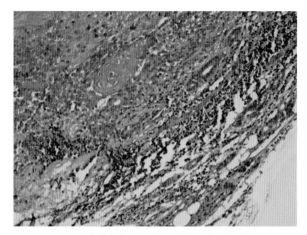

▲ 图 19-77 肺肿瘤切除 1 年后的手术，诊断为涎腺多形性腺瘤，最终诊断为多形性腺瘤外的肺转移

肺和胸膜转移性肿瘤

肺转移性肿瘤的确切发生率难以确定。

肺转移性癌的最常见来源有乳腺、直肠、胃、胰腺、肾、黑色素瘤、前列腺、肝、甲状腺、男性和女性生殖道。肉瘤尽管比癌少见，常转移至肺。

- 临床表现

  - 大多数患者无症状，但 20% 的患者出现咳嗽，胸痛，发热和咯血；可能出现自发性气胸，与肉瘤转移相关。

- 显微镜和免疫组化表现

  - 转移性癌有时特征明显，能指明其来源，如前列腺癌。其他癌，尤其是来源于前肠器官的，可能很难与原发性肺癌区分。鳞状细胞癌（SCC）是最难区分的，特别是喉 SCC 很难与原发性肺 SCC 区分，因为他们都表达相同的细胞角蛋白类型。microRNA 和 DNA 甲基化标志物可能是新的、有前景的探究转移来源的标志物。转移性肉瘤通常显示原发恶性肿瘤的组织学表现，但是一些转移性肉瘤可能表现出不同的形态。

  - 低倍镜下观察所有病例是必不可少的。排列于较大的肺动脉周围有利于转移，而且，动脉闭塞引起的缺血性坏死有利于转移。

  - 免疫组化是区分转移性和原发性肺肿瘤的有用工具。表 19-1 展示了有助于区分原发性和转移性肺肿瘤的免疫组化标志物。

- 肺转移性肿瘤的影像学和形态学

  - 最常见的转移性肿瘤为多个、双侧肺实质结节，有时为粟粒状结节。可出现空洞（4% 的病例）或更少，更罕见的情况是可出现钙化，通常与肉瘤相关。

- 高达 10% 的病例可见孤立的、钱币样病变，超过 90% 的病例是 X 线检查时偶然发现的。孤立的肺实质结节概率最高的转移来自于恶性黑色素瘤、肉瘤、肾细胞癌、睾丸生殖细胞瘤、尿路上皮癌和结肠癌。
- 肺癌性淋巴管炎：最常见的原发肿瘤为乳腺、胃、胰腺、前列腺、子宫和结肠。常出现的症状为快速起病的呼吸困难、胸痛、呼吸急促、发绀和限制性通气障碍。最初的临床和放射学鉴别诊断包括结节病、肺纤维化和恶性淋巴瘤。
- 支气管内转移可见于乳腺癌、结肠癌、肾癌、子宫癌、转移性恶性黑色素瘤和肉瘤（平滑肌肉瘤和骨肉瘤）中。超过 50% 的患者无症状，当出现症状时，临床表现与原发性支气管内肺癌相同。
- 瘤栓：肺瘤栓表现为进行性呼吸困难和低氧血症，随后发展为肺动脉高压病和右心衰。最常见的包括乳腺癌、胃癌、宫颈癌、肾癌和肝癌，以及滋养细胞疾病和绒毛膜癌。巨大肺栓子是一种非常罕见的临床现象。
- 独特的转移播散模式：贴壁型转移模式可见于与胃肠道、胰腺、乳腺、甲状腺、肾和前列腺相关的原发癌。罕见情况下，胸膜和腹膜间皮瘤可以这种方式播散。单纯的间质播散可见于淋巴瘤、肉瘤、鳞状细胞癌和恶性黑色素瘤。肺泡内模式见于来自乳腺、肝脏和膀胱的转移癌，而恶性黑色素瘤和间皮瘤罕见。
- 弥漫性肺出血是肿瘤的罕见症状。可见于转移性血管肿瘤和绒毛膜癌。

表 19-1 有助于区分原发性和转移性肺肿瘤的免疫组化标志物

肿　瘤	免疫组化标志物
肺腺癌	CK7+，TTF-1+，Napsin A+，surfactant apoprotein A+
肺腺癌，黏液型	CK7±，TTF-1±，Napsin A ±，CK20 ±，CDX2 ±，MUC2 ±
甲状腺癌	TTF-1+，thyroglobulin+
乳腺	ER+，GCDFP15+，GATA3+，mammoglobulin 1+ 和 2+，TTF-1-
结直肠癌	CK20+，CDX-2+，CK7-，TTF-1-
肝	Hepar-1+，α- 甲胎蛋白 +
胰腺	TTF-2+，PSCA+，金属硫蛋白 -IL+，TTF-1-，Napsin A-
肾细胞癌	RCC+，CD10+，PAX2+；PAX8+，CK7-/+，TTF-1-
卵巢癌	ER+，亲脂性蛋白 B+，CA125+，Napsin A-

（续表）

肿　瘤	免疫组化标志物
前列腺癌	PSA+，PAP+，TTF-1 和 Napsin A-
恶性黑色素瘤	HMB-45+，MART-1+，S-100+，CK-
生殖细胞瘤	PLAP+，CD117+，CD30+，SALL4+
胸腺瘤和胸腺癌	淋巴细胞 CD99 +，CK7 和 TTF-1-
Merkel 细胞癌	CK20+

拓展阅读

[1] Corrin BN, Nicholson A. Secondary tumours of the lungs. In: Corrin BN, Nicholson A, editors. Pathology of the lungs. Philadelphia: Churchill Livingston Elsevier; 2006. p. 669–82.

[2] Murer B, Chilosi M, Hasleton P, Flieder DB. Metastases involving the lungs. In: Hasleton P, Flieder DB, editors. Spencer's pathology of the lung. Cambridge: Cambridge University Press; 2013. p. 1375–407.

[3] Popper H. Chapter 17: Morphology-pathogenesis-etiology. In: Pathology of lung disease. Berlin: Springer; 2017. p. 577–604. https://doi.org/10.1007/978-3-662-50491-8.

第 20 章 囊肿性病变
Cystic Lesions

病例 1

42 岁女性，表现为进行性呼吸困难和咳嗽。CT 扫描显示肺内弥漫分布的薄壁圆形囊肿，提示淋巴管平滑肌瘤病（lymphangioleiomyomatosis，LAM）。经支气管活检（图 20-1 至图 20-5）。

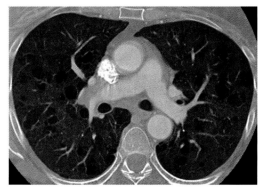

▲ 图 20-1 淋巴管平滑肌瘤病 CT 扫描，多发圆形薄壁含气囊肿（图片由意大利特尔尼 A. Carloni 医生惠赠）

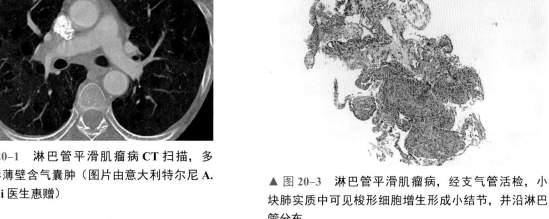

▲ 图 20-3 淋巴管平滑肌瘤病，经支气管活检，小块肺实质中可见梭形细胞增生形成小结节，并沿淋巴管分布

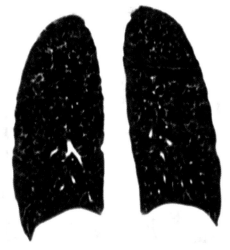

▲ 图 20-2 冠状面重建显示囊肿的分布（图片由意大利特尔尼 A. Carloni 医生惠赠）

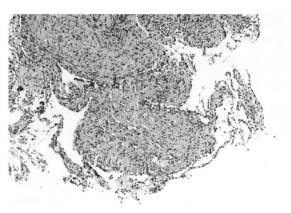

▲ 图 20-4 淋巴管平滑肌瘤病，在肺泡间隔生长的梭形细胞

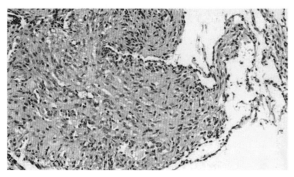

▲ 图 20-5　淋巴管平滑肌瘤病，肺泡间隔出现温和的梭形平滑肌细胞增生，是其特征性表现

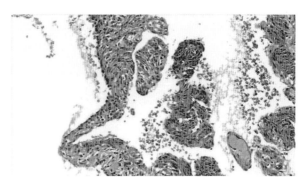

▲ 图 20-8　淋巴管平滑肌瘤病，饱满的梭形嗜酸性淋巴管平滑肌瘤病细胞，偶尔呈上皮样，在支气管周围及沿淋巴管呈片状和结节状生长

病例 2

34 岁女性，复发性气胸（图 20-6 至图 20-11 ）。

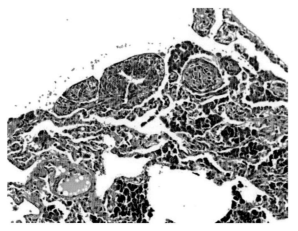

▲ 图 20-6　典型的淋巴管平滑肌瘤病，周围型薄壁空洞，淋巴管平滑肌瘤病细胞围绕在囊腔周围并突入囊腔

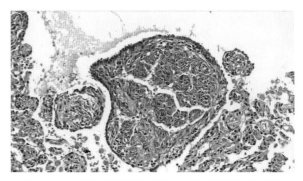

▲ 图 20-9　淋巴管平滑肌瘤病，由圆形细胞组成的淋巴管平滑肌瘤病细胞结节突入囊腔，细胞束之间的裂隙看似淋巴管

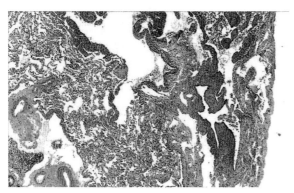

▲ 图 20-7　淋巴管平滑肌瘤病，淋巴管平滑肌瘤病细胞围绕囊腔周围并在间隙间隔内生长，邻近的肺实质正常

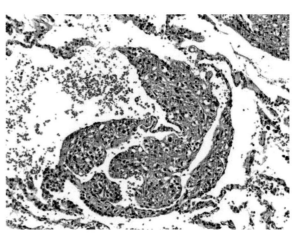

▲ 图 20-10　淋巴管平滑肌瘤病，该区域可见淋巴管平滑肌瘤病细胞的细胞核呈圆形和卵圆形，细胞质透明

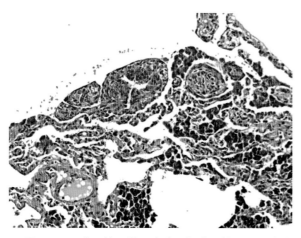

▲ 图 20-11　淋巴管平滑肌瘤病，与淋巴管平滑肌瘤病病变毗邻的肺泡间隙可见吞噬含铁血黄素的巨噬细胞

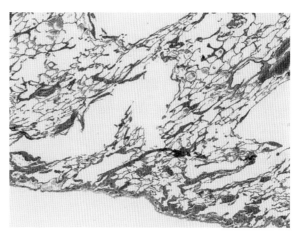

▲ 图 20-13　在此放大倍数下，这些密集区的性质无法判断

病例 3

45 岁女性，表现为气胸，CT 扫描可见囊性改变。支气管肺泡灌洗显示非特异性病变，可见粒细胞和淋巴细胞略增多。血象亦如此。经支气管活检仅提示慢性炎症。因此，行胸腔镜手术。两块组织标本大小分别为 5.5cm×2cm×1.5cm 和 4.5cm×3.5cm×3cm，诊断为淋巴管平滑肌瘤病（图 20-12 至图 20-15）。

最终，该病例诊断为淋巴管平滑肌瘤病。

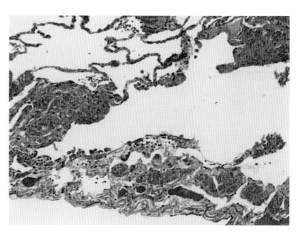

▲ 图 20-14　高倍镜下，密集区由肌源性细胞构成，其中一些细胞可见核周空泡，少量细胞还可见肌丝

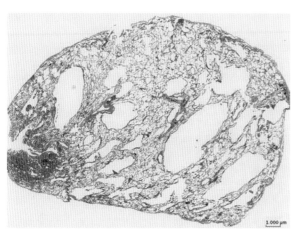

▲ 图 20-12　全貌观，此肺标本显示为多发性囊肿，一些囊肿周围有少量微小密集区

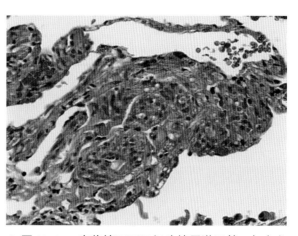

▲ 图 20-15　高倍镜下可见细胞挤压淋巴管。如有必要可做免疫组化（此处不需要），HMB45 或 Melan A 可用于鉴别血管周上皮样细胞肿瘤（PEComa）细胞，SMA 或 Desmin 用于鉴别平滑肌细胞

病例 4

29 岁女性，以气胸就诊。经 CT 扫描，怀疑淋巴管平滑肌瘤病。病理切片和组织蜡块提交会诊（图 20-16 至图 20-25）。

最终，该病例诊断为淋巴管平滑肌瘤病。

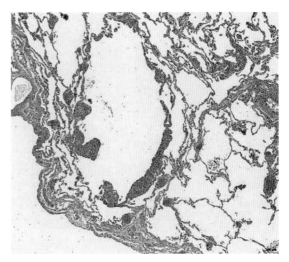

▲ 图 20-18　细胞沿着囊肿壁增生，提示为淋巴管平滑肌瘤病

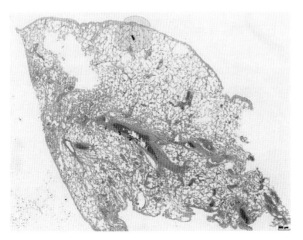

▲ 图 20-16　活检组织全貌显示，除完全正常肺组织外，仅可见小囊肿

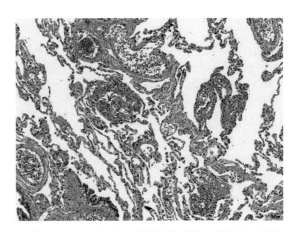

▲ 图 20-19　可见小灶状肌细胞增生，并伴有小囊肿

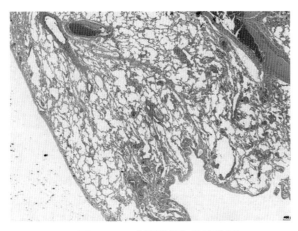

▲ 图 20-17　小囊肿伴细胞密集区

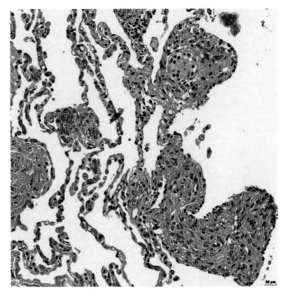

▲ 图 20-20　平滑肌细胞和肌母细胞压迫淋巴管的典型区域

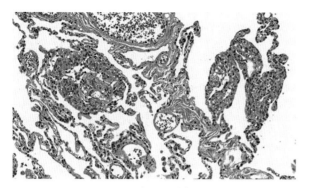

▲ 图 20-21 肺泡及肺泡管也常见受压

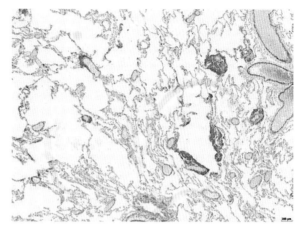

▲ 图 20-23 SMA 免疫组化染色显示肌细胞增生

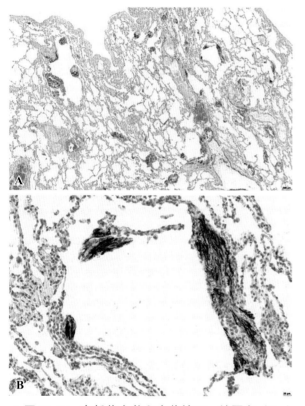

▲ 图 20-22 在低倍全貌和高倍镜下，结蛋白（Des）免疫组化染色标记平滑肌细胞

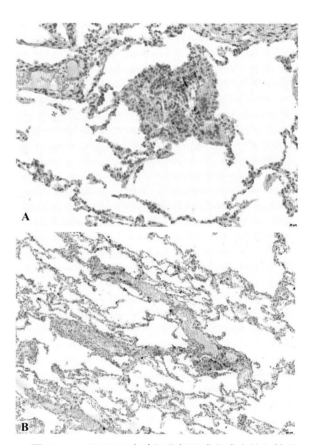

▲ 图 20-24 HMB45 免疫组化标记或多或少的血管周上皮样细胞（perivascular epitheloid cells，PEC）

239

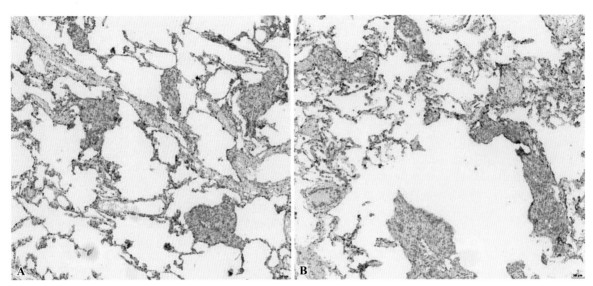

▲ 图 20-25　**mTOR** 免疫组化染色，**mTOR** 在该病导致的细胞增殖过程中起驱动作用。既往根治淋巴管平滑肌瘤病的有效方法只有肺移植，现在发现阻断 **mTOR** 信号通路是一种有效的治疗方法

淋巴管平滑肌瘤病（lymphangioleiomyomatosis，LAM）

　　淋巴管平滑肌瘤病是一种罕见疾病，几乎只发生于育龄女性。这是一种累及多器官的系统性肿瘤性疾病，并且能够在移植肺内发生"转移"。

- 临床表现
  - 淋巴管平滑肌瘤病可表现为进行性呼吸困难、复发性气胸、乳糜性胸腔积液，偶尔还伴有咯血。肺功能检查常可见限制性和阻塞性疾患，肺弥散能力下降，总肺活量增加。30%～40% 的病例与结节性硬化症（tuberous sclerosis，TS）及 TS 基因突变有关。肺外表现多见，尤其是在腹部，以血管平滑肌脂肪瘤最常见，还有血管周上皮样细胞肿瘤（PEComa）。
- 影像学表现
  - 高分辨率 CT（HRCT）成像一般可用于诊断，可见大小不一的多发性薄壁囊性空洞弥漫分布于整个肺内视野。此外，肺大疱、胸腔积液和气胸也常见。
- 组织学表现
  - 含气囊肿的囊肿壁中含有平滑肌细胞。这些细胞在支气管周围及沿着肺泡间隔、淋巴管、血管、胸膜周围呈片状或结节状增生。
  - 此类平滑肌细胞，即淋巴管平滑肌瘤病细胞呈温和的梭形外观，细胞核细长至圆形，细胞质呈淡嗜酸性至透明。
  - 常见小静脉阻塞导致的出血和含铁血黄素沉积。
  - 淋巴管平滑肌瘤病细胞表达平滑肌分化的标志物，HMB45 染色阳性高达 70%，许多病例雌激素受体（ER）和孕激素受体（PR）阳性，并表达组织蛋白酶 K。

- 鉴别诊断
  - 转移性良性平滑肌瘤。
  - 平滑肌增生。
  - 肺气肿。
  - 转移性子宫内膜间质肉瘤。

鉴别诊断主要依靠是否具有淋巴管平滑肌瘤病的基本特点来排除这些疾病。

- 预后及治疗
  - 淋巴管平滑肌瘤病是一种进展性疾病。尽管可能发生复发，但肺移植在一些病例的治疗中取得了成功。据报道，自出现症状起，患者 10 年生存率为 91%。自从淋巴管平滑肌瘤病信号转导通路发现以来，mTOR 是公认的调控关键蛋白。mTOR 抑制药是一种有前景的新疗法。

拓展阅读

[1] Chilosi M, Pea M, Martignoni G, et al. Cathepsin-K expression in pulmonary lymphangioleiomyomatosis. Mod Pathol. 2009;22:161–6.

[2] Gupta N, Finlay GA, Kotloff RM, et al. Lymphangioleiomyomatosis diagnosis and management: high–resolution chest computed tomography, transbronchial lung biopsy, and pleural disease management. An official American Thoracic Society/ Japanese Respiratory Society Clinical Practice Guideline. Am J Respir Crit Care Med. 2017;196(10):1337–48.

[3] Katzenstein AL. Surgical pathology of non–neoplastic lung disease. Philadelphia: Elsevier; 2006. p. 425–30.

[4] Torre O, Elia D, Carminati A, Harari S. New insights in lymphangioleiomyomatosis and pulmonary Langerhans cells histiocytosis. Eur Respir Rev. 2017;26:1–13.

[5] Johnson SR, Cordier JF, Lazor R, Cottin V, Costabel U, Harari S, Reynaud–Gaubert M, Boehler A, Brauner M, Popper H, Bonetti F, Kingswood C; Review Panel of the ERS LAM Task Force. European Respiratory Society guidelines for the diagnosis and management of lymphangioleiomyomatosis. Eur Respir J. 2010;35(1):14–26.

病例 5

44 岁男性，现有吸烟史，表现为持续 2~3 周的咳嗽和轻度呼吸困难。35 岁时曾有自发性气胸病史。高分辨率 CT 显示肺上叶大小和形状不一的肺囊肿（图 20-26 至图 20-29）。

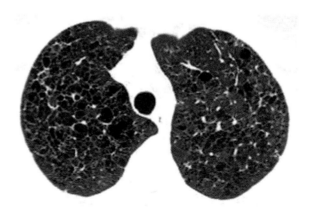

▲ 图 20-26 肺朗格汉斯细胞组织细胞增生症（**pulmonary Langerhans cell histiocytosis，PLCH**），高分辨率 CT 显示双肺上叶囊肿，这些囊肿形状不规则，大小不一，壁厚

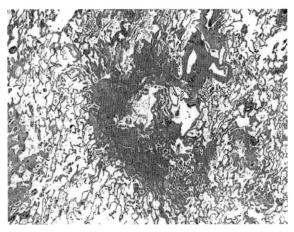

▲ 图 20-27　肺朗格汉斯细胞组织细胞增生症，由于间质炎症沿肺泡间隔渗透扩散，导致支气管周围卫星状的囊性结节状病变

病例 6

26 岁女性，临床表现为严重呼吸道症状，有吸烟史。CT 扫描可见结节样病变。支气管肺泡灌洗和经支气管活检均未见特征性形态学变化。经胸腔镜手术送检为一块 2.5cm 的肺组织（图 20-30 至图 20-34）。

最终，该病例诊断为肺朗格汉斯细胞组织细胞增生症。

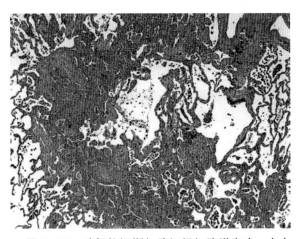

▲ 图 20-28　肺朗格汉斯细胞组织细胞增生症，中央的囊性区可见由于支气管扩张造成的残留管腔。在此区域，炎细胞少见

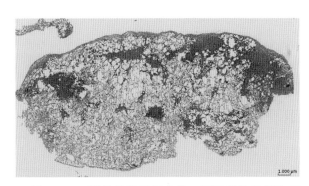

▲ 图 20-30　送检的肺组织全貌，可见结节状病变伴深染细胞聚集

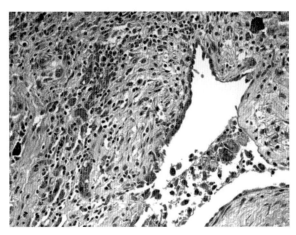

▲ 图 20-29　肺朗格汉斯细胞组织细胞增生症，高倍放大显示扩张的、厚壁支气管，衬附单行排列的支气管上皮细胞。支气管壁可见少量炎细胞

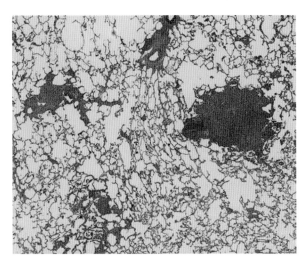

▲ 图 20-31　深染细胞和浅染细胞混合形成结节，也可见较小的结节

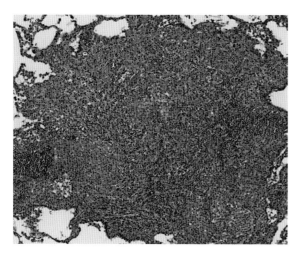

▲ 图 20-32　结节由小淋巴细胞和细胞质透明的细胞组成，这些浸润的细胞掩盖了支气管，仅可见残留的小动脉

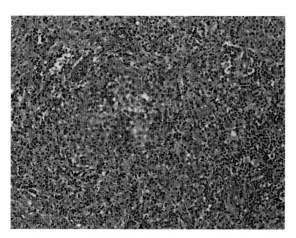

▲ 图 20-33　高倍镜下可见细胞大、细胞核大、核仁明显，染色质呈空泡状，细胞核弯曲状或椭圆形。除淋巴细胞外，还可见大量的嗜酸性粒细胞

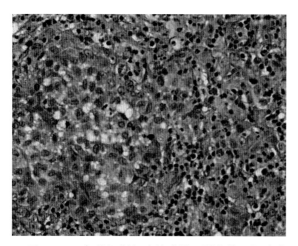

▲ 图 20-34　朗格汉斯细胞的胞核呈裂泡状，细胞边界清楚；淋巴细胞和嗜酸性粒细胞呈结节状浸润

肺朗格汉斯细胞组织细胞增生症（pulmonary Langerhans cell histiocytosis，PLCH）

肺朗格汉斯细胞组织细胞增生症（见第 22 章）是一种罕见的间质性肺疾病，主要见于经常吸烟的年轻人。朗格汉斯细胞以细支气管为中心增生及浸润，并伴有微小结节形成。细支气管壁的破坏导致细支气管扩张和囊肿形成。其囊肿的大小和形状不一，与淋巴管平滑肌瘤病的大小和形状一致的囊肿不同。

放射学检查可见特征性的弥漫性囊肿和小叶中心性的微小结节。如果患者是经常吸烟者，凭这些影像学特征基本上即可诊断。

病例 7

23 岁男性，临床表现为反复感染，CT 显示为囊性病变，诊断为支气管扩张，行胸腔镜手术（图 20-35 至图 20-38）。

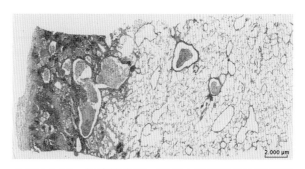

▲ 图 20-35　低倍镜全貌，可见大量扩张的支气管和细支气管，伴淋巴滤泡

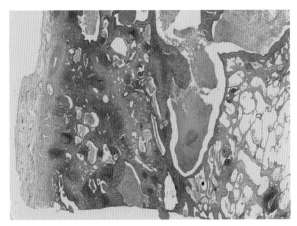

▲ 图 20-36　扩张的气道内充满了黏液和碎片。可见淋巴滤泡，有时伴生发中心

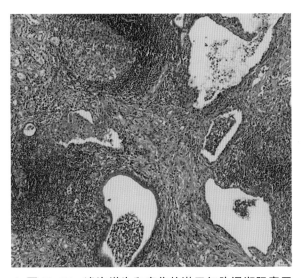

▲ 图 20-37　滤泡增生和密集的淋巴细胞浸润阻塞了气道，导致远端气道扩张

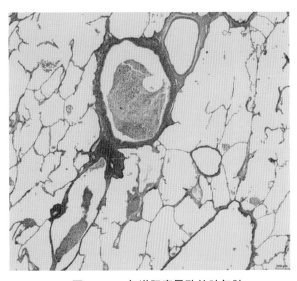

▲ 图 20-38　气道阻塞导致的肺气肿

该病例诊断为滤泡性支气管炎 / 细支气管炎，只有根据上述病理表现才能做出此诊断。滤泡性细支气管炎的病因可能是反复的病毒感染、免疫系统缺陷（最常见的是 T 细胞或 NK 细胞缺陷）或特发性的。

病例 8

32 岁女性，无吸烟史，有 Siogren 综合征病史，表现为自发性气胸（图 20-39 至图 20-42）。

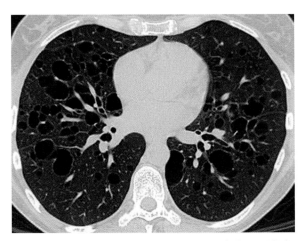

▲ 图 20-39　CT 扫描显示双侧肺囊性病变，形状规则，薄壁。主要的影像学鉴别诊断为淋巴管平滑肌瘤病和淋巴细胞间质性肺炎（图片由意大利特尔尼 A. Carloni 医生惠赠）

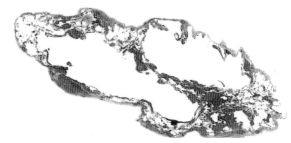

▲ 图 20-40　Siogren 综合征累及肺，肺活检可见囊性病变，囊壁菲薄，其间可见淋巴细胞局灶性结节状聚集

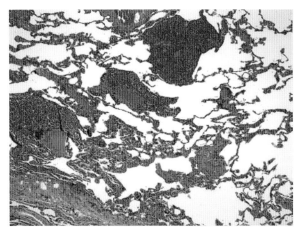

▲ 图 20-41　**Siogren** 综合征累及肺，邻近的肺实质可见淋巴细胞围绕支气管结节样增生，间质中炎细胞罕见

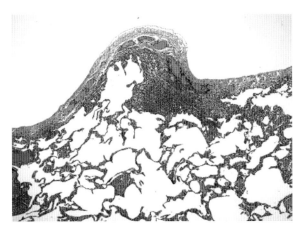

▲ 图 20-42　**Siogren** 综合征累及肺，胸膜下可见结节状淋巴细胞聚集，伴有慢性胸膜炎

淋巴细胞间质性肺炎（lymphoid interstitial pneumonia，LIP）

　　淋巴细胞间质性肺炎是一种常发生在自身免疫性疾病（最常见于 Siogren 综合征）患者的、独特的间质性肺疾病。它还与一些感染有关，特别是 HIV 感染和其他形式的免疫缺陷。

- 临床和影像学表现

    - 淋巴样间质性肺炎在女性和 40—80 岁的中老年发病率更高。该病可发生在儿童，特别是感染 HIV 的儿童。

    - 最常见的临床症状是咳嗽和渐进性呼吸困难，同时还可伴有体重减轻、胸膜痛、关节痛和发烧等全身症状。

    - 放射学特征多变，通常无特异性。常见的是双肺下叶基底段网状结节浸润，伴单个或多发肿块。与恶性淋巴瘤不同的是，它常常形成大小和形状各异的薄壁、多灶性囊肿。

- 显微镜下特点

    - 淋巴样间质性肺炎的特征是弥漫性淋巴浸润导致肺泡间隔增宽。

    - 反应性淋巴滤泡分布在细支气管周围区域，淋巴细胞常常浸润细支气管上皮。B 细胞和 T 细胞都存在，B 细胞通常位于淋巴样结节，而 T 细胞主要位于间质。

    - 淋巴细胞浸润与 Ⅱ 型肺泡上皮细胞增生和囊肿形成有关。可见组织细胞和巨细胞聚集形成非干酪样肉芽肿。

- 鉴别诊断

    - 包括间质浸润较少且无淋巴滤泡的非特异性间质性肺炎（non-specific interstitial pneumonia，NSIP）。如果肉芽肿形成不良，则过敏性肺炎的可能性增加，其病变呈片状分布并缺乏淋巴样间质性肺炎那样致密的间质浸润。如果血清 IgG_4 水平升高，应该考虑到 IgG_4 相关性疾病的鉴别诊断。此外，还必须与低度恶性淋巴瘤鉴别。

- 治疗及预后
  - 淋巴样间质性肺炎采用皮质类固醇和其他免疫抑制药治疗，其预后还无法预测，极少数会转化为恶性淋巴瘤。

病例 9

43 岁女性，提交切片和蜡块的会诊，病例怀疑肿瘤，CT 考虑硬化性肺细胞瘤或浆细胞肉芽肿。

90% 以上的呼吸性细支气管炎的病因是过度吸烟。然而，本例患者是一个从来不吸烟的女性。因此推测，可能有毒性烟雾暴露史。

该病例诊断为呼吸性毛细支气管炎（respiratory bronchiolitis，RB）/脱屑性间质性肺炎（desquamative interstitial pneumonia，DIP）（图 20-43 至图 20-45）。

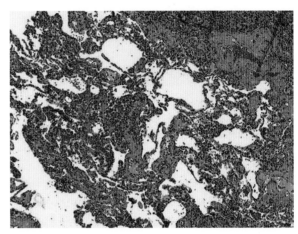

▲ 图 20-44 巨噬细胞在肺泡腔和细支气管内聚集浸润，其内含有细颗粒状的棕色色素，周围肺实质呈肺气肿改变

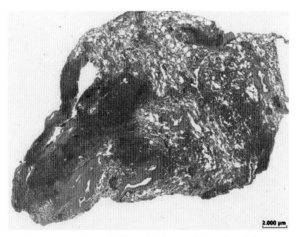

▲ 图 20-43 切片全貌，左侧可见密集区，右侧可见小结节

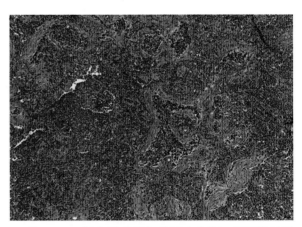

▲ 图 20-45 机化性肺炎起始于中心部，很可能是呼吸性细支气管炎的亚急性期

呼吸性毛细支气管炎 / 脱屑性间质性肺炎（见第 22 章）是一种几乎只发生于当前或者既往吸烟者的疾病。该病的病理特征是气道内吞噬色素的巨噬细胞聚集，并伴有轻度的间质炎细胞浸润。X 线片的特征性表现包括磨玻璃样病变以及位于磨玻璃病变区内的肺实质囊肿，终末期纤维化区域一般没有这种病变。

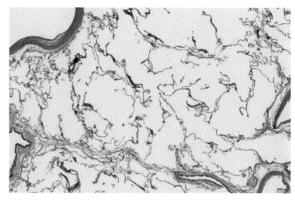

▲ 图 20-47 可见数个初级肺小叶，由少量肺泡和一个增宽的肺泡管组成，支气管壁纤维化

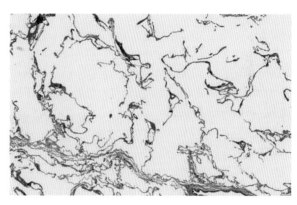

▲ 图 20-48 高倍镜下可见数个初级肺小叶中肺泡数目减少

病例 10

53 岁男性，因可疑病变入院。手术后发现侵袭性腺癌，最后在切除的组织中亦可见囊性病变。在随后 6 年里未发现任何疾病，但是慢性阻塞性肺疾病症状持续存在。6 年后行扁桃体肿瘤切除（图 20-46 至图 20-48）。

由于可见慢性支气管炎残留，可以诊断为小叶中央性肺气肿。大多数是由长期吸烟引起的。

病例 11

29 岁男性，以自发性气胸就诊，CT 显示双肺上叶局限性囊性病变。行胸腔镜切除术，送检组织为 3.5cm 大小，其中可见破裂的气泡。

该病例诊断为幼年性肺气肿，其特征为周围型肺大疱，好发于肺上叶，正常肺组织被挤向中间和中央部，通常无吸烟史（图 20-49 至图 20-51）。

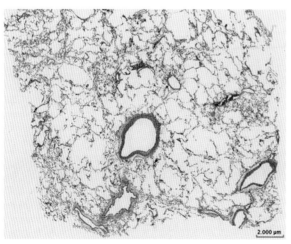

▲ 图 20-46 切片全貌为肺气肿病变，许多初级肺小叶的肺泡数目减少

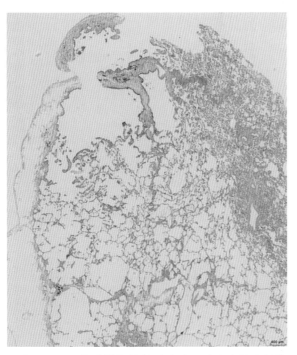

▲ 图 20-49　此肺特征性的肺大疱，肺大疱集中于胸膜下，肺中央部看似正常

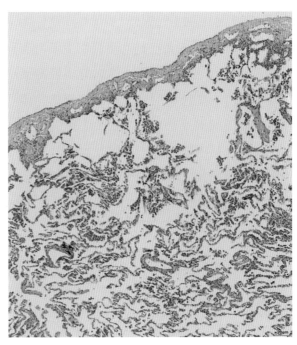

▲ 图 20-51　胸膜下肺气肿伴吞噬了含铁血黄素的巨噬细胞

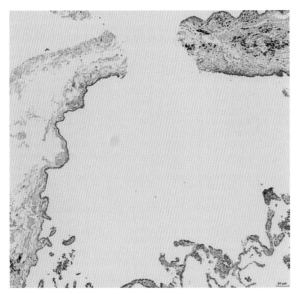

▲ 图 20-50　肺大疱，两个初级小叶融合为一个大囊肿，胸膜可见残留的炎症，这是之前肺大疱破裂的征象

肺气肿

　　肺气肿是一种肺部疾病，其特征是终末细支气管（腺泡）远端的气腔永久性异常扩张，伴随腔壁的破坏。肺气肿的分类取决于腺泡的受累方式。我们已知的 4 种模式，包括小叶中心型或腺泡中央型肺气肿，主要累及腺泡的近端部分；全小叶型肺气肿，累及所有的腺泡；隔旁肺气肿累及远端腺泡；瘢痕旁肺气肿伴有明显的瘢痕组织。

小叶中央型肺气肿通常发生在上叶，尤其是后叶和肺尖。扩张、破坏的呼吸性支气管通过完整的肺泡管与腺泡外围分离，并合并形成肺气肿。肺泡孔的大小和形状不规则，可含有上皮碎片和巨噬细胞。肺气肿腔壁有不同数量的黑色素沉着。肺泡壁可见中性粒细胞、巨噬细胞、嗜酸性粒细胞和 T 淋巴细胞增多。

与小叶中心型肺气肿相比，全小叶型肺气肿在下叶更明显。

肺气肿可以是 α_1- 抗胰蛋白酶缺乏症的特征性表现，但是它也可能是感染后的支气管扩张或者气道永久闭塞的结果。因为肺泡失去了成角性，所以肺泡管和肺泡之间的差别消失，同时它们在大小和形状上与肺泡管的差异也消失。尽管组织破坏程度更大，但是全小叶型肺气肿的 Kohn 孔比小叶中央型肺气肿的更均匀一致。

隔旁肺气肿以胸膜附近、沿小叶间隔、沿血管和沿气道最为显著。其范围有限，一般常发生于上叶的前部和后部。

不规则的或瘢痕旁肺气肿几乎总是与瘢痕相邻。

幼年性肺气肿

- 发生于通常从不吸烟的年轻男女。
- 局限于靠近顶部的上叶。
- 由于自发性气胸而发现。
- 局部胸膜下可见肺气肿，肺深部实质看似正常。

拓展阅读

[1] Popper H. Chapters 6 and 14: Morphology–pathogenesis–etiology. In: Pathology of lung disease. Berlin: Springer; 2017. pp. 84–99, and 321–328. https://doi. org/10.1007/978–3–662–50491–8.

病例 12

35 岁男性，平素体健，无吸烟史，只出现一次咯血。自诉 29 岁时曾有左腿皮肤纤维瘤切除病史。放射学检查显示双肺多发性结节性病灶，以及分布于支气管周围的数个囊肿。行胸腔镜肺活检（图 20–52 至图 20–56）。

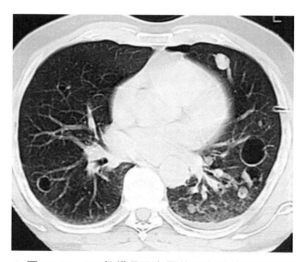

▲ 图 20–52　CT 扫描显示主要位于左肺的多发性浑浊磨玻璃样结节性病变和囊肿（图片由意大利弗利 V. Poletti 惠赠）

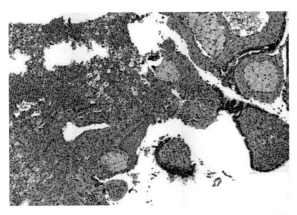

▲ 图 20-53　肺间质囊性错构瘤，病变呈实性和囊性乳头状，实性区由温和的梭形细胞和大量泡沫状巨噬细胞组成。囊性 - 乳头状成分由呼吸上皮和局灶性鳞状上皮化生的呼吸道上皮排列。乳头状基质由细胞学形态温和的梭形细胞和组织细胞混合组成

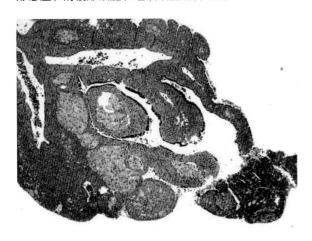

▲ 图 20-54　肺间质囊性错构瘤，囊腔内乳头状成分的间质由温和的梭形细胞和泡沫状巨噬细胞混合而成。乳头状结构被覆呼吸道上皮

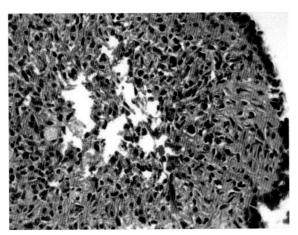

▲ 图 20-55　肺间质囊性错构瘤，高倍镜下乳头状间质内见梭形细胞，核卵圆形，染色质致密，未见核仁或核分裂象

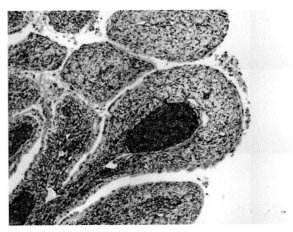

▲ 图 20-56　肺间质囊性错构瘤，间质梭形细胞波形蛋白呈强阳性，CD34、HMB45、组织蛋白酶 K、肌动蛋白（Act）和结蛋白（Des）为阴性

肺间质囊性错构瘤

　　肺间质囊性错构瘤是一种罕见病变，它可能是由于温和的间充质细胞引起的组织间隙增生，并伴有良性肺泡挤压和继发性囊性改变导致的。这种现象可发生在几个少见病变中，如转移性低级别肉瘤、胸膜肺母细胞瘤和纤维组织细胞瘤。囊肿和结节常呈双侧分布。在成人中更常见，但婴儿也可发生。患者可无明显临床症状，或出现咯血、气胸、胸膜炎性疼痛或呼吸困难。病程通常呈良性，但是由于有恶变潜能，建议密切观察。

病例 13

　　51 岁女性，表现为轻度呼吸困难和体重减轻。肺功能检查正常。CT 扫描显示磨玻璃样影，以及沿细支气管周围分布的少数小囊肿。患者 6 年前因间质肉瘤切除子宫。行肺活检（图 20-57 至图 20-62）。

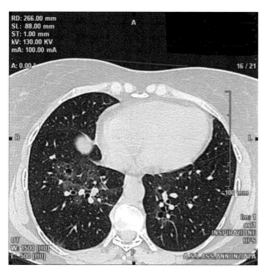

▲ 图 20-57 CT 扫描显示双肺磨玻璃样影，沿细支气管周围分布小而规则的薄壁囊肿

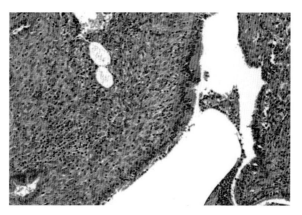

▲ 图 20-60 转移性肉瘤（子宫内膜间质肉瘤），温和的梭形细胞浸润细支气管壁，有细长或椭圆形的泡状核和小核仁，未见核分裂。肿瘤性增生伴有非常轻微的炎症浸润，支气管上皮正常

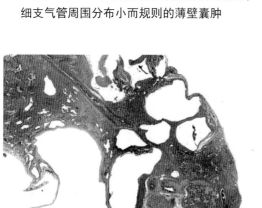

▲ 图 20-58 转移性肉瘤（子宫内膜间质肉瘤），图片显示主要分布在细支气管周围的大小不等的大囊肿。残存的肺组织可见纤维化，囊肿壁通常薄，偶可伴有梭形细胞巢

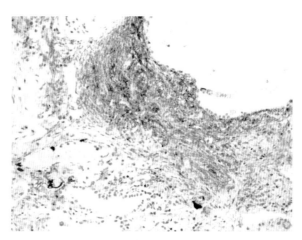

▲ 图 20-61 转移性肉瘤（子宫内膜间质肉瘤），肿瘤细胞表达 CD10 和 Act，但 HMB45 和组织蛋白酶 K 阴性，有助于排除淋巴管平滑肌瘤病

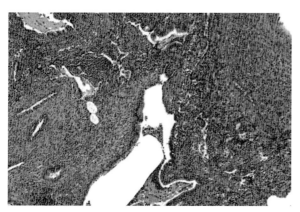

▲ 图 20-59 转移性肉瘤（子宫内膜间质肉瘤），此处可见梭形细胞在支气管壁的生长方式，残存的支气管上皮保持正常，恶性肿瘤细胞向周围肺实质浸润

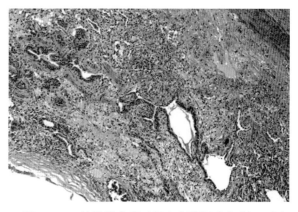

▲ 图 20-62 转移性肉瘤（子宫内膜间质肉瘤），残存的肺实质可见一定程度的纤维化、细支气管上皮的结构重建和鳞状上皮化生

子宫内膜间质肉瘤（uterine endometrial stromal sarcoma，ESS）

　　远处转移罕见，最常见的受累部位是肺，发病率为7%～28%。远处转移可能发生在长时间无瘤生存后。肺转移性子宫内膜间质肉瘤最常见的生长方式是被覆非肿瘤性呼吸道上皮的小结节，罕见的生长方式包括单发结节、淋巴管状的生长方式，双侧自发性气胸常伴有类似淋巴管平滑肌瘤病的囊性病变，如以上病例所示。几乎所有的子宫内膜间质肉瘤的雌激素和孕激素受体免疫染色均为阳性。CD10在子宫内膜间质肉瘤中呈弥漫阳性，有助于与HMB45阳性的淋巴管平滑肌瘤病和其他梭形细胞肿瘤相鉴别。

拓展阅读

[1] Aubry MC, Myers JL, Colby TV, Leslie KO, Tazelaar HD. Endometrial stromal sarcoma metastatic to the lung: a detailed analysis of 16 patients. Am J Surg Pathol. 2002;26:440–9.

[2] Chilosi M, Pea M, Martignoni G, et al. Cathepsin-K expression in pulmonary lymphangioleiomyomatosis. Mod Pathol. 2009;22:161–6.

[3] Cosgrove GP, Frankel SK, Brown KK. Challenges in pulmonary fibrosis. 3: Cystic lung disease. Thorax. 2007;62:820–9.

[4] Gu M, Sohn K, Kim D, et al. Metastasizing dermatofibroma in lung. Ann Diagn Pathol. 2007;11:64–7.

[5] Gupta N, Finlay GA, Kotloff RM, et al. Lymphangioleiomyomatosis diagnosis and management: high-resolution chest computed tomography, transbronchial lung biopsy, and pleural disease management. An official American Thoracic Society/Japanese Respiratory Society Clinical Practice Guideline. Am J Respir Crit Care Med. 2017;196(10):1337–8.

[6] Katzenstein AL. Surgical pathology of non-neoplastic lung disease. Philadelphia: Elsevier; 2006. p. 425–30.

[7] Itoh T, Mochizuki M, Kumazaki S, Ishihara T, Fukayama M. Cystic pulmonary metastases of endometrial stromal sarcoma of the uterus, mimicking lymphangiomyomatosis: a case report with immunohistochemistry of HMB45. Pathol Int. 1997;47: 725–9.

[8] Mark EJ. Mesenchymal cystic hamartoma of the lung. N Engl J Med. 1986;315:1255–9.

[9] Torre O, Elia D, Carminati A, Harari S. New insights in lymphangioleiomyomatosis and pulmonary Langerhans cells histiocytosis. Eur Respir Rev. 2017;26:1–13.

[10] Popper H. Chapters 6 and 14: Morphology-pathogenesis-etiology. In: Pathology of lung disease. Berlin: Springer; 2017. pp. 84–99, and 321–328. https://doi. org/10.1007/978-3-662-50491-8.

第 21 章　先天性肺气道畸形
Congenital Pulmonary Airway Malformation (CPAM) Types 1–4

病例 1

　　62 岁女性，表现为运动性呼吸困难。X 线片和 CT 扫描发现主动脉动脉瘤和肺内一个大囊肿。动脉瘤经治疗后好转。几个月后，又出现心输出量方面的问题。第二次手术进行了主动脉瓣重建，并切除肺部病变。在送检的 9cm×7cm×4.5cm 肺组织中，可见一个大囊肿和若干小囊肿（图 21–1 至图 21–3）。

　　因此，该病例诊断为先天性肺气道畸形 1 型。

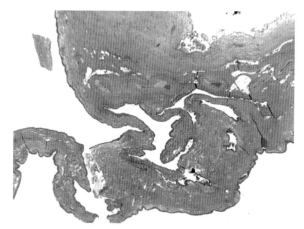

▲ 图 21–2　囊肿被覆支气管上皮，无肺泡组织

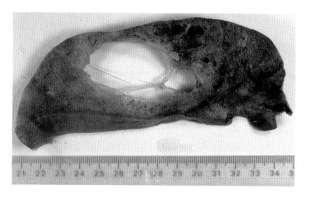

▲ 图 21–1　肉眼观察可见肺内大囊肿

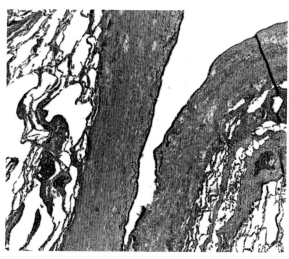

▲ 图 21–3　被覆支气管上皮、伴有平滑肌细胞层和纤维化的大囊肿，不含其他支气管成分，周围可见正常肺组织

病例 2

22 岁女性，因呼吸困难到呼吸科就诊。CT 扫描显示为囊性病变，怀疑为支气管源性囊肿。患者转至胸外科。切除右肺下叶，大小为 14cm×12cm×3cm。最大囊肿为 3cm，另可见数个较小的囊肿（图 21-4 至图 21-7）。

该病例诊断为先天性肺气道畸形 2 型，伴杯状细胞不典型增生。

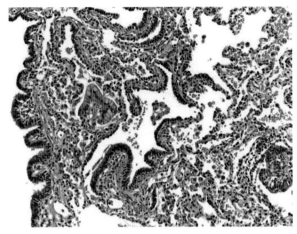

▲ 图 21-6 囊肿被覆细支气管上皮细胞，图左侧可见不典型杯状细胞增生区

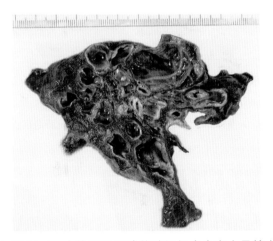

▲ 图 21-4 大体可见切除的肺组织中含有大量较小的囊肿

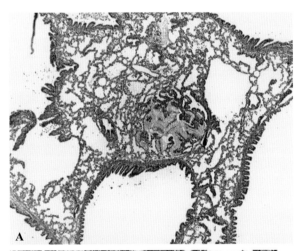

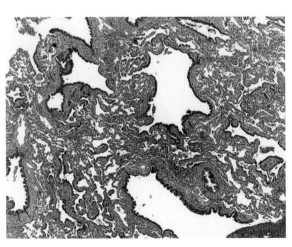

▲ 图 21-5 囊肿被覆支气管和细支气管上皮细胞，囊肿之间的邻近正常肺组织内陷

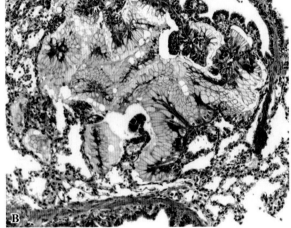

▲ 图 21-7 不典型增生的杯状细胞与囊肿密切相关

病例 3

外来会诊的组织蜡块和染色切片。患者为 3 月龄女婴，表现为缺氧。CT 扫描发现左肺上叶致密影，诊断为肺实变。该实变区压迫邻近的肺实质，因此行手术切除（图 21-8 至图 21-11）。

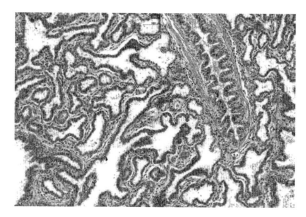

▲ 图 21-10　先天性肺气道畸形 3 型，高倍镜下可见大量不含肺泡的细支气管

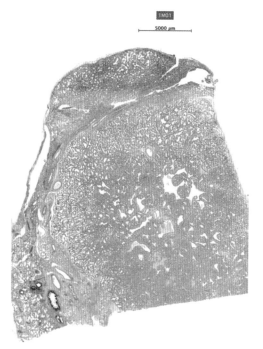

▲ 图 21-8　组织切片全貌，肺组织可见许多小的囊性腔隙。注意支气管消失，图上部和左侧可见正常肺组织

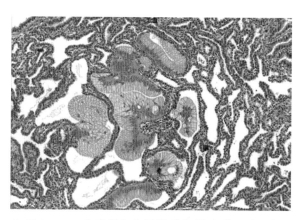

▲ 图 21-11　此病例为先天性肺气道畸形 3 型，也可见不典型杯状细胞增生

病例 4

外来会诊的组织切片和蜡块。2 岁女童，患有线粒体疾病（3 月龄时诊断为线粒体脑病，并因此收入重症监护病房 3 个月）和双侧膀胱输尿管反流，CT 扫描可见肺囊性病变。

基于上述发现，我们对 DICER 1 和 Ras 癌基因突变进行了分子病理检测，结果均为阴性。同时，MyoD 免疫组化染色也为阴性。因此，诊断为先天性肺气道畸形 4 型（CPAM 4）。一些需要鉴别诊断的疾病如下（图 21-12 至图 21-18）。

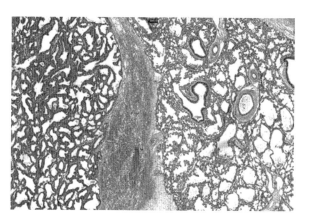

▲ 图 21-9　图右侧为正常肺组织，含有支气管、细支气管及肺泡；左侧为含有细支气管的异常肺组织

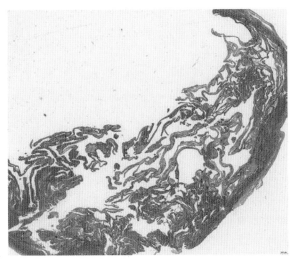

▲ 图 21-12 切片全貌，可见由无支气管的肺泡组织构成的囊性肺组织

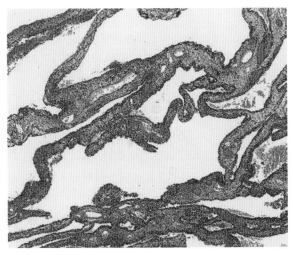

▲ 图 21-13 囊肿间隙和间质内有大量间充质细胞。表面上皮未见异常

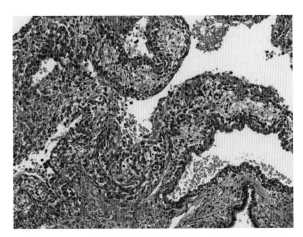

▲ 图 21-14 致密的间质组织中含有大量间充质细胞，基质疏松

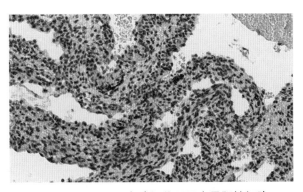

▲ 图 21-15 Des 免疫组化可见少量阳性细胞

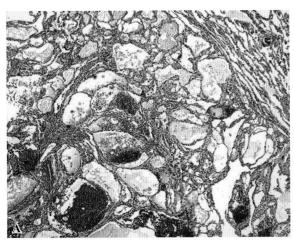

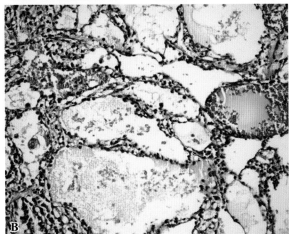

▲ 图 21-16 图示为肺泡腺瘤，肺泡间隔薄，无间质细胞增生，肺泡水肿，肺泡细胞正常，细支气管缺失

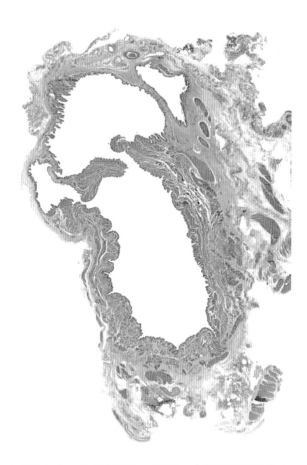

▲ 图 21-17　支气管囊肿，可见一个周围无肺泡的支气管，此支气管壁由正常支气管上皮、平滑肌层和支气管腺体构成

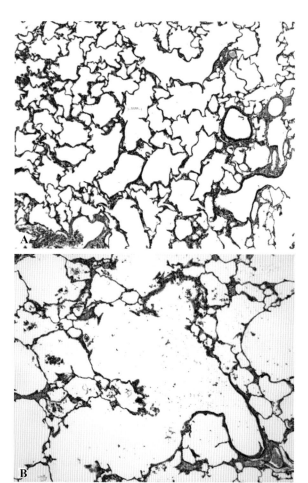

▲ 图 21-18　先天性大叶性肺气肿可见肺泡壁变薄，伴细支气管和增宽、扩大的肺泡，但数量均减少，肺泡管与肺泡融合，壁薄，无间充质细胞增生

先天性肺气道畸形（congenital pulmonary airway malformation，CPAM）

　　先天性肺气道畸形是一种进行性疾病，主要发生在儿童；也可发生在年轻人，偶见于老年患者。最初该病被分为三种类型，即 1～3 型。

- 1 型的特点是大囊肿，＞ 2cm，通常为多房，被覆带有纤维肌性基质的支气管上皮。与支气管囊肿相比，缺乏软骨。
- 2 型为一致的较小囊肿，＜ 2cm，常伴有气道阻塞或闭锁，也常伴有气道隔离，有时两者皆有。囊肿被覆细支气管上皮，囊肿间可见正常的肺泡小叶。
- 3 型与 1 型和 2 型完全不同，它在大体上看起来是实性而不是囊性。组织学表现为肺组织不成熟，小管状的细支气管构成肺小叶，其中无肺泡。与管状阶段的胎儿肺相似，可合并先天性喉闭锁。

- 先天性肺气道畸形（CPAM）0 型和 4 型的定义不明确。根据 Stocker 的研究，0 型是气管芽水平上的一种畸形，很可能相当于肺泡发育不良。先天性肺泡发育不良的特征是支气管发育正常，但没有腺泡 / 肺泡的发育，类似于妊娠 16 周的假腺管期。4 型非常罕见，特点为被覆肺泡上皮的多囊性结构。此外，肺泡间隔增厚。病变与细支气管无关。主要的鉴别诊断为肺泡腺瘤、支气管囊肿、先天性大叶性肺气肿和胸膜肺母细胞瘤。
- 肺泡腺瘤与先天性肺气道畸形 4 型最相似，两者也可能本质相同。
- 在先天性肺气道畸形 1～3 型中，均有病灶内不典型杯状细胞增生，这可能进一步导致发生儿童腺癌。
- 在先天性肺气道畸形 4 型中可能发生胸膜肺母细胞瘤，因此有进展为恶性肿瘤的可能。

拓展阅读

[1] Popper H. Chapter 17: Morphology-pathogenesis-etiology. In: Pathology of lung disease. Berlin: Springer; 2017. p. 21–51. https://doi.org/10.1007/978–3–662–50491–8.

[2] Fakler F, Aykutlu U, Brcic L, Eidenhammer S, Thueringer A, Kashofer K, Kulka J, Timens W, Popper H. Atypical goblet cell dysplasia occurs in CPAM 1, 2, and 3, and is a probable precursor lesion for childhood adenocarcinoma. Vichows Arch. 2020. in press, https://doi.org/10.1007/s00428–019–02732–4.

[3] Brcic L, Fakler F, Eidenhammer S, Thueringer A, Kashofer K, Kulka J, Popper H. Pleuropulmonary blastoma type I might arise in congenital pulmonary airway malformation type 4 by acquiring a Dicer 1 mutation. Virchows Archiv. 2020. https://doi.org/10.1007/s00428–020–02789–6.

第 22 章 吸烟相关性疾病
Smoking-Related Diseases

病例 1

64 岁男性，咳嗽 2 个月。吸烟史超过 30 年，15 包 / 年，肺功能无明显改变。胸部 CT 显示右肺上叶一个直径 3cm 的肿块。行肺叶切除，组织学诊断为鳞状细胞癌伴周围肺实质吸烟相关性改变（呼吸性细支气管炎）（图 22-1 至图 22-3）。

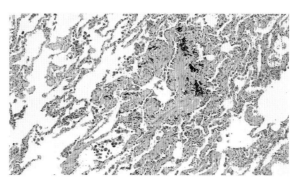

▲ 图 22-2 呼吸性细支气管炎，高倍镜下可见管壁肌细胞增生，细支气管管腔和细支气管周围间隙中可见温和的色素性巨噬细胞聚集

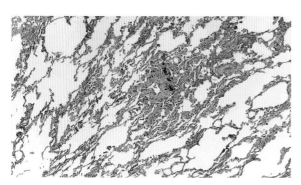

▲ 图 22-1 呼吸性细支气管炎，低倍镜下可见小细支气管形状不规则，管壁因肌细胞增生而轻度增厚。注意这种改变局限于细支气管管腔

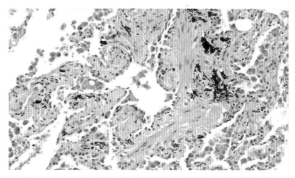

▲ 图 22-3 呼吸性细支气管炎，在小细支气管和邻近的细支气管周围间隙中可见色素性巨噬细胞（吸烟者的巨噬细胞）明显聚集

病例 2

59 岁女性，目前重度吸烟者（超过 30 包 / 年），数月的咳嗽和呼吸困难史。听诊发现爆裂音，肺功能检测结果为明显的通气受限和弥散障碍。胸部 CT 显示非小细胞肺癌和斑片状磨玻璃样病变。组织学标本取自非肿瘤性的肺实质（图 22-4 至图 22-7）。

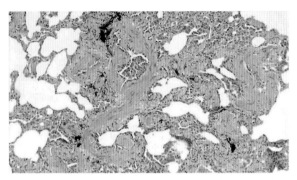

▲ 图 22-6　呼吸性细支气管炎合并间质性肺疾病，与上图同一视野的高倍镜下，可见呼吸性细支气管和肺泡腔内的色素性巨噬细胞，间质轻度纤维化

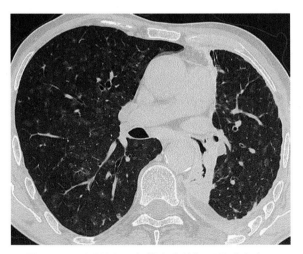

▲ 图 22-4　呼吸性细支气管炎合并间质性肺疾病，CT 扫描显示斑片状磨玻璃样模糊影，多数呈小叶中心性，此截面未显示肿瘤性病变

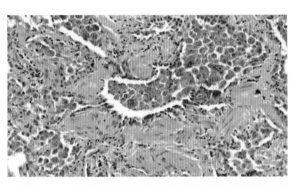

▲ 图 22-7　呼吸性细支气管炎合并间质性肺疾病，细支气管腔和细支气管周围间隙充满吸烟者的巨噬细胞，此病例中支气管管壁的肌细胞增生也很明显

病例 3

34 岁女性，因呼吸困难就诊，怀疑为弥漫性间质性肺疾病，有衣原体感染史。病理诊断为慢性间质性肺炎（chronic interstitial pneumonia，CIP），但与临床表现不符，因此提交会诊（图 22-8 至图 22-11）。

最终，本病例诊断为呼吸性细支气管炎合并间质性肺疾病（respiratory bronchiolitis interstitial lung disease，RB-ILD）。

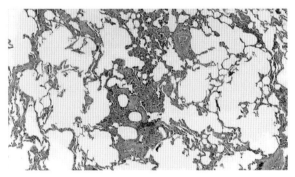

▲ 图 22-5　呼吸性细支气管炎合并间质性肺疾病，低倍镜下可见小细支气管周围间隙有细胞聚集，而远端肺组织未见细胞聚集

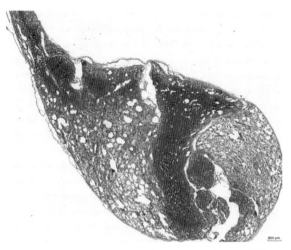

▲ 图 22-8　全貌观，可见致密细胞浸润区，其他区域肺组织几乎正常

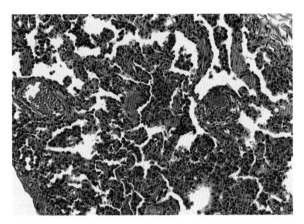

▲ 图 22-11　除致密浸润区外，可见典型的间隙充满巨噬细胞的浸润区

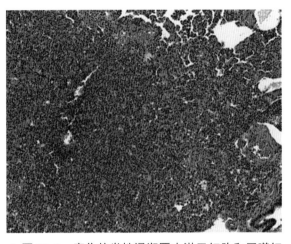

▲ 图 22-9　密集的炎性浸润区由淋巴细胞和巨噬细胞构成，巨噬细胞几乎充满肺泡，首先怀疑是朗格汉斯细胞

病例 4

　　55 岁女性，现有吸烟史（10 包 / 年），因右肺上叶腺癌行肺叶切除。肺周围实质可见不规则小囊肿和轻度肺气肿（图 22-12 至图 22-14）。

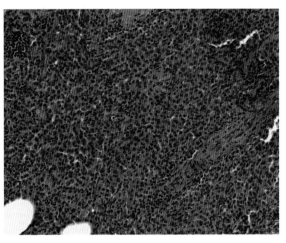

▲ 图 22-10　高倍镜下，证实细胞都是淋巴细胞或巨噬细胞

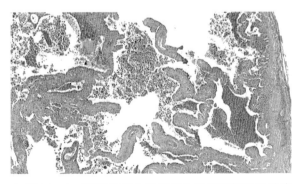

▲ 图 22-12　呼吸性细支气管炎合并纤维间质性肺疾病，在胸膜下肺实质，肺泡间隔因胶原沉积而增宽，不伴有炎症相关的间隙增大（肺气肿）。肺泡内充满吸烟者巨噬细胞，呈脱屑性间质性肺炎样生长模式

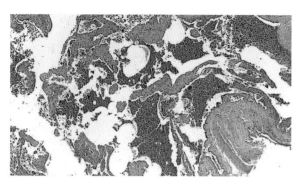

▲ 图 22-13 呼吸性细支气管炎合并纤维间质性肺疾病，高倍镜下可见肺泡内巨噬细胞聚集和一个细胞成分较少的间质纤维化区

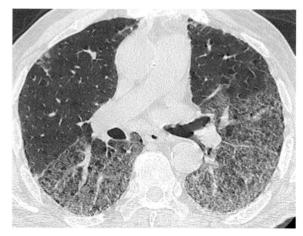

▲ 图 22-15 脱屑性间质性肺炎，CT 扫描显示双肺磨玻璃样模糊影，主要位于下叶

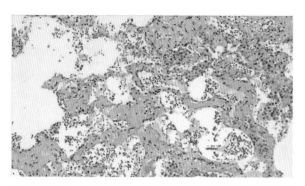

▲ 图 22-14 呼吸性细支气管炎合并纤维间质性肺疾病，深部肺实质可见较轻度的间质纤维化，伴局灶肺泡细胞增生

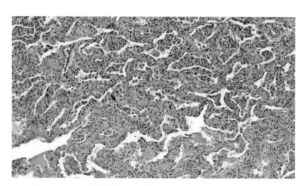

▲ 图 22-16 脱屑性间质性肺炎，此例为典型的脱屑性间质性肺炎，可见均匀一致的、弥漫性间质增厚，肺泡腔内也均匀一致地充满色素性巨噬细胞

病例 5

45 岁男性，现有吸烟史，最近出现呼吸困难。胸部 CT 显示双肺磨玻璃样模糊影，主要累及下叶，行胸腔镜肺活检（图 22-15 至图 22-18）。

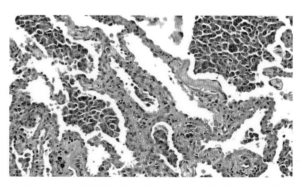

▲ 图 22-17 脱屑性间质性肺炎，高倍镜下，巨噬细胞细胞质内可见典型的淡棕黄色色素沉着，伴肺泡间隔纤维化和肺泡细胞增生

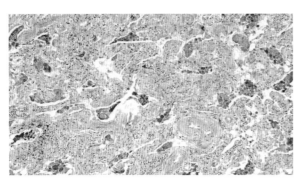

▲ 图 22-18　脱屑性间质性肺炎，普鲁士蓝染色，巨噬细胞细胞质呈淡蓝绿色

病例 6

54 岁男性，为进行性间质性肺疾病，排除了感染。此为外来病理会诊病例。

该病例诊断为脱屑性间质性肺炎（desquamative interstitial pneumonia，DIP）和支气管相关淋巴组织（bronchus-associated lymphoid tissue，BALT）增生（图 22-19 至图 22-24）。胶原血管性疾病，如风湿性关节炎，可能是其原发疾病之一。

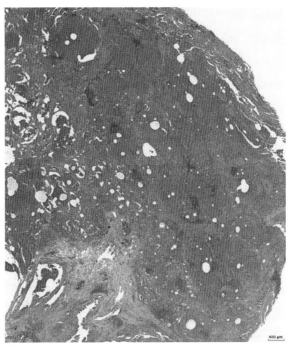

▲ 图 22-20　大部分细胞粉染，也可见散在的淋巴滤泡

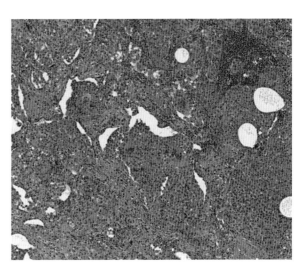

▲ 图 22-21　大部分细胞为巨噬细胞，这些巨噬细胞充满肺泡腔，有些细胞呈多核

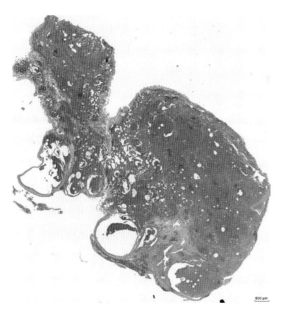

▲ 图 22-19　肺组织被密集的细胞浸润，只留下小的、不同程度的囊性间隙

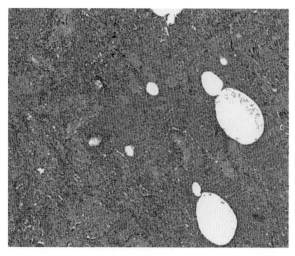

▲ 图 22-22　气泡很可能是高压通气造成的人工假象

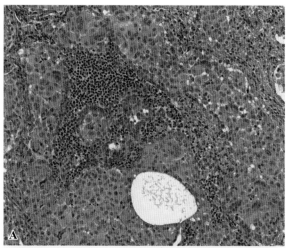

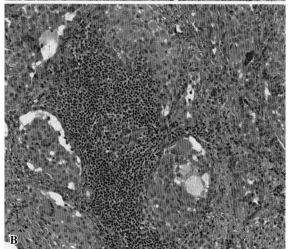

▲ 图 22-24　其他区域还可见淋巴细胞浸润导致的细支气管破坏

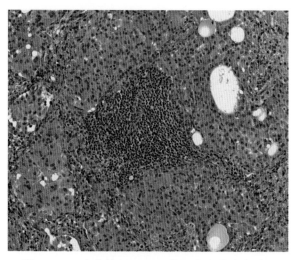

▲ 图 22-23　高倍镜下可见巨噬细胞充满肺泡腔，一个无生发中心的淋巴滤泡排列在血管周围

呼吸性细支气管炎（respiratory Bronchiolitis，RB）和呼吸性细支气管炎相关间质性肺疾病（respiratory bronchiolitis-associated interstitial lung disease，RB-ILD）

- 临床表现
  - RB 和 RB-ILD 是有烟草暴露史的标志性疾病，特征是在呼吸性支气管和远端气道可见色素性巨噬细胞的聚集。RB 一般偶发于无症状患者，而 RB-ILD 与限制性或阻塞 - 限制混合性功能障碍有关。
- 影像学表现
  - 并不是所有的 RB-ILD 患者都有影像学异常。
  - 肺上部区域小叶中心性结节（主要是 RB 患者）。

- 所有肺区域内均可见磨玻璃样模糊影（主要发生在 RB-ILD）。
- 网状影主要可见于靠肺下部的区域（RB-ILD）。
- 上叶可见小叶中央型肺气肿。
- 显微镜下表现
  - 组织学上，RB-ILD 与 RB 无法区分。
  - 两者均可见以细支气管为中心的肺泡巨噬细胞聚集。
  - 巨噬细胞呈灰褐色，普鲁士蓝染色阳性。
  - 在黏膜下和支气管周围，可见淋巴细胞和组织细胞呈斑片状浸润，组织细胞的胞质含有灰褐色色素或黑色"炭末样"色素。
  - RB-ILD：细支气管和细支气管周围轻度纤维化，可扩展至邻近的肺泡间隔，内衬增生的 2 型肺泡上皮细胞。
  - 肺泡纤维化可能更广泛、显著，在胸膜下呈片状分布（"RB-ILD 伴纤维化"），偶有成纤维细胞灶（吸烟相关性间质纤维化）。
  - 一些病例可见小叶中心性肺气肿。
  - 只有在临床有明显的弥漫性肺疾病表现、高分别率 CT（HRCT）扫描结果符合（支气管周围增厚、边界不清的磨玻璃样改变累及肺下部区域）并排除其他肺部疾病原因的情况下，方可诊断为 RB-ILD。
  - 支气管肺泡灌洗（Bronchoalveolar lavage，BAL）可见肺泡巨噬细胞增加，但仅凭此并无诊断意义。
- 鉴别诊断
  - 脱屑性间质性肺炎（DIP），病变呈均匀弥漫性，缺乏 RB-ILD 的细支气管中心性分布特点。
  - 早期石棉沉积病可与 RB-ILD 相似，未见石棉小体和无石棉暴露史有助于排除石棉沉积病。
  - 肺铁末沉积病显示为细支气管中心性的斑点状，伴含有铁尘的巨噬细胞和肺泡管纤维化。

脱屑性间质性肺炎（desquamative interstitial pneumonia，DIP）

DIP 是一种罕见疾病，既往被称为特发性间质性肺炎，组织学特征是肺泡腔内弥漫性色素性巨噬细胞渗出。目前大多数病例被归类于吸烟相关性疾病。

- 影像学表现
  - 在 HRCT 下，双侧斑片状磨玻璃样模糊影是特征性表现，主要累及肺下叶区域，沿肺周边或胸膜下分布。

- 其他表现：网状模糊影、牵拉性支气管扩张、囊肿和小叶中心性肺气肿。

- 蜂窝样改变不常见。

- 显微镜下表现

- 色素性巨噬细胞（"吸烟者巨噬细胞"）在肺泡内呈弥漫、均匀、大量的聚集。

- 肺泡间隔轻度纤维化伴轻度增厚，内衬增生的 2 型肺泡细胞。

- 间质轻度炎症，可见淋巴细胞和浆细胞，有时聚集形成结节，嗜酸性粒细胞可见。

- 常见肺气肿或肺泡腔增大伴纤维化。

- 鉴别诊断

- RB-ILD 和 DIP 的表现可能会重叠，然而 RB-ILD 是以细支气管中心性分布为特征的局限性病变，而 DIP 是很少累及细支气管的弥漫性病变。

- 慢性出血和含铁血黄素沉积症可见吞噬含铁血黄素的巨噬细胞，含铁血黄素沉积症还常可见血管弹性组织被含铁物质包绕。

- DIP 样生长方式与其他特发性间质性肺炎（寻常性间质性肺炎、非特异性间质性肺炎）有关，也可出现在阻塞后病变中。

- 肺铁末沉着病（铁肺尘病）。

- 巨细胞间质性肺炎（GIP）呈小叶中心性分布，并明显可见多核巨细胞。

- 对于静脉阻塞性疾病（VOD），诊断的关键点在于静脉内膜增厚。

吸烟相关性间质纤维化（smoking-related interstitial fibrosis，SRIF）/ 呼吸性细支气管炎伴间质性肺疾病（RB-ILD）

SRIF 和 RB-ILD 可能表现为相同的疾病，特征为呼吸性细支气管炎，肺泡间隔因无细胞的嗜酸性胶原物质沉积而增厚，沿胸膜下分布。在某些地区，该类疾病类似于纤维型 NSIP，但是其有明显的与吸烟相关的病因学特点。在查阅若干呼吸性细支气管炎的病例时，我们也发现了类似于 S. Yousem 和 A.L. Katzenstein 所描述的现象。除此之外，还有一些病例可见成纤维细胞灶并伴有肺气肿和纤维化，这种病变 Katzenstein 在其最初的病例描述中也提到过。在这些病例中，呼吸性细支气管炎还可见于不同区域。与 UIP 相比，无蜂窝状改变，几乎所有小叶均可见小叶中心性肺气肿。有些患者临床诊断为 COPD，其他患者的病变是因为气胸偶然发现。所以，这可能是吸烟引起的肺纤维化的另一种形式，可能是由于巨噬细胞释放的毒性酶导致肺泡间隔的破坏和修复。

小结

- 吸烟相关性肺疾病表现为肺泡内和间质的一系列相互重叠的病变。
- 许多病例并不能完全归入特定的类别，诊断应结合临床、影像学和组织学表现综合分析。
- 吸烟相关性肺疾病在戒烟和类固醇治疗后有效。

病例 7

44 岁男性，现有吸烟史，有睾丸肿瘤（精原细胞瘤）病史，胸部 X 线检查发现双肺结节。CT 冠状重建扫描显示上叶多发结节，实性或空洞状。行胸腔镜（VATS）肺活检（图 22-25 至图 22-35）。

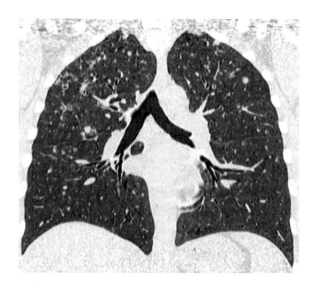

▲ 图 22-26　肺朗格汉斯细胞组织细胞增生症，冠状重建更好地显示了肺上叶的病变分布（图片由意大利特尔尼 A. Casoni 提供）

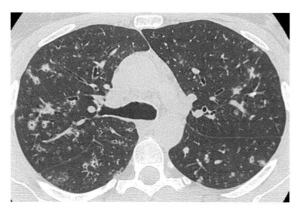

▲ 图 22-25　肺朗格汉斯细胞组织细胞增生症，CT 扫描显示肺上叶多个小叶中心性结节，呈实性或空洞状（图片由意大利特尔尼 A. Casoni 提供）

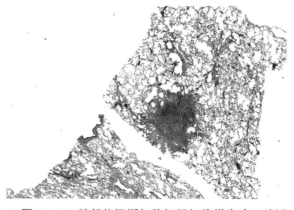

▲ 图 22-27　肺朗格汉斯细胞组织细胞增生症，肺活检显示不同发展阶段的多发性结节。此图片中，可见一个略呈星状的间质结节，中央轻度纤维化，而周边细胞较丰富

▲ 图 22-28　肺朗格汉斯细胞组织细胞增生症，结节内浸润的细胞混有大量嗜酸性粒细胞、少量色素性巨噬细胞和朗格汉斯细胞

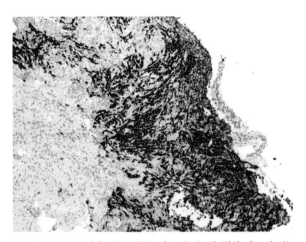

▲ 图 22-31　肺朗格汉斯细胞组织细胞增生症，朗格汉斯细胞胰岛蛋白（langerin）也为阳性。此免疫组化染色有助于突出显示朗格汉斯细胞

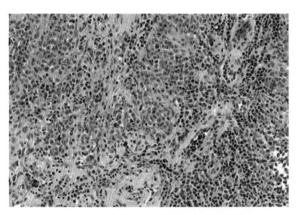

▲ 图 22-29　肺朗格汉斯细胞组织细胞增生症，高倍镜下，朗格汉斯细胞显示其特征性的核折叠和卷曲（箭）

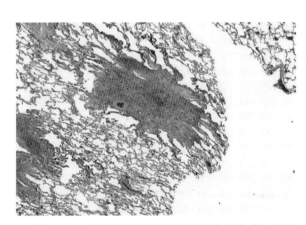

▲ 图 22-32　肺朗格汉斯细胞组织细胞增生症，图示为一个分布在细支气管周围的陈旧性纤维性星形结节

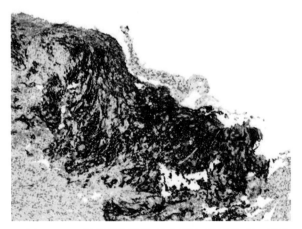

▲ 图 22-30　肺朗格汉斯细胞组织细胞增生症，朗格汉斯细胞 CD1a 阳性

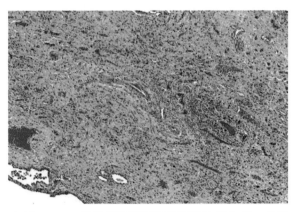

▲ 图 22-33　肺朗格汉斯细胞组织细胞增生症，在瘢痕中央可见少量炎症细胞和色素沉着，常可见于吸烟者的巨噬细胞

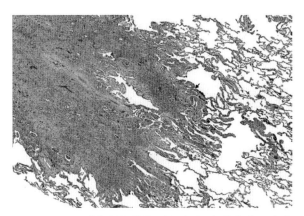

▲ 图 22-34　肺朗格汉斯细胞组织细胞增生症，中央可见空洞形成，外周可见 **DIP** 样改变（箭）

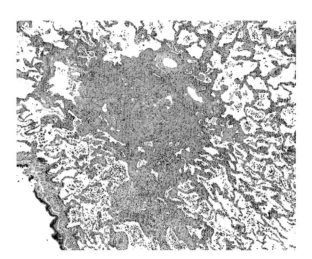

▲ 图 22-35　肺朗格汉斯细胞组织细胞增生症，特征性的星状瘢痕

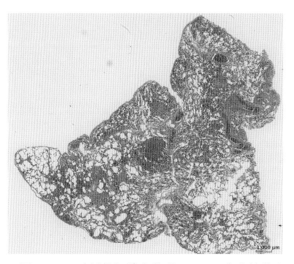

▲ 图 22-36　肺活检切片全貌观，可见一个大结节和一些较小的结节，伴肺气肿改变

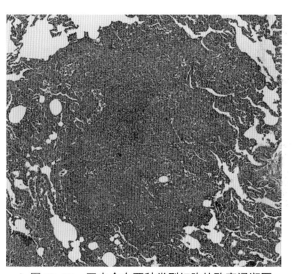

▲ 图 22-37　至少含有两种类型细胞的致密浸润区

病例 8

50 岁男性，因呼吸困难就诊。两次经支气管活检和支气管肺泡灌洗（BAL）检查均未作出诊断。CT 扫描可见结节，怀疑恶性肿瘤。经纵隔镜检查，淋巴结未见肿瘤。胸腔镜手术，送检为一块 4cm×2cm×1cm 大小的组织。2 年后脑部活检，诊断为朗格汉斯细胞组织细胞增生症（图 22-36 至图 22-41）。

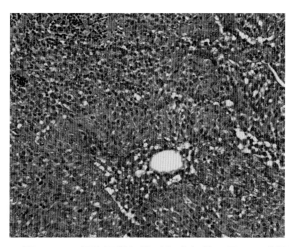

▲ 图 22-38　朗格汉斯细胞破坏支气管，只可见残留的上皮。此外，还可见嗜酸性粒细胞和淋巴细胞

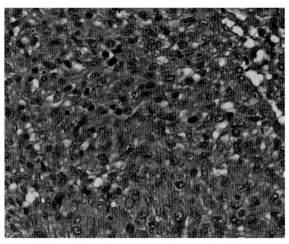

▲ 图 22-39 典型的朗格汉斯细胞，核扭曲增大，核仁圆形，细胞质粉红。细胞边界不清，朗格汉斯细胞间可见嗜酸性粒细胞

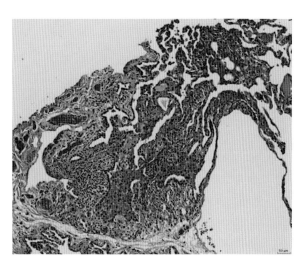

▲ 图 22-41 终末细支气管充满巨噬细胞，这些巨噬细胞均含有褐色的色素，这些色素是典型的烟草代谢后废物

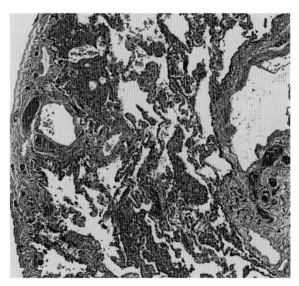

▲ 图 22-40 在靠近外周部位，巨噬细胞充满细支气管、肺泡管和肺泡

该病例诊断为朗格汉斯细胞组织细胞增生症合并呼吸性细支气管炎，这两种疾病均由吸烟引起。

病例 9

26 岁女性，因严重呼吸道症状就诊，有吸烟史。CT 扫描可见结节性病变。支气管肺泡灌洗液及经支气管活检均未见特征性的形态学变化。行胸腔镜手术，送检一块 2.5cm 大小的肺组织（图 22-42 至图 22-49）。

因此，该病例诊断为朗格汉斯细胞组织细胞增生症。

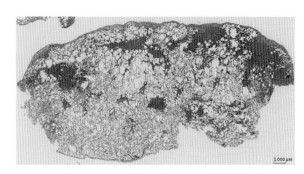

▲ 图 22-42 肺组织，可见数个深染的结节

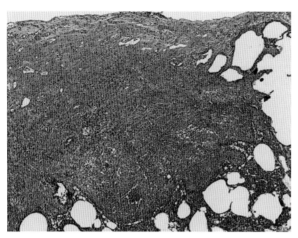

▲ 图 22-43　朗格汉斯细胞密集浸润伴中央坏死，支气管坏死很可能是由于浸润引起，图右侧可见动脉，分支状的细支气管位于中央周围

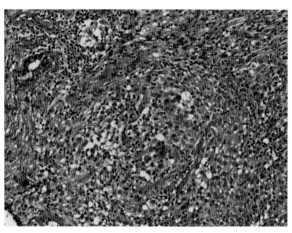

▲ 图 22-44　朗格汉斯细胞、嗜酸性粒细胞和散在的淋巴细胞，诊断容易被确定

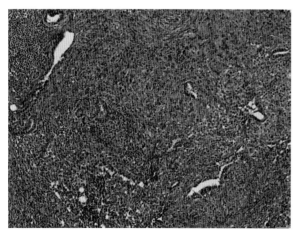

▲ 图 22-45　另一个结节，可见始于图上部的较少的朗格汉斯细胞和纤维化，也可见残留的分支状气道

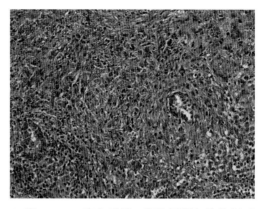

▲ 图 22-46　病变后期，朗格汉斯细胞数量减少，结节开始纤维化，嗜酸性粒细胞也很少

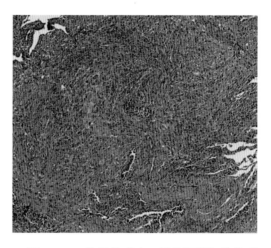

▲ 图 22-47　陈旧性病变，朗格汉斯细胞几乎消失，结节已发生纤维化和瘢痕化

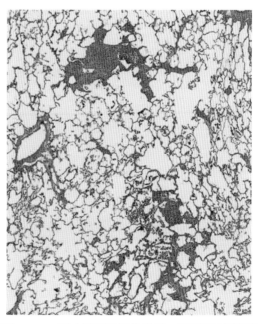

▲ 图 22-48　图上部可见星状瘢痕，底部可见早期病变

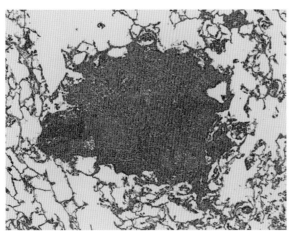

▲ 图 22-49　朗格汉斯细胞、淋巴细胞和嗜酸性粒细胞形成成熟的肉芽肿

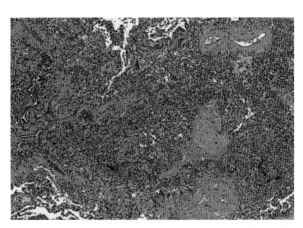

▲ 图 22-51　可见巨噬细胞和散在的淋巴细胞，更符合呼吸性细支气管炎的诊断

病例 10

43 岁女性，外来切片和蜡块会诊。疑似肿瘤，CT 提示为硬化性肺细胞瘤或浆细胞肉芽肿（图 22-50 至图 22-55）。

最终，该病例诊断为呼吸性细支气管炎合并间质性肺疾病伴机化性肺炎。

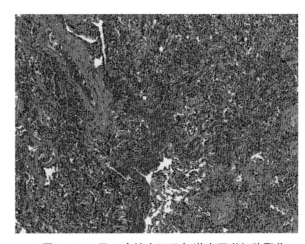

▲ 图 22-52　另一病灶中可见气道内巨噬细胞聚集

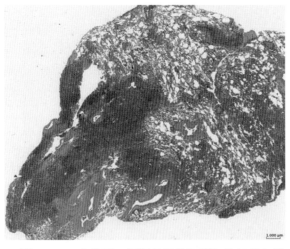

▲ 图 22-50　全貌观，怀疑是朗格汉斯细胞组织细胞增生症

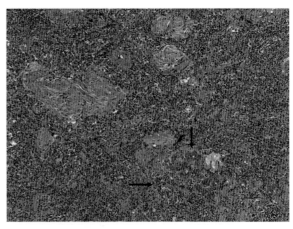

▲ 图 22-53　此区域可见机化性肺炎和局灶性神经内分泌细胞增生（箭）

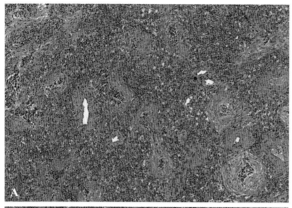

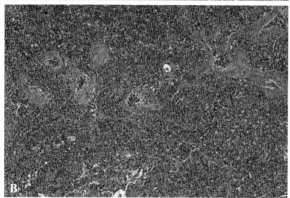

▲ 图 22-54 呼吸性细支气管炎，肺间质性疾病，并伴有机化性肺炎。这可能是 **RB-ILD** 的亚急性或慢性阶段

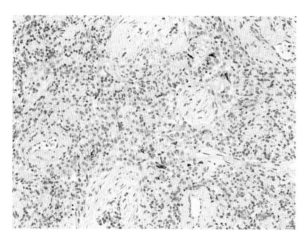

▲ 图 22-55 为排除朗格汉斯细胞组织细胞增生症，而进行胰岛蛋白染色，仅少数朗格汉斯细胞为阳性

肺朗格汉斯细胞组织细胞增生症（pulmonary Langerhans Cell Histiocytosis，PLCH）

PLCH 是一种罕见而特殊的纤维炎性肺疾病，与吸烟密切相关。

- 影像学表现（高分辨率 CT，HRCT）
  - 结节状和囊性病变，累及双肺，主要位于肺中部和上部。
  - 随着病情进展，结节逐渐退化，囊性变更明显，有时呈肺气肿样外观。
  - 孤立性肺结节极为罕见。
- 组织学表现
  - PLCH 富细胞期表现
    ➢ 细支气管周围可见略呈圆形或星形的间质结节，结节中央可能形成空洞。
    ➢ 结节内含有混合性的炎症细胞，包括嗜酸性粒细胞、抑制性 T 淋巴细胞、浆细胞、肺泡巨噬细胞和朗格汉斯细胞。
    ➢ 结节内炎症细胞的比例和数量因病例及病变而异。
    ➢ PLCH 的诊断依赖于朗格汉斯细胞的识别，其细胞核卷曲，可见核沟，染色质分散，核仁不明显，细胞质丰富并呈嗜酸性。免疫组化染色 CD1a、胰岛蛋白（Langerin）、S100 蛋白和 OKT-6 可有助于识别朗格汉斯细胞。

- PLCH 纤维化期表现
  - ➤ 终末期瘢痕中，病灶中细胞数量较少，分布于外周的朗格汉斯细胞趋于消失。
  - ➤ 纤维化进展导致非常明显的肺结构重塑。
  - ➤ 支气管肺泡灌洗很少能确诊 PLCH。即使用朗格汉斯细胞达到 5％可作为诊断 PLCH 的阈值，但在支气管肺泡灌洗中还是无法确定 Langerhans 细胞（肺病理专家确定率＜ 20%～25%）。
- 鉴别诊断
  - 嗜酸性肺炎（eosinophilic pneumonia, EP）：缺乏 PLCH 中细支气管周围的间质结节。
  - 反应性嗜酸性胸膜炎（reactive eosinophilic pleuritis, REP）：是气胸的一种常见的、非特异性反应，缺乏间质性肺疾病的临床、影像学和病理学证据。
  - 霍奇金淋巴瘤（Hodgkin lymphoma）：可见在 PLCH 中见不到的 R-S（Reed-Sternberg）细胞。

拓展阅读

[1] Churg A, Muller NL, Wright JL. Respiratory bronchiolitis/interstitial lung disease. Fibrosis, pulmonary function and evolving concepts. Arch Pathol Lab Med. 2010;134:27–32.

[2] Fraig M, Shreesha U, Savici D, Katzenstein A-LA. Respiratory bronchiolitis. A clinicopathologic study in current smokers, ex-smokers and never smokers. Am J Surg Pathol. 2002;26:647–53.

[3] Katzenstein A-LA, Mukhopadhyay S, Zanardi C, Dexter E. Clinically occult interstitial fibrosis in smokers: classification and significance of a surprisingly common finding in lobectomy specimens. Hum Pathol. 2010;41:316–25.

[4] Rao RN, Goodman LR, Tomashefski JF. Smoking-related interstitial lung disease. Ann Diagn Pathol. 2008;12:445–57.

[5] Roden AC, Yi ES. Pulmonary Langerhans cells histiocytosis. An update from the pathologists' perspective. Arch Pathol Lab Med. 2016;140:230–40.

[6] Vassallo R, Jensen EA, Colby TV, et al. The overlap between respiratory bronchiolitis and desquamative interstitial pneumonia in pulmonary Langerhans cell histiocytosis. High-resolution CT, histologic and functional correlation. Chest. 2003;124:1199–205.

[7] Popper H. Chapter 7: Morphology-pathogenesis-etiology. In: Pathology of lung disease. Berlin: Springer; 2017. p. 103–12. https://doi.org/10.1007/978-3-662-50491-8.

第 23 章　支气管炎
Bronchiolitis

病例 1

17 岁男性，有复发性哮喘史，突发呼吸衰竭，死于哮喘持续状态。尸检发现，黏液栓阻塞小气道伴肺过度膨胀。切片来源于尸检（图 23-1 至图 23-4）。

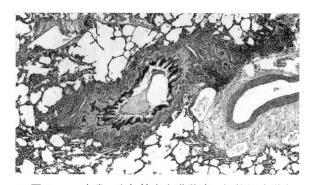

▲ 图 23-1　哮喘，支气管内充满黏液，杯状细胞增生，基底膜增厚。支气管壁可见致密的炎细胞浸润，局灶有向支气管周围肺实质扩散的趋势

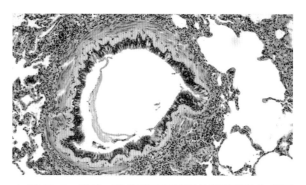

▲ 图 23-3　哮喘，高倍镜可见明显的基底膜均匀增厚及黏膜下平滑肌增生。炎性浸润包括淋巴细胞和大量嗜酸性粒细胞

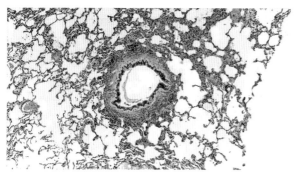

▲ 图 23-2　哮喘，另一个支气管，管腔内可见黏液，杯状细胞增生和基底膜增厚不明显。支气管壁同样可见致密的炎细胞浸润

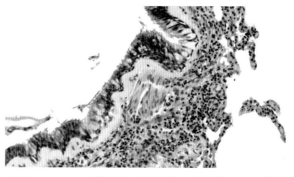

▲ 图 23-4　支气管哮喘 / 哮喘性支气管炎，支气管壁可见炎细胞弥漫性浸润，以嗜酸性粒细胞为主

支气管哮喘（asthma bronchiale，AB）

支气管哮喘是一种越来越常见的临床综合征，是气道的慢性炎症性疾病，许多细胞和细胞成分在其发生发展的过程中发挥作用。

- 临床和影像学表现
  - 在易感人群中，炎症引起反复发作的哮鸣、呼吸困难和咳嗽。
  - 影像学可表现为正常或过度膨胀。
- 大体表现
  - 在致命的哮喘持续状态下，可见过度膨胀区、肺不张区和气道内黏液栓。
- 显微镜下所见

  哮喘性支气管 - 细支气管炎的特征表现
  - 细支气管管壁内可见嗜酸性粒细胞、肥大细胞 / 嗜碱性细胞、浆细胞和淋巴细胞的混合性浸润。
  - 管腔内的黏液栓包含细胞碎片、嗜酸性粒细胞、Curschmann 螺旋体和 Charcot-Leyden 结晶。
  - 基底层明显增厚，甚至透明变性。
  - 细胞间黏附分子丢失可能导致柱状细胞脱落。
  - 肌膜可增生或萎缩，很可能与疾病的持续时间有关。
- 鉴别诊断
  - 包括慢性支气管炎、嗜酸性肺炎和 Churg–Strauss 综合征。

病例 2

68 岁男性，既往有吸烟史，因非霍奇金淋巴瘤接受同种异体骨髓移植。骨髓移植 7～8 个月后，出现气促及 1 秒用力呼气量（forced expiratory volume in one second，FEV_1）下降，提示有严重的气道阻碍。胸部 X 线检查及吸气性高分辨率 CT 扫描基本正常。呼气性高分辨率 CT 扫描呈马赛克样，伴空气潴留区域。行病理活检（图 23-5 至图 23-9）。该病例由 TV Colby 惠赠。

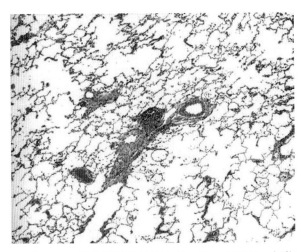

▲ 图 23-5 慢性移植物抗宿主病，放大后可见，与临床表现相比，其病理改变甚微。主要病理改变与伴随肺动脉的细支气管有关。此图片中可见肺动脉，但未见细支气管，肺间质正常

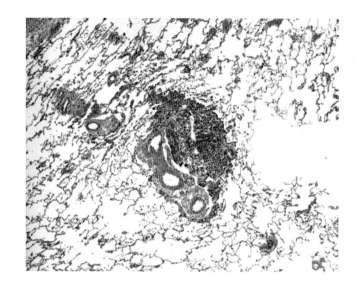

◀ 图 23-6　慢性移植物抗宿主病，细支气管因淋巴细胞浸润而被破坏

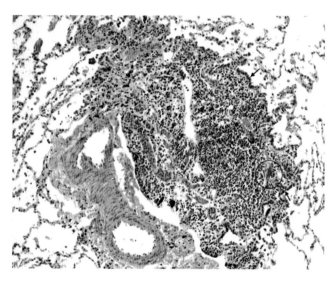

◀ 图 23-7　慢性移植物抗宿主病，支气管壁因慢性炎性浸润而完全破坏，可以辨认出残余的细支气管管壁成分，如上皮（箭）和平滑肌（圆圈）

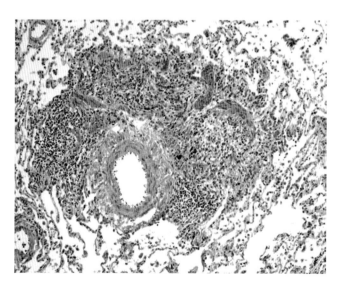

◀ 图 23-8　慢性移植物抗宿主病，在其他区域，炎症浸润减少，可见早期纤维化，形态类似于缩窄性细支气管炎。在炎症浸润区域内，可见残留的支气管壁（平滑肌细胞）。肺动脉正常

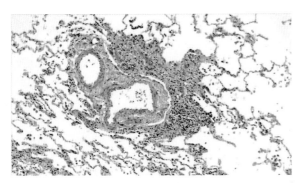

▲ 图 23-9　慢性移植物抗宿主病（chronic graft versus host disease，GVHD），可见被纤维组织完全破坏的细支气管

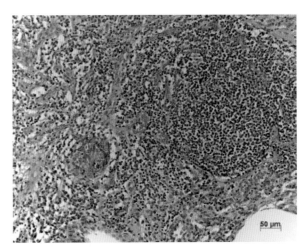

▲ 图 23-11　炎细胞浸润完全破坏了细支气管，左下角可见残留的支气管

病例 3

　　10 岁男孩，1 年前因白血病接受了骨髓移植。因发热和肺部间质浸润就诊于儿童肺科。PCR 诊断为细小病毒感染，行开胸肺活检（图 23-10 至图 23-13）。

　　最终，该病例诊断为移植物抗宿主反应导致的淋巴细胞性间质性肺炎。

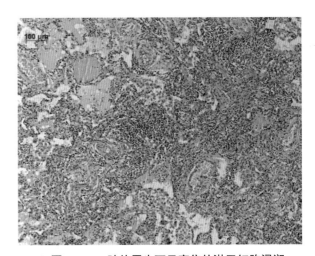

▲ 图 23-12　肺外周也可见密集的淋巴细胞浸润

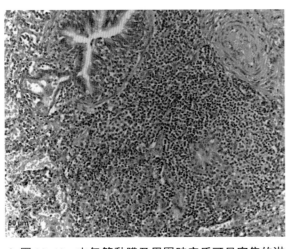

▲ 图 23-10　支气管黏膜及周围肺实质可见密集的淋巴细胞浸润

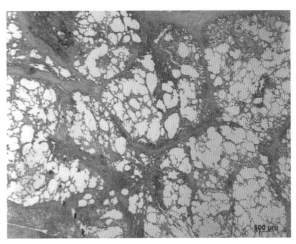

▲ 图 23-13　伴有数个淋巴滤泡的浸润全貌观，经免疫组化证实为多克隆性

病例 4

5 岁男孩，因哮喘样症状就诊于儿童肺科。支气管肺泡灌洗诊断为淋巴细胞性和粒细胞性肺泡炎，免疫分型显示，CD8+ 的淋巴细胞占优势，疑似病毒感染，支气管活检不足以诊断。由于症状持续存在，行胸腔镜（VATS）活检，从右上叶和下叶分别取出两块 2.5cm 大小的组织送检（图 23-14 至图 23-18）。组织切面呈结节状和颗粒状，淋巴细胞浸润为多克隆性。随访得知其在 21 岁时诊断为性腺萎缩。

该病例诊断为滤泡性细支气管炎。经讨论，该男孩的情况有两种可能，即免疫缺陷综合征或复发性病毒感染。随访发现部分 *HLA* 基因突变，因此修订诊断为弥漫性全细支气管炎。

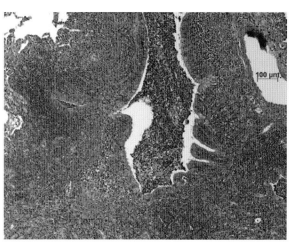

▲ 图 23-14 气道壁可见密集的淋巴细胞和散在的嗜酸性粒细胞浸润，而气道腔内还可见很多巨噬细胞

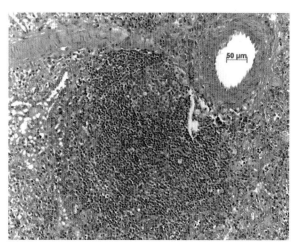

▲ 图 23-16 靠近细支气管管腔处可见含生发中心的淋巴滤泡和很多巨噬细胞

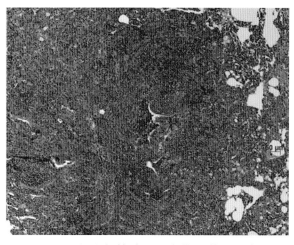

▲ 图 23-15 细支气管壁可见密集的淋巴细胞浸润，并破坏黏膜

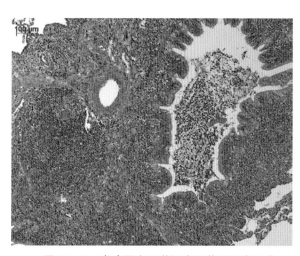

▲ 图 23-17 炎症区由巨噬细胞和淋巴细胞组成

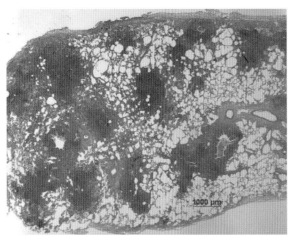

▲ 图 23-18 淋巴细胞浸润的分布模式全貌观，可见其沿气道分布

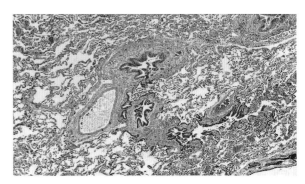

▲ 图 23-20 缩窄性细支气管炎，这是同一病例的另一个视野，图片显示与前一张相同的形态，但细支气管周围纤维化更明显

病例 5

40 岁女性，依赖氧气，胸痛，CT 扫描显示双肺浸润性病变（图 23-19 至图 23-22）。功能检测显示 1 秒用力呼气量（FEV_1）明显降低。

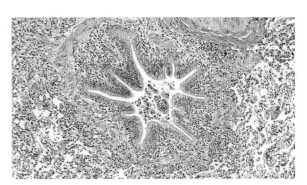

▲ 图 23-21 缩窄性细支气管炎，进一步放大，细支气管肌壁及黏膜下区域可见炎细胞

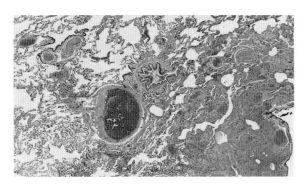

▲ 图 23-19 缩窄性细支气管炎，低倍镜显示接近正常的肺组织活检，这与其严重的临床表现形成对比。该病例中，病变主要集中于细支气管。图示与肺动脉相比，细支气管直径变小，可见细支气管周围纤维化

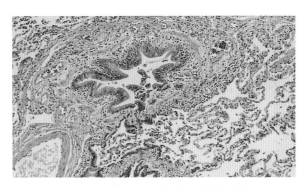

▲ 图 23-22 缩窄性细支气管炎，通常紧邻细支气管上皮下的疏松肺泡组织被纤维组织取代

病例 6

40 岁女性，在胸外科手术过程中出现急性自发性气胸。气胸治愈后恢复健康。几个月后，再次出现气胸。右上叶可见肺内大泡，左上叶可见小结节，行右上叶肺段切除（图 23-23 至图 23-25）。随访得知，2 年后再次出现气胸，4 年后切除了肺右下叶一个错构瘤。

最终，该病例诊断为缩窄性细支气管炎。

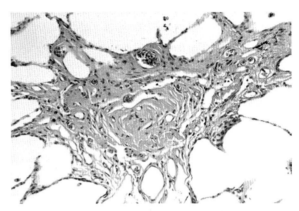
▲ 图 23-25　在另一病灶中，细支气管管腔消失，仅遗留瘢痕

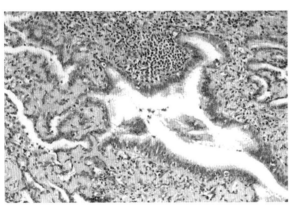
▲ 图 23-23　淋巴细胞浸润和细支气管管壁纤维化破坏了外周气道，导致管腔向心性狭窄

病例 7

22 岁女性，在饮用守宫木饮料后突然死亡。该行为在 20 世纪 90 年代流行于东南亚一带，即把从植物叶子中提取的液体和果汁混合饮用以达到减肥作用。外来组织切片会诊（图 23-26 至图 23-30）。

该病例诊断为毒性损伤所致的缩窄性细支气管炎，该病例为守宫木毒素所致。

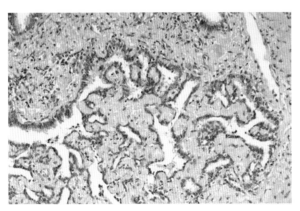
▲ 图 23-24　细支气管及其分支被纤维化分割，周围肺泡消失

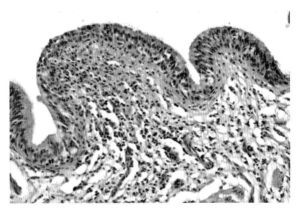
▲ 图 23-26　黏膜内有密集的嗜酸性粒细胞浸润，上皮细胞被破坏，图右侧可见部分黏液样变

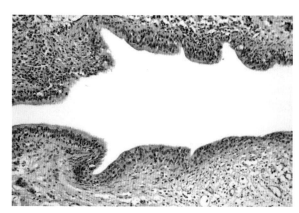

▲ 图 23-27　密集的嗜酸性粒细胞浸润区域和间质黏液样变区域是细支气管黏膜毒性损伤的特征

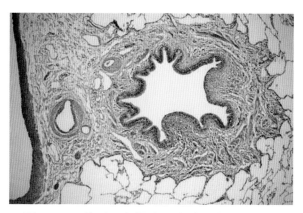

▲ 图 23-29　基质蛋白损伤及炎症浸润导致细支气管狭窄

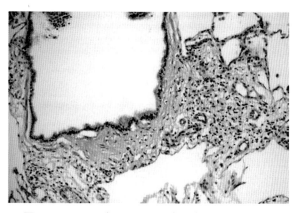

▲ 图 23-28　可见间质早期黏液样变，表明对基质蛋白产生了毒性作用

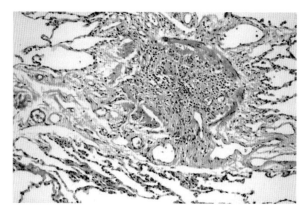

▲ 图 23-30　最终导致细支气管完全闭塞，即细支气管消失综合征

缩窄性细支气管炎（constrictive bronchiolitis, CB）

病变涵盖范围广泛，从细支气管炎症到细支气管周围纤维化及管腔完全闭塞。

- 临床和影像学表现
  - 临床表现为进行性劳力性呼吸困难和咳嗽，并有明确的气道阻塞。胸部成像可正常或高度膨胀。高分辨率 CT 可显示血管周围信号衰减、空气潴留迹象、结节状或网状结节状模糊影。
  - 缩窄性细支气管炎可在多种临床疾病中伴发，包括结缔组织疾病、既往病毒和支原体感染、吸入性损伤、过敏性肺炎、药物、肺或骨髓移植，并与食用守宫木有关。
- 显微镜下表现
  - 缩窄性细支气管炎伴黏液样变性。
  - 主要累及膜性细支气管。
  - 细支气管壁可见淋巴浆细胞浸润，管壁增厚，基质纤维化，管腔向心性狭窄。
  - 早期病变肌层可增厚，晚期则萎缩，最终被纤维组织所取代。

- 管腔可见黏液积聚。在终末期，细支气管的管腔可完全闭塞。
- 由守宫木果汁诱发的细支气管炎的病例已有报道，与缩窄性细支气管炎（CB）十分相似。
- 细支气管炎始于基质蛋白的黏液样变性，继而是嗜酸性粒细胞、组织细胞/巨噬细胞和泡沫细胞的浸润，偶尔伴组织细胞性巨细胞和少量淋巴细胞，随后上皮发生坏死。
- 细支气管被肉芽组织取代，最后形成瘢痕。
- 在较大的支气管和血管壁可见类似的病变过程。
- 常见细支气管周围的化生。
- 预后及治疗
  - 缩窄性细支气管炎的病程呈进行性，预后差。针对缩窄性细支气管炎的治疗效果仍然不佳，肺移植可能是唯一的有效办法。

滤泡性细支气管炎（follicular bronchiolitis，FB）

特征是淋巴滤泡增生伴沿细支气管分布的反应性生发中心。
- 临床和影像学表现
  - 临床症状包括进行性呼吸困难、咳嗽、发热，以及与基础性疾病相关的症状。FB与慢性感染或气道炎性疾病，如支气管扩张或慢性吸入相关，也可能与结缔组织疾病和免疫缺陷综合征相关。有些病例是特发性的。
  - FB在高分辨率CT上的主要特征是双侧小叶中心性结节，并伴有细支气管周围结节和斑片状磨玻璃模糊影。
- 显微镜下表现
  - 增生的淋巴样组织沿气道分布，可形成滤泡及滤泡生发中心。
  - 免疫组化分析显示淋巴细胞为多克隆性。
  - 滤泡常阻塞细支气管腔，可引起继发性感染和细支气管周围的肺炎。
  - 在滤泡性支气管炎/细支气管炎中，不能出现其他特殊的细支气管炎病变的成分。
- 鉴别诊断
  - FB的表现与淋巴细胞间质性肺炎（LIP）和肺结节性淋巴组织增生有重叠。其他需要鉴别诊断的情况包括支气管扩张、超敏性肺炎和弥漫性全细支气管炎。有无淋巴上皮病变和单克隆性的淋巴细胞，可用于鉴别支气管相关淋巴组织（BALT）淋巴瘤。
- 预后及治疗
  - 皮质类固醇类药物是主要的治疗方法。滤泡性细支气管炎的预后尚不确定，特别是在发生于其他疾病背景下的时候。

拓展阅读

[1] Colby TV. Bronchiolitis pathologic considerations. Am J Clin Pathol. 1998;109:101–9.

[2] Popper H. Chapter 6: Morphology-pathogenesis-etiology. In: Pathology of lung disease. Berlin: Springer; 2017. p. 84–99. https://doi.org/10.1007/978–3–662–50491–8.

[3] Rice A, Nicholson AG. The pathologist's approach to small airways disease. Histopathology. 2009;54:117–33.

[4] Ryu JH. Classification and approach to bronchiolar diseases. Curr Opin Pulm Med. 2006;12:145–51.

[5] Ruy JH, Myers JL, Swensen SJ. Bronchiolar disorders. Am J Respir Crit Care Med. 2003;168:1277–92.

[6] White ES, Tazelaar HD, Lynch JP. Bronchiolar complications of connective tissue diseases. Semin Respir Crit Care Med. 2003;24:543–66.

第 24 章 急性肺炎
Acute Pneumonia

病例 1

68 岁男性，临床表现为急性呼吸衰竭和肺部弥漫性浸润性病变（图 24-1 至图 24-3）。血清抗体滴度显示甲型流感感染，入院 2 天后因呼吸衰竭死亡。

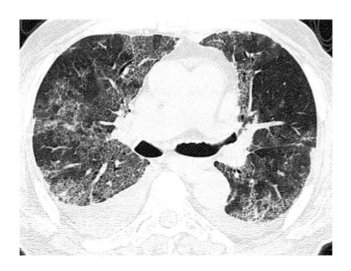

◀ 图 24-1 CT 扫描显示双肺弥漫性磨玻璃影

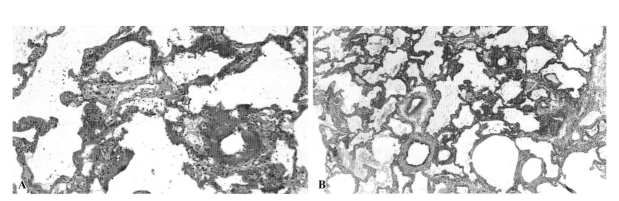

▲ 图 24-2 这是经典的弥漫性肺泡损伤的渗出期，可见弥漫性急性肺损伤伴透明膜。肺泡壁由血浆蛋白和表面活性物质构成的嗜酸性透明膜排列，炎性细胞极少见

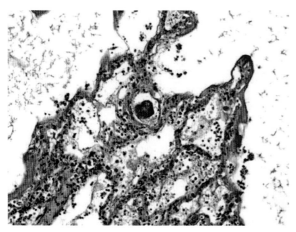

▲ 图 24-3 弥漫性肺泡损伤渗出期伴血管内血栓、灶状坏死和炎症

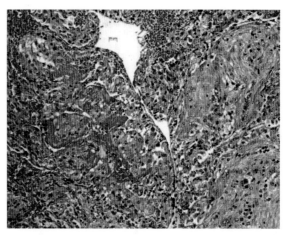

▲ 图 24-4 弥漫性肺泡损伤伴肺泡细胞反应性增生，一些细胞类似鳞状上皮化生，可见淋巴细胞浸润和少量散在的中性粒细胞

病例 2

32 岁女性，西班牙裔美国人，患有多发性关节炎和荨麻疹。X 线片可见网格状密度影。经抗感染治疗后未见好转，收治入肺科。对照 CT 可见全身多发肿大淋巴结，血清学检查 CMV、EBV、HHV6、HIV 和甲乙丙肝炎病毒均为阴性，CT 改变考虑为非典型肺炎。由于症状无改善，因此开始抗真菌治疗。血清学检查组织胞浆菌和粗球孢子菌为阴性，患者依然出现发热。最后，行胸腔镜检查，由于组织学报告病毒血清学显示腺病毒 IGA 滴度升高，遂行 CMV 和 EBV 的 PCR 检查，结果亦呈阳性。2 周后，患者死于病毒性肺炎和病毒性心肌炎（图 24-4 至图 24-8）。

最终，该病例诊断为腺病毒引起的病毒性肺炎。

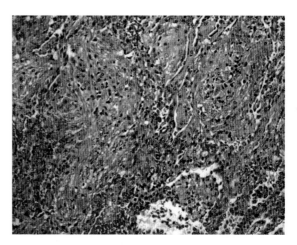

▲ 图 24-5 另一个病灶中淋巴细胞浸润更明显，也可见许多巨噬细胞

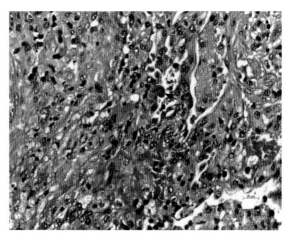

▲ 图 24-6 可见散在的不典型细胞、变性的肺泡细胞（箭），出现这种细胞往往提示要仔细寻找病毒包涵体或其他病毒感染的迹象

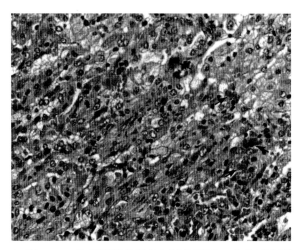

▲ 图 24-7　许多变性的肺泡细胞表现出一定的不典型性，但不是肿瘤性的。细胞核致密，异常的嗜碱性细胞质，部分为双核（箭）。这种嗜碱性细胞质颜色似染色质，可能是病毒的核酸

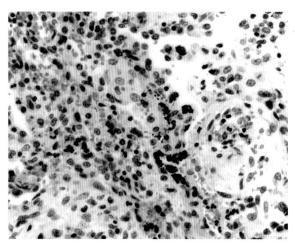

▲ 图 24-8　腺病毒 -5 抗体免疫组化在肺泡细胞特别是变性的肺泡细胞中和一些巨噬细胞中呈阳性

病例 3

42 岁女性，淋巴瘤化疗过程中出现发热、咳嗽及双侧肺实变（图 24-9 至图 24-12）。

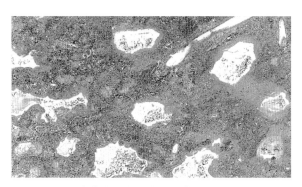

▲ 图 24-9　腺病毒肺炎，急性肺损伤伴弥漫性坏死性细支气管炎和弥漫性肺泡损伤，肺泡腔及肺间质可见透明膜、坏死碎片和纤维蛋白

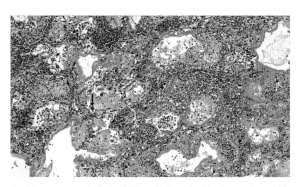

▲ 图 24-10　腺病毒肺炎，急性肺损伤（DAD），肺泡腔和肺间质内可见明显的透明膜和核碎裂的碎片，还可见被感染的"破碎细胞"（箭）

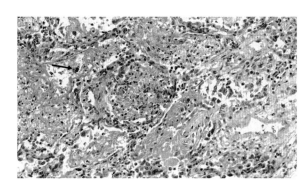

▲ 图 24-11　腺病毒肺炎，肺泡腔内可见纤维蛋白、碎片和感染的"破碎细胞"（箭）

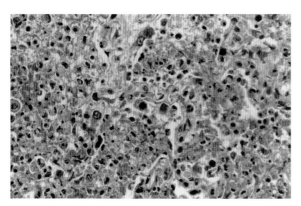

▲ 图 24-12 腺病毒肺炎，高倍镜显示典型的感染的"破碎细胞"，伴有嗜碱性核包涵体

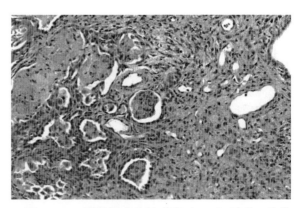

▲ 图 24-14 呼吸道合胞体病毒（RSV）肺炎，肺泡腔内衬巨大的奇异形细胞和多核细胞，这是呼吸道合胞病毒感染的典型形态学特征（左侧）

病例 4

患者为婴儿，患有先天性免疫缺陷综合征，继发肺炎而死亡（图 24-13 和图 24-14）。

病例 5

57 岁男性，骨髓移植后出现呼吸困难和肺部磨玻璃影（图 24-15 至图 24-19）。

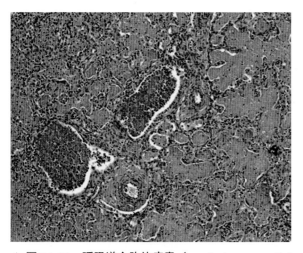

▲ 图 24-13 呼吸道合胞体病毒（respiratory syncytial virus，RSV）肺炎，肺组织切片可见特征性的细支气管和肺泡腔内细胞碎片，伴有假性蛋白沉积反应

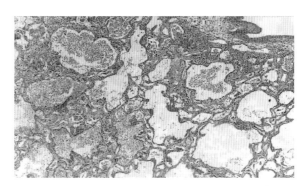

▲ 图 24-15 麻疹肺炎，水肿引起的弥漫性肺泡损伤，可见透明膜和间质扩张，未见炎性细胞

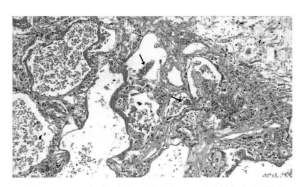

▲ 图 24-16 麻疹肺炎，此例可见弥漫性肺泡损伤，肺间质水肿和透明膜，肺泡内还可见少量巨细胞（箭）

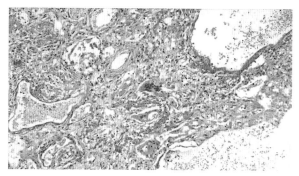

▲ 图 24-17 麻疹肺炎，间质内明显可见感染病毒的多核巨细胞和核内包涵体

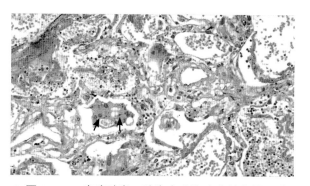

▲ 图 24-18 麻疹肺炎，肺泡内感染病毒的多核细胞，细胞核和细胞质内均可见包涵体（箭）

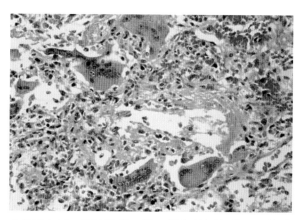

▲ 图 24-19 麻疹肺炎，另一例多核巨细胞可见核内包涵体 / 病毒颗粒，核染色质被挤压至核膜

病例 6

44 岁男性，临床表现为发热、头痛、肌肉痛，随后出现快速进行性肺水肿和休克（图 24-20 至图 24-22）。该病例由 TV Colby 惠赠。

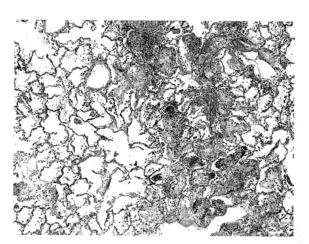

▲ 图 24-20 汉坦病毒肺综合征，斑片状区域显示肺泡内渗出物，间质轻度水肿

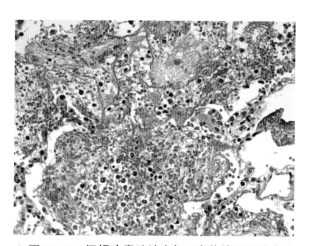

▲ 图 24-21 汉坦病毒肺综合征，高倍镜显示肺泡内渗出物由红细胞、淋巴细胞和纤维蛋白组成

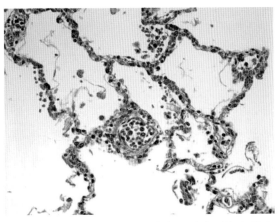

▲ 图 24-22 汉坦病毒肺综合征，肺泡毛细血管和小血管中可见未成熟的淋巴细胞，免疫染色可在内皮细胞中检测到汉坦病毒抗原

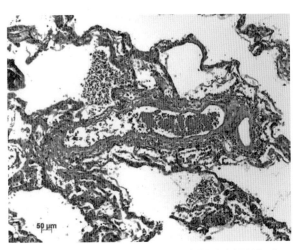

▲ 图 24-24 玻璃样变的血栓是急性肺衰竭的征兆

病例 7

65 岁女性，因发热和疼痛就诊于传染科。发热高达 40℃，抗感染治疗无改善。CT 扫描可见双肺浸润及胸腔积液。因所有血清学检测均为阴性，故将血清送至专科研究所，发现 Puumala 病毒 IgM 滴度增加。改变治疗方法后症状并无明显改善，2 周后转至重症监护室。尽管做了种种努力，患者还是发展为多器官衰竭。尸检证实死于病毒性肺炎（弥漫性肺泡损伤）和心肌炎（图 24-23 至图 24-27）。

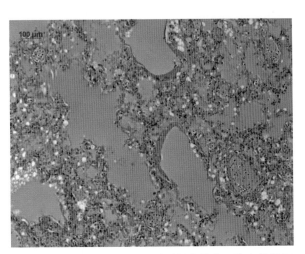

▲ 图 24-25 弥漫性肺泡损伤伴透明膜、散在的淋巴细胞和重度水肿

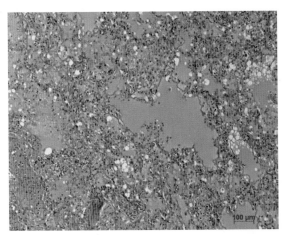

▲ 图 24-23 此例弥漫性肺泡损伤的特征是水肿和透明膜，可见散在的淋巴细胞，提示可能是病毒感染

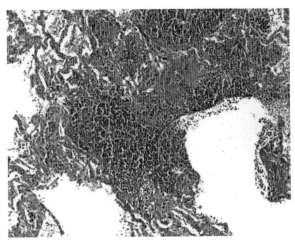

▲ 图 24-26 可见中性粒细胞灶性聚集，很可能是继发性细菌感染所引起

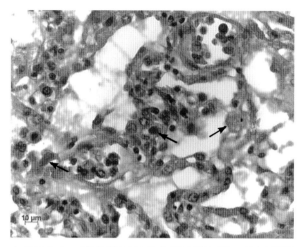

▲ 图 24-27　高倍镜可见单个不典型细胞，提示病毒感染（箭），嗜碱性的细颗粒可能是病毒包涵体（病毒颗粒）

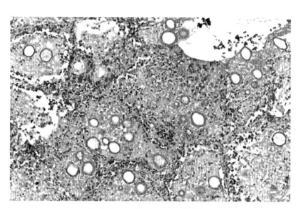

▲ 图 24-29　肺球孢子菌病，高倍镜显示肺泡腔内有大量球孢子菌的空球孢子，有些含有内生孢子

病例 8

55 岁男性，因感染艾滋病病毒导致严重免疫缺陷，表现为快速进行性呼吸衰竭（图 24-28 至图 24-30）。

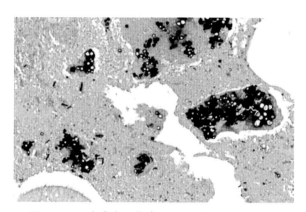

▲ 图 24-30　肺球孢子菌病，GMS 染色显示肺泡渗出物中成簇的球形孢子菌

病例 9

62 岁男性，感染 HIV，对肺孢子菌肺炎（pneumocystis pneumonia，PCP）预防治疗不耐受，表现为进行性呼吸困难和发热。X 线片可见磨玻璃影和实变，遂行活体组织检查（图 24-31 至图 24-33）。

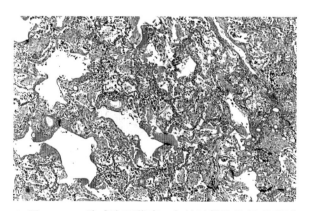

▲ 图 24-28　肺球孢子菌病，急性肺损伤伴透明膜形成和肺泡内纤维性渗出物，肺泡渗出物中可见大量小球样物质，这是 1 例播散性球孢子菌病

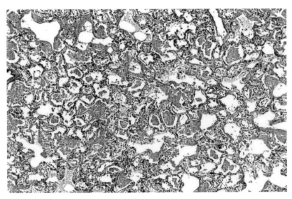

▲ 图 24-31 肺孢子菌肺炎的急性肺损伤，低倍镜显示沿着肺泡间隔有透明膜形成，肺泡腔充满嗜酸性渗出物

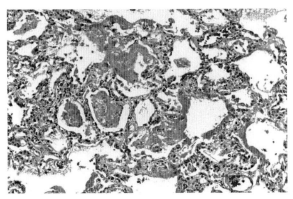

▲ 图 24-32 肺孢子菌肺炎的急性肺损伤，高倍镜显示少量透明膜和肺泡内渗出物，可见 2 型肺泡细胞增生

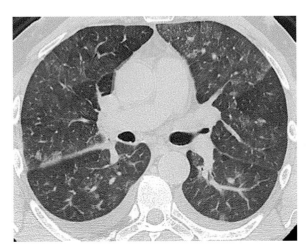

▲ 图 24-34 CT 扫描显示双侧磨玻璃影

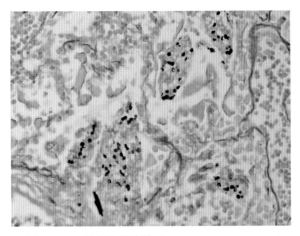

▲ 图 24-33 肺孢子菌肺炎（pneumocystis pneumonia, PCP）的急性肺损伤，Grocott 银染色可见肺泡渗出物中的卡氏肺囊虫

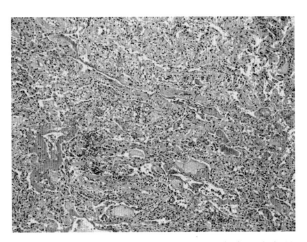

▲ 图 24-35 急性 Jiroveci 肺孢子菌肺炎表现为急性肺损伤机化阶段，肺泡间隔均匀增厚伴肺泡细胞增生，可见残存的透明膜，肺泡腔内充满嗜酸性物质，局灶可见炎细胞

病例 10

49 岁女性，因自身免疫性疾病接受类固醇治疗多年，突然出现发热和呼吸困难。CT 扫描显示双侧磨玻璃影。支气管肺泡灌洗（BAL）未能做出诊断，遂行肺活检（图 24-34 至图 24-39）。

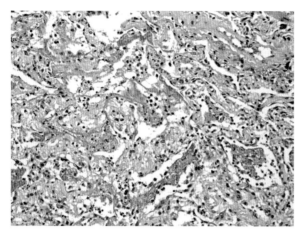

▲ 图 24-36　急性 Jiroveci 肺孢子菌肺炎，活检显示肺泡间隔增宽伴肺泡细胞增生，肺泡内可见典型的粉红色泡沫样物

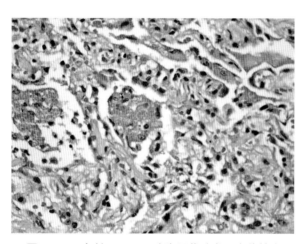

▲ 图 24-37　急性 Jiroveci 肺孢子菌肺炎，高倍放大显示肺泡内可见典型的泡沫样渗出物。这种物质的存在提示要考虑肺孢子菌病的诊断

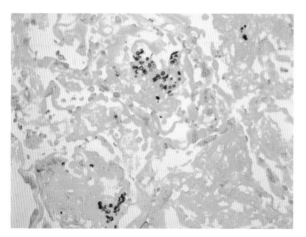

▲ 图 24-38　急性 Jiroveci 肺孢子菌肺炎，特殊染色（Grocott 银染色）可见泡沫样物中有许多微生物

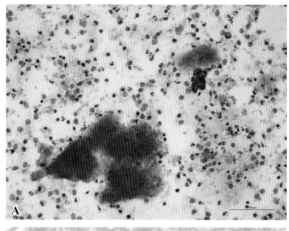

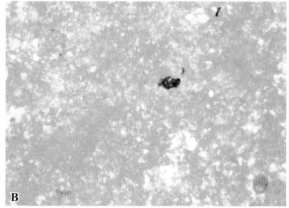

▲ 图 24-39　急性 Jiroveci 肺孢子菌肺炎，对支气管灌洗液进行重新检查，GMS 染色发现可疑的微生物团

病例 11

38 岁男性，既往患有流感样疾病，入院时表现为发热和重度呼吸衰竭。胸片 X 线片显示双侧弥漫性浸润，肺培养为阴性。入院 12 天后死亡，行尸检（图 24-40 至图 24-43）。

在大多数情况下，急性纤维素蛋白机化性肺炎（acute fibrinous organizing pneumonia，AFOP）似乎是机化性肺炎 / 梗阻性细支气管炎伴机化性肺炎（organizing pneumonia/bronchiolitis obliterans organizing pneumonia，OP/BOOP）的变异型，而不是一个单独的疾病。

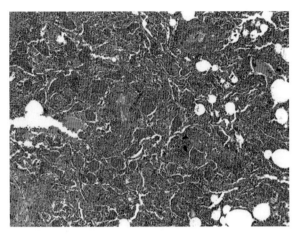

▲ 图 24-40　急性纤维素蛋白机化性肺炎，不同区域突出的特征为肺泡腔内可见"纤维蛋白球"，伴间质轻度增厚和轻度炎症浸润，未见透明膜

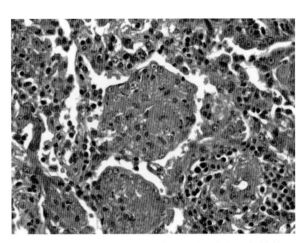

▲ 图 24-43　急性纤维素蛋白机化性肺炎，高倍镜下的肺泡内纤维蛋白

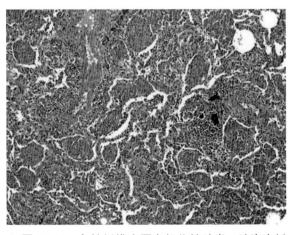

▲ 图 24-41　急性纤维素蛋白机化性肺炎，肺泡内纤维蛋白沉积伴局灶性炎性浸润，肺泡间隔局灶性成纤维细胞增生

病例 12

出生 3 天 的 新 生 儿，出 现 呼 吸 窘 迫（图 24-44 至图 24-47）。

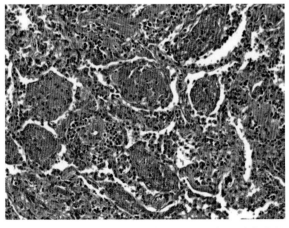

▲ 图 24-42　急性纤维素蛋白机化性肺炎，肺泡内的"纤维蛋白球"部分衬附增生的肺泡细胞，间质中炎症细胞很少

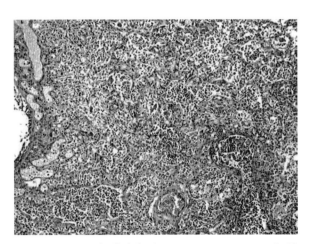

▲ 图 24-44　巨细胞病毒（cytomegalovirus，CMV）肺炎，此例为先天性 CMV 感染，可见弥漫性气腔实变和间质急性炎症，伴少量病毒感染的细胞

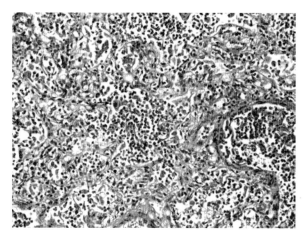

▲ 图 24-45　巨细胞病毒（CMV）肺炎，高倍放大显示气腔炎症和具有典型 CMV 感染特征的细胞（箭）

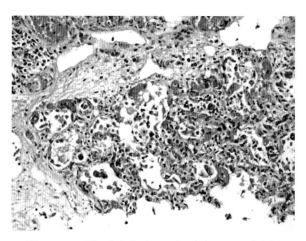

▲ 图 24-46　巨细胞病毒（CMV）肺炎，同一病例的另一视野可见水肿、单个核炎细胞浸润，以及含大量 CMV 感染细胞的肺泡纤维蛋白性渗出物，导致间质轻度增厚

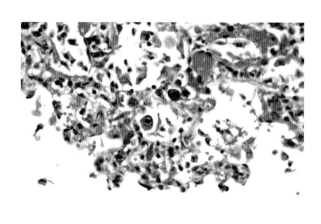

▲ 图 24-47　巨细胞病毒（CMV）肺炎，图示为巨细胞病毒感染的典型特征，核内可见大包涵体，周围有空晕和厚核膜

病例 13

70 岁女性，因食管癌入院。基于分期结果，进行术前化疗并使分期下调，随后行手术切除癌灶。14 天后，患者出现心律失常，使用胺碘酮治疗后症状改善。3 周后患者出现肺部浸润症状，并持续存在。最终行胸腔镜检查（图 24-48 至图 24-53）。

该病例诊断为弥漫性肺泡损伤（diffuse alveolar damage，DAD），可能是药物所致。免疫组化检查已排除生物体感染。在病理报告发出后才得知既往行胺碘酮治疗。

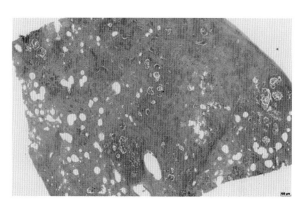

▲ 图 24-48　肺组织出血并实变，气泡是过度通气的征兆

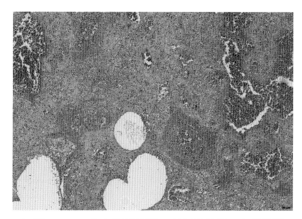

▲ 图 24-49　出血和透明膜，以及局灶淋巴细胞浸润

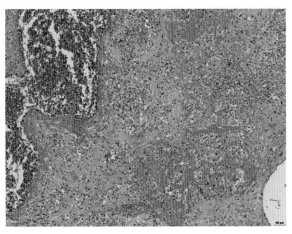

▲ 图 24-50 透明膜、出血、静脉充血和散在的淋巴细胞及嗜酸性粒细胞，对于这种弥漫性肺泡损伤伴嗜酸性粒细胞的病例，鉴别诊断应考虑毒性损伤

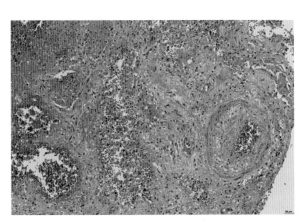

▲ 图 24-53 弥漫性肺泡损伤机化，动脉内也可见一定程度的机化（右侧）

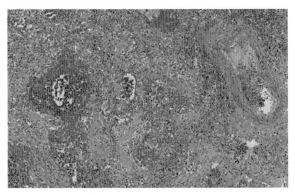

▲ 图 24-51 动脉内膜增宽伴内皮细胞空泡形成，是否表明有毒性代谢产物产生

病例 14

86 岁女性，有糖尿病病史，表现为流感样综合征和进行性呼吸困难，症状持续 5 天。CT 扫描显示双侧区域实变。尽管进行了抗生素治疗，患者仍然死亡。痰微生物学检查结果为肺炎链球菌，组织切片来自尸检（图 24-54 和图 24-55）。

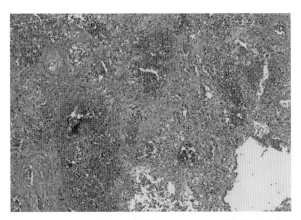

▲ 图 24-52 弥漫性肺泡损伤伴出血，血管内膜增宽，提示源自循环的毒性损伤

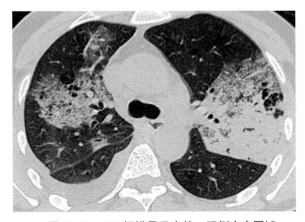

▲ 图 24-54 CT 扫描显示大的、双侧实变区域

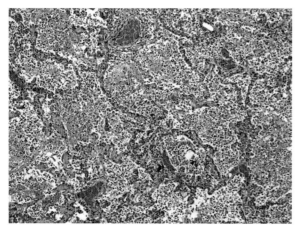

▲ 图 24-55　急性支气管肺炎，典型的急性细菌性支气管肺炎，可见肺泡腔内充满中性粒细胞和纤维蛋白

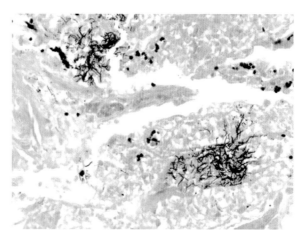

▲ 图 24-57　肺诺卡菌病，银染色可见细丝状生物体

病例 15

　　55 岁男性，既往有 B 细胞淋巴瘤病史，目前处于缓解期，出现了排痰性咳嗽伴脓痰。CT 显示双侧肺浸润，遂行活检（图 24-56 和图 24-57）。

病例 16

　　73 岁女性，有肾移植引起的免疫抑制史，表现为肺左上叶结节空洞性病变，已切除（图 24-58 至图 24-60）。

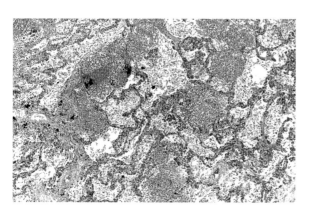

▲ 图 24-56　肺诺卡菌病，小的坏死性肉芽肿，偶见巨细胞，肺泡腔内可见渗出物，提示急性炎症过程

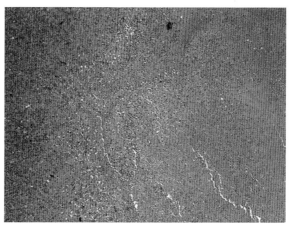

▲ 图 24-58　软斑病（马红球菌感染），可见结节中央区域坏死，其特征是大量具有丰富嗜酸性细胞质的组织细胞

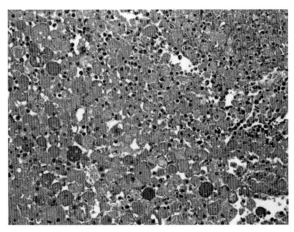

▲ 图 24-59 软斑病（马红球菌感染），高倍镜显示特征性的有大量嗜酸性细胞质的组织细胞

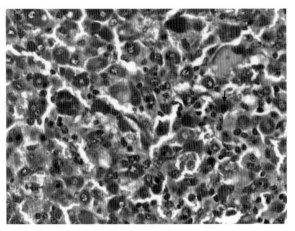

▲ 图 24-60 软斑病（马红球菌感染），有时在组织细胞的细胞质中可见 Michaelis-Gutmann 软斑小体（箭）（Giemsa 染色）

病例 17

63 岁男性，高级别淋巴瘤化疗时出现粒细胞减少、发热、咳嗽和咯血。胸部 X 线片显示肺实质致密实变，痰培养为阴性。标本来源于尸检（图 24-61 至图 24-63）。

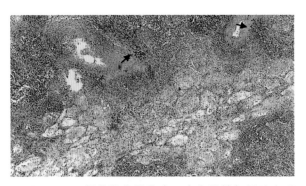

▲ 图 24-61 侵袭性曲霉菌病，病变的特征是肺实质大面积坏死，伴有炎症细胞（中性粒细胞）和肺泡腔内纤维素性渗出物。动脉壁可见真菌菌丝（箭）

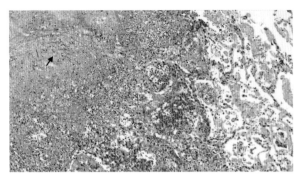

▲ 图 24-62 侵袭性曲霉菌病，坏死性肺炎，坏死区域中心可见真菌菌丝碎片（箭），周边可见出血区

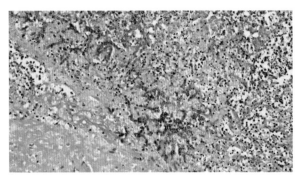

▲ 图 24-63 侵袭性曲霉菌病，HE 染色易见真菌菌丝，呈细、叉状分支，看起来相对一致

病例 18

患者因脓痰和疲劳就诊。有左胸壁损伤史，包括胸膜和肺破裂。经追问发现有吸入史，遂转至临床肺科。CT扫描显示左下叶尖段致密影，支气管活检提示慢性支气管炎和鳞状上皮化生，细胞学可见疑似菌丝。因可能将上皮化生误当成可疑肿瘤而进行了分期。由于所有检查结果均为发现肿瘤迹象，故行胸腔镜检查并切除可疑病灶（图 24-64 至图 24-69）。

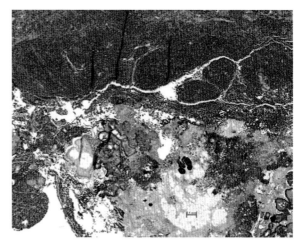

▲ 图 24-66　空洞壁可见大量碎屑和密集的炎症浸润，此为化脓性支气管扩张的表现

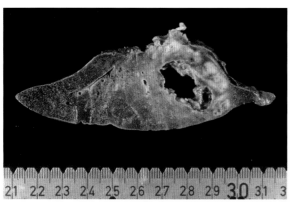

▲ 图 24-64　肺组织切除后的大体外观，注意大空洞缺损，周围伴有化脓性炎症

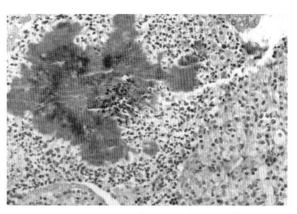

▲ 图 24-67　PAS 染色可见腔内阳性物质

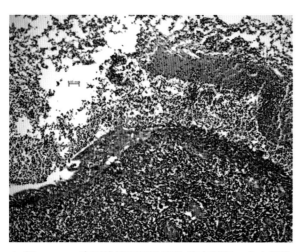

▲ 图 24-65　空洞边缘可见致密的炎症浸润，由中性粒细胞和淋巴细胞组成，还可见不成熟的鳞状上皮化生

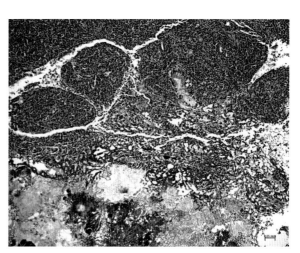

▲ 图 24-68　腔内坏死物质的放大观察，提示非典型性感染

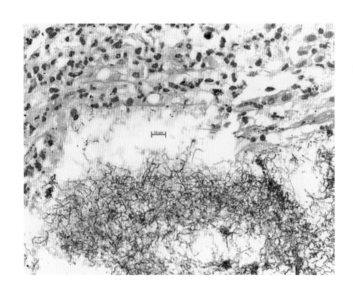

◀ 图 24-69 革兰染色阳性的细丝状生物体，为典型的放线菌。此外，还可见革兰阳性的球菌

最终该病例诊断为肺放线菌病。

※ 病毒性肺炎

腺病毒

- 临床表现

  - 患者为儿童（6 个月至 5 岁）和年轻成人。

  - 急性气管支气管炎。

  - 肺炎伴流感样综合征，发热、咳嗽和胸痛。

- 影像学表现

  - 双侧及多灶性强化影、支气管壁增厚、过度通气和肺叶不张。

  - 胸腔积液。

- 镜下表现

  - 坏死性支气管炎和细支气管炎。

  - 常累及支气管腺体：坏死和炎症。

  - 气道可能被坏死物、纤维蛋白和混杂的炎细胞阻塞。

  - 坏死性肺泡炎伴渗出性弥漫性肺泡损伤，肺泡腔内透明膜和核碎片。

  - 核内包涵体：嗜酸性包涵体周围包绕透明带。早期可能是小而多个。

  - 嗜碱性或嗜双性的、大的包涵体，形成特征性的"破碎细胞"。

- 鉴别诊断

  - 单纯疱疹病毒。

- 水痘带状疱疹病毒。

- 巨细胞病毒。

- 预后和治疗

- 没有经证实确实有效的抗病毒治疗方法。

- 严重感染会在几周内导致死亡。

巨细胞病毒（cytomegalovirus，CMV）

- 临床表现

- 常见于免疫抑制的个体。

- 任何年龄均可发病。

- 发热、咳嗽、啰音和低氧血症。

- 播散性感染可累及多个器官（肝脏、肾上腺、中枢神经系统）。

- 影像学表现

- 双侧结节状或网状不透明影。

- 有些病例 X 线片表现正常。

- 10%～30% 病例可有胸腔积液。

- 镜下表现

- 组织病理学表现多样，包括肺泡出血、DAD、弥漫性间质性肺炎。

- 细胞增大，伴有细胞核内和细胞质内包涵体。

- 细胞核内包涵体：位于中央，大，深紫色，边缘平滑波浪状，周围有清晰的空晕。

- 细胞质内包涵体：不常见，为粗糙的嗜碱性颗粒，PAS 染色及嗜银染色阳性。

- 检测巨细胞病毒抗体可进一步确诊。

- 鉴别诊断

- 单纯疱疹病毒。

- 水痘 – 带状疱疹病毒。

- 腺病毒。

- 反应性肺泡细胞增生。

- 预后和治疗

- 更昔洛韦、膦甲酸和静脉注射 CMV 免疫球蛋白是重要的治疗方法。

- 巨细胞病毒感染的死亡率约为 50%。

呼吸道合胞体病毒（respiratory syncytial virus，RSV）肺炎

- 临床表现
  - 婴儿和幼儿常见，但也可见于成年人。
  - 细支气管炎的症状常见。
  - 发热、流涕、咳嗽、哮鸣（不常见）。
  - 严重的下呼吸道疾病。
- 影像学表现
  - 多灶性气腔实变和支气管周围增厚。
  - 成年人常见双侧间质不透明影和实变。
- 镜下表现
  - 坏死性细支气管炎。
  - 间质性肺炎。
  - 上述两者皆有。
  - 坏死碎片充满支气管腔或肺泡，有时呈肺泡脂蛋白沉积症样结构。
  - 偶见透明膜。
  - 支气管、细支气管和肺泡中可见多核巨细胞，其中含有不规则的细胞质内嗜酸性包涵体，其周围可见清晰的空晕。
- 鉴别诊断
  - 其他伴有巨细胞的病毒性肺炎（麻疹病毒、副流感病毒）。
  - 单纯疱疹病毒和水痘带状疱疹病毒。
- 预后和治疗
  - 健康儿童通常会完全康复。
  - 健康儿童死亡率为 1%；患有心脏或肺相关疾病的儿童中死亡率为 35%。
  - RSV 感染可能与婴儿猝死（sudden infant death，SID）相关。
  - 抗病毒药物利巴韦林。

麻疹

- 临床表现
  - 注射疫苗后不常见的并发症。
  - 未接种过疫苗的儿童通常在 6 岁后感染。
  - 前驱症状以发热、流涕、咳嗽和结膜炎为特点。
  - 口腔黏膜可见 Koplik 斑。
  - 通常出现皮肤红斑。

- 影像学表现
  - 网格状和磨玻璃影。
  - 可见结节状或斑片状强化。
  - 胸腔积液罕见。
- 镜下表现
  - 间质性肺炎伴炎性浸润。
  - 急性肺损伤伴透明膜和肺泡内蛋白样物。
  - 多核巨细胞，其含有嗜酸性的细胞核内和细胞质内包涵体。
  - 主要分布在肺泡腔或衬覆于肺泡间隔。
  - 可出现支气管上皮增生和鳞状上皮化生。
- 鉴别诊断
  - 其他伴巨细胞的病毒性肺炎。
  - 实验室检测可确诊。
- 预后和治疗
  - 大多数情况下快速恢复。
  - 死亡率约为 1/1000。
  - 早期注射免疫球蛋白有效。
  - 如果在暴露于病毒后 3 天内接种疫苗，有益于恢复健康。

汉坦病毒肺综合征（Hantavirus pulmonary syndrome，HPS）

- 临床表现
  - 肺综合征表现为发热、肌肉痛和胃肠道不适，继而出现咳嗽、呼吸困难、快速呼吸衰竭。
  - 常见肾脏受累（从轻微肾功能不全到急性肾衰竭）。
  - 经常出现血液学异常（血小板减少症）。
- 影像学表现
  - 常见间质水肿，无实变。
  - 胸腔积液。
- 镜下表现
  - 肺水肿。
  - 胸腔积液。
  - 轻度间质性肺炎，伴有纤细的透明膜。
  - 小血管中可见不成熟的淋巴细胞。

- 免疫组化检测或免疫血清学可以确诊。
- 鉴别诊断
  - 大量传染性和非传染性疾病。
  - 实验室确认至关重要。
- 预后和治疗
  - 无经证实有效的治疗方法。
  - 死亡率接近 50%～75%。

水痘带状疱疹病毒（varicella-zoster virus，VZV）

- 临床表现
  - 高度传染性病毒。
  - 肺炎在成年人、免疫抑制个体和新生儿中更常见。
  - VZV 肺炎在红斑之后的 2～7 天内发生。
  - 常见的主诉为呼吸困难、咳嗽和发热。
- 影像学表现
  - 弥漫性结节状浸润。
  - 下叶持续性实质结节伴钙化。
  - 胸腔积液不常见。
- 镜下表现
  - 肺实质多发坏死和出血灶。
  - DAD 伴间质性肺炎、透明膜和蛋白样肺泡内渗出物。
  - 在气管支气管黏膜、肺泡细胞和毛细血管内皮细胞中可见核内包涵体。
  - 巨细胞罕见。
  - 坏死区边缘更易见核内包涵体和巨细胞。
  - 持续性坏死结节。
  - 肺炎愈合后可继发弥漫性、结节状钙化。
- 鉴别诊断
  - 单纯疱疹病毒肺炎。
  - 腺病毒肺炎。
  - 麻疹肺炎。
  - 巨细胞病毒肺炎。
- 预后和治疗
  - 当疾病传播的风险可能存在或无法预测时，推荐静脉注射阿昔洛韦。

- 死亡率为 10%～40 %，免疫功能低下者的死亡率更高。
- 新一代测序技术是诊断病毒、真菌和细菌感染的一种非常有效的新方法。

拓展阅读

[1] Becroft DM. Histopathology of fatal adenovirus infection of the respiratory tract in young children. J Clin Pathol. 1967;20:561–9.

[2] Feldman S, Stokes DC. Varicella zoster and herpes simplex virus pneumonias. Semin Respir Infect. 1987;2:84–94.

[3] Ison MG, Fishman JA. Cytomegalovirus pneumonia in transplant recipients. Clin Chest Med. 2005;26:691–705.

[4] Katzenstein AL. Infection unusual pneumonias. In: Katzenstein AL, editor. Katzenstein and Askin's surgical pathology of non-neoplastic lung diseases. Philadelphia: Saunders Co.; 2006. pp. 261–304.

[5] Nolte KB, Feddersen RM, Foucar K, et al. Hantavirus pulmonary syndrome in the United States: a pathological description of a disease caused by a new agent. Hum Pathol. 1995;26:110–20.

[6] Popper H. Chapter 8: Morphology-pathogenesis-etiology. In: Pathology of lung disease. Berlin: Springer; 2017. pp. 121–143. https://doi.org/10.1007/

978–3–662–50491–8.

[7] Sata T, Kurata T, Aoyama Y, et al. Analysis of viral antigens in giant cells of measles pneumonia by immunoperoxidase method. Virchows Arch A Pathol Anat Histopathol 1986;410:133–8.

[8] Travis WD, Colby TV, Koss MN, et al. Lung infections. In: King DW, editor. Non-neoplastic disorders of the lower respiratory tract. Washington, DC: America Registry of Pathology and the American Forces Institute of Pathology; 2002.

[9] Wallace JM, Hannah J. Cytomegalovirus pneumonitis in patients with AIDS: findings in an autopsy series. Chest. 1987;92:198–203.

[10] Zahradnik JM. Adenovirus pneumonia. Semin Respr Infect. 1987;2:104–1.

[11] Zaki SR, Khan AS, Goodman RA, et al. Retrospective diagnosis of hantavirus pulmonary syndrome, 1978–1993: implications of emerging infection diseases. Arch Pathol Lab Med. 1996;120:134–9.

※ 真菌性肺炎

曲霉菌肺炎
- 临床表现
  - 发生于恶性肿瘤患者或其他免疫抑制的患者。
  - 烟曲霉、黑曲霉和黄曲霉是更为常见的种类。
  - 最常见的临床表现是发热、咳嗽、胸痛和咯血。
  - 支气管肺泡灌洗液的半乳甘露聚糖抗原血清酶联免疫吸附试验和（或）曲霉菌 DNA PCR 检测可能有用。

- 影像学表现
  - 斑片状结节，梗死伴空洞。
  - 少数病例出现空晕征。
- 镜下表现
  - 出血性梗死伴炎细胞浸润。
  - 一些病例出现坏死性支气管肺炎伴明显的中性粒细胞浸润。
  - 真菌菌丝侵入血管壁并弥漫至肺泡间隔（侵袭性曲霉菌病）。
  - 曲霉菌菌丝细长，有间隔，叉状分枝，分枝角度为45°（非特异性的）。
  - PAS染色、GMS染色和免疫组化有助于菌丝的识别。
- 鉴别诊断
  - 其他真菌感染，如假丝酵母菌、毛孢子菌、镰刀霉菌。
- 预后和治疗
  - 早期进行常规抗真菌治疗是可能治愈的。
  - 死亡率高。

球孢子菌病

- 临床表现
  - 原发性球孢子菌病一般无症状。
  - 持续性球孢子菌肺炎：发热、胸痛和咳嗽。
  - 其慢性肺炎酷似慢性肺结核。
  - 血行感染引起粟粒状感染。
  - 球孢子菌瘤：原发感染后结节形成。
  - 孤立性空洞通常位于上叶。
  - 肺外播散。
- 影像学表现
  - 斑片状、节段性肺浸润。
  - 单发或多发空洞性结节。
  - 双侧肺尖纤维结节性病变。
  - 粟粒状结节。
  - 孤立的钱币样病变（球孢子菌瘤）。
- 镜下表现
  - 坏死性肉芽肿性炎症。
  - 肉芽肿包含脓性中央区域和化脓性区域。

- 球孢子菌存在于坏死区和活跃区。
- 球孢子菌球体易见，呈大而圆形结构，边缘为一层厚的细胞壁。
- 细胞壁包绕中央区域，该区域或者是空的，或者包含小的嗜碱性内生孢子。
- 鉴别诊断
  - 其他真菌感染，如荚膜组织胞浆菌、肌小球体病、鼻孢子菌。
- 预后和治疗
  - 临床病程不同，从慢性或复发性到暴发性。
  - 原发性肺球孢子菌病通常是自限性的，几周后即可痊愈。

肺孢子菌肺炎（pneumocystis pneumonia，PP）
- 临床表现
  - 婴儿型易感染营养不良儿童，可发展为呼吸困难或衰竭。
  - 成人型易感染免疫功能低下的个体。
  - 发病隐匿，伴有发热、呼吸困难和干咳，可进展为呼吸衰竭。
  - 艾滋病患者倾向为急性型。
  - 肺外播散在艾滋病患者中更为常见。
  - 在接受预防性潘他米丁治疗的艾滋病病毒感染者中观察到肺外肺孢子菌病。
  - 非艾滋病患者的死亡率更高。
- 影像学表现
  - 磨玻璃样肺门周围间质浸润。
  - 局限性浸润或形成结节及上叶浸润。
  - 胸腔积液和气胸。
- 镜下表现
  - 典型的表现为肺泡腔内泡沫状或蜂窝状渗出物伴间质性肺炎。
  - DAD伴明显的透明膜，多见于非艾滋病患者。透明膜中可见微生物。
  - 肉芽肿性炎症，为坏死性或非坏死性肉芽肿。
  - OP型间质或肺泡内纤维化。
  - 间质性肺炎。
  - 肺泡内巨噬细胞聚集。
  - 钙化结节。
  - 坏死结节可进展为囊肿和气胸。
  - 血管炎：罕见并常伴有坏死。
  - 肺泡蛋白沉积症样区域。

- 没有组织学反应。
- 在大约 10% 的病例中，肺孢子菌病与其他感染相关。
- GMS 染色可以识别微生物（孢子体和原虫）。它们呈圆形、锯齿状或头盔状，位于肺泡腔和渗出物中。
- 已有可用的肺孢子菌单克隆抗体。
- 鉴别诊断
  - 其他真菌感染，如荚膜组织胞浆菌、新型隐球菌和刚地弓形虫。
- 预后和治疗
  - 临床病程不同，从慢性或复发性到暴发性。
  - 原发性肺球孢子菌病通常是自限性的，几周后即可痊愈。
  - 抗真菌治疗（卡泊芬净）有效。

拓展阅读

[1] Crum NF, Lederman ER, Stafford CM, et al. Coccidioidomycosis: a descriptive survey of a reemerging disease. Clinical characteristics and current controversies. Medicine (Baltimore). 2004;83:149–75.

[2] Katzenstein AL. Granulomatous infections. In: Katzenstein AL, editor. Katzenstein and Askin's surgical pathology of non-neoplastic lung diseases. Philadelphia: Saunders Co.; 2006. pp. 305–28.

[3] Katzenstein AL. Infection unusual pneumonias. In: Katzenstein AL, editor. Katzenstein and Askin's surgical pathology of non-neoplastic lung diseases. Philadelphia: Saunders Co.; 2006. pp. 261–304.

[4] Patterson TF, Kirkpatrick WF, White M, et al. Invasive aspergillosis: disease spectrum, treatment practices and outcomes. I3 Aspergillus Study Group. Medicine (Baltimore). 2000;79:250–60.

[5] Popper H. Chapter 8: Morphology-pathogenesis-etiology. In: Pathology of lung disease. Berlin: Springer; 2017. pp. 121–43. https://doi.org/10.1007/978-3-662-50491-8.

[6] Stevens DA. Current concepts: coccidioidomycosis. N Engl J Med. 1995;332:1077–82.

[7] Stringer JR, Beard CB, Miller RF, Wakefield AE. A new name (Pneumocystis jiroveci) for pneumocystis from humans. Emerg Infect Dis. 2002;8:981–6.

[8] Travis WD, Colby TV, Koss MN, et al. Lung infections. In: King DW, editor. Non-neoplastic disorders of the lower respiratory tract. Washington, DC: America Registry of Pathology and the American Forces Institute of Pathology; 2002.

[9] Yousem S. The histologic spectrum of necrotizing forms of pulmonary aspergillosis. Hum Pathol. 1997;28:924–8.

[10] Wazir JF, Ansari NA. Pneumocystis carinii infection: update and review. Arch Pathol Lab Med. 2004;128:1023–7.

※ 细菌性肺炎

肺炎链球菌

- 临床表现
  - 社区获得性细菌性肺炎的首要病因。
  - 更多见于婴儿和老年人。
  - 突发寒战、胸膜痛、胸痛和发热。
  - 白细胞增多或减少。
- 影像学表现
  - 肺实质浸润，可累及任何肺叶。
  - 斑片状浸润进展为肺叶实变（黄色和灰色肝样变）。
  - 空洞罕见，可有胸膜积液。
- 镜下表现
  - 肺泡内纤维素性渗出物伴大量中性粒细胞。
  - 毛细血管充血。
  - 不同程度的出血。
  - 可出现透明膜。
  - 革兰氏染色法有助于识别病原微生物。
- 鉴别诊断
  - 其他非坏死性肺炎。
- 预后和治疗
  - 首选药物是青霉素。
  - 预后良好。

软斑病 / 马红球菌

- 临床表现
  - 肺软斑病与马红球菌感染有关。
  - 发生于艾滋病病毒感染者或其他免疫功能低下者。
  - 通常表现为肺上叶肺炎，伴有咳嗽、呼吸困难和低热。
  - 常见脓胸。
- 影像学表现
  - 浸润伴或不伴空洞。
  - 致密强化，主要位于肺上叶。
- 镜下表现
  - 具有丰富的、颗粒状嗜酸性细胞质的组织细胞，伴 Michaelis-Gutmann 软斑小体，PAS、Von Kossa 银染色或铁染色易见。
- 鉴别诊断
  - 鸟型分枝杆菌感染。
  - 真菌感染。
  - Whipple 病。
  - 贮积性疾病（尼曼－匹克病、戈谢病）。
  - 胺碘酮治疗的影响。
- 预后和治疗
  - 长期抗生素治疗。
  - 预后良好。
  - 真菌和细菌微生物可通过新型基因测序（NGS）进行鉴定，其检测已经商业化。

拓展阅读

[1] Colby TV, Hunt S, Pelzmann K, Carrington CB. Malakoplakia of the lung: a report of two cases. Respiration. 1980;39:295–9.

[2] Popper H. Chapter 8: Morphology-pathogenesis-etiology. In: Pathology of lung disease. Berlin: Springer; 2017. pp. 121–143. https://doi.org/10.1007/

978-3-662-50491-8.

[3] Travis WD, Colby TV, Koss MN, et al. Lung infections. In: King DW, editor. Non-neoplastic disorders of the lower respiratory tract. Washington, DC: America Registry of Pathology and the American Forces Institute of Pathology; 2002.

※ 寄生虫肺炎

恶丝虫病（见第 25 章）

- 临床表现
    - 恶丝虫病是人类感染犬心丝虫，即犬恶丝虫而引起。
    - 大多数无症状。
    - 可出现胸痛和咳嗽；咯血和发热不常见。
    - 约 15% 的患者表现为外周血嗜酸性粒细胞增多。
- 影像学表现
    - 孤立的、境界清楚的结节。
    - 偶见多发结节。
    - 钙化罕见。
- 镜下表现
    - 类似于肺梗死的坏死结节，周围可见纤维性包膜伴慢性炎细胞浸润；有些病例可见大量嗜酸性粒细胞。
    - 坏死组织中可发现微生物，位于坏死动脉的管腔内。
    - 犬恶丝虫病可见特征性的厚的多层角质包绕着一个复杂的内部结构。
- 鉴别诊断
    - 肺血管炎。
    - 肺梗死。
- 预后和治疗
    - 切除结节即可治愈。

拓展阅读

[1] Katzenstein AL. Granulomatous infections. In: Katzenstein AL, editor. Katzenstein and Askin's surgical pathology of non-neoplastic lung diseases. Philadelphia: Saunders Co.; 2006. pp. 305–28.

[2] Popper H. Chapter 8: Morphology-pathogenesis-etiology. In: Pathology of lung disease. Berlin: Springer; 2017. pp. 121–143. https://doi.org/10.1007/

978–3–662–50491–8.

[3] Travis WD, Colby TV, Koss MN, et al. Lung infections. In: King DW, editor. Non-neoplastic disorders of the lower respiratory tract. Washington, DC: America Registry of Pathology and the American Forces Institute of Pathology; 2002.

第 25 章 肉芽肿性肺炎
Granulomatous Pneumonias

病例 1

37 岁男性，因发热和乏力就诊于肺病科。X 线片检查可见大空洞，怀疑为结核病。转诊至胸外科行右肺下叶切除（图 25-1 至图 25-7）。大体形态可见大的干酪样坏死性空洞，特别是在第 6 段肺叶。

经特殊染色可见分枝杆菌，该病例诊断为结核病。

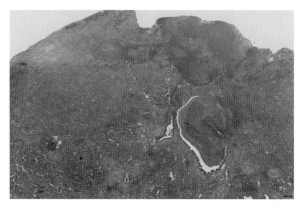

▲ 图 25-2 图顶部可见坏死，延伸至一个支气管内，同时还可见致密的炎性浸润

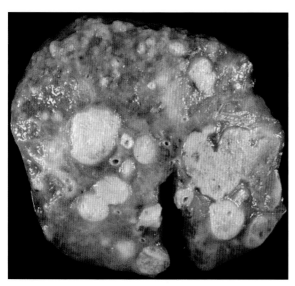

▲ 图 25-1 未经固定的切除标本显示干酪样坏死，提示结核病

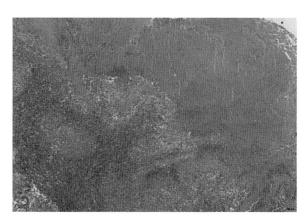

▲ 图 25-3 大片融合的坏死区，在此放大倍数下，边缘部已经可见淋巴细胞的炎症反应

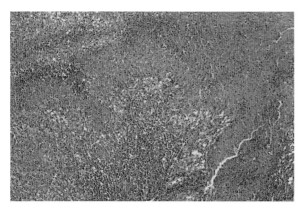

▲ 图 25-4 此图显示肉芽肿的组织构成，含有核碎片的坏死，周围包绕栅栏状的上皮样细胞层，伴淋巴细胞聚集

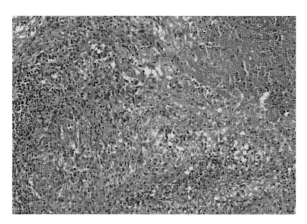

▲ 图 25-5 松散的较小的上皮样细胞肉芽肿形成屏障，阻挡入侵的细菌

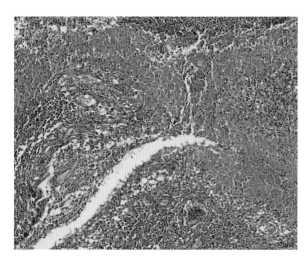

▲ 图 25-6 支气管壁坏死（左侧可见残留上皮），意味着开放性肺结核，即细菌经咳痰排出，通过社交接触传染的可能性高，因为分枝杆菌传染性强，即使是少量微生物的传播也会致病，特别是幼儿和免疫抑制者更具风险

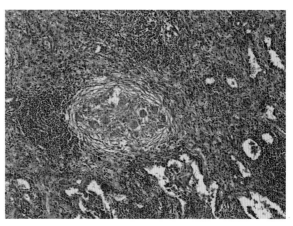

▲ 图 25-7 少量感染性微生物可被形成良好、伴朗格汉斯巨细胞的上皮样细胞肉芽肿所控制，缺乏坏死是主动免疫防御的征兆

病例 2

75 岁男性，既往有吸烟史，长期慢性阻塞性肺疾病（COPD）病史，伴呼吸困难、咳嗽和发热，尝试性抗生素治疗无效。影像学显示肺上叶肺气肿和不规则支气管周围强化，以肺右叶为主。支气管肺泡灌洗液（BAL）含有正常上皮细胞、巨噬细胞和少量淋巴细胞。细菌学检查均为阴性，遂取实性区活检（图 25-8 至图 25-12）。

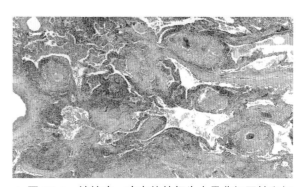

▲ 图 25-8 结核病，病变的特征为大量非坏死性和坏死性肉芽肿，主要分布在支气管周围，背景可见肺气肿性改变

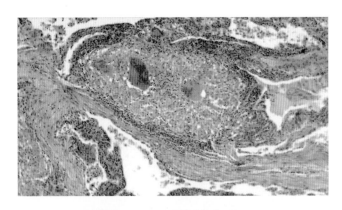

◀ 图 25–9　结核病，非坏死性肉芽肿，由组织细胞和多核巨细胞组成，肉芽肿周围有少量淋巴细胞

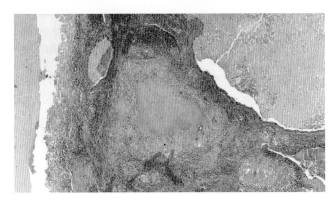

◀ 图 25–10　结核病，低倍镜下显示不规则形状的坏死，边界为包含组织细胞、巨细胞和慢性炎症的肉芽肿性反应

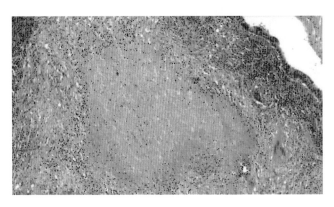

◀ 图 25–11　结核病，高倍镜下可见支气管中心坏死性肉芽肿，中央坏死区域被组织细胞和少量巨细胞分隔，因为感染性病原体通过呼吸进入，支气管黏膜常被肉芽肿反应和坏死所破坏，而此例肉芽肿的右上角却不同

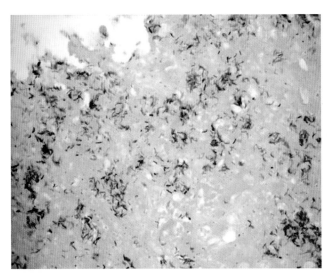

◀ 图 25–12　结核病，Ziehl-Neelsen 染色显示肉芽肿的坏死区有大量纤细的红色杆菌。识别抗酸微生物是诊断结核所必需的，PCR 技术应该用于结核分枝杆菌与其他抗酸杆菌的识别和鉴别，随后做分枝杆菌培养进行分型和耐药测试，以便充分进行抗结核治疗

病例 3

38 岁女性，因发热就诊于肺科。X 线及支气管镜检查怀疑为结核病，肺右上叶可见一个大结节。行非典型楔形切除（图 25-13 和图 25-14）。

最终，该病例诊断为结核病。

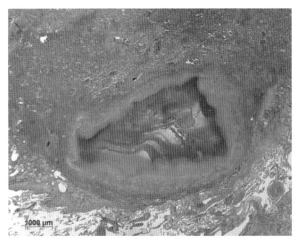

▲ 图 25-13　切除肺组织的全貌观，中央可见大片干酪样坏死

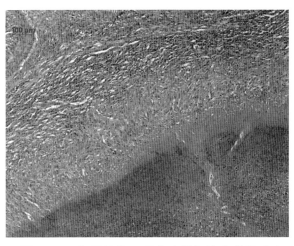

▲ 图 25-14　坏死边缘可见上皮样细胞肉芽肿反应，**Ziehl-Nelson** 和 **Grocott** 染色显示抗酸分枝杆菌

病例 4

61 岁男性，因发热、乏力和盗汗就诊于肺科。怀疑为结核病且 X 线片结果亦支持。随后行抗结核治疗，但治疗无效。因此，胸外科行胸腔镜手术（图 25-15 至图 25-19）。

金胺 - 罗丹明染色可见抗酸杆菌，Grocott 染色阴性。PCR 扩增显示 65kDa 的分枝杆菌抗原阳性，而插入片段 6110（常见于结核分枝杆菌复合群）为阴性。通过 16S rRNA 分型检测到偶然分枝杆菌。该病例诊断为偶然分枝杆菌引起的分枝杆菌病。

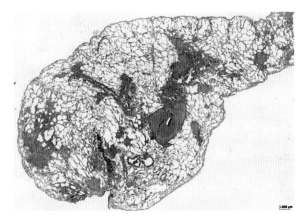

▲ 图 25-15　肺组织全貌观，显示局灶性肉芽肿，伴或不伴坏死

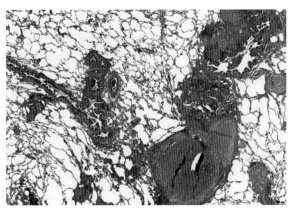

▲ 图 25-16　两个融合的肉芽肿伴中央坏死，提示结核病。此外，还可见密集的淋巴细胞沿气道浸润，并不是结核病的典型表现

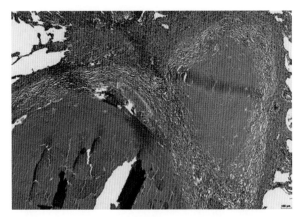

▲ 图 25-17 典型的肉芽肿由上皮样细胞构成伴中央干酪性坏死

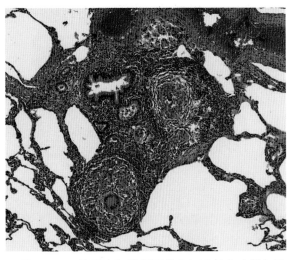

▲ 图 25-18 位于支气管周围的非坏死性上皮样细胞肉芽肿,肉芽肿位于间质内,与肺泡表面界限清晰

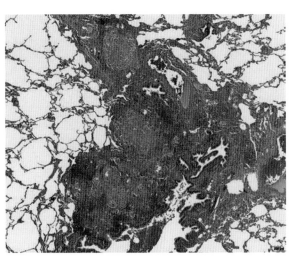

▲ 图 25-19 坏死性和非坏死性上皮样细胞肉芽肿沿支气管血管束分布,类似于结节病的模式

病例 5

45 岁男性,表现为咳嗽和胸痛。X 线片显示多发肺实质结节,肺门淋巴结肿大。行活检(图 25-20 和图 25-21)。

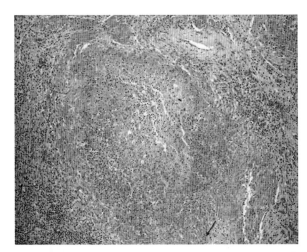

▲ 图 25-20 肺球孢子菌病,肺活检可见坏死性肉芽肿性结节伴栅栏状组织细胞反应,周围可见混合性细胞浸润。肉芽肿边缘可见一个孢子菌球体(箭)

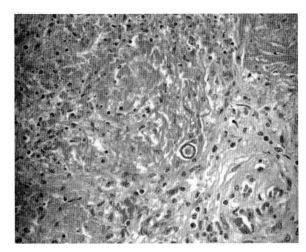

▲ 图 25-21 肺球孢子菌病,高倍镜可见粗球孢子菌球体,HE 染色容易识别

病例 6

49 岁男性，免疫力正常，无症状，胸部常规 X 线片检查可见小叶中心性小结节。取活检（图 25–22 至图 25–24）。

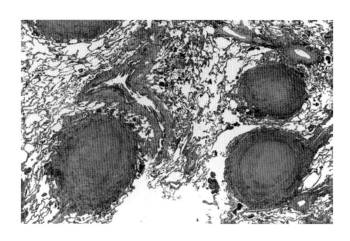

◀ 图 25–22　肺囊虫肺炎，活检显示多发性、小叶中心性非坏死性肉芽肿，边界清晰，类似于结节病，其间穿插的肺实质正常

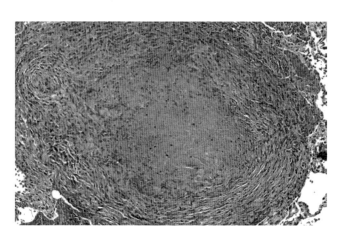

◀ 图 25–23　肺囊虫肺炎，高倍镜显示非坏死性、发育成熟的肉芽肿，边缘围绕成纤维细胞

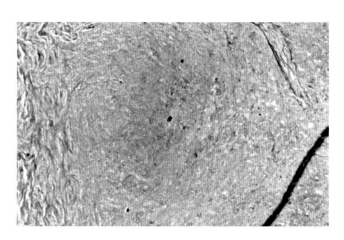

◀ 图 25–24　肺囊虫肺炎（pneumocystis pneumonia），银染色可见肉芽肿中心极少量的微生物，2～5μm，具有厚壁，如图中所示位于中央的两个病原体，PCP 中肉芽肿形成罕见

病例 7

13 岁女孩，表现为发热，CT 扫描可见微小钙化，行胸腔镜。未采用抗炎或皮质激素类药物。切片和蜡块提交会诊（图 25-25 至图 25-29）。

因此，该病例诊断为组织胞浆菌病。

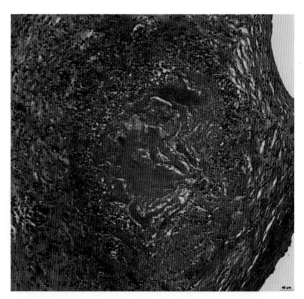

▲ 图 25-27　此为另一个肉芽肿伴坏死，上皮样细胞内也有许多微小空泡

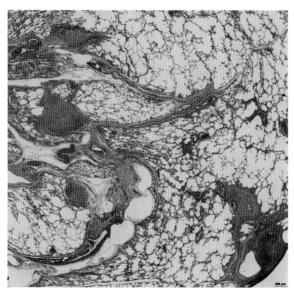

▲ 图 25-25　肺组织伴少量肉芽肿和其他正常的肺组织

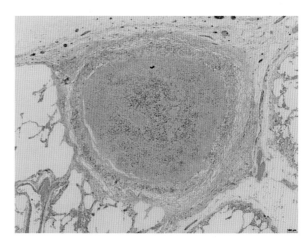

▲ 图 25-28　Grocott 染色可见许多黑点，提示真菌

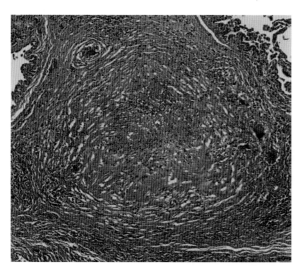

▲ 图 25-26　具有不常见中心的上皮样细胞肉芽肿，无坏死，但有许多空泡。这常疑似真菌，应行特殊染色仔细检查

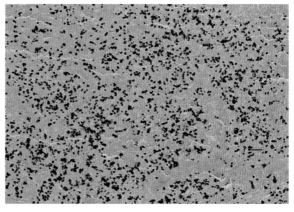

▲ 图 25-29　酵母细胞大小均匀一致（3～6μm），有时形成链状，可见少量杯状微生物（箭）

病例 8

45 岁女性，最近（3~4 个月）有水痘病史，胸部常规 X 线片检查发现多发性粟粒状影。怀疑是来源未知的转移性病变，遂行活检（图 25-30 和图 25-31）。

病例 9

47 岁男性，现有吸烟史，胸部常规 X 线片显示右上叶周围型结节性病变（图 25-32 至图 25-35）。

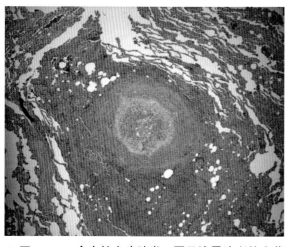

▲ 图 25-30　愈合性水痘肺炎，图示边界清晰的肉芽肿伴中央坏死，邻近的肺实质正常

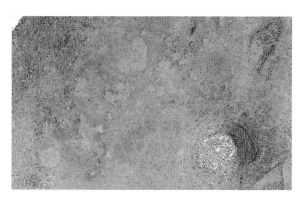

▲ 图 25-32　恶丝虫病（犬心丝虫），大面积凝固性坏死，呈梗死样外观，累及肺实质

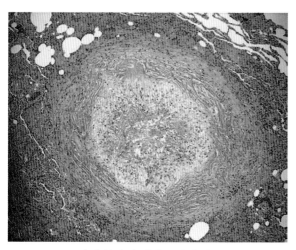

▲ 图 25-31　愈合性水痘肺炎，高倍镜下，可更好地观察愈合性肉芽肿，其特征是中央坏死区被组织细胞分界，并被胶原蛋白束完全包围

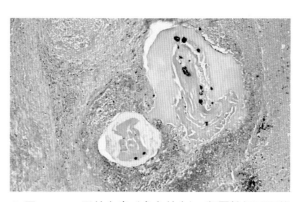

▲ 图 25-33　恶丝虫病（犬心丝虫），凝固性坏死区伴局灶钙化，坏死中央可见一条丝虫

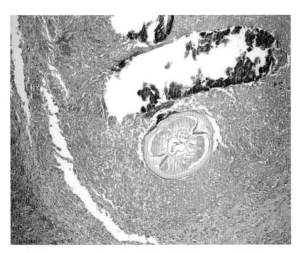

▲ 图 25-34 恶丝虫病（犬心丝虫），另一视野亦可见位于坏死区中央的丝虫

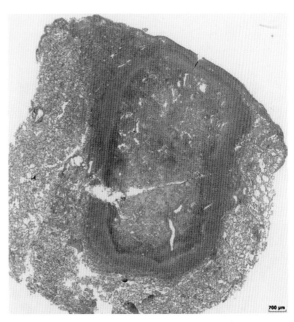

▲ 图 25-36 全貌观，肺组织中央可见大片坏死区域

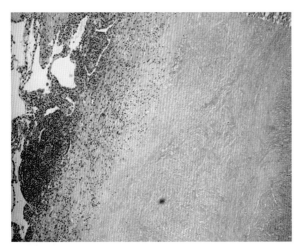

▲ 图 25-35 恶丝虫病（犬心丝虫），坏死结节部分边缘可见肉芽肿性反应，伴巨细胞和慢性炎性浸润

病例 10

58 岁男性，因怀疑双肺转移于胸外科就诊。患者因公务曾在欧洲东南部某国停留两周。CT 扫描显示双肺多发结节，胸腔镜取一个结节进行诊断。送检标本为来自左肺下叶的大小4cm×1.5cm×1cm 的组织，几乎全部为一个灰黑暗红色结节（图 25-36 至图 25-42）。

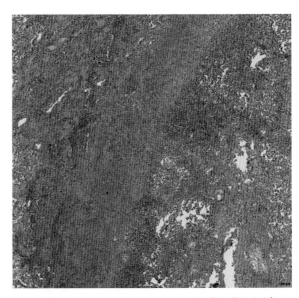

▲ 图 25-37 出血性坏死，周围形成肉芽组织壁

该病例诊断为寄生虫性栓塞引起的缺血性梗死和嗜酸性血管炎。在讨论了几种寄生虫后，维也纳寄生虫系的同僚们做出了恶丝虫病的最终诊断。

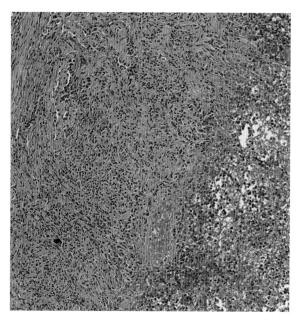

▲ 图 25-38　肉芽组织中可见大量嗜酸性粒细胞

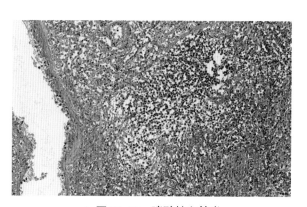

▲ 图 25-39　嗜酸性血管炎

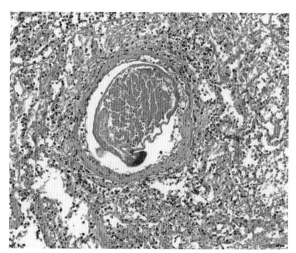

▲ 图 25-40　动脉伴异常结构，由于存在外膜，因此不是血栓，而更像是一种寄生生物

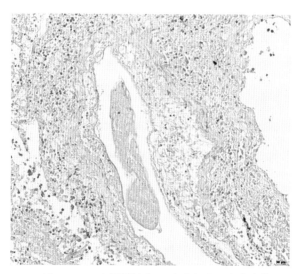

▲ 图 25-41　吉姆萨染色，动脉内发现寄生生物

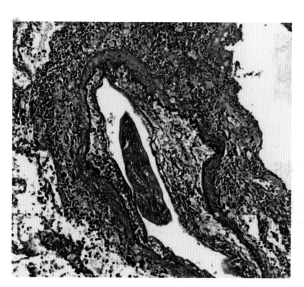

▲ 图 25-42　Movat 染色可见寄生虫的外膜，此外还可见血管炎伴很多嗜酸性粒细胞

病例 11

12 岁男孩，表现为发热和血嗜酸性粒细胞增多。CT 扫描可见多发小结节，行胸腔镜检查并会诊（图 25-43 至图 25-47）。

该病例诊断为蛔虫感染引起的肉芽肿性肺炎。通常的发育周期始于被吞咽的胚胎卵，其在小肠中释放幼虫，随后经过小肠，最终通过肝脏和右心到达肺泡。幼虫经气管上行，被吞咽后在小肠中生长成熟为成虫。

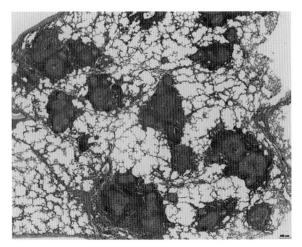

▲ 图 25-43　全貌观，肺组织可见很多肉芽肿

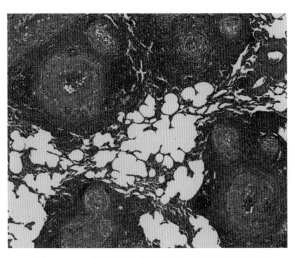

▲ 图 25-44　肉芽肿中央有坏死，外周亦是纤维化

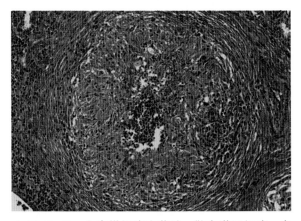

▲ 图 25-45　上皮样细胞肉芽肿，散在淋巴细胞、中心坏死和中性粒细胞，一些细胞可见包涵体

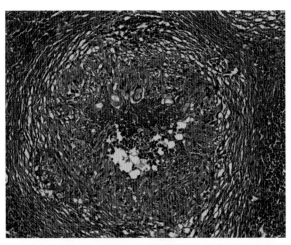

▲ 图 25-46　肉芽肿中可见包涵体，提示为寄生虫

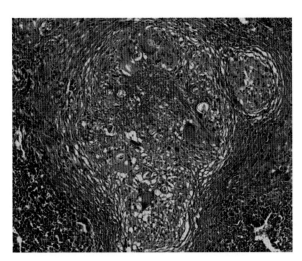

▲ 图 25-47　此肉芽肿中，寄生虫为人蛔虫的虫卵，其特征是表面凹凸不平 / 波纹状，虫卵里似乎包含幼虫

病例 12

蜡块会诊，临床怀疑为胶原血管疾病（图 25-48 至图 25-55）。

最终，该病例被诊断为支气管中心性肉芽肿病伴过敏性支气管中心性肉芽肿病嗜酸性粒细胞型。

由于吸入真菌变态反应原碎片，然后经过一段时间后出现致敏作用，故引起患者过敏反应。

患者表现为黏液样嵌塞或支气管中心性肉芽肿病，嗜酸性肺炎罕见。在这些患者中，经常发现鼻窦有真菌定植。

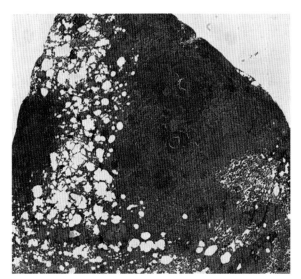

▲ 图 25-48　全貌观，可见炎性浸润导致肺组织大片实变，小部分肺组织正常

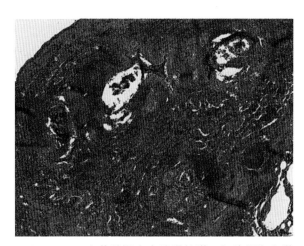

▲ 图 25-49　肉芽肿混合有弥漫性淋巴细胞浸润和淋巴集结，有些滤泡可见生发中心

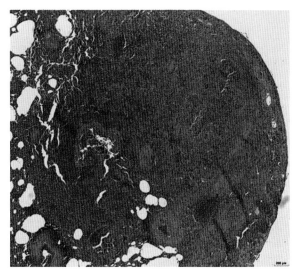

▲ 图 25-50　部分肉芽肿可见中心性坏死

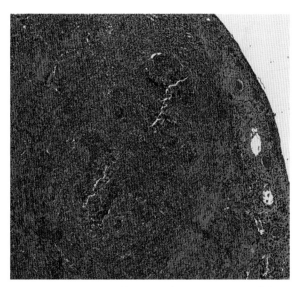

▲ 图 25-51　大的肉芽肿伴中央坏死，其中充满粒细胞，坏死似乎沿气道分布

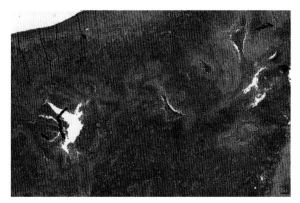

▲ 图 25-52　坏死性肉芽肿沿支气管播散，与伴行动脉方向一致

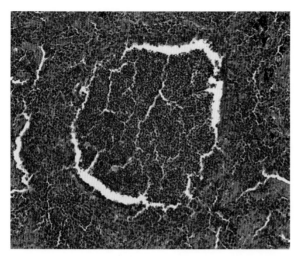

▲ 图 25-53　坏死中嗜酸性粒细胞为主，此处未见肉芽肿形成

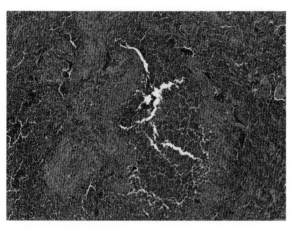

▲ 图 25-54　此视野中，上皮样细胞形成肉芽肿，中央可见大量嗜酸性粒细胞

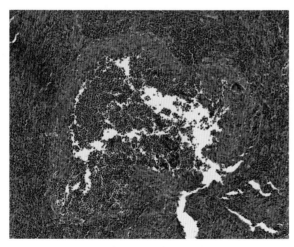

▲ 图 25-55　高倍镜下，上皮样细胞肉芽肿形成壁，嗜酸性粒细胞位于中央

病例 13

　　42 岁男性，临床表现为发热和盗汗。支气管镜和 X 线片检查均倾向为诊断结核。做了 2 次活检和支气管肺泡灌洗（图 25-56 至图 25-60）。

　　结合临床表现，该病例诊断为结核病。

　　非坏死性肉芽肿性反应，可以视为免疫活性高的证据。

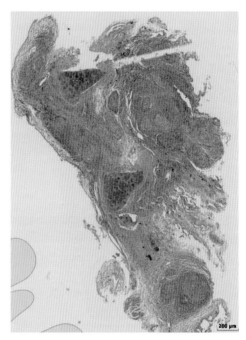

▲ 图 25-56　支气管活检可见数个肉芽肿，未见坏死

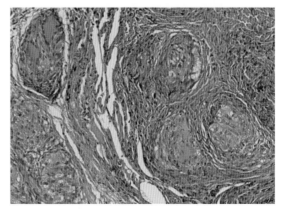

▲ 图 25-57　无坏死的上皮样细胞肉芽肿，经典的检查方法是进行感染性微生物的特殊染色

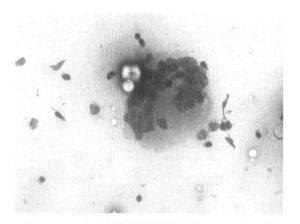

▲ 图 25-58　在支气管肺泡灌洗液中，可见上皮样细胞和朗格汉斯巨细胞。因此，进一步进行支气管肺泡灌洗液特殊染色

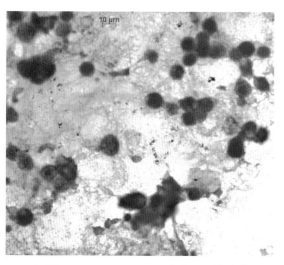

▲ 图 25-59　**Ziehl-Nelson** 染色可见抗酸菌

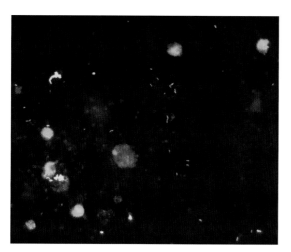

▲ 图 25-60　金胺 – 罗丹明染色可见典型的弯曲状、呈黄色荧光的分枝杆菌，大小和形状是典型的结核分枝杆菌复合群，但是偶然分枝杆菌看起来也类似这种状况

病例 14

37 岁男性，因胸部创伤史而定期复诊。3 年后出现咳嗽、劳力性呼吸困难、盗汗和清晨咳痰症状。CT 可见微小斑状和结节状病变，怀疑结节病。细胞学和支气管镜检查未成功，活检仅显示为慢性支气管炎。因此，经支气管再取活检并行支气管肺泡灌洗（图 25-61 至图 25-64）。

最终，该病例诊断为结节病。

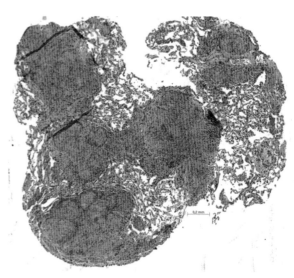

▲ 图 25-61　活检组织全貌观，可见许多融合的上皮样细胞肉芽肿

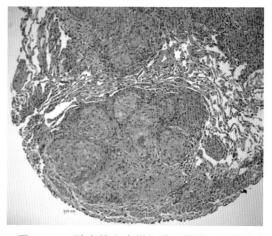

▲ 图 25-62　融合的上皮样细胞肉芽肿，靠近支气管黏膜，但未破坏黏膜，可出现在感染性肉芽肿。此外，肉芽肿不累及肺泡表面，而是位于基质内

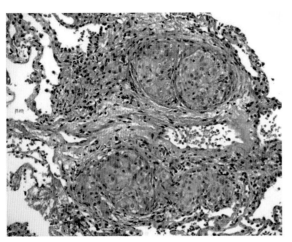

▲ 图 25-63　典型的位于支气管血管束基质中的肉芽肿，无坏死

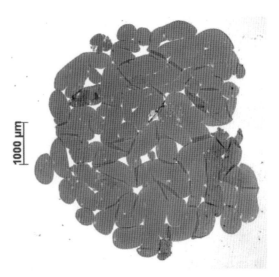

▲ 图 25-65　细针穿刺可见血液及小组织碎片

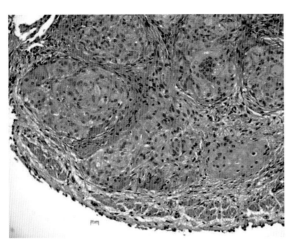

▲ 图 25-64　此为图 25-62 的高倍放大图，左侧的肉芽肿位于支气管黏膜内，但是黏膜本身未见任何反应。特殊染色均为阴性，支气管肺泡灌洗液中，以 CD4 阳性 T 淋巴细胞为主

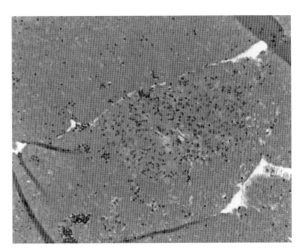

▲ 图 25-66　可以排除癌，但是可见上皮样细胞肉芽肿。特殊染色为阴性，因此，建议诊断为结节病，与以后的临床评估符合

病例 15

　　72 岁男性，有吸烟史，因咳嗽和咳脓痰就诊。X 线片及 CT 显示右肺下叶一个结节。支气管镜检查怀疑为恶性肿瘤，活检显示高级别鳞状上皮异型增生。反复活检最终确诊为浸润性鳞状细胞癌（图 25-65 和图 25-66），化疗 1 年后复查，发现纵隔淋巴结肿大，怀疑癌转移或复发。

病例 16

　　39 岁女性，无吸烟史，干咳 3 周，肺门淋巴结肿大，以肺上叶小结节状病变为特征的肺实质轻微受累。行支气管肺泡灌洗及肺门淋巴结经支气管穿刺活检（图 25-67 至图 25-69），支气管肺泡灌洗液为中度淋巴细胞增多，并 CD4∶CD8 比值高。

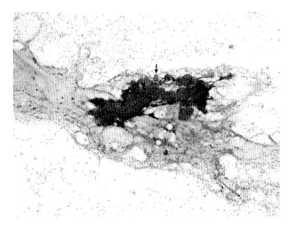

▲ 图 25-67　结节病，经支气管穿刺细胞学检查显示有小的、黏附性的淋巴细胞聚集，其边缘可见一个小肉芽肿（箭）

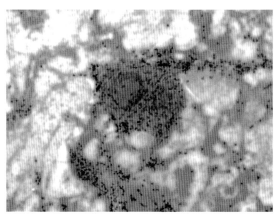

▲ 图 25-68　结节病，经支气管穿刺获得的细胞学标本中可见发育成熟、非坏死性的肉芽肿伴巨细胞，支持结节病的临床诊断

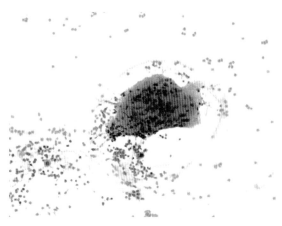

▲ 图 25-69　结节病，孤立的多核巨细胞。据笔者的经验，这一发现在结节病患者的肺门淋巴结经支气管穿刺中常见，而结核病在细胞针吸中很少见到一致性的肉芽肿。虽然这一发现本身不足以作出诊断，但它应在报告中提及

病例 17

30 岁女性，X 线片显示肺门淋巴结肿大，提示结节病。提交的蜡块会诊（图 25-70 至图 25-74）。行胸腔镜手术。

特殊染色（金胺 - 罗丹明、Grocott）阴性，该病例诊断为结节病。

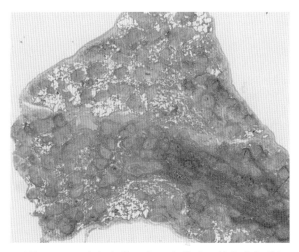

▲ 图 25-70　肺内充满了大量肉芽肿，其中大部分沿支气管血管束分布

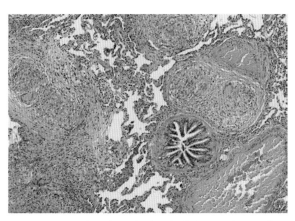

▲ 图 25-71　结节病的典型分布模式，上皮样细胞肉芽肿主要沿气道分布，与肺泡表面也有明显的间距，这符合空气传播性微生物感染病例的特点

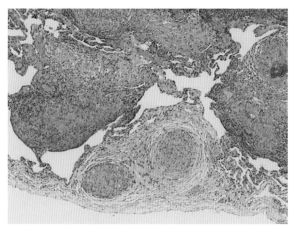

▲ 图 25-72　肉芽肿累及胸膜

病例 18

　　63 岁男性，在电子工厂工作，有铍化合物暴露史，诊断为铍中毒多年，缓慢进展性肺功能损伤（图 25-75 至图 25-78），死于心力衰竭。

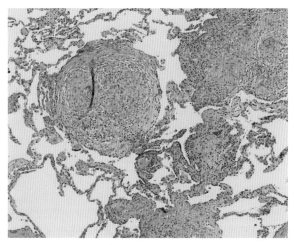

▲ 图 25-73　左侧见一条淋巴管穿越肉芽肿，注意淋巴细胞的浸润严格局限于肉芽肿，肺泡间隔总是不受累

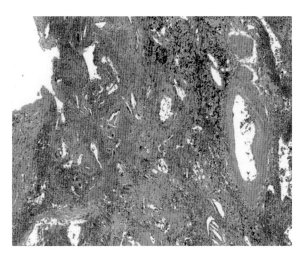

▲ 图 25-75　慢性铍中毒，表现为大面积肺纤维化、温和的炎性浸润和大量巨细胞，未见活动性肉芽肿

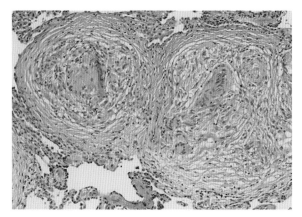

▲ 图 25-74　上皮样细胞肉芽肿纤维化，以同心圆方式围绕肉芽肿，而结核病的纤维化通常会分隔肉芽肿

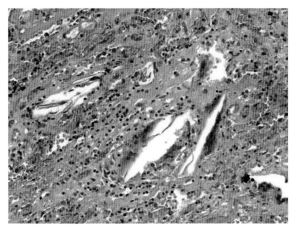

▲ 图 25-76　慢性铍中毒，硬化区巨细胞内可见胆固醇裂隙

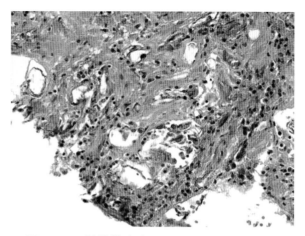

▲ 图 25–77 慢性铍中毒，硬化区可见大量残留的 **Schaumann** 小体，无活动性肉芽肿

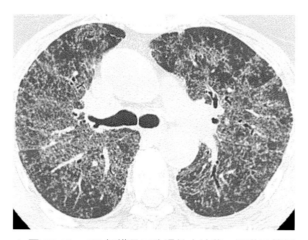

▲ 图 25–79 **CT** 扫描显示弥漫性小结节，沿淋巴管周围分布，累及胸膜表面

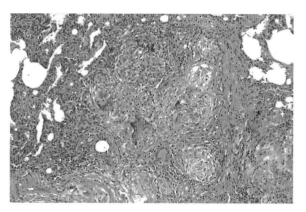

▲ 图 25–78 慢性铍中毒，在硬化区周围，可见少数发育成熟的非坏死性肉芽肿

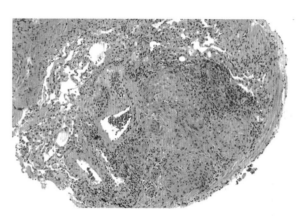

▲ 图 25–80 药物相关性结节病样反应，其中一块活检组织可见位于细支气管壁的融合性非坏死性肉芽肿，呈结节病样外观

病例 19

80 岁女性，表现为呼吸困难、干咳和发热。肺功能测试结果为混合性功能障碍，以限制性损伤为主。其他临床资料包括 5 年前诊断为糖尿病和心肌梗死，慢性丙型肝炎并经干扰素 α 治疗。放射学检查显示为弥漫性结节，经支气管活检得到 2 块分离的组织（图 25–79 至图 25–82）。

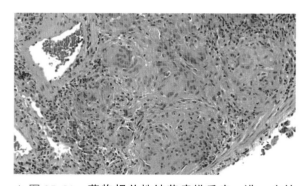

▲ 图 25–81 药物相关性结节病样反应，进一步放大观察，可见发育成熟的非坏死性肉芽肿伴大量多核巨细胞

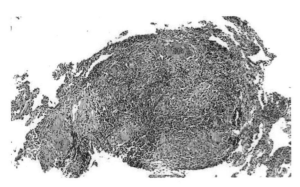

▲ 图 25-82　药物相关性结节病样反应，第二块活检组织可见肉芽肿伴更明显的炎性浸润。此例为干扰素 α 治疗相关性结节病样反应的病例

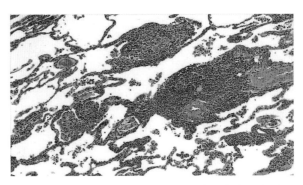

▲ 图 25-84　过敏性肺炎，进一步放大观察，炎性浸润普遍分布于细支气管周围，并延伸至邻近的肺泡间隔，使肺泡间隔增宽，还可见一簇多核巨细胞，细胞质呈淡嗜酸性

病例 20

43 岁男性，无吸烟史，有 4 个月的呼吸困难史并伴体重减轻。胸部 X 线片显示双侧肺间质性疾病。行肺活检（图 25-83 至图 25-86）。该病例由 K. Leslie 惠赠。

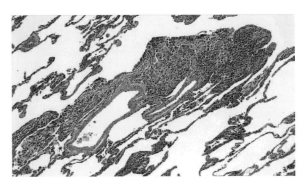

▲ 图 25-85　过敏性肺炎，炎性浸润由淋巴细胞和浆细胞组成，伴巨细胞聚集形成疏松的非坏死性肉芽肿，肺泡腔内可见少量苍白、泡沫状的组织细胞

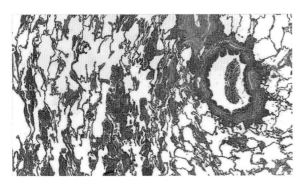

▲ 图 25-83　过敏性肺炎（hypersensitivity pneumonia, HP），慢性炎细胞呈结节状分布，与正常气道分布相对应，以小叶中心为重

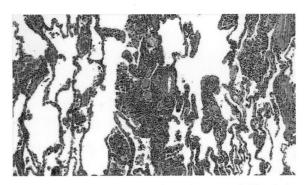

▲ 图 25-86　过敏性肺炎，间质中可见上皮样组织细胞和多核巨细胞的小范围聚集，混合有密集的慢性炎性浸润

病例 21

54 岁女性，无吸烟史，在过去 6~8 个月反复出现呼吸短促和发热，与用干草浴治疗肌肉痉挛明显相关。血清沉淀素阴性，CT 扫描显示双侧磨玻璃影，病变主要累及肺上叶并伴支气管扩张（图 25-87 至图 25-91）。

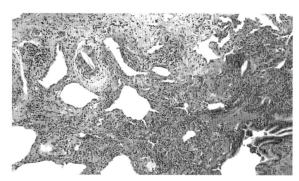

▲ 图 25-89　过敏性肺炎慢性期，细支气管周围的炎症反应，可见含有胆固醇裂隙的巨细胞，松散的肉芽肿位于细支气管和肺泡壁中，使肺泡壁增宽

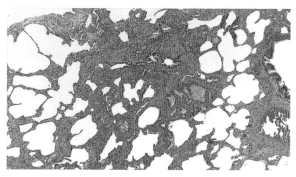

▲ 图 25-87　过敏性肺炎慢性期，可见小叶中心性、细支气管周围的纤维化伴炎性浸润，并延伸到肺泡壁，使肺泡壁增厚。间质可见散在的、松散的肉芽肿

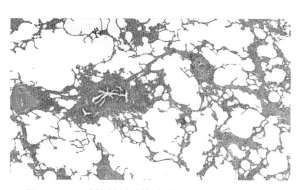

▲ 图 25-90　过敏性肺炎慢性期，同一病例的另一个视野，可见小叶中心纤维化伴桥接纤维化和空气滞留，间隔中可见松散的肉芽肿

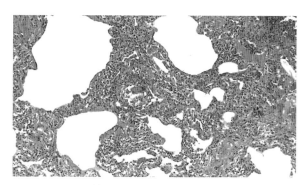

▲ 图 25-88　过敏性肺炎慢性期，肺泡间隔增宽，可见密集的、混合性炎性浸润，包括淋巴细胞和浆细胞，偶见嗜酸性粒细胞（非特异性间质性肺炎样型），间质中也可见松散的、非坏死性肉芽肿

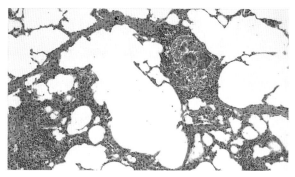

▲ 图 25-91　过敏性肺炎慢性期，肺泡间隔中可见松散的、非坏死性肉芽肿，伴多核巨细胞，间质中弥漫性、慢性炎性浸润

病例 22

62 岁女性，因乏力就诊于肺科门诊。X 线片及 CT 均显示双侧肺门结节状和肺网状结节状。经支气管取 8mm 活检（图 25-92 至图 25-94）及支气管肺泡灌洗。

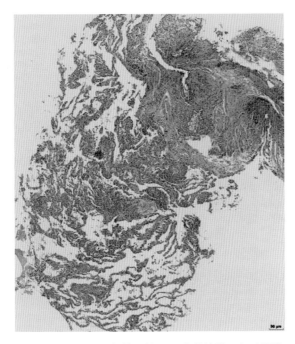

▲ 图 25-92　经支气管活检可见弥漫性淋巴细胞浸润

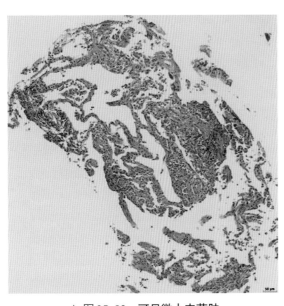

▲ 图 25-93　可见微小肉芽肿

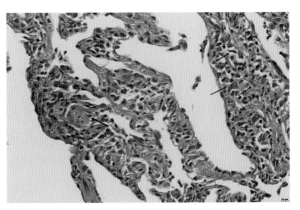

▲ 图 25-94　高倍镜可见少量上皮样细胞（箭）和很多淋巴细胞。金胺 - 罗丹明染色和 Grocott 染色为阴性，支气管肺泡灌洗液显示 CD8 阳性 T 淋巴细胞占优势。该病例诊断为过敏性肺炎（外源性过敏性肺泡炎）

病例 23

21 岁男性，表现为反复发热。组织切片和蜡块提交会诊（图 25-95 至图 25-99）。

该病例诊断为过敏性肺炎（hypersensitivity pneumonia，HP），又称为外源性过敏性肺泡炎（extrinsic allergic alveolitis，EAA）。

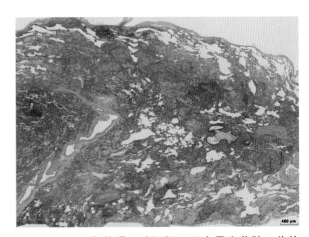

▲ 图 25-95　全貌观，肺组织可见大量肉芽肿，此外还可见密集的淋巴细胞浸润和支气管扩张

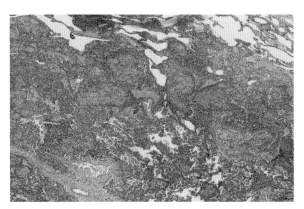

▲ 图 25-96　肉芽肿几乎被淋巴细胞浸润所掩盖，中央可见巨细胞聚集

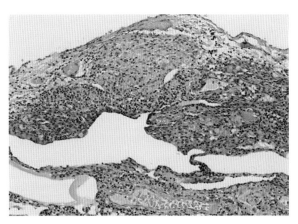

▲ 图 25-99　胸膜下和胸膜内组织均可见上皮样细胞肉芽肿

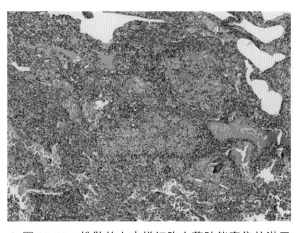

▲ 图 25-97　松散的上皮样细胞肉芽肿伴密集的淋巴细胞浸润，淋巴细胞浸润交汇于肉芽肿区和非肉芽肿区，而结节病的肉芽肿突侧是显于看似正常的肺实质

病例 24

47 岁男性，表现为不明原因的肺间质浸润。支气管肺泡灌洗液报告为 CD8+ 淋巴细胞增多的淋巴细胞性肺泡炎，CT 还可见纤维化改变，组织提交会诊（图 25-100 至图 25-107）。

最终，该病例诊断为亚急性型过敏性肺炎。

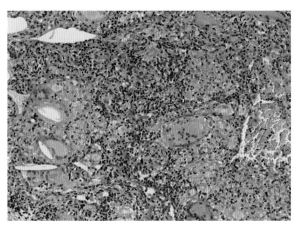

▲ 图 25-98　松散的上皮样细胞肉芽肿，不像结节病或结核病那样紧密排列

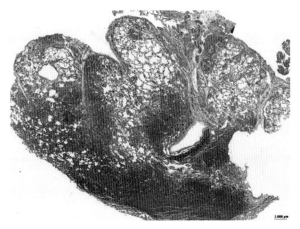

▲ 图 25-100　全貌观，可见致密浸润的肺组织以及未受累的肺区域

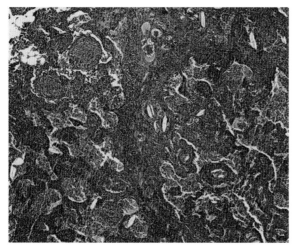

▲ 图 25-101 密集的淋巴细胞浸润和一些几乎被淋巴细胞遮盖的上皮样细胞肉芽肿，此形态高度提示过敏性肺炎

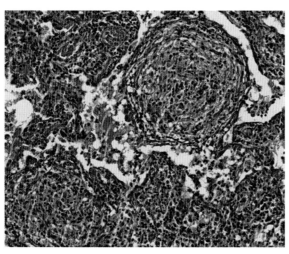

▲ 图 25-102 松散的上皮样细胞肉芽肿和密集的淋巴细胞浸润

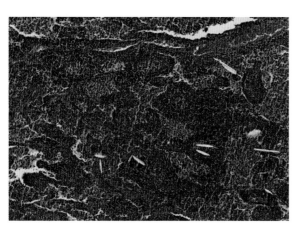

▲ 图 25-103 密集的淋巴细胞浸润，相当于淋巴细胞间质性肺炎（LIP）

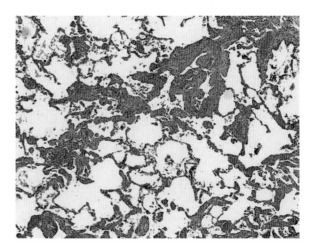

▲ 图 25-104 其他区域伴早期纤维化

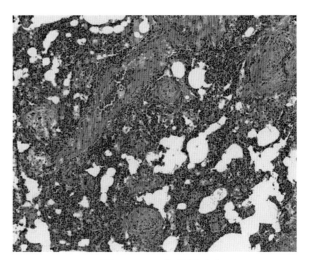

▲ 图 25-105 机化性肺炎

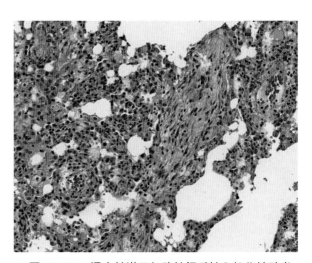

▲ 图 25-106 混合性淋巴细胞性间质性和机化性肺炎，注意血管周围淋巴细胞的排列和一些肺泡内泡沫状巨噬细胞

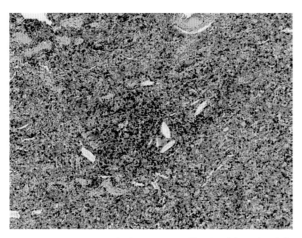

▲ 图 25-107 CD8 免疫组化显示淋巴细胞间质性肺炎中 CD8 阳性淋巴细胞占优势

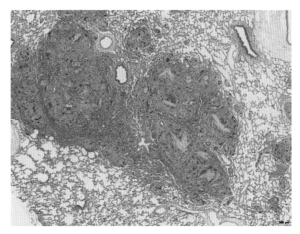

▲ 图 25-109 经典的异物肉芽肿伴大量巨细胞，均位于周围肺组织内

病例 25

1 岁女婴，以不明症状就诊于小儿肺科，CT 扫描可见结节状病变。支气管肺泡灌洗液显示淋巴细胞性和粒细胞性肺泡炎，伴微量的嗜酸性粒细胞增加。因此，行肺左上叶和左下叶经胸腔镜活检。送检肺组织大小分别为 2cm×2cm×1.2cm 和 10cm×6cm×3cm，切面可见多发微小结节（图 25-108 至图 25-112）。

最终，该病例诊断为吸入性肺炎。

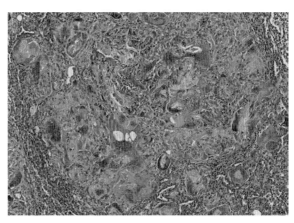

▲ 图 25-110 巨细胞内可见异物

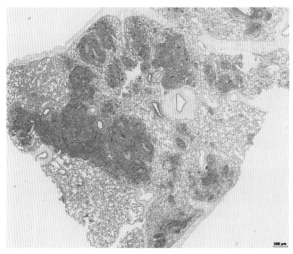

▲ 图 25-108 肺组织伴很多肉芽肿，在此低倍镜下巨细胞醒目

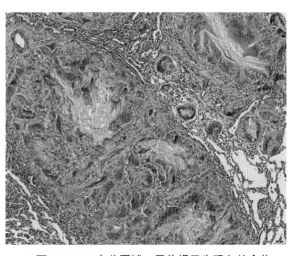

▲ 图 25-111 在此区域，异物提示为吸入的食物

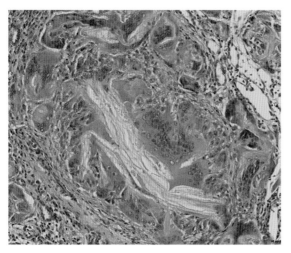

▲ 图 25-112 在这些巨细胞中的吸入性食物

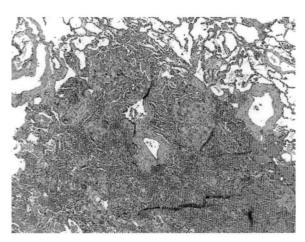

▲ 图 25-114 吸入性肺炎伴气道阻塞，结节由非坏死性肉芽肿构成，分布于支气管内和细支气管周围，伴有大量巨细胞

病例 26

48 岁男性，有酒精滥用史，表现为咳嗽及左下叶小的、模糊不清的结节性病变，抗生素治疗无反应，遂行活检（图 25-113 至图 25-116）。

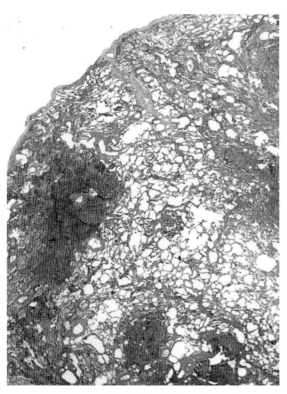

▲ 图 25-113 吸入性肺炎伴气道阻塞，活检可见结节状病灶，呈肺泡中心性分布

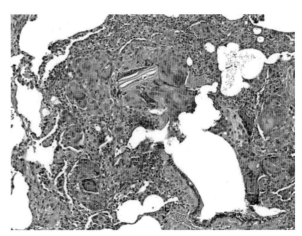

▲ 图 25-115 吸入性肺炎伴气道阻塞，高倍镜下，巨细胞内可见明显的异物

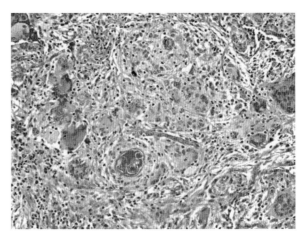

▲ 图 25-116 吸入性肺炎伴气道阻塞，在此另一视野中，植物颗粒被巨细胞肉芽肿性反应所包绕

病例 27

21 岁男性，因发热和乏力就诊。1 年前因阻塞性肾疾病进行了肾移植。同年，还诊断为甲状旁腺结节状增生，很可能是肾功能不全所致。CT 扫描显示右肺中下叶可见结节，其中一个伴空洞。胸腔镜活检取自双肺叶。送检肺组织大小分别为 7.5cm×3.5cm×3cm 和 3.5cm×2cm×1cm（图 25–117 至图 25–119）。

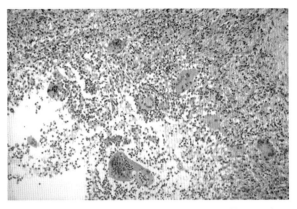

▲ 图 25–118 化脓性支气管炎，伴大量异物巨细胞和朗格汉斯细胞

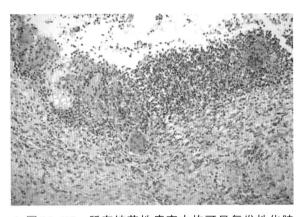

▲ 图 25–117 所有结节性病变中均可见复发性化脓性肺炎，部分与支气管扩张有关。特殊染色可见细菌。在化脓性支气管扩张区，还发现有其他微生物

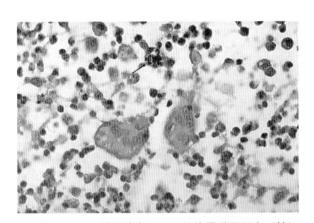

▲ 图 25–119 革兰染色可见巨细胞吞噬弓形虫（箭）

肉芽肿病

肉芽肿性肺炎的特征是形成肉芽肿的细胞，即上皮样细胞和（或）组织细胞，以及坏死。如果几乎所有病例都有坏死，则提示感染（坏死性结节病样肉芽肿病和过敏性支气管中心性肉芽肿病除外）。如果没有坏死，还需要考虑其他非感染性疾病。

肉芽肿的分布模式有助于辨别特定的疾病：肉芽肿沿淋巴管分布在结节病中是非常具特征性的；而在大多数感染性上皮样细胞肉芽肿中，肉芽肿的分布模式是朝向气腔的。然而，在经支气管活检中其分布模式可能不明显。

坏死性肉芽肿

坏死的类型在定义坏死性上皮样细胞肉芽肿过程中非常重要。坏死常呈颗粒状，嗜酸性染色伴少量核碎片，或者含有大量核碎片，并且 HE 染色呈蓝紫色。早期坏死可见中性粒细胞。我们常使用干酪样坏死这个描述术语，然而需要提醒的是，它是用来描述坏死的肉眼所见形态：特征是黄色、柔软、奶酪样均质物。小的渐进性坏死灶或少数凋亡细胞不被认为是坏死。类风湿肉芽肿中可见致密的嗜酸性坏死，由坏死的胶原束构成。

大多数坏死性肉芽肿与感染有关；并且如果可以发现微生物，它通常位于坏死的中心。值得注意的是，缺乏坏死和微生物染色阴性并不能排除感染。

肉芽肿通常随机分布，但在某些情况下它们表现为细支气管中心性或血管中心性分布（恶丝虫属、真菌）。

典型的坏死性肉芽肿是结核病，但是类似的坏死性肉芽肿也见于非典型分枝杆菌感染。

结核分枝杆菌（mycobacterium tuberculosis，MTB）

仍然是引起肉芽肿性肺疾病的主要原因。

- 临床表现
  - 结核分枝杆菌持续流行的因素包括艾滋病病毒引起的免疫抑制、多药耐药性、来自结核病高发国家的移民、社会决定因素（如贫穷、药物滥用、无家可归）。
  - 原发性肺结核通常无症状或少症状，但在免疫功能受损的个体可引起胸腔积液、发热、咳嗽、咳痛和呼吸困难。
  - 继发性或原发后结核病可表现为低热、衰弱、体重减轻和盗汗。咳黏液脓性痰和咯血常见。
  - 由于需要耐药测试，分枝杆菌培养是金标准，推荐使用新型测序技术（NGS）对分枝杆菌种属进行分型。
  - 对于涂片阳性病例，推荐使用分子技术（Xpert MTB/RIF）快速诊断结核病和测试利福平耐药性。
- 影像学表现
  - 斑片状单侧或双侧气腔实变，常沿支气管周围分布。
  - 薄壁或厚壁空洞。
  - 散在的气腔结节，树芽征。
  - 粟粒样病变，小的、随机分布的结节。
  - 胸腔积液。
  - 淋巴结肿大。

- 显微镜下表现
  - 随机分布的坏死性肉芽肿，伴不同数量的非坏死性肉芽肿。
  - 肉芽肿可累及支气管、细支气管和血管。
  - 在免疫功能低下患者，肉芽肿可能形成不良，伴温和的坏死。
  - 诊断依赖于用组织化学染色（ZN）或金胺 / 金胺 – 罗丹明荧光法检测到分枝杆菌。分子方法（PCR）比 ZN 染色更敏感。
- 鉴别诊断
  - 非结核分枝杆菌感染。
  - 真菌感染。
  - 肉芽肿病合并多发性血管炎（Wegener 肉芽肿病）。
- 预后和治疗
  - 治疗广泛敏感性的肺结核病病例是有效和廉价的。
  - 在多药耐药性结核病 /HIV 协同感染病例中，肺结核的处理更为复杂。

非结核分枝杆菌感染（non-tuberculous mycobacterial infections，NTM）

发病率据报道超过了结核感染。除结核外的分枝杆菌复合群（mycobacteria other than tuberculosis complex，MOTT）外，有超过 1000 种分枝杆菌，其中大约 20 种对人和动物有致病性。

- 临床表现
  - 主要发生在免疫缺陷人群（艾滋病和非艾滋病），但也可影响无已知免疫缺陷的个体。
  - 3 种主要临床类型，即与肺结核极为相似的空洞性肺疾病、见于老年女性的结节性支气管扩张（温夫人综合征）、过敏性肺炎。
- 影像学表现
  - 支气管扩张。
  - 斑片状单侧或双侧气腔实变。
  - 薄壁或厚壁空洞。
  - 散在的气腔结节，树芽征。
  - 小或大结节。
  - 胸腔积液。
  - 淋巴结肿大。

- 显微镜下表现
  - 随机分布的坏死性肉芽肿，伴不同数量的非坏死性肉芽肿。有些可导致单纯的化脓性脓肿，无肉芽肿形成。
  - 在免疫缺陷患者，可见非特异性炎性反应伴排列紊乱的组织细胞浸润、纤维化和机化性肺炎。
  - 诊断依赖于用组织化学染色（ZN）或金胺/金胺–罗丹明荧光法检测到分枝杆菌。分子方法（PCR）比 ZN 染色更敏感。分枝杆菌培养仍然是确诊的金标准。
- 鉴别诊断
  - 结核分枝杆菌感染。
  - 真菌感染。
  - 过敏性肺炎。
- 预后和治疗
  - 对于非结核分枝杆菌感染疾病仍有不同的治疗方案。尽管有可观的升级治疗，结果仍然令人失望。

真菌性肉芽肿

坏死类似于结核病中所见，也可表现为中央微脓肿。

- 临床表现
  - 具有免疫活性的患者，暴露于少量真菌会导致无症状的自限性感染。
  - 暴露于大量真菌可引发急性流感样或急性肺炎样疾病，伴肺门/纵隔淋巴结肿大（组织胞浆菌和球孢子菌病）。
  - 慢性疾病可保持无症状状态。
  - 诊断主要依据血清学，而不是组织学表现。
- 影像学表现
  - 斑片状浸润、结节和空洞性病变。
  - 边界清晰的肿块，主要与组织胞浆菌感染有关。
  - 粟粒性浸润和结节。
- 显微镜下表现
  - 组织胞浆菌（发生于世界各地的河谷，有不同的种类）：典型病变类似于结核病，为大结节伴中央坏死，被一圈上皮样组织细胞和纤维性包膜所包绕，可能存在非坏死性血管炎。单发或多发钙化肉芽肿。GMS 染色可显示组织胞浆菌。

- 隐球菌（分布于世界各地）：典型表现为融合性非坏死性肉芽肿性炎症，伴大量巨细胞。可见坏死性肉芽肿，常伴微脓肿。巨细胞内或坏死区内可查见隐球菌酵母。
- 球孢子菌和副球孢子菌（美洲地方病）：坏死性支气管周围肉芽肿，与结核病类似。坏死中心内可见球孢子菌。
- 曲霉菌（无处不在）：坏死性肉芽肿（足分支菌属）。
- 注意：在某些真菌感染中，急性炎症不会出现肉芽肿，但会出现急性化脓性肺炎或弥漫性肺泡损伤改变。

卡氏肺囊虫感染

偶尔可以坏死性肉芽肿为特征。

- 临床表现
  - 罕见类型，发病率为 3%～5%。
  - 最常见于 HIV 患者和其他免疫功能低下的个体。
  - 轻微的全身性或呼吸系统症状：咳嗽和呼吸困难。
  - 与非肉芽肿性感染相比，支气管肺泡灌洗和经支气管活检作用不大。
- 影像学表现
  - 弥散性网状结节状浸润。
  - 孤立性结节。
- 显微镜下表现
  - 发育良好和发育不良的坏死性和非坏死性肉芽肿。
  - 肉芽肿可单发或多发。
  - 可见伴巨细胞和嗜酸性粒细胞的纤维性边缘。
  - 肉芽肿内可见微生物。
- 鉴别诊断
  - 其他肉芽肿。
- 预后和治疗
  - 预后良好。

水痘 – 带状疱疹病毒相关性肺肉芽肿

- 临床表现
  - 少见。
  - 最常见于既往有水痘 – 带状疱疹感染史、具有免疫能力的成年人。
  - 患者无症状。
- 影像学表现
  - 大量随机散在的微小结节。
  - 孤立性结节。
- 显微镜下表现
  - 形成良好的圆形小肉芽肿。
  - 肉芽肿中心为强嗜酸性、无细胞的坏死区，边缘为致密的薄层胶原和慢性炎性浸润，伴或不伴巨细胞。
- 鉴别诊断
  - 其他肉芽肿。

恶丝虫病

恶丝虫病是人类感染犬心丝虫犬恶丝虫所致，呈结节状伴肺实质广泛梗死。经蚊子传播感染，最初丝虫沉积于皮下组织，成熟后通过静脉游走入右心，在那里死亡并导致肺肌性小动脉栓塞，进而引起梗死。无法成活的寄生虫（线虫）可引起慢性免疫反应。

- 临床表现
  - 大多数无症状。
  - 可出现胸痛和咳嗽；咯血和发热少见。
  - 约 15% 的患者表现为外周血嗜酸性粒细胞增多。
- 影像学表现
  - 孤立的、界限清楚的结节。
  - 偶见多发结节。
  - 钙化罕见。
- 显微镜下表现
  - 肺梗死导致的坏死性结节，被含有慢性炎细胞的纤维包膜包绕，有些病例可见大量嗜酸性粒细胞。
  - 坏死组织中可见微生物，位于栓塞动脉的管腔内。
  - 犬恶丝虫的特征是厚的、多层角质包绕着一个复杂的内部结构。

- 鉴别诊断
  - 肺血管炎。
  - 其他原因引起的肺梗死。
- 预后和治疗
  - 切除结节可治愈。

拓展阅读

[1] Cheung OY, Muhm JR, Helmers RA, et al. Surgical pathology of granulomatous interstitial pneumonia. Ann Diagn Pathol. 2003;7(2):127–38.

[2] Glassroth J. Pulmonary disease due to nontuberculous mycobacteria. Chest. 2008;133:243–51.

[3] Hartel P, Shilo K, Klassen-Fisher M, et al. Granulomatous reaction to Pneumocystis jirovecii: clinicopathologic review of 20 cases. Am J Surg Pathol. 2010;34:730–4.

[4] Katzenstein AL. Surgical Pathology of non-neoplastic lung disease. Philadelphia: Elsevier; 2006. p. 305–28.

[5] Khoor A, Leslie K, Tazelaar H, Helmers R, Colby T. Diffuse pulmonary disease caused by nontuberculous mycobacteria in immunocompetent people (hot tub lung). Am J Clin Pathol. 2001;115:755–62.

[6] Mukhopadhyay S, Gal AA. Granulomatous lung disease. An approach to the differential diagnosis. Arch Pathol Lab Med. 2010;134:667–90.

[7] Ohshimo S, Guzman J, Costabel U, Bonella F. Differential diagnosis of granulomatous lung disease: clues and pitfalls. Eur Respir Rev. 2017;26:170012. https://doi. org/10.1183/16000617.0012–2017.

[8] Popper H. In: Chapter 8: Morphology-pathogenesis-etiology. Pathology of lung disease. Berlin: Springer; 2017. p. 144–72. https://doi.org/10.1007/978–3–662–50491–8.

[9] Rossi G, Cavazza A, Gennari W, et al. Chickenpox-related pulmonary granulomas in immunocompetent adults: clinicopathologic and molecular features of an underrated occurrence. Am J Surg Pathol. 2012;36:1497–502.

[10] Travis WD, Pittaluga S, Lipschik GY, et al. Atypical pathologic manifestations of Pneumocystis carinii pneumonia in the acquired immune deficiency syndrome: review of 123 lung biopsies from 76 patients with emphasis on cysts, vascular invasion, vasculitis, and granulomas. Am J Surg Pathol. 1990;14:615–25.

[11] Travis WD, Colby TV, Koss MN, et al. Lung infections. In: King DW, editor. Non-neoplastic disorders of the lower respiratory tract. Washington, DC: America Registry of Pathology and the American Forces Institute of Pathology; 2002.

非坏死性肉芽肿

更有可能，但并不完全是由于非感染性过程所致，如结节病或过敏性肺炎。

过敏性肺炎（hypersensitivity pneumonia，HP）

- 临床表现
  - 无明显性别差异。

- 急性型表现为突然发病的流感样综合征（在暴露 6h 内）。
- 亚急性型和慢性型表现为慢性疲劳、咳嗽、呼吸困难、厌食和体重减轻。
- 支气管肺泡灌洗显示 CD8 阳性淋巴细胞增多、CD4∶CD8 比值低；在慢性者这种情况可以改变。

- 影像学表现
  - 急性期和亚急性期：肺下叶浸润性磨玻璃影和肺泡中心性微小结节影；可见马赛克样灌注影。
  - 慢性期：粗糙的、不同程度的间质纤维化。

- 显微镜下表现
  - 片状分布。
  - 小气道中心性、淋巴细胞性炎症。
  - 散在的、小的非坏死性肉芽肿，位于间质和肺泡间隙。
  - 可见单个巨细胞。
  - 泡沫状巨噬细胞位于气腔。
  - 大约 50% 的病例存在闭塞性细支气管炎机化性肺炎。
  - 可有一定程度的胸膜纤维化。
  - 急性期可有弥漫性肺泡损伤或出现淋巴细胞性间质性肺炎。
  - 免疫组化显示在肉芽肿周围 CD8 阳性淋巴细胞占优势。

- 鉴别诊断
  - 结节病（CD4 阳性为主）。
  - 感染（细胞内鸟分枝杆菌）。
  - 恶性淋巴瘤 / 淋巴细胞性间质性肺炎。
  - 非特异性间质性肺炎，细胞型。
  - 具有过敏性肺炎样特征的药物反应。

- 预后和治疗
  - 避免暴露。
  - 类固醇治疗只适用于症状较严重的患者。
  - 过敏性肺炎合并寻常型间质性肺炎型晚期纤维化的预后与特发性肺纤维化相似。

结节病

- 临床表现
  - 女性比男性的发病率略高。
  - 最常见于青年人。
  - 很多患者无症状，常规胸部 X 线片可识别。

- 呼吸困难是最常见的肺部症状。

- 其他症状取决于所累及的器官系统。

- 支气管肺泡灌洗中 CD4 阳性淋巴细胞增多；典型表现是 CD4 : CD8 ＞ 3，比率 ＞ 10 提示结节病急性期累及皮肤。

- 影像学表现

  - 累及双侧肺门淋巴结，可见网状、网状 – 结节状或肺泡浸润（有些病例无），沿淋巴周围分布。

  - 有些病例出现磨玻璃影。

  - 大于 1.0cm 的结节，不常见—如果有，则为结节性结节病。

  - 进展期形成肺大疱和蜂窝肺。

- 组织学表现

  - 肺受累多见于上叶。

  - 多发性发育良好的、非坏死性肉芽肿，边缘为层状的纤维组织。

  - 在进展期，肉芽肿趋向合并，形成较大的纤维性结节。

  - 肉芽肿中心可缺乏坏死。

  - 肉芽肿中常出现的巨细胞含有不同种类的包涵体（星状小体和 Schaumann 小体）。

  - 肉芽肿沿淋巴分布（即沿气道、淋巴管血管和胸膜）。

  - 血管（静脉和动脉）受累相对常见。

  - 仅通过纵隔淋巴结经支气管针吸穿刺即可做出诊断。

  - 无微生物存在。

- 鉴别诊断

  - 肉芽肿性感染（分枝杆菌、真菌或肺囊虫）。

  - 过敏性肺炎。

  - 药物反应。

  - 肉芽肿合并多血管炎（Wegener 肉芽肿病）。

- 预后和治疗

  - 50%～70% 的病例可自发缓解。

  - 10%～20% 的患者为慢性进行性疾病。

  - 死亡率为 1%，由心脏或中枢神经系统受累所致。

  - 常用皮质类固醇治疗，多种二线药物可用。

铍中毒

- 临床表现
  - 铍暴露引起。
  - 接受筛查的工人多达 50% 表现出敏感迹象。
  - 由对铍的延迟型过敏反应介导。
  - 非特异性全身症状和呼吸困难。
  - 铍中毒可表现为急性型,有呼吸困难、咳嗽和与下呼吸道刺激相关的症状(这些情况下无肉芽肿反应)。
  - 淋巴细胞增殖试验是最容易的诊断方法。
- 影像学表现
  - 高清 CT 表现与结节病相似:实质性结节和小叶间隔增厚。
  - 磨玻璃影,蜂窝状、聚集的团块及肺门或纵隔淋巴结肿大。
- 显微镜下表现
  - 类似结节病,有间质淋巴细胞浸润和非坏死性肉芽肿。
  - 严重病例可见弥漫性、非特异性间质纤维化。
  - 某些病例肉芽肿不明显,而有明显的间质淋巴细胞性炎症。
- 鉴别诊断
  - 结节病。
  - 过敏性肺炎。
- 预后和治疗
  - 慢性纤维化导致的死亡率高达 38%。
  - 无论是否使用类固醇治疗,均可长期缓解。

吸入性肺炎(见第 26 章)

颗粒物质如食物残渣吸入,或胃食管反流疾病,与多种肺疾病相关,包括肉芽肿性肺炎。

- 临床表现
  - 常发生于未被临床怀疑、可能放射学表现不典型、无特异性,并且没有临床认可的吸入事件。
  - 通常存在诱因。
  - 在成年人,酗酒可能是最重要的诱因。

- 病理学表现
  - 支气管肺炎 / 细支气管炎，伴巨细胞反应和机化性肺炎。
  - 异物型肉芽肿，非坏死性，常伴有多核巨细胞，以异物微粒为中心。
  - 诊断线索：识别异物和病变局限于细支气管周围。
- 鉴别诊断
  - 应考虑的有过敏性肺炎、机化性肺炎、尘肺病和支气管中心性肉芽肿病。异物的识别有助于诊断。

拓展阅读

[1] Churg A, Sin DD, Everett D, Brown K, Cool C. Pathologic patterns and survival in chronic hypersensitivity pneumonitis. Am J Surg Pathol. 2009;33:1765–70.

[2] Churg A, Bilawich AM, Wright JL. Pathology of chronic hypersensitivity pneumonitis. What is it? What are the diagnostic criteria? Why do we care?. Arch Pathol Lab Med. 2018;142:109–19.

[3] Girard M, Cormier Y. Hypersensitivity pneumonitis. Curr Opin Allergy Clin Immunol. 2010;10:99–103.

[4] Herbst JB, Myers JL. Hypersensitivity pneumonia. Role of surgical lung biopsy. Arch Pathol Lab Med. 2012;136:889–95.

[5] Judson MA. Clinical aspects of pulmonary sarcoidosis. J S C Med Assoc. 2000;96:9–17. Review.

[6] Ma JL, Gal A, Koss MN. The pathology of sarcoidosis: update. Semin Diagn Pathol. 2007;24:150–61.

[7] Miller R, Allen TG, Barrios RJ, et al. Hypersensitivity pneumonitis. A perspective from members of the Pulmonary Pathology Society. Arch Pathol Lab Med. 2018;142:120–6.

[8] Mukhopadhyay S, Gal AA. Granulomatous lung disease. An approach to the differential diagnosis. Arch Pathol Lab Med. 2010;134:667–90.

[9] Mukhopadhyay S, Katzenstein AL. Pulmonary disease due to aspiration of food and other particulate matter: a clinicopathologic study of 59 cases diagnosed on biopsy or resection specimens. Am J Surg Pathol. 2007;31:752–9.

[10] Ohshimo S, Guzman J, Costabel U, Bonella F. Differential diagnosis of granulomatous lung disease: clues and pitfalls. Eur Respir Rev. 2017;26:170012. https://doi. org/10.1183/16000617.0012–2017.

[11] Popper H. Pathology of lung disease. Chapter 8: Morphology-pathogenesis-etiology. Berlin: Springer; 2017. p. 144–72. https://doi.org/10.1007/978–3–662–50491–8.

[12] Silva CI, Churg A, Muller NL. Hypersensitivity pneumonia: spectrum of high-resolution CT and pathologic findings. AJR Am J Roentgenol. 2007;188:334–48.

第 26 章 外来性及外源性物质
Foreign and Xenobiotic Substances

病例 1

82 岁女性，患阿尔茨海默病，表现为急性呼吸短促、呼吸急促、发热和发绀。胸部 X 线片显示肺右下叶实变（图 26-1 至图 26-4）。

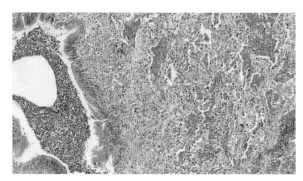

▲ 图 26-3 吸入性肺炎，急性肺损伤伴肺泡内纤维蛋白，周围肺实质可见急性细支气管炎

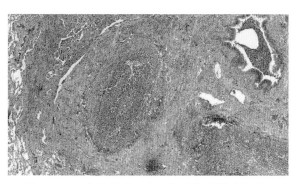

▲ 图 26-1 吸入性肺炎，图示结节状炎性病变累及肺实质，呈急性细支气管炎模式。在结节的边缘，肺实质表现为急性肺损伤模式，肺泡内可见纤维蛋白

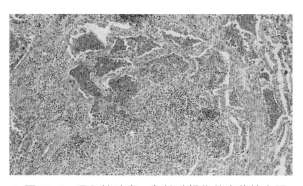

▲ 图 26-4 吸入性肺炎，急性肺损伤的高倍放大图。此例患者的临床病史支持吸入性肺炎（化学性肺炎）的诊断

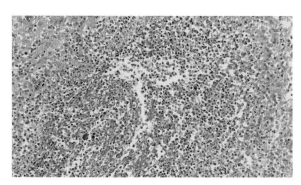

▲ 图 26-2 吸入性肺炎，结节由坏死和中性粒细胞聚集的急性炎症构成

病例 2

56 岁女性，患有胃食管反流，表现为咳嗽和发热，胸部 X 线片显示肺右上叶实变区，抗生素治疗无效，遂行活检（图 26-5 至图 26-8）。

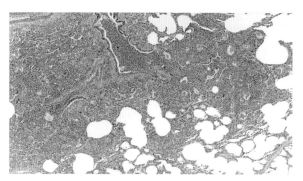

▲ 图 26-5　吸入性肺炎，低倍镜下呈支气管肺炎模式。细支气管和肺泡腔内均充满纤维蛋白脓性渗出物和大量中性粒细胞

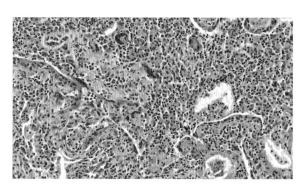

▲ 图 26-8　吸入性肺炎，高倍镜下的坏死性细支气管炎，可见特征性的巨细胞和异物

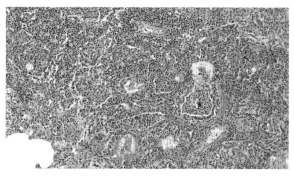

▲ 图 26-6　吸入性肺炎，此图更清晰显示充满细支气管和肺泡腔的纤维蛋白脓性渗出物，细支气管腔内可见食物颗粒伴巨细胞反应

病例 3

64 岁男性，表现为干咳和轻微呼吸困难。肺功能检测显示轻度混合性缺陷，胸部 X 线片显示双侧实变，抗生素治疗无效。支气管肺泡灌洗液未能做出诊断（图 26-9 至图 26-12）。曾在轧钢厂工作，有机油暴露史。

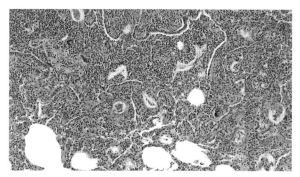

▲ 图 26-7　吸入性肺炎，细支气管腔内可见纤维蛋白脓性渗出物，呈坏死性细支气管炎改变。可见大量的巨细胞和食物残渣（部分色素性）

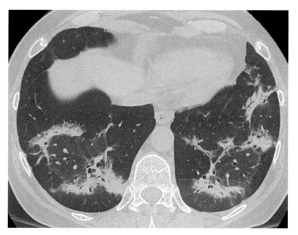

▲ 图 26-9　CT 扫描显示双侧肺实质不规则实变区（图片由意大利特尔尼 A. Carloni 医生惠赠）

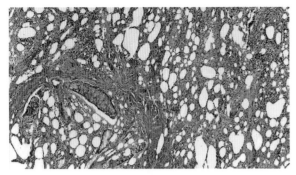

▲ 图 26-10 外源性脂质性肺炎（慢性矿物油吸入），支气管腔和肺泡腔内充满大小不等的空泡，空泡位于巨噬细胞内和细胞外，伴纤维化和慢性炎症浸润

病例 4

43 岁女性，有吸烟史，临床表现为呼吸急促。怀疑为朗格汉斯细胞组织细胞增生症，行胸腔镜活检，组织送检会诊（图 26-13 至图 26-18）。

该病例诊断为呼吸性细支气管炎间质性肺疾病（respiratory bronchiolitis interstitial lung disease，RB-ILD），并考虑有吸入性损伤。

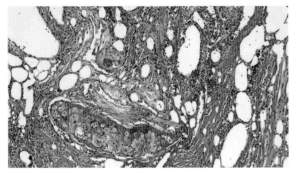

▲ 图 26-11 外源性脂质性肺炎（慢性矿物油吸入），高倍镜显示支气管腔内大量脂质空泡并伴有纤维化

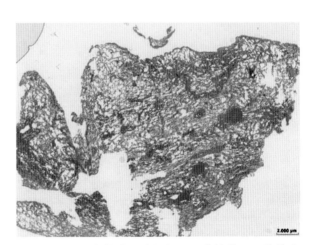

▲ 图 26-13 全貌观，肺组织可见小结节，可能符合怀疑的诊断

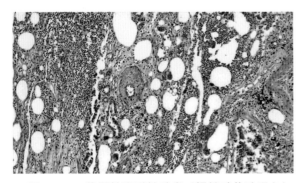

▲ 图 26-12 外源性脂质性肺炎（慢性矿物油吸入），肺泡内大小不等的空泡，伴间质纤维化和有少量巨细胞的慢性炎症。注意也可见动脉壁极度增厚（可能提示水肿）

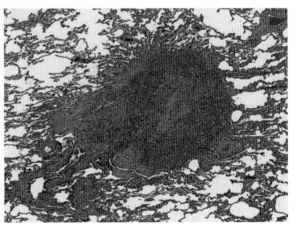

▲ 图 26-14 大结节由色素细胞和纤维组织组成，增加了对临床疑似诊断的怀疑

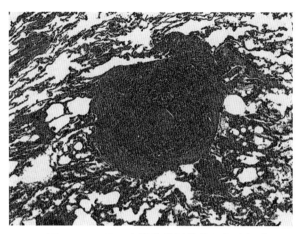

▲ 图 26-15　另一个结节伴纤维化和色素细胞

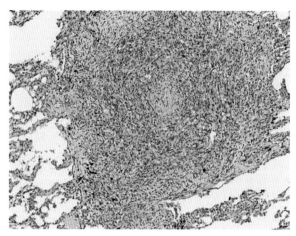

▲ 图 26-18　**Langererin** 染色显示少量阳性（深棕色）的朗格汉斯细胞，因此排除了朗格汉斯细胞组织细胞增生症的诊断

病例 5

63 岁女性，接受胃肠外营养治疗，出现呼吸困难和发热，CT 扫描可见肺部磨玻璃影（图 26-19 和图 26-20）。

最终，该病例诊断为胃肠外营养相关性肺疾病。

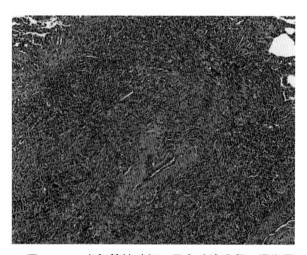

▲ 图 26-16　支气管被破坏，只有动脉残留，浸润区由色素性巨噬细胞、成纤维细胞、纤维细胞、散在的淋巴细胞和少量浆细胞组成，局部胶原束沉积，色素呈深棕色至黑色，不是含铁血黄素，较浅的棕色物质可能是吸烟者色素

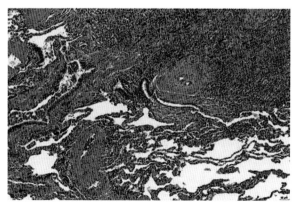

▲ 图 26-17　纤维化过程可认为是机化性肺炎

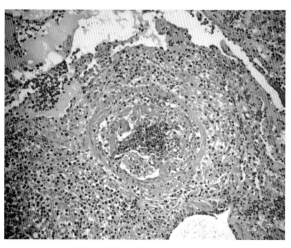

▲ 图 26-19　位于肺实质内的肺动脉因血栓和伴巨细胞的肉芽肿性炎而阻塞，血管周围可见致密的炎性浸润

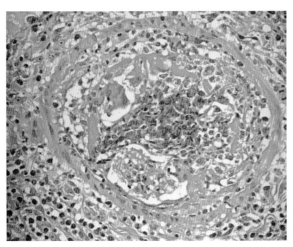

▲ 图 26-20　高倍镜下，肺动脉可见肉芽肿性反应伴管腔闭塞

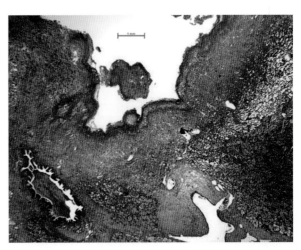

▲ 图 26-22　支气管壁坏死，支气管腔内和表面可见碎屑

病例 6

　　24 岁男性，吞火艺术家，将燃烧的汽油吸入下呼吸道系统，收入重症监护病房。由于间质浸润逐渐增多，行胸腔镜取左肺活检（图 26-21 至图 26-26）。由于恶化和感染迹象，行右下叶切除。胸腔镜活检组织大小 3cm×3.5cm×0.5cm，切除组织大小 14cm×12cm×7cm。

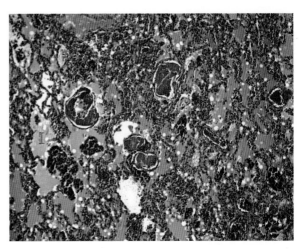

▲ 图 26-23　水肿、透明膜和纤维蛋白衣，出血，伴巨噬细胞、淋巴细胞和中性粒细胞散在浸润

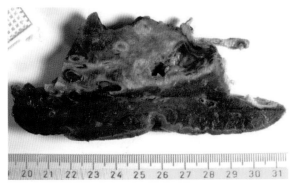

▲ 图 26-21　肺组织大体标本显示化脓性支气管扩张和肺炎（支气管周围）

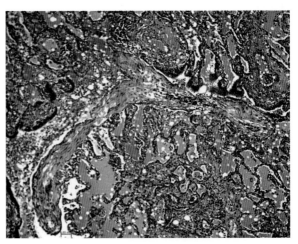

▲ 图 26-24　水肿，间质浸润，支气管和细支气管上皮反应性增生，左侧可见中性粒细胞浸润，中间为闭塞性细支气管炎，底部为机化性肺炎

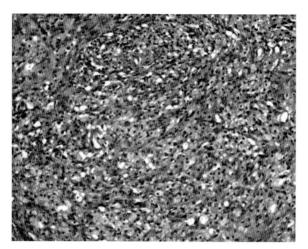

▲ 图 26-25　闭塞的肺泡内可见泡沫状巨噬细胞浸润，也可见少量淋巴细胞和中性粒细胞

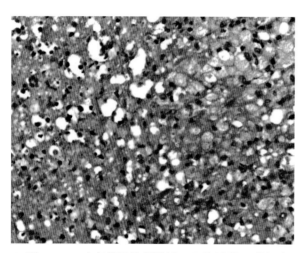

▲ 图 26-26　支气管肺泡灌洗液可见泡沫状巨噬细胞、中性粒细胞和少量淋巴细胞，这些均提示吸入性损伤

该病例诊断为坏死性支气管炎合并支气管扩张、支气管周化脓性肺炎、弥漫性肺泡损伤伴载脂巨噬细胞和机化性肺炎，病因是吸入燃烧的汽油。

病例 7

58 岁男性，重度吸烟者。临床表现为大片间质浸润，怀疑为恶性肿瘤，但需与非典型肺炎鉴别。此外，因肾功能不全而接受透析治疗。组织块提交会诊（图 26-27 至图 26-32）。

根据上述表现，提示可能是栓塞的透析膜材料引起的异物反应。

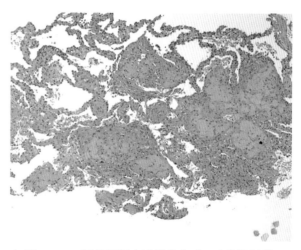

▲ 图 26-27　图示间质充满淡染物质，肺泡间隔增厚，表面可见 Ⅱ 型肺泡细胞增生

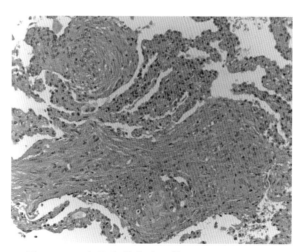

▲ 图 26-28　少量充满含铁血黄素的巨噬细胞，间隔纤维化，可见散在的组织细胞和淋巴细胞

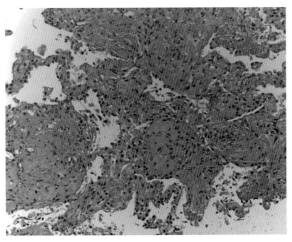

▲ 图 26-29　淡染物质局限于血管结构中，组织细胞附着于其上

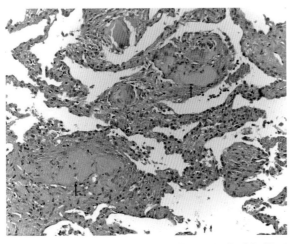

▲ 图 26-30　此处可见血管内异物，仍保留成行排列的内皮细胞（箭）

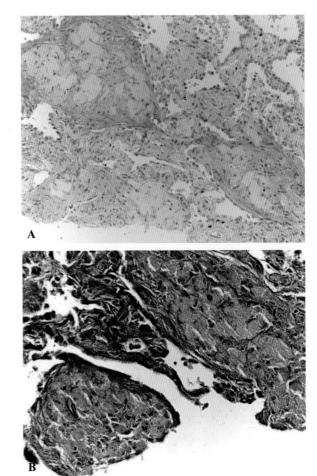

A

B

▲ 图 26-32　Giemsa 和 Movat 染色，异物为淡蓝色或灰绿色。Movat 染色亦可见层状结构，注意肺泡间隔的未成熟纤维化，突出显示为绿色

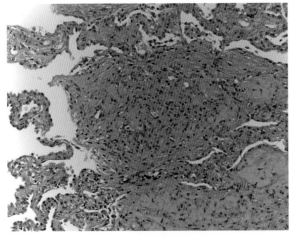

▲ 图 26-31　局部似乎可见组织细胞和巨噬细胞吞噬这些物质，其中少量为多核

病例 8

　　66 岁男性，既往有慢性心脏病导致心律失常病史，经胺碘酮治疗。最近 2 周，表现为咳嗽、进行性呼吸困难和萎靡不振。CT 扫描显示双侧肺阴影（图 26-33 至图 26-37）。

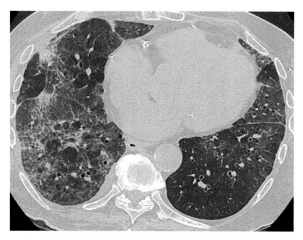

▲ 图 26-33　CT 扫描显示双侧磨玻璃影。注意可见心脏扩大

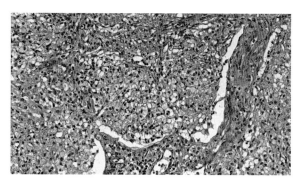

▲ 图 26-36　胺碘酮肺中毒，近距离观察，巨噬细胞空泡状，呈细腻的泡沫状外观，间质中也可见类似细胞

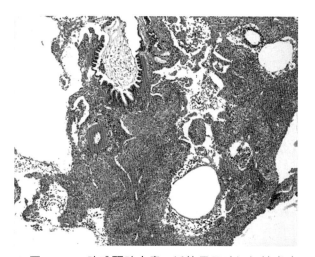

▲ 图 26-34　胺碘酮肺中毒：活检显示肺组织被炎症过程弥漫累及，大量巨噬细胞充满气腔

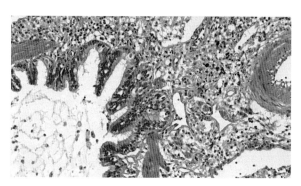

▲ 图 26-37　肺胺碘酮毒性，此图显示小团空泡状的组织细胞聚集在支气管周围间质，以及支气管上皮中的空泡细胞

病例 9

　　37 岁女性，患有分裂情感性精神病，曾接受过不同药物的治疗。在同时服用了几种药物后，收入重症监护病房。肺部可见磨玻璃影，怀疑为急性呼吸窘迫综合征（ARDS），好转之后，再次恶化。同时，CT 扫描也可见纤维带。由于病情无改善，并出现肺水肿，遂行开胸肺活检（图 26-38 至图 26-47）。

　　该病例诊断为机化性急性肺炎伴间质血管损伤，很可能是基于毒性药物反应。据此报告，可认为抗精神病药物是最可能的诱发药物。停药后改善。

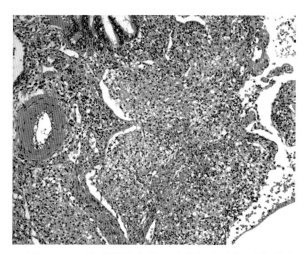

▲ 图 26-35　胺碘酮肺中毒，肺泡间隙和间质充满苍白的组织细胞，有时聚集成近似结节状

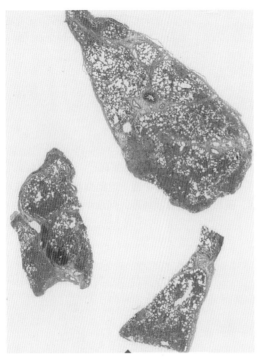

▲ 图 26-38 全貌观，可见灶性分布的致密区，仍可见看似正常的肺组织

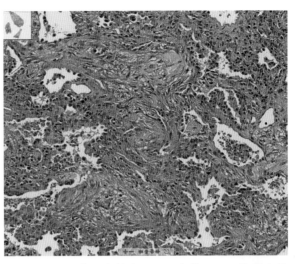

▲ 图 26-40 进一步放大，画面变化，可见基质中的黏液样间质改变，伴纤维化和透明膜机化。与机化性肺炎或机化性弥漫性肺泡损伤的肺泡内机化不同，这个机化过程发生在肺间质内。因此，必须分析产生这种形态的原因

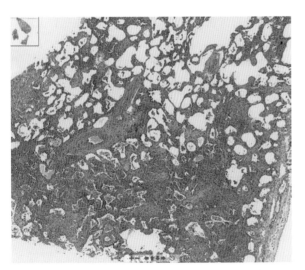

▲ 图 26-39 此放大倍数下，似有机化性肺炎和局灶出血

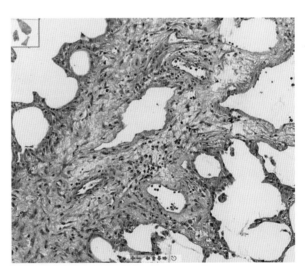

▲ 图 26-41 小叶间间隔增宽伴散在的淋巴细胞、嗜酸性粒细胞和组织细胞。图上部可见静脉内纤维蛋白和内皮损伤

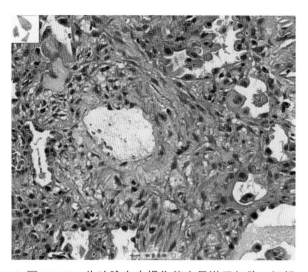

▲ 图 26-42 此动脉内皮损伤伴少量淋巴细胞、组织细胞和动脉壁黏液样变。周围可见单个嗜酸性粒细胞。这不是血管炎，因为没有炎性细胞破坏内膜，而是来自循环系统的损伤

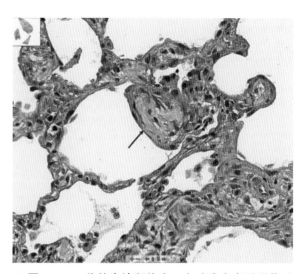

▲ 图 26-44 此处为诊断线索，小动脉内有透明物质和成纤维细胞引起的机化，基质蛋白呈黏液样变（箭）。这可以解释为损伤是由循环代谢产物引起的，最可能是药物毒性反应

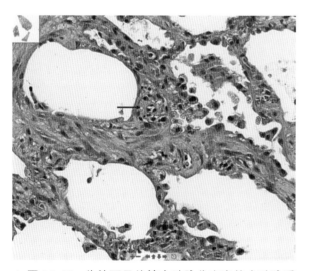

▲ 图 26-43 此处可见从较大动脉分支出的小动脉受损，几乎闭塞（箭）。肺泡壁呈活跃的纤维化，此外可见基质的黏液样变

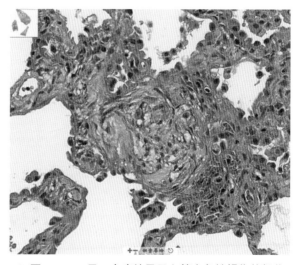

▲ 图 26-45 另一个病灶显示血管内急性损伤伴机化

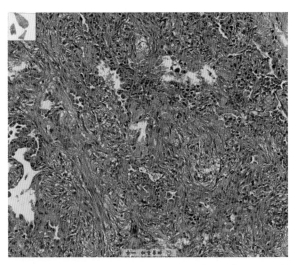

▲ 图 26-46　广泛的透明膜机化和黏液样肉芽组织聚集

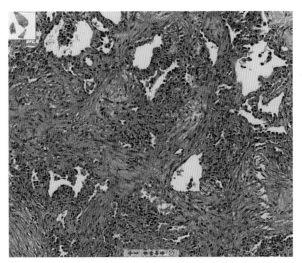

▲ 图 26-47　机化的后期伴胶原沉积

吸入性肺炎

　　其定义是口咽或胃内容物误入下呼吸道。吸入肺后的影响取决于吸入物的性质、体积和频率。

- 临床表现
  - 成年人更常见。
  - 危险因素：酒精中毒、意识丧失、食管动力异常、胃食管反流。
  - 常见发热和咳痰伴脓痰。
- 影像学表现
  - 浸润主要位于下叶基底段，伴或不伴空洞。
  - 右肺更常见。
- 显微镜下表现
  - 以细支气管周围为中心发生，细支气管常被破坏。
  - 常见坏死性急性支气管肺炎伴支气管周围脓肿。
  - 针对外源性物质的异物肉芽肿。
  - 机化性肺炎型表现为机化。
  - 弥漫性肺泡损伤型表现为肺泡内出血、肺水肿和坏死，可见于大量吸入酸性胃液者。
- 鉴别诊断
  - 其他坏死性肺炎。
- 预后和治疗
  - 尸检中常偶然发现吸入性病变。
  - 急性综合征的死亡率高。

外源性脂性肺炎

这是吸入性肺炎的一种特殊形式，可能与经典吸入的常见诱发条件有关。常见于有长期滥用含石蜡油的滴鼻剂习惯的老年患者。

- 临床表现
  - 最常见于老年人。
  - 与长期吸入矿物油或相关物质有关。
  - 通常发生于易诱发慢性误吸的神经系统疾病或其他疾病患者。
  - 经常无症状。
- 影像学表现
  - 致密的气腔实变。
  - 肺内团块病变，类似于肿瘤。
- 显微镜下表现
  - 肺泡内和间质内巨噬细胞伴大而清晰的细胞质空泡。
  - 脂滴周围巨细胞。
  - 间质纤维化。
  - 支气管肺泡灌洗液检查可提示此诊断。
- 鉴别诊断
  - 内源性脂性肺炎。
  - 贮积性疾病。
- 预后和治疗
  - 临床进程良性。
  - 如果持续吸入会进展为纤维化。

药物性肺疾病

许多药物可能对肺产生不良影响，然而识别药物的肺毒性是困难的，诊断主要依靠排除法。

发生药物性肺疾病的已知危险因素包括年龄（年龄的两个极端）、暴露于高浓度氧气、放疗联合化疗及潜在的肺疾病。

未识别出药物相关性肺疾病可能导致显著的发病率和死亡率[即胺碘酮肺炎 10% 死亡率，卡莫司汀（BCNU）相关性肺纤维化 90% 死亡率]。

- 临床及影像学表现
  - 药物性肺中毒的临床特征和放射学特征可能与其他原因引起的疾病非常相似。
  - 急性、亚急性和慢性表现均有报道。

- 在开始用药后数周至数年起病，但也可在开始治疗后的任何时间发生，极少数情况会在停药后发生。
- 虽然影像学改变取决于肺病理的特定类型和分布状态，但一般均可见到弥漫性或斑片状间质和（或）肺泡浸润。
- 可有胸腔积液。
- 支气管肺泡灌洗液检查结果通常对任何药物性肺疾病不具有特异性，不能做出明确诊断。
- 但是，支气管肺泡灌洗液检查有助于排除感染和恶性肿瘤。
- 在背景符合的情况下，出现"泡沫样"巨噬细胞可能提示胺碘酮中毒。

- 组织学表现

  肺毒性的组织病理学表现很少是药物病因学特异性的，具体如下。

  - 弥漫性肺泡损伤，涉及的药物包括博来霉素、白消安、卡莫司汀（BCNU）、环磷酰胺、丝裂霉素、金盐类、可卡因、海洛因和紫杉醇。
  - 非特异性间质性肺炎最常为胺碘酮、BCNU 或甲氨蝶呤毒性的表现。
  - 机化性肺炎（原称闭塞性细支气管炎 – 机化性肺炎），常与博来霉素、胺碘酮、醋丁洛尔毒性有关。
  - 有报道闭塞性细支气管炎与洛莫司汀（CCNU）和青霉胺相关。
  - 嗜酸性肺炎可能是青霉胺、呋喃妥因、柳氮磺胺吡啶和非甾体抗炎药的不良反应。
  - 过敏性肺炎是甲氨蝶呤、呋喃妥因、他汀类药物和柳氮磺胺吡啶的毒性表现。
  - 肺出血可能是由于抗凝药、胺碘酮和环磷酰胺所致；青霉胺毒性可表现为 Goodpasture 样综合征。
  - 肉芽肿样病变可能与可卡因、色甘酸钠、甲氨蝶呤和喷他佐辛有关。在经干扰素 α 治疗的慢性肝炎患者可观察到结节病样肉芽肿。在膀胱癌患者中发现与卡介苗免疫疗法相关的粟粒性结核样病变。
  - 肺动脉高压可能是阿米雷司、可卡因、丝裂霉素、色氨酸、BCNU 和博莱霉素的毒性表现。静脉内药物暴露可产生肉芽肿样反应和急性肺动脉高压。
  - 肺水肿是一种相对常见的症状，常与海洛因、可卡因、安非他命、水杨酸盐等药物有关。
  - 其他不常见的表现包括支气管痉挛、吸入性肺炎、呼吸抑制、支气管扩张和肺泡蛋白沉积症。
  - 肺泡腔内充满脂质的巨噬细胞，肺泡细胞、间质细胞和内皮细胞胞质内的脂质空泡是胺碘酮相关性肺毒性的特征。

- 鉴别诊断
  - 包括临床、放射学和组织病理过程描述的其他病因。
- 预后和治疗
  - 预后不定，取决于特定的药物和潜在肺部疾病的临床病理严重程度。

拓展阅读

[1] Camus P, Bonniaud P, Fanton A, et al. Drug-induced and iatrogenic infiltrative lung disease. Clin Chest Med. 2004;25:479–519.

[2] Katzenstein A-LA. Miscellaneous nonspecific inflammatory and destructive diseases. In: Katzenstein AL, editor. Katzenstein and Askin's surgical pathology of non-neoplastic lung diseases. Philadelphia: Saunders Co.; 2006. p. 445–75.

[3] Myers JL, El-Zammar O. Pathology of drug-induced lung disease. In: Katzenstein AL, editor. Katzenstein and Askin's surgical pathology of non-neoplastic lung disease. 4th ed. Philadelphia: WB Saunders; 2006. p. 85–125.

[4] Popper H. Chapters 13 and 14: Morphology-pathogenesis-etiology. In: Pathology of lung disease. Berlin: Springer; 2017. p. 291–313 and 321–8. https://doi.org/10.1007/978–3–662–50491–8.

[5] Rossi SE, Erasmus JJ, McAdams P, et al. Pulmonary drug toxicity: radiologic and pathologic manifestations. Radiographics. 2000;20:1245–59.

[6] The reader is also referred to the webpage: www.pneumotox.com by Philippe Camus.

[7] There a huge list of drug reactions can be found, and also specific tissue reactions associated with drugs.

第 27 章　纤维化肺炎（间质性肺炎）
Fibrosing Pneumonias (Interstitial Pneumonias)

病例 1

66 岁男性，有吸烟史，劳力性呼吸困难 4 个月，听诊肺基底部出现干性爆裂音，CT 扫描可见双侧肺浸润伴蜂窝状改变。行肺活检（图 27-1 至图 27-6）。

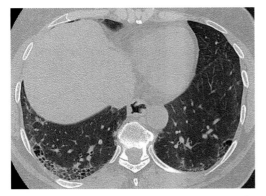

▲ 图 27-1　CT 扫描显示肺双侧、外周呈网状和蜂窝状

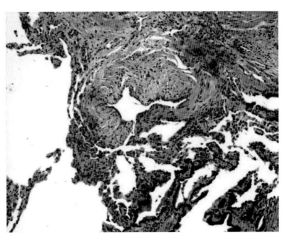

▲ 图 27-3　间质性肺疾病伴寻常型间质性肺炎型，高倍镜下，通过识别以成纤维细胞灶形式出现的活动性纤维化，可以更好地认识时间异质性

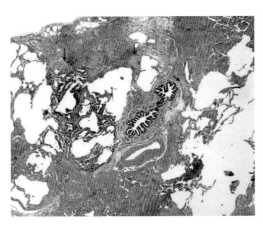

▲ 图 27-2　间质性肺疾病伴寻常型间质性肺炎型，肺实质呈现不同区域的纤维化，以及伴肺气肿的更多的正常肺泡区（所谓"区域"异质性）。成纤维细胞灶（箭）也可见于陈旧性纤维化区的外周（所谓"时间"异质性）。脏胸膜看似正常，未见炎性细胞

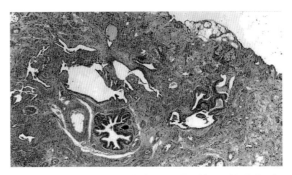

▲ 图 27-4　间质性肺疾病伴寻常型间质性肺炎型，胸膜下纤维化、成纤维细胞灶、胸膜下瘢痕内平滑肌增生、蜂窝状改变是寻常型间质性肺炎型特发性肺纤维化的特征，脏胸膜正常

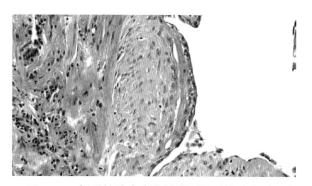

▲ 图 27-5　间质性肺疾病伴寻常型间质性肺炎型，高倍镜下的成纤维细胞灶，是由梭形成纤维细胞和肌成纤维细胞聚集形成的疏松结缔组织，细胞长轴与间隔平行。成纤维细胞灶被覆的上皮细胞为异常的、无纤毛的支气管细胞

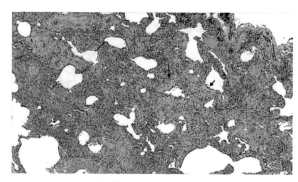

▲ 图 27-7　寻常型间质性肺炎型（加速期），肺标本表现为结构扭曲，外周、胸膜下致密纤维化，伴少量成纤维细胞灶（箭）和蜂窝状改变

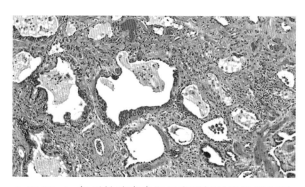

▲ 图 27-6　间质性肺疾病伴寻常型间质性肺炎表现，寻常型间质性肺炎中常见的支气管异常增生

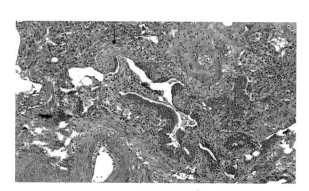

▲ 图 27-8　寻常型间质性肺炎型（加速期），高倍镜下可见成纤维细胞灶（箭），衬附无纤毛的支气管细胞

病例 2

　　72 岁男性，已知患有寻常型间质性肺炎 / 特发性肺纤维化，表现为急性气促和快速进展呼吸衰竭。入院 10 天后死亡，肺标本取自尸检（图 27-7 至图 27-10）。

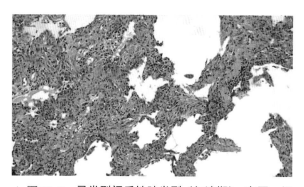

▲ 图 27-9　寻常型间质性肺炎型（加速期），在同一切片的其他区域，叠加有急性肺损伤的机化期改变（间质纤维组织增生），伴 Ⅱ 型肺泡细胞增生和间质炎细胞浸润

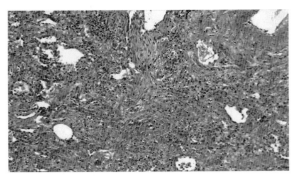

▲ 图 27-10　寻常型间质性肺炎型（加速期），急性肺损伤伴机化性肺炎，叠加不可逆的肺瘢痕形成

病例 3

54 岁男性，表现为弥漫性肺间质浸润。组织块提交会诊（图 27-11 至图 27-15）。

该病例诊断为寻常型间质性肺炎（usual interstitial pneumonia，UIP），附加意见是可能对应于特发性肺纤维化，然而由于组织有限，不能排除其他原因。

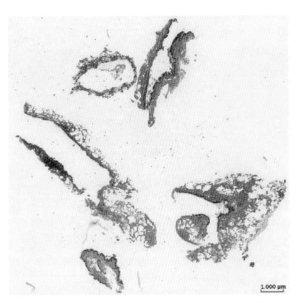

▲ 图 27-11　所有冷冻活检组织的全貌观，与往常相同，部分组织是支气管壁，但有足够的周围组织

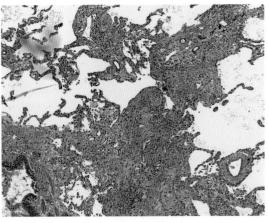

▲ 图 27-12　活检标本中可见数个肌成纤维细胞灶，此外，中央还可见初级肺小叶的囊性重塑，即肺泡消失，囊肿形成

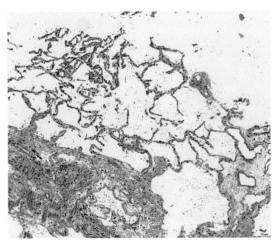

▲ 图 27-13　正常肺组织，表明了病程的时间异质性

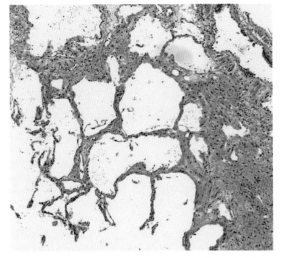

▲ 图 27-14　图示另一区域的囊性重塑，肺泡数量显著减少，同样可见初级肺小叶囊性重塑，但由于分辨率的原因在 CT 无法看到，只有数个初级肺小叶呈囊性，囊性次级小叶在 CT 扫描时会呈蜂窝状

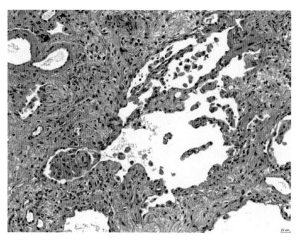

▲ 图 27-15　可见纤维化、囊性重塑及肌成纤维细胞灶，注意，在肌成纤维细胞灶中无炎症浸润

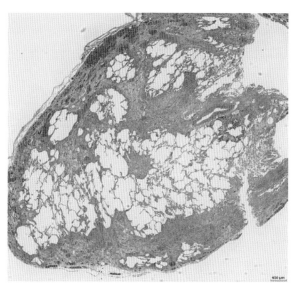

▲ 图 27-17　可见纤维化区、囊性肺结构区（此处还有次级肺小叶受累）和更多活动性病灶区，此外，还有正常周围肺组织（时间异质性）

病例 4

74 岁男性，纤维化肺疾病，取肺活检（图 27-16 至图 27-25）。

该病例诊断为寻常型间质性肺炎（UIP），提示可能相当于特发性肺纤维化（IPF）。

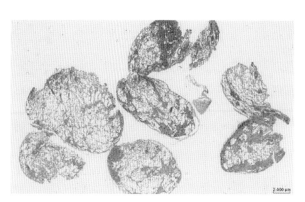

▲ 图 27-16　开胸肺活检显示病变的区域异质性，并且通常位于外周，胸膜下

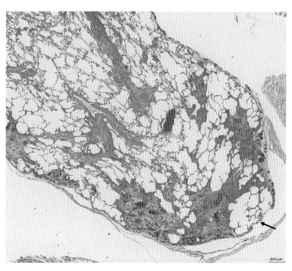

▲ 图 27-18　囊性变，箭所示为一个次级肺小叶。胸膜未受影响

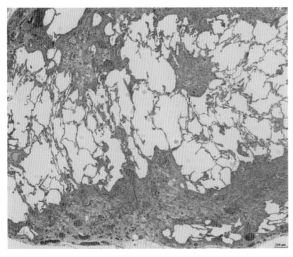

▲ 图 27-19　纤维化和肌成纤维细胞灶及正常肺组织，图下部可见两个初级肺小叶伴囊性重塑

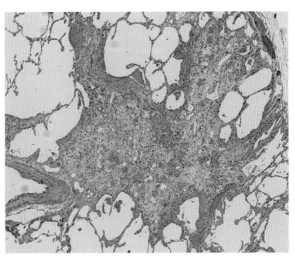

▲ 图 27-22　此处可见散在的淋巴细胞，但并不靠近肌成纤维细胞灶，还可见数个囊性重塑的小叶

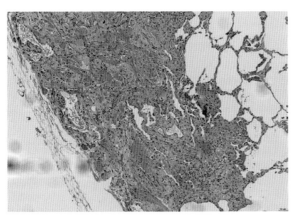

▲ 图 27-20　正常肺组织旁可见数个肌成纤维细胞灶、纤维化区和囊性重塑

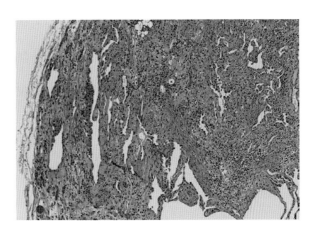

▲ 图 27-23　数个肌成纤维细胞灶、囊性肺组织和局灶性淋巴细胞聚集，淋巴细胞邻近囊肿

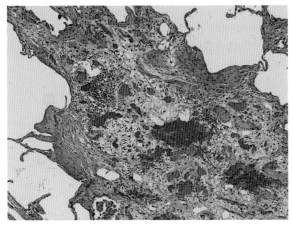

▲ 图 27-21　肌成纤维细胞灶，值得注意的是，这些病灶的多处均未见肺泡细胞，因此表面似乎是裸露的

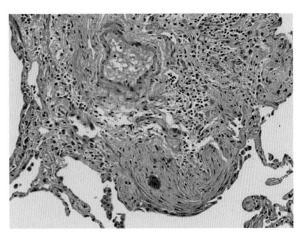

▲ 图 27-24　高倍镜下肌成纤维细胞灶，表面可见凋亡的 II 型肺泡细胞，边缘可见反应性肺泡细胞

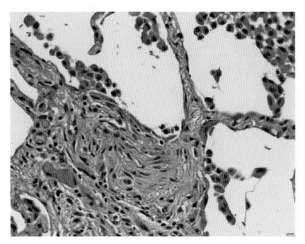

▲ 图 27-25　另一个肌成纤维细胞灶，可见凋亡及反应性的肺泡细胞，病灶似乎有淋巴细胞浸润

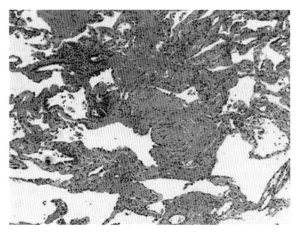

▲ 图 27-27　慢性过敏性肺炎，寻常型间质性肺炎样型，高倍镜下可见间质纤维化伴局灶炎性浸润和成纤维细胞灶

病例 5

　　63 岁男性，既往有吸烟史，有二氧化硅暴露史，劳力性呼吸困难持续 3～4 年，表现为呼吸困难逐渐加重 5 个月，检查时发现 Velcro 啰音。支气管肺泡灌洗液显示淋巴细胞增多（44%），CD4+∶CD8+ 比值下降。高分辨率 CT 可见纤维化及蜂窝状改变。行冷冻活检（图 27-26 至图 27-29）。该病例由 V. Poletti 和 A. Dubini，Forli 提供。

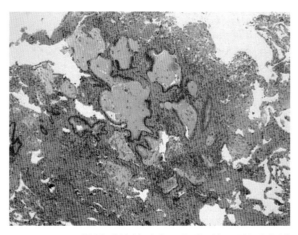

▲ 图 27-28　慢性过敏性肺炎，寻常型间质性肺炎样型，纤维化与肺结构明显重塑和囊性变（蜂窝状）有关

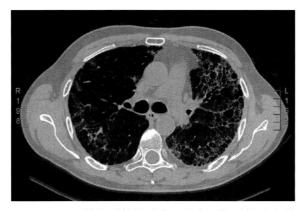

▲ 图 27-26　慢性过敏性肺炎，寻常型间质性肺炎样型，高分辨率 CT 显示广泛纤维化、不规则网状影、牵拉性支气管扩张和蜂窝状区域

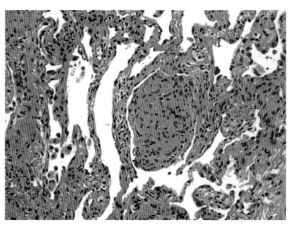

▲ 图 27-29　慢性过敏性肺炎，伴寻常型间质性肺炎表现，间质中可见小的肉芽肿

病例 6

72 岁男性，已知间质性肺疾病病史，符合寻常型间质性肺炎。例行随访中发现右下叶周围型结节性病变，在此前的放射线检查中未发现。行不典型的肺楔形切除（图 27-30 至图 27-33）。

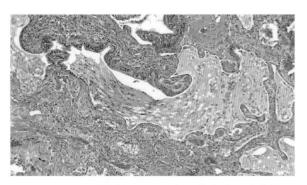

▲ 图 27-32　寻常型间质性肺炎合并肺癌，高倍镜下可见成纤维细胞灶

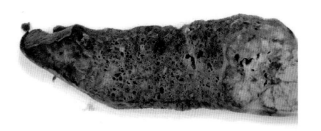

▲ 图 27-30　寻常型间质性肺炎合并肺癌，肺标本可见蜂窝状区域和周围型、边界清楚的结节状病变，直径 1.3cm

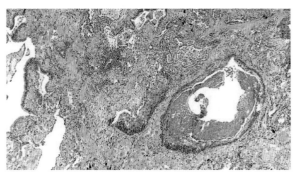

▲ 图 27-33　寻常型间质性肺炎合并肺癌，发生异常支气管上皮增生的蜂窝状囊肿中，可见蜂窝状生长方式和鳞状细胞癌区域

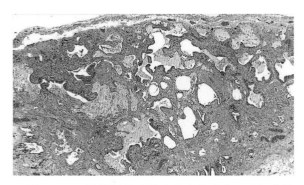

▲ 图 27-31　寻常型间质性肺炎合并肺癌，肺标本伴终末期纤维化、蜂窝状改变和弥漫性间质纤维化

病例 7

32 岁女性，现有吸烟史（8 支/天），表现为持续 3~4 个月的轻度劳力性呼吸困难，偶有干咳。CT 扫描显示双侧磨玻璃影，支气管肺泡灌洗液显示淋巴细胞中等程度增加。皮质类固醇治疗后放射学显示中度改善。行肺活检（图 27-34 至图 27-36）。

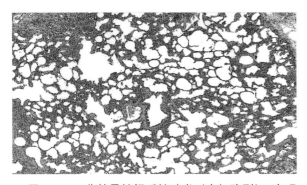

▲ 图 27-34　非特异性间质性肺炎（富细胞型），表现为中度、弥漫性间质慢性肺炎，肺泡间隔轻至中度增厚，肺组织均匀一致，肺泡结构仍保持

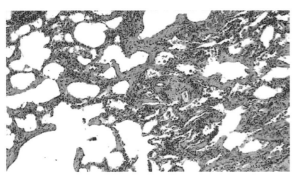

▲ 图 27-35　非特异性间质性肺炎（富细胞型），高倍镜下浸润的细胞主要是淋巴细胞和少量浆细胞

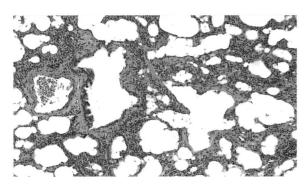

▲ 图 27-36　非特异性间质性肺炎（富细胞型），炎性浸润累及肺泡间质和气道周围间质。此病例未见肉芽肿或成纤维细胞灶

病例 8

33 岁女性，肺部浸润性病变，临床表现复杂。有风湿性关节炎病史（图 27-37 至图 27-41）。

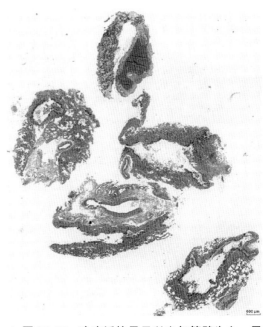

▲ 图 27-37　冷冻活检显示以支气管壁为主，局部也可见邻近的周围肺组织

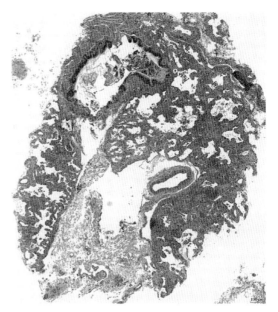

▲ 图 27-38　肺组织弥漫纤维化，肺泡间隔增宽，可见淋巴细胞聚集灶

该病例诊断为非特异性间质性肺炎过渡至纤维化非特异性间质性肺炎。考虑到风湿性关节炎病史，可能风湿性关节炎累及肺。

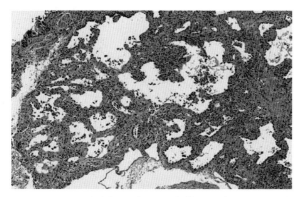

▲ 图 27-39　肺泡间隔内可见小淋巴细胞、组织细胞和成纤维细胞 / 肌成纤维细胞浸润伴胶原沉积。此病程未显示任何时间异质性

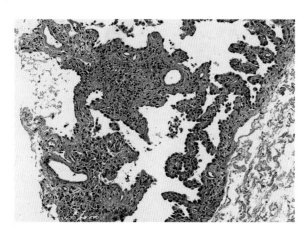

▲ 图 27-40　纤维化和淋巴细胞、浆细胞、组织细胞混合浸润

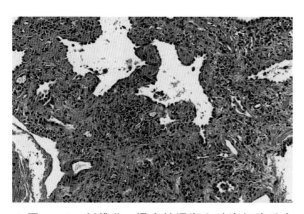

▲ 图 27-41　纤维化、混合性浸润和肺泡细胞反应性增生

病例 9

50 岁男性，既往有吸烟史，呼吸困难和咳嗽持续 4 个月。临床无潜在性结缔组织疾病（血清学检测阴性）。CT 扫描显示肺部磨玻璃影。行肺活检（图 27-42 至图 27-45）。

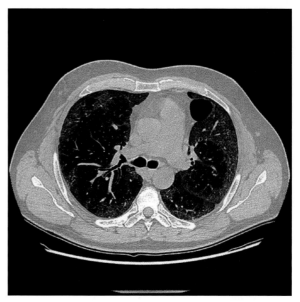

▲ 图 27-42　CT 扫描显示双肺磨玻璃影

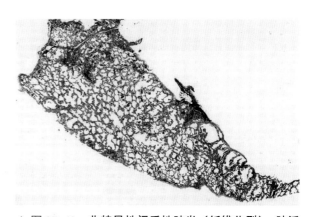

▲ 图 27-43　非特异性间质性肺炎（纤维化型），肺活检显示由于间质纤维化，肺泡壁弥漫性、均一性增厚，肺泡结构仍保留。结缔组织看似处于同一阶段（区域和时相一致性）

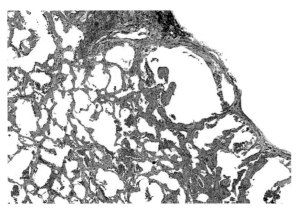

▲ 图 27-44　非特异性间质性肺炎（纤维化型），肺泡壁因致密纤维化而增厚，可见少量肺泡巨噬细胞，未见成纤维细胞灶，脏胸膜正常

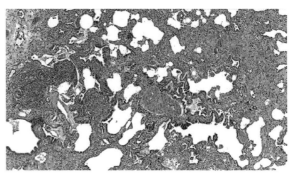

▲ 图 27-46　慢性过敏性肺炎，活检显示间质纤维化和部分结构异常，同时伴有慢性细支气管炎和支气管周围化生，间质内可见一个发育不良的肉芽肿

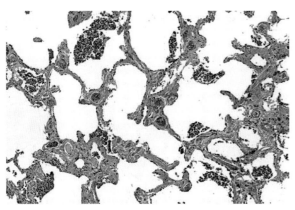

▲ 图 27-45　非特异性间质性肺炎（纤维化型），高倍镜下可见由于胶原沉积导致的肺泡间隔增厚，无炎性细胞，被覆的立方状肺泡细胞增生

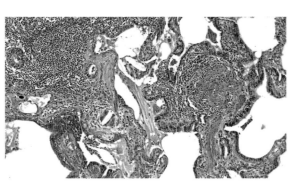

▲ 图 27-47　慢性过敏性肺炎，高倍显微照片显示细支气管壁内的炎性细胞和一个小的、发育不良的肉芽肿伴巨细胞和成纤维细胞灶

病例 10

　　40 岁男性，无吸烟史，在玻璃制造厂工作，因出现劳力性呼吸困难 8～9 个月而就医。胸部 X 线片显示双侧间质病变伴磨玻璃样影及细支气管扩张，主要累及肺中下部。支气管肺泡灌洗液未作出诊断。行肺下叶活检（图 27-46 至图 27-49）。

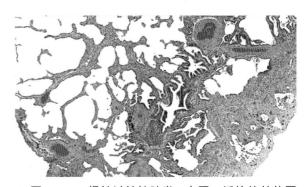

▲ 图 27-48　慢性过敏性肺炎，在同一活检的其他区域，可以观察到细支气管周围纤维化扩展至增厚的、纤维化的肺泡间隔

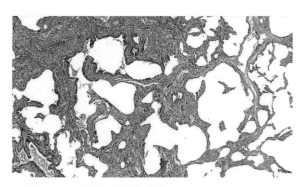

▲ 图 27-49　慢性过敏性肺炎（chronic hypersensitivity pneumonia，CHP），细支气管周围纤维化向细支气管远端延伸，呈非特异性间质性肺炎模式

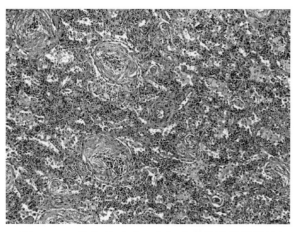

▲ 图 27-51　机化性肺炎，大量分支状黏液样结缔组织累及肺泡腔，肺泡间隔可见轻度炎性浸润

病例 11

　　43 岁女性，无吸烟史，表现为持续 1 个月的发热、寒战和出汗。抗生素治疗无改善。CT 扫描显示双侧肺实质轻度结节样强化区。支气管肺泡灌洗显示 50% 的淋巴细胞和 50% 的中性粒细胞。类固醇治疗后，临床和放射学表现有轻微改善，行肺活检（图 27-50 至图 27-55）。

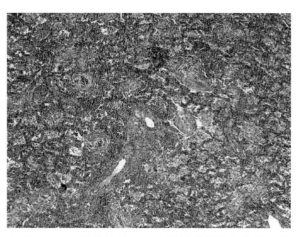

▲ 图 27-52　机化性肺炎，此区域成纤维细胞栓子均匀分布肺泡腔内

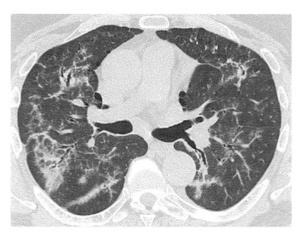

▲ 图 27-50　CT 扫描，双侧肺实质强化区，明显分布于下叶（图片由特尔尼 A . Carloni 医生惠赠）

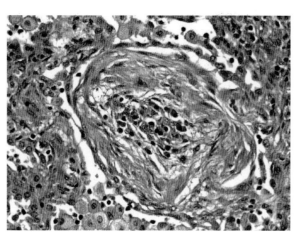

▲ 图 27-53　机化性肺炎，气腔内被纤维黏液样肉芽组织堵塞，部分被覆 II 型肺泡细胞，栓子中央可见浆细胞

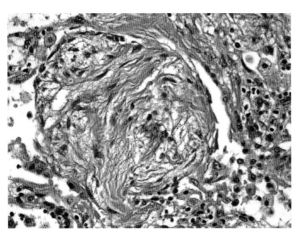

▲ 图 27-54 机化性肺炎，成纤维细胞充满肺泡腔，而缺乏慢性炎性细胞

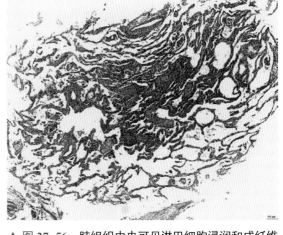

▲ 图 27-56 肺组织中央可见淋巴细胞浸润和成纤维细胞小体

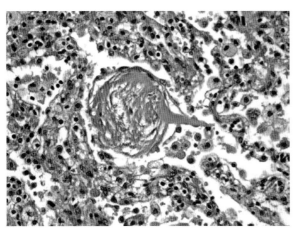

▲ 图 27-55 机化性肺炎，机化早期可见成纤维细胞长入纤维蛋白渗出物中

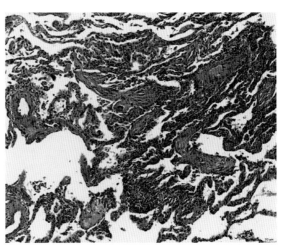

▲ 图 27-57 肺泡内增殖性肉芽组织，相当于机化性肺炎，此外，局部密集的淋巴细胞浸润，提示某些免疫机制

病例 12

52 岁男性，肺部弥漫性浸润（图 27-56 至图 27-58）。1 年前曾有慢性 B 型淋巴母细胞性白血病病史，并进行了化疗。4 年后淋巴瘤复发，5 年后最终死于白血病。

该病例诊断为机化性肺炎伴有淋巴细胞炎症，提示过敏反应，同时提出药物毒性问题。

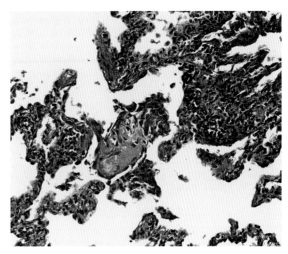

▲ 图 27-58 小血管内密集的淋巴细胞聚集和局灶透明变

寻常型间质性肺炎（usual interstitial pneumonia，UIP）/ 特发性肺纤维化（idiopathic pulmonary fibrosis，IPF）

※ UIP 模式

- 临床表现
  - 年龄大于 60 岁。
  - 男性略多见。
  - 常有吸烟史。
  - 吸入暴露史不常见。
  - 起病隐匿，出现超过 3 个月、原因不明的劳力性呼吸困难和干咳。
  - 双肺基底部吸气性爆裂音。
  - 限制性呼吸障碍。
  - 运动中氧饱和度降低。
  - 疾病进展期出现杵状指。

- 影像学表现
  - 双肺基底部网状改变，胸膜下蜂窝状改变及网状区磨玻璃影。
  - 胸膜下和基底部病变为主。
  - 病变程度向基底部逐渐进展。

- 组织学表现
  - 区域异质性：致密纤维化呈斑片状分布，与正常肺组织交替。
  - 时间异质性：致密纤维化与活跃的"成纤维细胞 / 肌成纤维细胞灶"交替。
  - 常呈小叶周边分布。
  - 肺结构重塑，显微镜下可见蜂窝状 / 囊性变和上皮细胞的细支气管化。
  - 纤维化中可见平滑肌增生。
  - 间质炎症，通常为轻度。
  - 骨化生或钙化。
  - 支气管周围化生伴基底细胞增生、细支气管化和鳞状化生。

- 特发性肺纤维化的鉴别诊断
  - 寻常型间质性肺炎型相关的慢性自身免疫性疾病和过敏性肺炎、石棉沉着症和 Hermansky-Pudlak 综合征。

- 预后和治疗
  - 临床过程始终是渐进恶化的过程。
  - 新型抗纤维化和抗衰老治疗显示一定的前景。

诊断方式

美国胸科学会（ATS）与欧洲呼吸学会（ERS）建议由肺科医生、放射科医生和病理科医生组成的专家小组（clinical radiological pathological，CRP）对特发性肺纤维化进行诊断，应结合临床表现和病程、高分辨率CT图像及寻常型间质性肺炎的病理类型。特发性肺纤维化诊断可分为五类。

- 明确是特发性肺纤维化：当寻常型间质性肺炎具有经典的高分辨率CT和典型的临床表现时。

- 很可能是特发性肺纤维化：当其中一个典型特征不存在时（如无明确的寻常型间质性肺炎，或无明确的高分辨率CT表现）。

- 可能是特发性肺纤维化：当CT和组织学的一些特征不确定时。

- 可能不是特发性肺纤维化：当CT和病理特征与特发性肺纤维化不一致时。

- 明确不是特发性肺纤维化：如果有其他间质性疾病的特征时。

非特异性间质性肺炎（non specific interstitial pneumonia，NSIP）

- 临床表现

  - 通常是50—55岁的成年人。

  - 性别无差异。

  - 常与胶原血管疾病有关。

  - 持续数月的呼吸困难和咳嗽。

  - 可能会出现发热、疲劳和体重减轻等系统性症状。

  - 限制性呼吸功能障碍。

- 影像学表现

  - 双侧磨玻璃影最常见。

  - 不规则网状影伴牵拉性支气管扩张和细支气管扩张。

  - 胸膜下不受累。

- 组织学表现

  - 时相均质性的间质纤维化，炎症很少（纤维化型）。

  - 肺结构保留。低倍镜下可勾勒出肺泡壁、小叶间隔、初级小叶和次级小叶的轮廓（在数字化照片上沿肺泡壁画线标记，有助于理解）。

  - 由淋巴细胞、巨噬细胞和组织细胞组成的弥漫性浸润，通常有少量浆细胞伴轻度纤维化（富细胞型）。

  - 弥漫性纤维化，不与瘢痕融合。纤维化型非特异性间质性肺炎的炎症浸润通常罕见。如果有纤维化，通常不会造成肺结构的改变。

- 肺泡细胞增生，有时明显。
- 无支气管相关淋巴组织增生。
- 仍保持基本的肺结构。

- 鉴别诊断
  - 与非特异性间质性肺炎型相关的临床条件，如超敏性肺炎、结缔组织疾病、感染、药物毒性、免疫缺陷。

- 预后和治疗
  - 预后多变。有些改善，另一些保持稳定或治疗后有所改善。有些逐渐发展为终末期纤维化。纤维化型与特发性肺纤维化 / 寻常型间质性肺炎有相似的不良预后。

机化性和隐源性机化性肺炎（organizing and cryptogenic organizing pneumonia，OP & COP）

- 影像学表现
  - 树芽征模式。

- 组织学表现
  - 特征为肉芽组织机化并阻塞细支气管、肺泡管和肺泡。
  - 由巨噬细胞、其他炎症细胞（取决于潜在性病因）、新生血管和间充质前体细胞组成。
  - 像栓子一样长入细支气管和肺泡的肉芽组织。

- 鉴别诊断
  - 肌成纤维细胞病灶与排除了机化性肺炎的寻常型间质性肺炎中的囊性重塑很相似。
  - 可出现肉芽肿。

机化性肺炎的病因：弥漫性肺泡损伤机化、感染性肺炎机化、支气管阻塞远端机化、吸入性肺炎机化、药物反应性机化、毒气吸入、暴露于毒素；亚急性自身免疫性疾病，包括胶原血管疾病、亚急性 HP/ EAA、嗜酸性肺疾病、慢性炎症性肠病，以及特发性过程，即隐源性机化性肺炎。

慢性过敏性肺炎

- 临床表现
  - 逐渐出现劳力性呼吸困难和咳嗽。
  - 常出现慢性疲劳、厌食和体重减轻等系统性症状。
  - 听诊双肺基底部爆破音，可出现杵状指。
  - 吸气性哮鸣。

- 肺活量测定表现为限制性模式和运动时氧饱和度降低。
- FEV1：FVC 升高与较差的生存率相关。
- 急性发作时可出现淋巴细胞增多（超过 50%）。

- 影像学表现
  - 不规则网格状、牵拉性支气管扩张和蜂窝状。
  - 吸气高分辨率 CT 可见马赛克灌注。
  - 纤维化和马赛克灌注混合。
  - 肺基底和胸膜下不受累。

- 组织学表现
  - 慢性损伤可导致类似寻常型间质性肺炎或非特异性间质性肺炎模式的纤维化。
  - 小叶中心性纤维化加重伴支气管周围化生。
  - 间质残留肉芽肿或巨细胞。
  - 慢性支气管炎，支气管相关淋巴组织增生。

- 鉴别诊断
  - 其他表现为气道中心性纤维化的情况，如胃食管反流性疾病、胶原血管疾病及这些疾病的混合。

- 预后和治疗
  - 预后多变。休息时较低的氧饱和度阈值、咳嗽和显微镜下蜂窝状改变预示较差的生存率。

蜂窝肺（终末期肺疾病）

蜂窝肺是指终末期、不可逆性病变，是多种肺纤维化过程的结果。

- 临床表现
  - 持续数月至数年的进行性呼吸困难和无痰干咳。
  - 其他症状：咯血、喘鸣和胸痛。
  - 潜在性疾病的症状。

- 影像学表现
  - 囊状和牵拉性支气管扩张。
  - 肺基底部和胸膜下分布常见。

- 大体表现
  - 大小相对均匀一致的囊肿位于致密瘢痕背景中。
  - 囊壁由厚的纤维组织组成，形成蜂窝状外观。
  - 通常以胸膜下分布为主。

- 组织学表现
  - 纤维组织包绕的终末细支气管扭曲、扩张，内衬细支气管上皮细胞。
  - 支气管周围平滑肌增生。
  - 囊腔内充满黏蛋白和炎症细胞。
  - 普遍分布于胸膜下或间隔旁。
  - 鳞状上皮不典型增生。
- 导致蜂窝肺的肺疾病
  - 寻常型间质性肺炎。
  - 弥漫性肺泡损伤。
  - 石棉沉积症。
  - 过敏性肺炎、结节病、铍尘肺。
  - 嗜酸性肉芽肿。
- 预后和治疗
  - 临床进程始终是渐进性恶化。
  - 约 10% 的病例发展为肺癌。

特发性间质性肺炎的 CRP 诊断见表 27-1。

表 27-1　临床 – 放射 – 病理（CRP）诊断及其所对应的形态学

特发性间质性肺炎的 CRP 诊断	形态学模式
特发性肺纤维化	寻常型间质性肺炎
特发性非特异性间质性肺炎	非特异性间质性肺炎
隐源性机化性肺炎	机化性肺炎
急性间质性肺炎	弥漫性肺泡损伤

图 27-59 包括了逐步诊断法则，即从临床检查开始，随后是对高分辨率 CT 图像的解释。共识讨论结果指出，如果临床病史、临床表现和 CT 扫描均为典型特征，则肺活检并不是必需的。然而，基于本书作者个人大量会诊病例的经验，许多所谓的典型病例，最终证实为是其他疑似疾病。

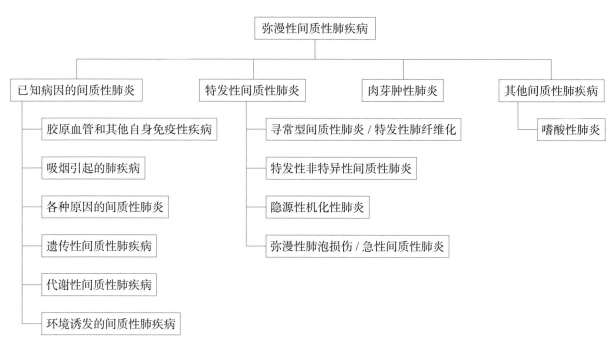

▲ 图 27–59　特发性间质性肺疾病的诊断法则并排除一些已知病因的疾病

拓展阅读

[1] Caliò A, Lever V, Rossi A, et al. Increased frequency of bronchiolar histotypes in lung carcinomas associated with idiopathic pulmonary fibrosis. Histopathology. 2017;71:725–35.

[2] Chilosi M, Tomassetti S, Carloni A, Murer B. The pathologist's role in the diagnosis of idiopathic pulmonary fibrosis. Pathologica. 2010;102:443–52.

[3] Felicio CH, Parra ER, Capelozzi VL. Idiopathic and collagen vascular disease nonspecific interstitial pneumonia: clinical significance of remodeling process. Lung. 2007;185:39–46.

[4] Katzenstein AL, Fiorelli RF. Nonspecific interstitial pneumonia/fibrosis: histologic features and clinical significance. Am J Surg Pathol. 1994;18:136–47.

[5] Kradin RL. Honeycomb lung. Time for a change. Arch Pathol Lab Med. 2015;139:1398–9.

[6] Larsen BT, Colby TV. Update from pathologists on idiopathic interstitial pneumonias. Arch Pathol Lab Med. 2012;136:1234–41.

[7] Larsen BT, Smith ML, Elicker BM, et al. Diagnostic approach to advanced fibrotic interstitial lung disease. Arch Pathol Lab Med. 2017;141:901–15.

[8] Popper H. Chapter 10: Morphology-pathogenesis-etiology. In: Pathology of lung disease. Berlin: Springer; 2017. p. 173–90. https://doi.org/10.1007/978–3–662–50491–8.

[9] Smith M, Dalurzo M, Panse P, Parish J, Leslie K. Usual interstitial pneumonia-pattern fibrosis in surgical lung biopsies. Clinical, radiological and histopathological clues to aetiology. J Clin Pathol. 2013;66:896–903.

[10] Travis WD, Hunninghake G, King TE Jr, et al. Idiopathic nonspecific interstitial pneumonia: report of an American Thoracic Society project. Am J Respir Crit Care Med. 2008;177:1338–47.

[11] Travis WD, Costabel U, Hansell DM, et al. An official American Thoracic Society/European Respiratory Society Statement: update of the international multidisciplinary classification of the idiopathic interstitial pneumonias. Am J Respir Crit Care Med. 2013;188:733–48.

第 28 章　自身免疫疾病
Autoimmune Diseases

病例 1

9 岁男孩，组织块和切片提交会诊（图 28-1 至图 28-8）。临床怀疑是自身免疫问题。

支气管肺泡灌洗（BAL）可见淋巴细胞和粒细胞混合性的肺泡炎，伴 CD4 细胞为主，并且 B 细胞增多。

该病例诊断为淋巴细胞性间质性肺炎，根据临床表现，结合 BAL 和组织学表现，归因于幼年型类风湿关节炎，并被临床证实。

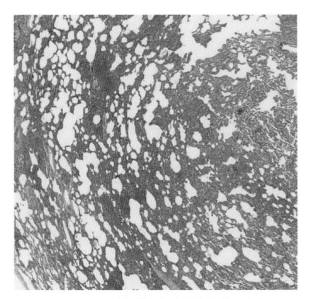

▲ 图 28-2　弥漫淋巴细胞浸润和淋巴滤泡

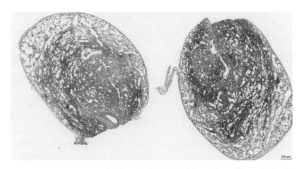

▲ 图 28-1　图示为肺组织的代表性切片，淋巴样细胞弥漫性浸润，形成一些滤泡

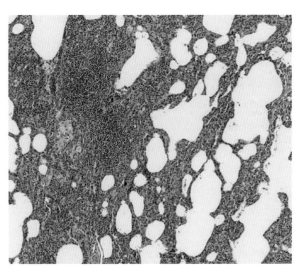

▲ 图 28-3　小淋巴细胞和少量浆细胞弥漫性浸润，可见伴或不伴生发中心的淋巴滤泡

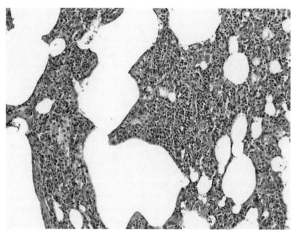

▲ 图 28-4　弥漫性淋巴细胞浸润，与 NSIP 不同，浸润为单一形态，是淋巴细胞间质性肺炎的标志

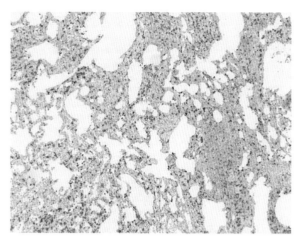

▲ 图 28-7　有散在的 CD8 阳性淋巴细胞

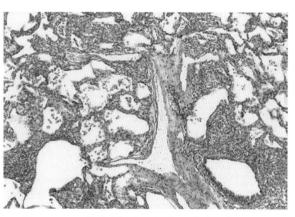

▲ 图 28-5　所有肺泡间隔因浸润而增宽，但结构保留

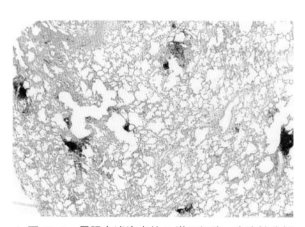

▲ 图 28-8　局限在滤泡内的 B 淋巴细胞，克隆性分析排除了淋巴瘤

病例 2

　　76 岁男性，肺右下叶和中叶组织块和切片提交会诊（图 28-9 至图 28-14），临床资料未知。提供病例的病理科医生提示为过敏性肺炎。

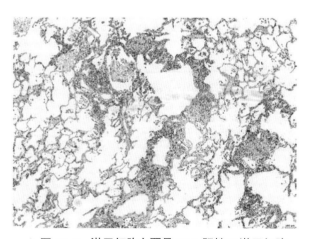

▲ 图 28-6　淋巴细胞主要是 CD4 阳性 T 淋巴细胞

该病例诊断为淋巴样间质性肺炎合并寻常型间质性肺炎和肉芽肿性肺炎。这总体符合慢性过敏性肺炎。建议与类风湿关节炎进行鉴别诊断，此病也可表现为肉芽肿，如果是慢性，也可伴寻常型间质性肺炎。

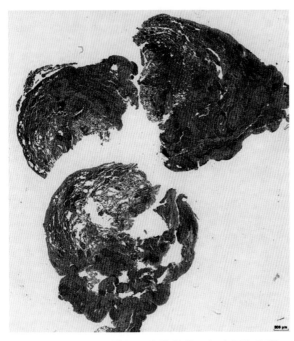

▲ 图 28-9 组织切片显示密集的淋巴细胞浸润伴淋巴滤泡，大多数具有生发中心

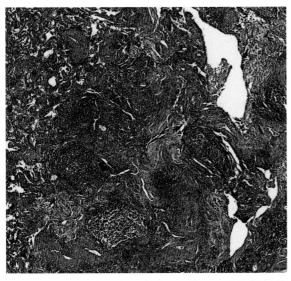

▲ 图 28-10 肌成纤维细胞灶、纤维化和支气管相关淋巴组织（BALT）增生

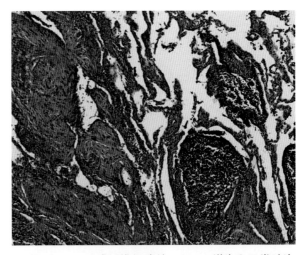

▲ 图 28-11 肌成纤维细胞灶、BALT 增生和正常肺泡

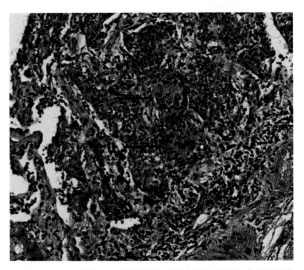

▲ 图 28-12 淋巴细胞浸润和发育不良的上皮样细胞肉芽肿（箭）

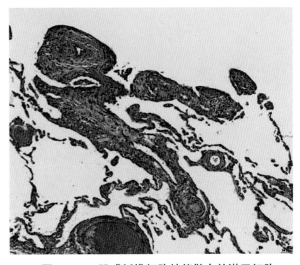

▲ 图 28-13 肌成纤维细胞灶伴散在的淋巴细胞

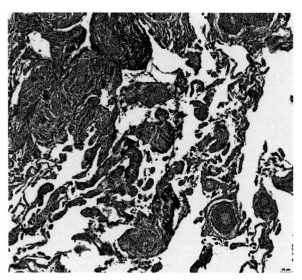

▲ 图 28-14 囊性重塑、肌成纤维细胞灶和淋巴细胞浸润

病例 3

45 岁男性，表现为间质浸润，抗核抗体增高。切片和蜡块提交会诊。提供病例的病理医生已排除了肺结核感染（图 28-15 至图 28-18）。

最终，该病例诊断为类风湿关节炎累及肺。

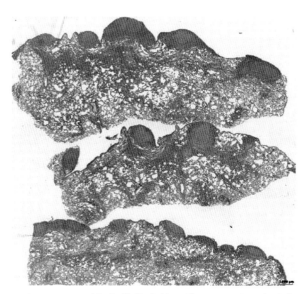

▲ 图 28-15 肺组织的代表性切片，显示肺 – 胸膜交界处的肉芽肿，肉芽肿均表现为中央坏死

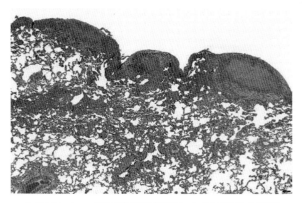

▲ 图 28-16 具有栅栏状细胞和中央坏死的肉芽肿

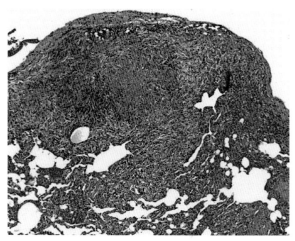

▲ 图 28-17 此肉芽肿可见断裂的胶原束、栅栏状组织细胞和散在的淋巴细胞

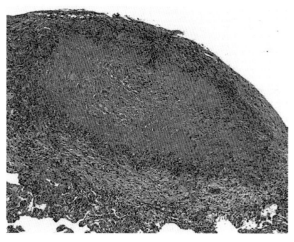

▲ 图 28-18 坏死内仍可见胶原束（可通过偏振光突出显示），组织细胞在中心周围形成良好的栅栏状排列。感染性肉芽肿不会出现这样的坏死，因为机体内的酶会溶解胶原。由于法律问题需要，进行了特殊染色，均为阴性

病例 4

68 岁女性，表现为肺部浸润。有类风湿关节炎病史。提供病例的病理医生已排除了分枝杆菌和霉菌感染。胸腔镜手术取出 2.2cm 组织，组织切片和蜡块提交会诊（图 28-19 至图 28-24）。

基于类风湿肉芽肿、淋巴细胞浸润和寻常型间质性肺炎，该病例诊断为慢性类风湿关节炎，累及肺。

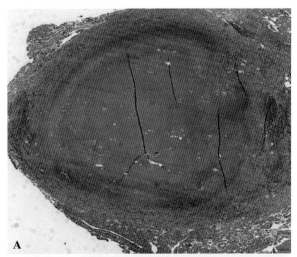

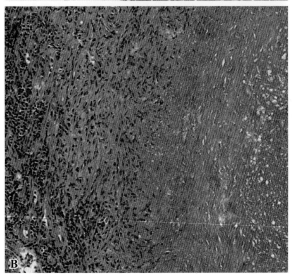

▲ 图 28-20 局限于肺内的、伴坏死的大肉芽肿，组织细胞、上皮样细胞和淋巴细胞形成边界

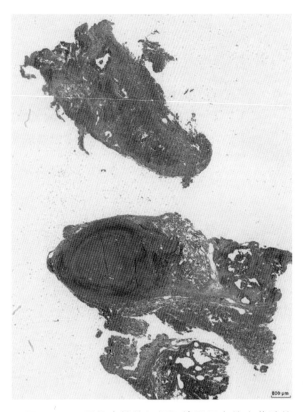

▲ 图 28-19 具代表性的组织切片显示大的肉芽肿伴坏死，此外，可见纤维化、淋巴样聚集和囊性肺病变（底部）

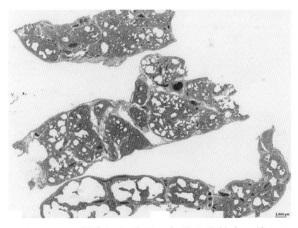

▲ 图 28-21 提交组织的另一部分呈囊性变，并可见致密浸润

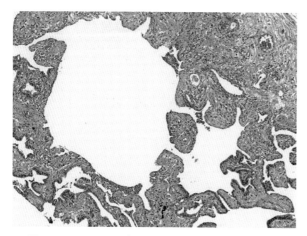

▲ 图 28-22 可见肌成纤维细胞灶和囊性重塑，肌成纤维细胞灶内有少许淋巴细胞，肺泡内衬细胞也被支气管细胞取代

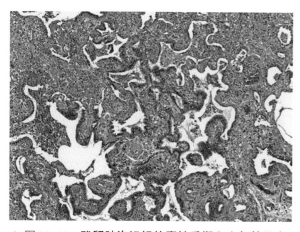

▲ 图 28-23 残留肺泡组织的囊性重塑和支气管化生，也可见间质纤维化和血管向心性改变，这可能引起缺氧，注意图中央广泛纤维化的小动脉

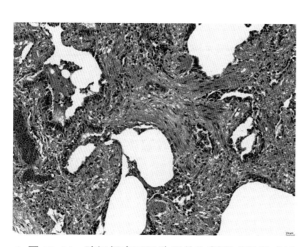

▲ 图 28-24 肺组织内可见陈旧的和新形成的肌成纤维细胞灶，即时间异质性

病例 5

49 岁女性，系统性硬化症随访，表现为轻度呼吸困难和弥漫性间质性肺疾病伴非特异性间质性肺炎（图 28-25 至图 28-28）。

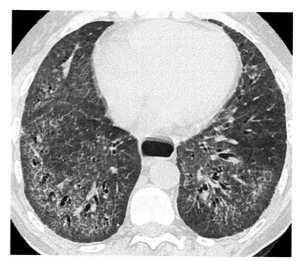

▲ 图 28-25 CT 扫描表现为双侧肺磨玻璃影，未见明确的周边或基底优势，注意还有食管扩张

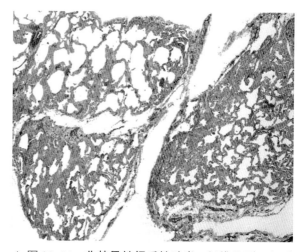

▲ 图 28-26 非特异性间质性肺炎，纤维化型，与系统性硬化症相关，肺活检显示多变的间质纤维化，肺泡间隔保留，整个活检均可见显著或不显著的纤维化，并累及所有肺泡间隔

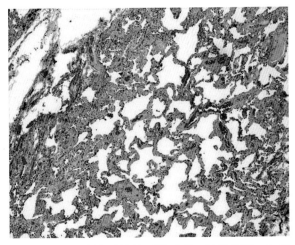

▲ 图 28-27 非特异性间质性肺炎，纤维化型，与系统性硬化症相关，肺泡间隔因胶原呈均匀一致性增厚

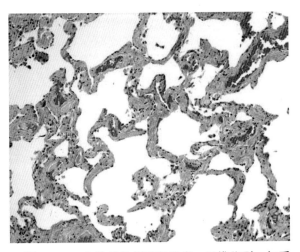

▲ 图 28-28 非特异性间质性肺炎，纤维化型，与系统性硬化症相关，高倍镜下可见因胶原而增厚的肺泡。该病例未见炎症

病例 6

39 岁男性，表现为间质性肺疾病，CT 扫描与寻常型间质性肺炎类似，但不完全明确。组织切片和石蜡块会诊（图 28-29 至图 28-34）。

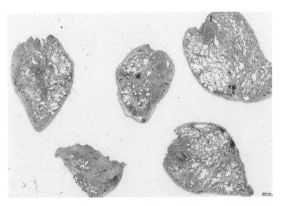

▲ 图 28-29 提交会诊的组织全貌观，大部分区域看似正常，然而，可见胸膜增厚和局灶性外周纤维化 / 瘢痕，局灶可见淋巴组织

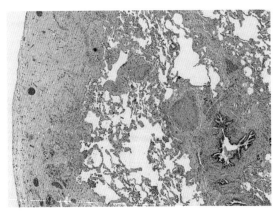

▲ 图 28-30 此图的典型部分一个是慢性纤维性胸膜炎，另一个是肺动脉重度狭窄，血管附近有嗜酸性沉积物（刚果红染色阴性）

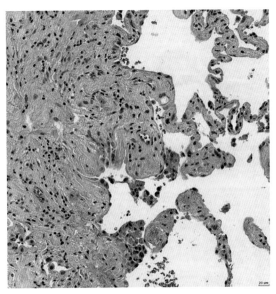

▲ 图 28-31 此图可见肌成纤维细胞灶，伴少量淋巴细胞，可见一些凋亡的肺泡细胞和反应性改变

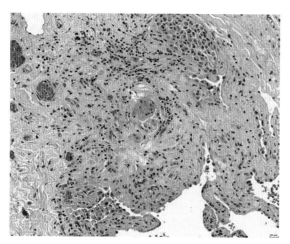

▲ 图 28-32　一个肌成纤维细胞灶，伴淋巴细胞和少量嗜酸性粒细胞，中心还可见嗜酸性沉积物，可能是免疫复合物

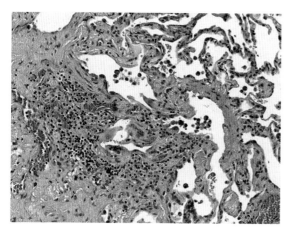

▲ 图 28-33　囊性重塑、肌成纤维细胞灶和淋巴细胞浸润，邻近的正常肺组织，这些变化提示潜在性免疫性疾病

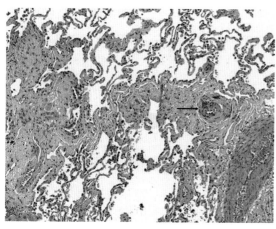

▲ 图 28-34　纤维化，正常肺组织，局部肺动脉增厚伴淋巴细胞浸润（箭），也可见嗜酸性沉积物

该病例诊断为慢性自身免疫性疾病，基于寻常型间质性肺炎改变、淋巴细胞浸润、慢性胸膜炎和血管病变。在自身免疫性疾病系列中，因血管的改变，应先考虑为系统性硬化症。此诊断后经临床评估证实。

病例 7

12 岁女孩，X 线片提示为肺炎，CT 可见纤维化改变。临床怀疑是自身免疫性疾病，开始应用甲氨蝶呤和皮质类固醇治疗，仅有轻微改善，又发生了胸痛。因此，行胸腔镜，并提交材料做会诊（图 28-35 至图 28-39）。

免疫组织化学染色显示沉积物抗 IgG 和补体 C5-9 阳性。

最终，该病例诊断为幼年性系统性红斑狼疮，累及肺。

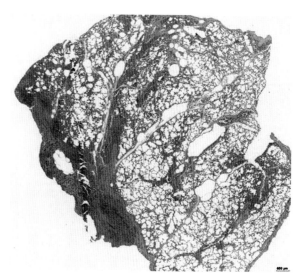

▲ 图 28-35　提交肺组织的全貌观，多数区域为正常肺组织，胸膜内致密浸润和肺内散在浸润

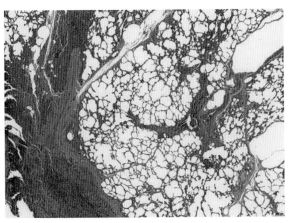

▲ 图 28-36 肺组织基本正常,沿气道有少量淋巴细胞浸润。胸膜致密炎性改变

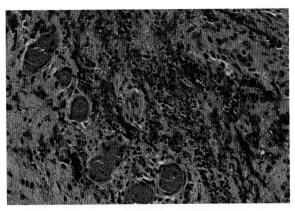

▲ 图 28-39 大量中性粒细胞,局部可见中性粒细胞被其他细胞吞噬,即狼疮现象(箭)(伸入运动)

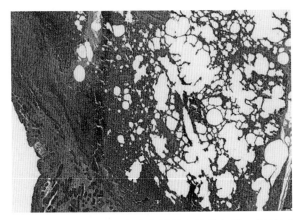

▲ 图 28-37 在肺 - 胸膜交界处和沿着气道,局灶可见更致密的淋巴细胞浸润

病例 8

28 岁男性,因右下叶肺炎症状入院。几天后进展为发热。经 X 线片及 CT 扫描后,怀疑血栓栓塞。行胸腔镜活检。各种检测均为阴性,包括抗磷脂抗体检测。组织切片和蜡块送交会诊(图 28-40 至图 28-47)。

该病例诊断为系统性红斑狼疮,累及肺。

诊断标准是出血、免疫复合物沉积、复发性血栓、慢性胸膜炎伴粘连和淋巴细胞浸润。

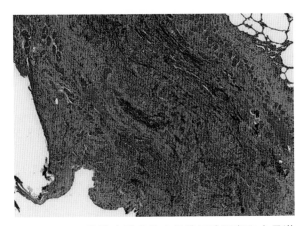

▲ 图 28-38 胸膜中致密的中性粒细胞浸润和少量淋巴细胞浸润,可见毛细血管充血

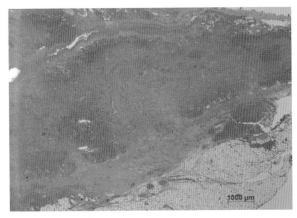

▲ 图 28-40 具代表性的组织切片全貌观,可见实变、出血和胸膜纤维化

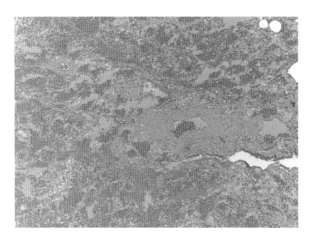

▲ 图 28-41　急性出血区

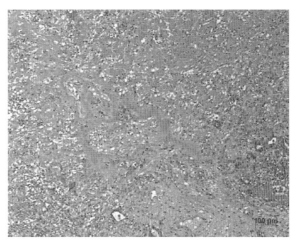

▲ 图 28-44　肺组织内也可见玻璃样沉积物（类似淀粉样物），此外，可见一些充满含铁血黄素的巨噬细胞，底部和右侧可见残存的周围肺组织

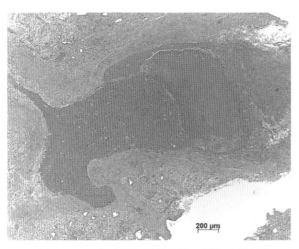

▲ 图 28-42　大动脉复发性血栓，局部血栓机化

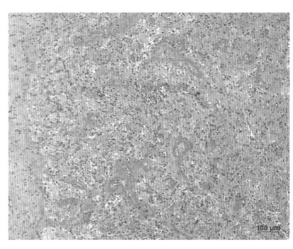

▲ 图 28-45　刚果红染色呈阳性反应，但无双折光改变

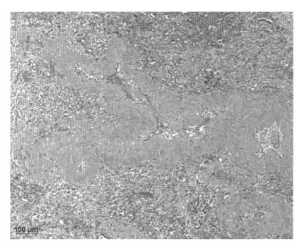

▲ 图 28-43　动脉闭塞和动脉壁的玻璃样沉积物，周围组织纤维化，有散在的淋巴细胞浸润

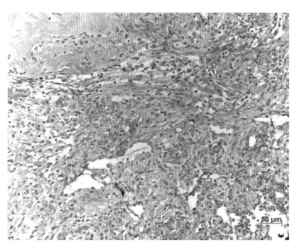

▲ 图 28-46　淀粉样物质呈 IgG$_2$ 抗体阳性反应

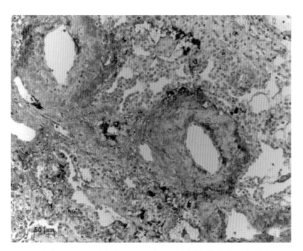

▲ 图 28-47 补体 **C1q** 和 **C3** 抗体也呈阳性反应

病例 9

31 岁男性，表现为间质性浸润。CT 扫描可见囊性和结节状浸润。支气管肺泡灌洗显示巨噬细胞性和淋巴细胞性肺泡炎。经支气管活检显示慢性支气管炎和细支气管炎，怀疑为缩窄性细支气管炎。因此，行肺右中叶和下叶的胸腔镜活检。

克隆性分析显示为多克隆性，因此排除了淋巴瘤（图 28-48 至图 28-51）。

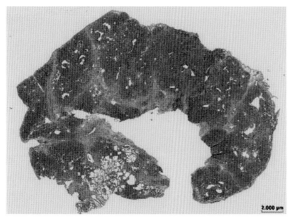

▲ 图 28-48 肺组织全貌观可见致密的淋巴细胞浸润和淋巴滤泡，鉴别诊断为淋巴瘤与免疫性疾病

该病例诊断为淋巴细胞间质性肺炎，很可能是舍格伦病累及肺。

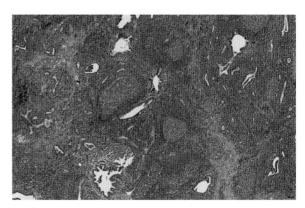

▲ 图 28-49 支气管相关淋巴组织（**BALT**）增生，滤泡可见明显的生发中心

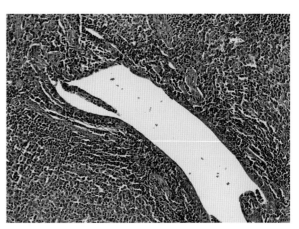

▲ 图 28-50 致密的小淋巴细胞浸润和少许浆细胞，支气管黏膜浸润相当于淋巴上皮病变

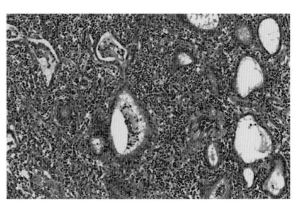

▲ 图 28-51 淋巴细胞破坏肺组织

病例 10

40 岁女性，存在长期混合性结缔组织病病史，表现为呼吸困难和进行性肺浸润，符合间质纤维化（图 28-52 至图 28-54）。该病例由 TV Colby 惠赠。

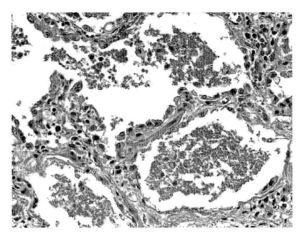

▲ 图 28-54　混合性结缔组织病的慢性间质纤维化，高倍镜显示肺泡蛋白沉积症样模式和明显的 Ⅱ 型肺泡细胞增生

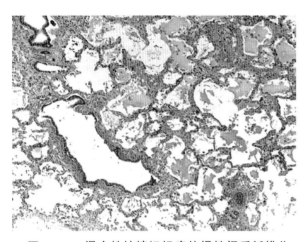

▲ 图 28-52　混合性结缔组织病的慢性间质纤维化，整个肺实质可见弥漫性肺泡间隔增厚（**NSIP** 型），间质纤维化与肺泡内的蛋白质物质（肺泡蛋白沉积症样反应）有关

病例 11

男性，怀疑为过敏性肺炎。详细询问后得知，在汽车服务站工作，有甲苯 – 异硫氰酸盐暴露史。未染色的组织切片提交会诊（图 28-55 至图 28-62）。

该病例最终诊断为慢性过敏性肺炎，很可能是暴露于甲苯 – 异硫氰酸盐所致。

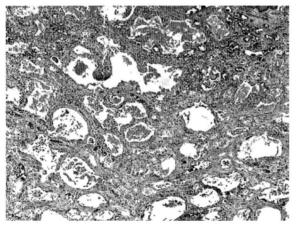

▲ 图 28-53　混合性结缔组织病中的慢性间质纤维化，在其他区域，间质纤维化更明显，并伴灶性炎性浸润和明显的肺泡蛋白沉积症样反应

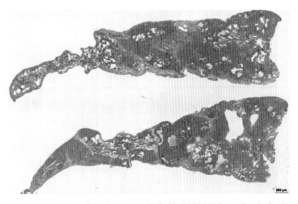

▲ 图 28-55　肺组织可见致密的炎性浸润，部分为囊性，部分为正常肺组织

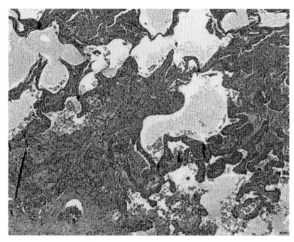

▲ 图 28-56　囊性重塑，囊肿上皮支气管化生、淋巴细胞浸润和少量肌成纤维细胞灶

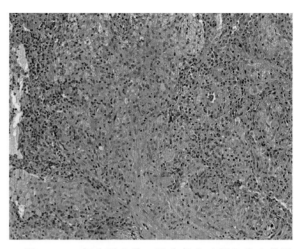

▲ 图 28-59　部分融合的、散在的上皮样细胞肉芽肿和淋巴细胞浸润，可见一些泡沫状巨噬细胞

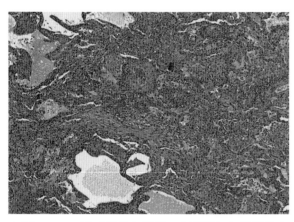

▲ 图 28-57　肌成纤维细胞灶、相关淋巴细胞浸润和囊性肺重塑区

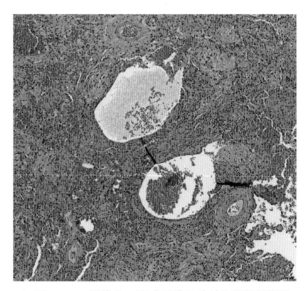

▲ 图 28-60　纤维化、肌成纤维细胞灶和囊性重塑区

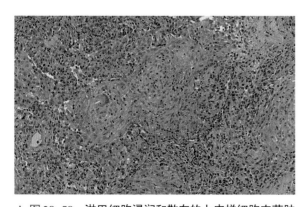

▲ 图 28-58　淋巴细胞浸润和散在的上皮样细胞肉芽肿

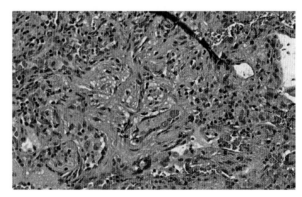

▲ 图 28-61　早期肌成纤维细胞灶，可见黏液样基质和淋巴细胞浸润

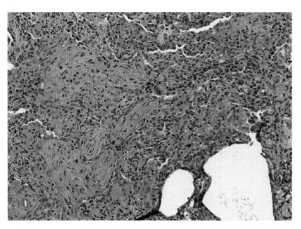

▲ 图 28-62 肌成纤维细胞灶和局灶上皮样细胞转化，未见明显的肉芽肿形成

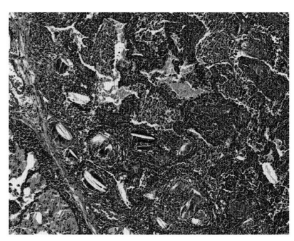

▲ 图 28-64 致密的淋巴细胞浸润，肺泡腔内巨噬细胞积聚，数个异物巨细胞伴胆固醇裂隙残余

病例 12

47 岁男性，诊断为肺间质性疾病，怀疑为寻常型间质性肺炎/特发性肺纤维化。因为支气管肺泡灌洗为淋巴细胞性肺泡炎，CD8 阳性细胞增多，行胸腔镜。组织切片和蜡块送交会诊（图 28-63 至图 28-68 ）。

该病例诊断为亚急性过敏性肺炎。支气管肺泡灌洗发现 CD8 阳性淋巴细胞增加有助于诊断。

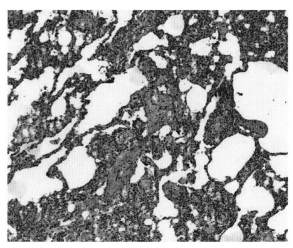

▲ 图 28-65 机化性肺炎（肺泡充盈）和致密的淋巴细胞浸润

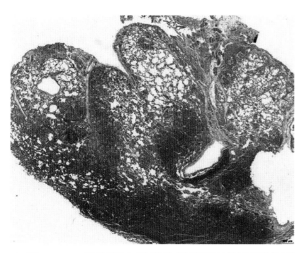

▲ 图 28-63 肺组织由于炎性浸润而呈现不同的密度改变

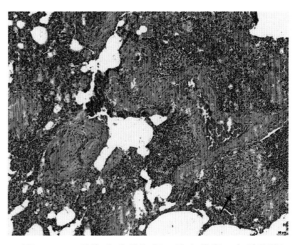

▲ 图 28-66 肺泡内肉芽组织，致密的淋巴细胞浸润，散在的上皮样细胞肉芽肿（箭）

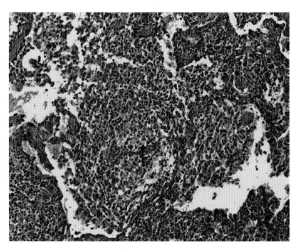

▲ 图 28-67　散在的上皮样细胞肉芽肿伴单个朗格汉斯巨细胞（箭）

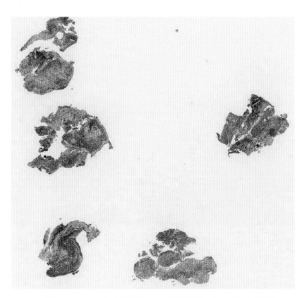

▲ 图 28-69　支气管活检，可见致密的炎性浸润

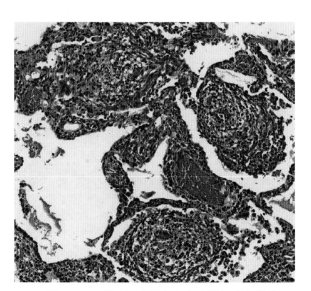

▲ 图 28-68　淋巴细胞浸润和上皮样细胞肉芽肿

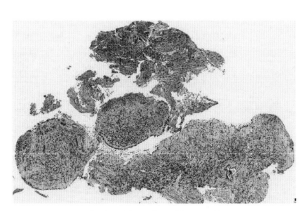

▲ 图 28-70　嗜酸性粒细胞、淋巴细胞和一些组织细胞的致密浸润，注意图顶部的碎片和黏液

病例 13

76 岁女性，提交切片和蜡块会诊（图 28-69 至图 28-72）。病理科医生考虑为哮喘，但临床医生不认同此诊断。

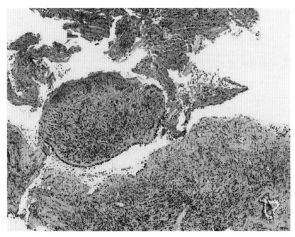

▲ 图 28-71　嗜酸性支气管炎伴很多淋巴细胞，注意基底层玻璃样增厚

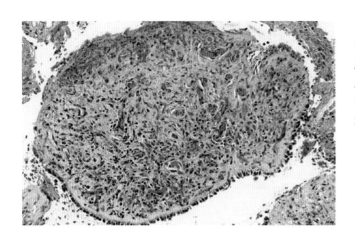

◀ 图 28-72 嗜酸性支气管炎伴大量淋巴细胞；黏膜内可见嗜酸性颗粒，上部最可能是由嗜酸性粒细胞释放出来的颗粒（可被刚果红染色）。根据临床资料，这种表现类似哮喘，但不是。该病例诊断为过敏性支气管肺真菌病，黏液嵌塞型

自身免疫性疾病

多种免疫反应可以引起多种组织反应。

- 循环自身抗体具有或不具有补体活化能力。

- 循环免疫复合物，包括由个体基因型 – 抗个体基因型抗体网络形成的、大量不溶性免疫复合物。

- 凝血激活。

- 炎症前物质的代谢。

- 涉及不同类型的白细胞。

- 为缓解症状而服用的药物，药物本身可能产生毒性或炎症反应。

自身免疫性疾病的另一方面在于其动态性：从急性期到症状减退期、好转期，再到急性期，但也可能发展到亚急性期和慢性期。每一个阶段伴随不同的组织学改变。这就是为什么解释该疾病是困难的，并需要充分地了解免疫机制。因此，我们不能期待一个单一的反应或模式，而是一个由新旧病变、消退性病变和急性恶化病变组成的复杂的情况。

那么，何时考虑为自身免疫性疾病累及肺呢？

- 淋巴细胞性间质性肺炎（LIP）或 LIP 与纤维性肺炎（寻常型间质性肺炎、纤维性非特异性间质性肺炎）的任何组合。

- 任何类型的间质性纤维化肺炎伴淋巴细胞比例升高。

- 间质性肺炎与其他不符合间质性肺炎炎症反应的任何组合，如寻常型间质性肺炎 / 非特异性间质性肺炎 /LIP 与上皮样或组织细胞性肉芽肿的组合。

- 伴有异常血管病变（非动脉硬化）和（或）肺泡出血的任何类型的间质性肺炎。

- 与不同类型间质炎症和（或）免疫复合物沉积相关的任何类型的血管炎。

类风湿性肺疾病

※ 急性疾病或疾病发作

- 淋巴细胞性肺炎合并其他类型，如淀粉样物沉积。

- 出现肉芽肿，常为异物肉芽肿伴巨细胞，有时为经典的类风湿肉芽肿伴栅栏状组织细胞，上皮样细胞肉芽肿罕见。

- 肺泡出血和血管炎均罕见。

- 淀粉样物沉积（可能是唯一征兆）。

※ 慢性疾病

- 淋巴细胞性间质性肺炎合并寻常型间质性肺炎，淋巴细胞性间质性肺炎合并机化性肺炎。最常见的是混合性反应模式，如寻常型间质性肺炎合并致密的淋巴细胞浸润或淋巴细胞性间质性肺炎和寻常型间质性肺炎合并机化性肺炎或非特异性间质性肺炎。

- 如果出现弥漫性肺泡损伤的特征，应考虑为药物反应。

- 新的"生物制品"也可能诱发肺炎。

- 在缓解期，金盐可诱发淋巴细胞性间质性肺炎或肉芽肿反应，来氟米特可诱发弥漫性肺泡损伤，甲氨蝶呤可诱发非特异性间质性肺炎、淋巴细胞性间质性肺炎和机化性肺炎。

系统性红斑狼疮（systemic lupus erythematodes，SLE）

※ 急性疾病

可表现为以下多种形态学模式。

- 出血性肺炎。

- 梗死。

- 弥漫性肺泡损伤或全为混合性病变。

- 粒细胞性胸膜炎伴红斑狼疮现象。

- 免疫复合物沉积。

- 水肿。

- 淀粉样物沉积。

※ 慢性和亚急性疾病

可见机化性肺炎、非特异性间质性肺炎或寻常型间质性肺炎模式，与一些急性疾病的特征相关。

最可能的是，任何这些反应的组合取决于受狼疮自身抗体攻击的中性粒细胞发生血管内死亡的程度；少数死亡的中性粒细胞可能释放较少的毒性酶，因此导致局灶性内皮细胞死亡、间质水肿；蛋白质漏出到肺泡间隙，最终引起弥漫性肺泡损伤伴透明膜形成。

当中性粒细胞大量死亡时，可能会发生血管壁大量渗漏和出血。晚期弥漫性肺泡损伤会发生机化，所以机化性肺炎是系统性红斑狼疮的另一个特征。

由于该疾病影响凝血级联，肺梗死是 SLE 的一个常见特征。血管周围淀粉样变是活动性 SLE 的另一特征，常合并其他模式。

淀粉样物的沉积与免疫复合物的沉积有关。这些复合物可以是大量的，因为一个免疫复合物可能会额外导致独特个体基因型自身抗体的形成，随后形成复合物。因此，最终形成了几个反应链：免疫复合物—个体基因型—个体基因型自身抗体复合物，它们不再溶解而沉积在基质中。

常见的表现是胸膜炎。此时，仔细检查病变是必要的，因为可能会在炎性浸润中发现红斑狼疮现象。

淋巴细胞浸润在活动性 SLE 中不常见。

系统性硬化症（systemic sclerosis，SSc）

系统性硬化症累及肺，通常表现为混合性组织反应的慢性疾病，最常见的是寻常型间质性肺炎或非特异性间质性肺炎，有些病例表现为淋巴细胞性间质性肺炎伴支气管相关淋巴组织增生。生发中心少见。可见由组织细胞和（或）类上皮细胞形成的发育不良的肉芽肿。分布模式不规则，累及肺周围及中心区域。另一个特征是血管病变。中、小型动脉显示内膜和中膜增厚。增厚的血管壁内可见基质黏液样变。可见少量淋巴细胞，但无内皮坏死或其他血管炎征象。从功能上讲，这些血管改变会引起肺动脉高压，在系统性硬化症中常见。

皮肌炎 / 多发性浆膜炎

皮肌炎很少累及肺部。如果累及肺部（慢性疾病），寻常型间质性肺炎和非特异性间质性肺炎是最常见的改变；然而，某些病例可见组织细胞和发育不良的上皮样细胞肉芽肿。淋巴细胞浸润很常见，多数常超过非特异性间质性肺炎中所见的变化，更符合淋巴细胞性间质性肺炎。血管病变罕见。常累及浆膜（纤维性胸膜炎、淋巴细胞性胸膜炎）。

舍格伦病（Sjøgren's disease，SjS）

舍格伦病主要累及涎腺和泪腺黏膜，但也可累及肺。支气管和细支气管上皮内层可见侵袭性淋巴细胞浸润，肺泡壁呈弥漫性浸润，符合淋巴细胞性间质性肺炎。淋巴上皮病变常见（最好用 CK 或 CD20 免疫组化显示）。上皮层破坏，随后修复，可表现为机化性肺炎。淋巴细胞浸润是多克隆性的，由 T 和 B 淋巴细胞组成。淋巴滤泡发育良好，显示活化的生发中心。其他类型的间质性肺炎可与淋巴细胞性间质性肺炎相关，甚至可发生寻常型间质性肺炎。在 SjS 中，高达 30% 的病例可进展为黏膜相关淋巴组织（MALT）淋巴瘤。

混合性胶原血管疾病（mixed collagen vascular diseases，CVD）

混合性 CVD 无法做出明确诊断。两种不同类型 CVD 特征的组合结合使得几乎不可能提出病因学的提示和建议。根据单一 CVD 的特征，可以找到形态学的混合改变。例如，混合性舍格伦 – 狼疮 CVD 可以主要呈舍格伦病或主要呈系统性红斑狼疮的特征。然而，提示 CVD 的总体特征通常表现为间质性肺炎不同特征的综合，伴淋巴细胞浸润、出血等。

Behcet 病、Kikuchi 病和 Whipple 病

Behcet 病和 Kikuchi 病可发生间质性肺炎，而 Whipple 病的主要特征是伴组织细胞和巨噬细胞的肉芽肿性肺炎，与在小肠中所见相似。还有一些累及肺的其他自身免疫性疾病，尚未见充分的报道。对于累及肺的自身免疫性甲状腺炎、自身免疫性溶血性贫血和自身免疫性胆管炎有个案报道。Goodpasture 病将在出血部分讨论。关于系统性血管炎，参见第 30 章。

过敏性疾病

外源性过敏性肺泡炎 / 过敏性肺炎已在肺炎章节的肉芽肿病中讨论过，哮喘已经在支气管炎章节中讨论过。

※ 过敏性支气管肺真菌病（allergic bronchopulmonary mycosis，ABPM）

ABPM 是由不同的真菌引起的免疫反应。真菌通常定居于上呼吸道，优先在鼻窦。真菌可引起慢性炎症；通常不会侵入深层。真菌菌丝被粒细胞破坏，真菌生长和破坏之间达到平衡。真菌碎片吸入下气道并引起过敏反应。

ABPM 可以呈现不同的模式，取决于免疫反应的类型。最常见的是黏液嵌塞。在此出现 IgE 依赖的 I 型的急性免疫反应，这最可能是黏液嵌塞看起来像哮喘的原因。

临床和影像学表现

患者出现哮喘样症状；支气管系统无明显的过度反应。通常会出现缺氧。CT 扫描显示支气管增宽，而周围肺组织正常。支气管镜检查，最明显的特征是黏稠致密的黏液，可以从支气管树中完整取出。

组织学

支气管活检，主要改变是慢性嗜酸性支气管炎。在上皮和支气管腺体内，可见杯状细胞增生。基底层亦增厚。大量嗜酸性粒细胞、淋巴细胞和浆细胞浸润。

另外两种类型是过敏型支气管中心性肉芽肿病和嗜酸性肺炎。支气管中心性肉芽肿病在肉芽肿性肺炎已讨论，嗜酸性肺炎将在下一章讨论。支气管中心性肉芽肿病与黏液嵌塞有相同的病因，即吸入真菌的菌丝碎片，然而在此处合并有 I 型和 IV 型免疫反应。

药物过敏反应

多种药物均可产生过敏反应。皮肤是最常受累的器官，也可累及肺部。药物过敏的模式取决于药物或其代谢物与免疫系统器官和细胞之间的相互作用。如果药物作用类似于半抗原（如青霉素过敏），它与宿主的普通蛋白质结合形成抗原，可诱发 IgE 介导的药物过敏反应。这种类型通常表现为血液嗜酸性粒细胞增多，淋巴细胞和嗜酸性粒细胞混合浸润于组织中，以及嗜酸细胞性血管炎。

如果吸入药物，可引起嗜酸细胞性支气管炎 / 细支气管炎以及肺炎的形态改变（沙丁胺醇、辣椒素）。在慢性型中，还可见纤维化和肌成纤维细胞增生，并严格局限于肺泡间隔而不累及肺泡腔。也可有血栓形成，同样主要发生在小血管。没有临床资料的情况下只能做假设诊断，最终诊断需经多学科讨论（见下一章）。

第29章 嗜酸性肺炎
Eosinophilic Pneumonias (EP)

46 岁男性，无吸烟史，表现为干咳、发热和盗汗，持续 3 周。胸部 X 线片显示右上叶周围非均质性浸润。血液无嗜酸性粒细胞增多，无特异反应，有吸毒史（可卡因）。支气管肺泡灌洗可见 45% 的嗜酸性粒细胞。行经支气管活检（图 29-1 至图 29-3）。

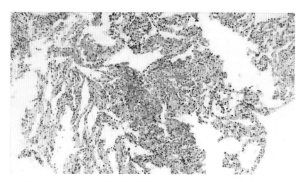

▲ 图 29-2 急性嗜酸性粒细胞肺炎，肺泡腔内充满含有小簇嗜酸性粒细胞的纤维蛋白。肺泡间隔亦有少量嗜酸性粒细胞

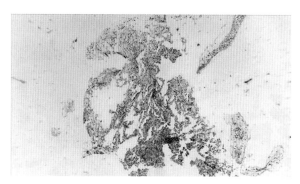

▲ 图 29-1 急性嗜酸性粒细胞肺炎，活检包含两块小组织碎片，肺泡内可见粉红色物质。间质基本正常，伴轻度炎性浸润

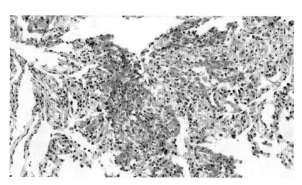

▲ 图 29-3 急性嗜酸性粒细胞肺炎，高倍镜显示肺泡腔内充满纤维蛋白和大量嗜酸性粒细胞

病例 2

14 岁男性，表现为持续 3 天的急性发热性疾病，以及快速发生的血氧不足性呼吸衰竭，需要机械通气。其他临床资料包括最近开始吸烟，支气管肺泡灌洗中嗜酸性粒细胞超过 20%（图 29-4 至图 29-7），血中无嗜酸性粒细胞增多。CT 显示双侧磨玻璃影。

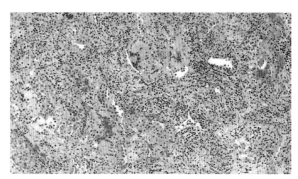

▲ 图 29-6 急性嗜酸性粒细胞肺炎，肺泡腔和肺泡间隔内可见大量嗜酸性粒细胞和一些多核巨细胞

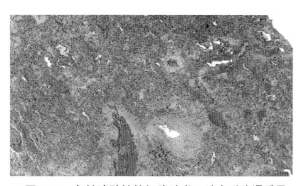

▲ 图 29-4 急性嗜酸性粒细胞肺炎，肺实质弥漫受累，可见大面积肺泡塌陷。放大观察可见充满成纤维细胞栓子的气腔、小的粉红色区域和散在的巨细胞

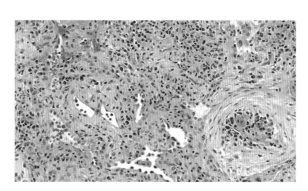

▲ 图 29-7 急性嗜酸性粒细胞肺炎，图示肺泡间隔内有大量嗜酸性粒细胞，也可见纤维蛋白和 Ⅱ 型肺泡细胞增生

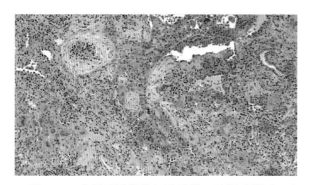

▲ 图 29-5 急性嗜酸性粒细胞肺炎，肺间质增厚，肺泡内可见与嗜酸性粒细胞集落相关的成纤维细胞栓子，这些嗜酸性粒细胞集落出现于间质中和成纤维细胞栓子中央。肺泡腔内可见巨噬细胞和多核巨细胞

病例 3

30 岁女性，有哮喘史，表现为呼吸困难和双侧结节状磨玻璃样影。行肺活检（图 29-8 至图 29-11）。该病例由 TV Colby 教授提供。

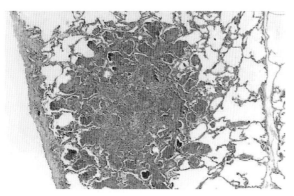

▲ 图 29-8　急性嗜酸性粒细胞肺炎，结节状病变由肺泡内纤维蛋白和炎细胞组成，以嗜酸性粒细胞为主

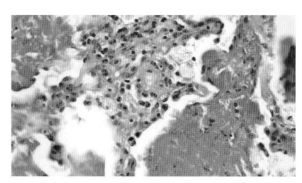

▲ 图 29-11　急性嗜酸性粒细胞肺炎，间质大量嗜酸性粒细胞

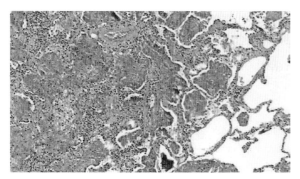

▲ 图 29-9　急性嗜酸性粒细胞肺炎，肺泡内纤维蛋白和间质中混合性炎性浸润，未见透明膜

病例 4

　　74 岁女性，无吸烟史，有心律失常史，胺碘酮治疗 1 年。表现为咳嗽、发热、呼吸困难，症状持续一周，双肺下叶出现浑浊影。支气管肺泡灌洗显示嗜酸性粒细胞轻度增加（8%），行经支气管活检（图 29-12 至图 29-14）。

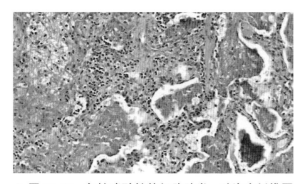

▲ 图 29-10　急性嗜酸性粒细胞肺炎，肺泡内纤维蛋白和间质中可见大量嗜酸性粒细胞，虽然此例急性嗜酸性肺炎具有急性肺损伤急性纤维机化性肺炎样的特征，但是大量的嗜酸性粒细胞提示嗜酸性肺炎

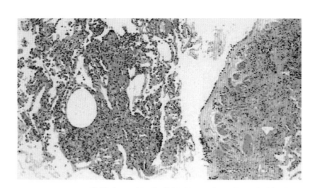

▲ 图 29-12　药物相关性嗜酸性粒细胞肺炎，低倍镜显示小组织碎片，包括细支气管周围肺实质伴气腔实变

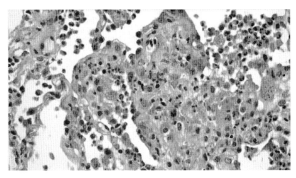

▲ 图 29-13 药物相关性嗜酸性粒细胞肺炎，高倍镜显示肺泡腔内的组织细胞和嗜酸性粒细胞

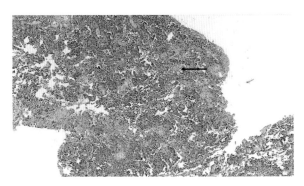

▲ 图 29-15 嗜酸细胞性肺炎，肺活检显示肺泡内巨噬细胞聚集，机化性肺炎病变伴息肉样栓子（箭）

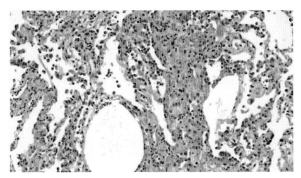

▲ 图 29-14 药物相关性嗜酸性粒细胞肺炎，可见组织细胞和嗜酸性粒细胞混合分布于肺泡腔和间质

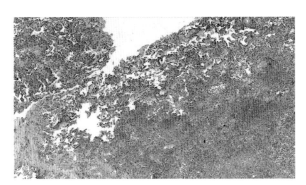

▲ 图 29-16 嗜酸细胞性肺炎，高倍镜下更能清晰显示肺泡内息肉样栓子，此图可见间质轻度增厚伴间质内轻度炎症浸润

病例 5

22 岁男性，咳嗽和发热 2 天后出现胸痛和呼吸困难。胸部 X 线片显示左侧气胸及双肺浸润。16 岁时曾有数月每天几支的吸烟史，发生自发性气胸后于 17 岁停止吸烟。在出现症状前 4 个月，再次开始吸烟 5～6 支。无哮喘或药物滥用史，并否认动物或烟雾暴露史。未行支气管肺泡灌洗。

6 天后仍然出现肺不张，手术切除肺大疱。同时，行肺实质活检（图 29-15 至图 29-20）。

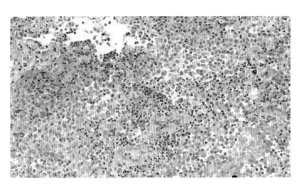

▲ 图 29-17 嗜酸细胞性肺炎，在另一个区域，肺泡内积聚的巨噬细胞更加显著，肺泡腔几乎完全闭合，嗜酸性粒细胞大多局限在间隔内

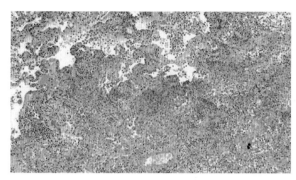

▲ 图 29-18 嗜酸细胞性肺炎，此图显示大量巨噬细胞充满肺泡间隙，肺泡间隔和肺泡间隙都有嗜酸性粒细胞聚集，并混有巨噬细胞

病例 6

46 岁女性，哮喘随访。最近 2～3 个月，表现为劳力性咳嗽和轻度呼吸困难，同时外周血嗜酸性粒细胞增多，CT 扫描上可见外周浑浊影。抗中性粒细胞胞质抗体（ANCA）阴性。行肺活检（图 29-21 至图 29-24）。

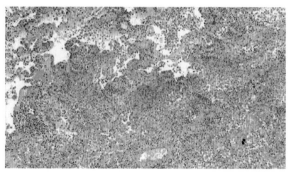

▲ 图 29-19 嗜酸细胞性肺炎，高倍镜下可以更清晰地观察到肺泡内混合的巨噬细胞和嗜酸性粒细胞

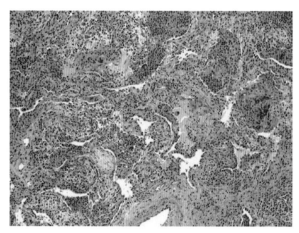

▲ 图 29-21 慢性嗜酸性粒细胞肺炎，切片显示机化肺炎样病变，肺泡腔内充满大量嗜酸性粒细胞和巨噬细胞。间质增厚伴由淋巴细胞和嗜酸性粒细胞组成的炎性浸润

▲ 图 29-20 嗜酸性粒细胞肺炎，吉姆萨染色凸显大量的嗜酸性粒细胞

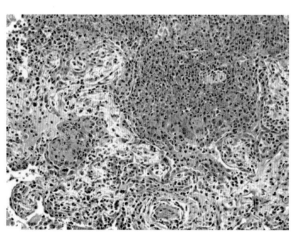

▲ 图 29-22 慢性嗜酸性粒细胞肺炎，活检显示肺泡内纤维性渗出物和大量嗜酸性粒细胞，同时也存在于间质中，局灶 II 型肺泡细胞显著增生

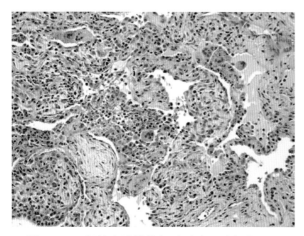

▲ 图 29-23 慢性嗜酸性粒细胞肺炎，此视野可见组织细胞和嗜酸性粒细胞充满肺泡腔，伴少数巨细胞。肺泡间隔增厚，大量嗜酸性粒细胞组成的炎性浸润，也可见机化性肺炎病变

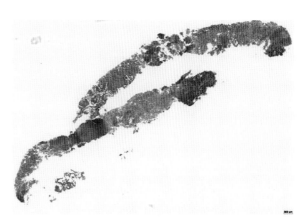

▲ 图 29-25 经胸腔活检可见局灶性致密浸润和坏死区

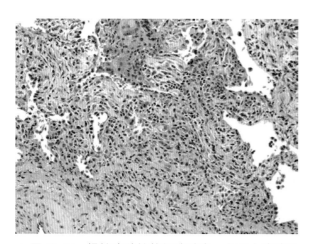

▲ 图 29-24 慢性嗜酸性粒细胞肺炎，主要由嗜酸性粒细胞组成的弥漫性间质炎性浸润，伴肺泡间隔增厚和 II 型肺泡细胞增生，肺泡腔内可见巨噬细胞聚集

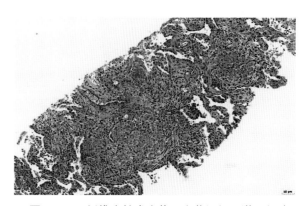

▲ 图 29-26 纤维素性渗出物、肉芽组织、淋巴细胞、组织细胞和少量嗜酸性粒细胞

病例 7

23 岁女性，有吸烟史，表现为血中嗜酸性粒细胞增多和肺部浸润，皮质类固醇治疗一段时间。行 CT 引导下经胸腔活检（图 29-25 至图 29-30）。

此外，特殊染色可用于排除感染。

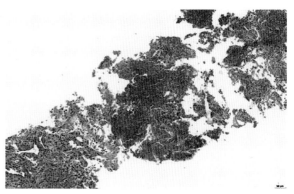

▲ 图 29-27 坏死伴大量嗜酸性粒细胞、肉芽组织和纤维素性渗出物

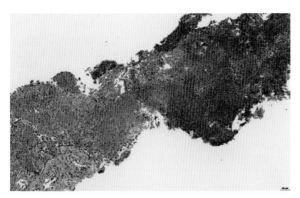

▲ 图 29-28 坏死伴碎屑，深染区域有嗜酸性粒细胞，左下角的动脉显示血管炎机化的迹象

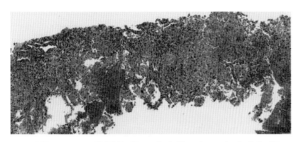

▲ 图 29-29 此局部显示渗出物、坏死和肉芽组织

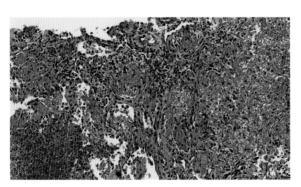

▲ 图 29-30 坏死灶附近可见大量嗜酸性粒细胞，无鲜红的血管炎

　　该病例诊断为嗜酸性肺病，最可能是嗜酸性血管炎 / Churg-Strauss 血管炎。由于使用皮质类固醇药物，缺乏鲜红的血管炎，但之前内皮损伤的迹象依然可见。

急性嗜酸性粒细胞肺炎（acute eosinophilic pneumonia，AEP）

- 临床表现
  - 男性为主。
  - 任何年龄均可发生。
  - 呼吸衰竭迅速发作，经常需要机械通气。
  - 流感样症状，包括发热、咳嗽、胸膜痛、肌痛。
  - 支气管肺泡灌洗中嗜酸性粒细胞增加（＞ 25%）。
  - 通常无哮喘和嗜酸性粒细胞增多症。
  - AEP 有多种病因，如特发性、寄生虫感染、药物反应、吸烟。
- 影像学表现
  - 弥漫性、双侧浸润，类似弥漫性肺泡损伤。
  - 某些病例暂时性双侧浸润（游走性浸润）。
  - 可有胸腔积液。
- 组织学表现
  - 急性和机化性肺泡损伤，肺实质和气腔内嗜酸性粒细胞增多。
  - 显著的肺泡 Ⅱ 型上皮细胞不典型反应性增生。
  - 间质水肿。
- 鉴别诊断
  - 其他原因导致的急性肺损伤。
  - Churg-Strauss 综合征。
- 预后和治疗
  - 皮质类固醇治疗能迅速康复。

慢性嗜酸性粒细胞肺炎（chronic eosinophilic pneumonia，CEP）

- 临床表现
  - 高发于特应性或哮喘性疾病的中年女性。
  - 通常有外周血嗜酸性粒细胞增多。
  - 症状包括发热、寒战、呼吸困难、体重减轻、持续数周的不适。
  - CEP 可起源于多种病因，如药物毒性、寄生虫感染、真菌过敏、吸入剂（可卡因），其他为特发性。
- 影像学表现
  - 斑片状，常为边缘浸润，边界常不清，可为暂时性。
  - 肺门周围浸润引起肺水肿，导致"影像阴性"。
- 组织学表现
  - 肺泡内嗜酸性粒细胞聚集，混杂有数量不等的巨噬细胞，偶有多核巨细胞。
  - 可见嗜酸性脓肿伴中央坏死，周围栅栏状排列的组织细胞。
  - 常见机化性肺炎的病灶。
  - 常出现轻度、非坏死性血管炎。
  - 间质中可有浆细胞、淋巴细胞和嗜酸性粒细胞聚集，并有不同程度的间质纤维化。
- 鉴别诊断
  - 急性嗜酸性粒细胞肺炎。
  - 脱屑性间质性肺炎（特别是类固醇治疗后）。
  - Churg-Strauss 综合征。
  - 朗格汉斯细胞组织细胞增生症。
  - 气胸继发嗜酸性粒细胞浸润。
- 预后和治疗
  - 高剂量类固醇治疗可迅速缓解症状并使放射影像学正常。
  - 即使在活检前短暂的类固醇治疗也能消除或减少组织中的嗜酸性粒细胞。

要点

嗜酸性粒细胞肺疾病涉及从气道到肺实质疾病的广泛的病理范围。

在诊断急性或慢性嗜酸性粒细胞肺炎之前，一定要排除其他原因导致的嗜酸性粒细胞增多（表 29-1）。

一些药物可引起嗜酸性粒细胞肺炎。其中多数是抗生素，它们以半抗原的形式与人体蛋白质结合形成抗原。经典的例子是青霉素和 β-内酰胺类过敏。某些药物，不仅引起慢性嗜酸性粒细胞肺炎，而且还可引起急性嗜酸性粒细胞肺炎，如阿莫西林、安非他命、氯喹、可卡因、电子烟、吉西他滨、他克莫司、防水剂 / 喷雾和家居清洁化合物（参见 www.pneumotox.com）。

此外，其他吸入性毒素也会引起嗜酸性粒细胞肺炎，如可卡因、羰基镍和灭火器泡沫的成分（表 29-2）。

表 29-1　引起嗜酸性粒细胞肺炎的寄生虫

- 人蛔虫
- 委内瑞拉肠（粪）类圆线虫
- 犬弓蛔虫
- 美洲钩虫
- 棘球绦虫棘球蚴病
- 卫氏并殖吸虫、宫崎和克氏
- 刚地弓形虫
- 曼森氏裂体吸虫
- 广州管圆线虫
- 华支睾吸虫
- 恶丝虫属
- 班氏吴策线虫和其他丝虫属
- 牛肉绦虫、猪肉绦虫

表 29-2　引起嗜酸性粒细胞肺炎的药物

药物	蒸汽 / 吸入剂
氨苄西林	可卡因
青霉素	羰基镍
链霉素	灭火器泡沫
四环素	三氧化二砷
磺胺药物	除草剂和杀虫剂
克拉霉素	
卡马西平	
氯地米松	
呋喃妥英	
博来霉素	
氯丙嗪	
氯磺丙脲	
色甘酸钠	
苯妥英钠	
金盐	
萘普生	
丙基硫尿嘧啶	
保泰松	
吩噻嗪	

拓展阅读

[1] Allen J. Acute eosinophilic pneumonia. Semin Respir Crit Care Med. 2006;27:142–7.

[2] Allen JN, Magro CM, King MA. The eosinophilic pneumonias. Semin Respir Crit Care Med. 2002;23:124–34.

[3] Cottin V, Cordier JF. Eosinophilic pneumonias. Allergy. 2005;60:841–57.

[4] Popper H. Chapter 10: Morphology-pathogenesis-etiology. In: Pathology of lung disease. Berlin: Springer; 2017. p. 239–47. https://doi.org/10.1007/978-3-662-50491-8.

[5] Tazelaar HD, Linz LJ, Colby TV, et al. Acute eosinophilic pneumonia: histopathologic findings in nine patients. Am J Respir Crit Care Med. 1997;155:296–302.

第 30 章　血管炎
Vasculitis

血管炎的分类

　　根据 Chapel Hill 分类，可分为原发性系统性血管炎和继发性（最常与感染相关）血管炎，以及大血管炎、中血管炎和小血管炎，但是关于动脉和静脉感染性病变的观点还未得到公认。在对最初 1994 年分类的最后更新中，做出一些改变，如肉芽肿病伴多血管炎代替了 Wegener 肉芽肿病，嗜酸性肉芽肿病伴多血管炎代替了 Churg-Strauss 血管炎。此外，加了变化血管的血管炎和继发性血管炎两种类别。这种分类在

肺病理学中并不十分有用，因为通常主要由病理学家做出诊断。众所周知，Wegener 肉芽肿病中只有 30% 的病例在活检中可见到肉芽肿。Churg-Strauss 综合征亦如此，甚至很少见到肉芽肿。这意味着我们的诊断将明显转向显微镜下的多血管炎，尽管涉及更大的血管。从事肾病理和内科病理的病理学家介绍了其分类；因此，这些变化可能在他们的领域发挥作用❶。

　　本章将讨论影响肺部的几种原发性系统性血管炎，对于继发性血管炎则不做广泛讨论。

　　下面展示的原发性血管炎分类，主要是根据受累血管的大小，以及仅有动脉受累或动脉

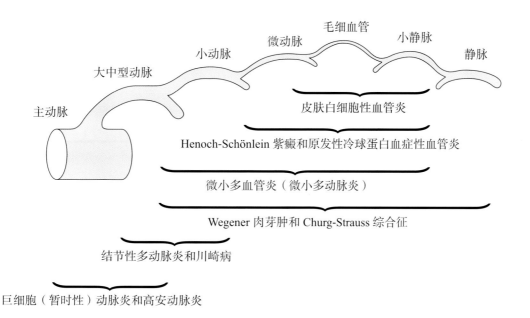

---

❶ 新分类加在括号中。

和静脉同时受累进行的划分（Jennette，Falk，et al Arthritis & Rheumatism 37：187-192，1994）。

病例 1

35 岁女性，因轻度咯血和间质浸润就诊。CT 扫描可见结节状病变，无空洞。行胸腔镜检查（图 30-1 至图 30-7）。

该病例诊断为 Churg-Strauss 综合征 [嗜酸性肉芽肿病伴多血管炎（eosinophilic granulomatosis with polyangiitis，EGPA）]。

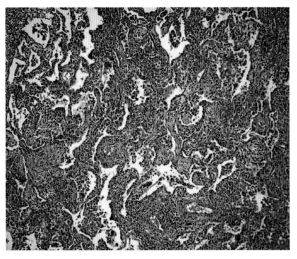

▲ 图 30-3　嗜酸性浸润 / 肺炎，局灶机化性肺炎

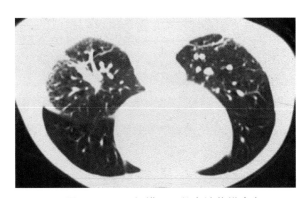

▲ 图 30-1　**CT 扫描可见数个结节样病变**

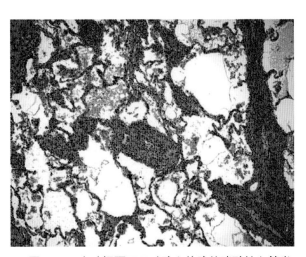

▲ 图 30-4　小叶间隔可见动脉和静脉的嗜酸性血管炎

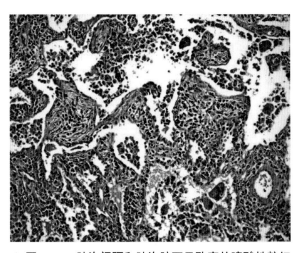

▲ 图 30-2　肺泡间隔和肺泡腔可见致密的嗜酸性粒细胞浸润，局部也可见巨细胞

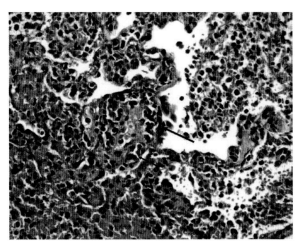

▲ 图 30-5　嗜酸性毛细血管炎（箭）

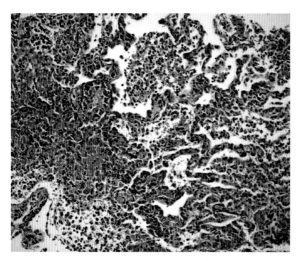

▲ 图 30-6　嗜酸性肺炎和坏死

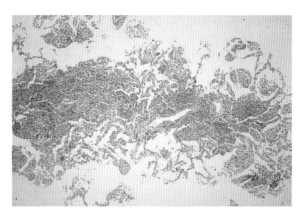

▲ 图 30-8　嗜酸性肺炎

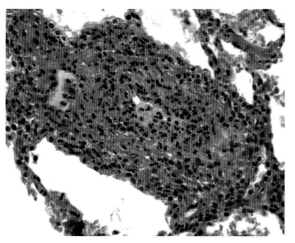

▲ 图 30-7　高倍镜可见嗜酸性血管炎，注意内皮细胞坏死

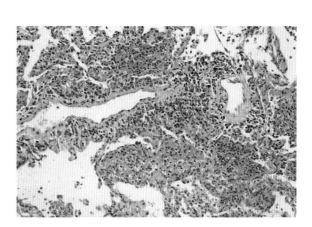

▲ 图 30-9　局灶为机化性肺炎区域

病例 2

50 岁女性，出现皮肤病变，被解释为小血管血管炎。皮质类固醇治疗期间，CT 扫描发现间质浸润。行支气管活检和 BAL（图 30-8 至图 30-11）。

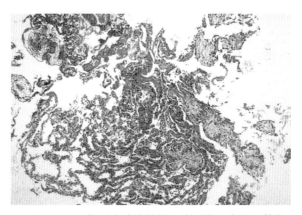

▲ 图 30-10　间质内嗜酸性粒细胞浸润，未见血管炎

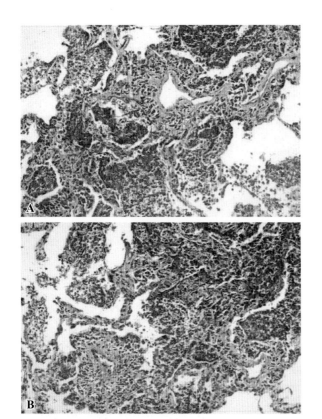

▲ 图 30-11 嗜酸性粒细胞浸润，肺泡内混合有血液的碎屑，未见血管破坏，内皮完整（Movat 染色）

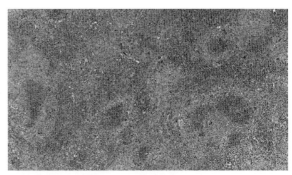

▲ 图 30-12 Wegener 肉芽肿病（新 Chapel Hill 综合征，肉芽肿病伴多血管炎），低倍镜肺活检显示具特征性的深染、地图样坏死性肉芽肿性炎症

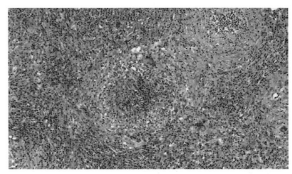

▲ 图 30-13 Wegener 肉芽肿病（新 Chapel Hill 综合征，肉芽肿病伴多血管炎），从边缘至广泛坏死区可见肉芽肿，栅栏状组织细胞和巨细胞围绕中心坏死区，富含中性粒细胞。肉芽肿与相邻的肺实质之间没有明显的边界

支气管肺泡灌洗检查提示嗜酸性肺泡炎，嗜酸性粒细胞占 45%。该病例诊断为机化性嗜酸性肺炎。随访得知使用了皮质类固醇 2 周，这解释了为什么没有出现明显的血管炎。因此，补充说明形态学特征与皮质类固醇治疗后的 Churg-Strauss 综合征（EGPA）一致。

病例 3

女性 43 岁，出现发热、咳嗽，右上叶实变。无其他病变。行肺活检（图 30-12 至图 30-15）。

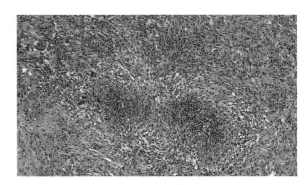

▲ 图 30-14 Wegener 肉芽肿病（新 Chapel Hill 综合征，肉芽肿病伴多血管炎），坏死性肉芽肿趋向合并、扩大。中性粒细胞在先前的血管区域聚集

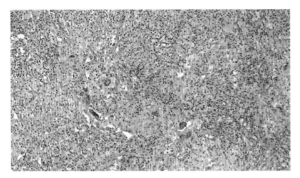

▲ 图 30-15　**Wegener** 肉芽肿病（新 **Chapel Hill** 综合征，肉芽肿病伴多血管炎），**Wegener** 肉芽肿病的炎症背景多样。该病例中，可见实变和淋巴细胞、浆细胞混合性浸润，巨细胞散在，嗜酸性粒细胞极少。这个特殊病例在组织学诊断后 **c-ANCA** 检测呈阳性

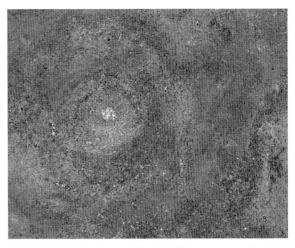

▲ 图 30-17　**Wegener** 肉芽肿病（新 **Chapel Hill** 综合征，肉芽肿病伴多血管炎），坏死区形状不规则，周围可见组织细胞和多核巨细胞。亦可见坏死性血管炎伴致密的炎性浸润，从而使血管壁变模糊

病例 4

47 岁男性，持续鼻溢液 2 周，近期咳嗽伴咯血。无特殊病史。胸部 X 线片及 CT 扫描显示左肺中部外周一个巨大、融合的密度影。行肺活检（图 30-16 至图 30-18）。PR3-ANCA 滴度阳性。

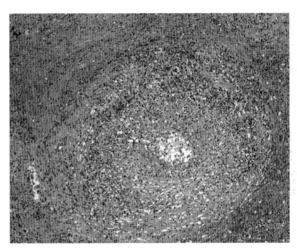

▲ 图 30-18　**Wegener** 肉芽肿病（新 **Chapel Hill** 综合征，肉芽肿病伴多血管炎），血管壁完全被炎性浸润所取代，含有不同比例的中性粒细胞、嗜酸性粒细胞和慢性炎细胞

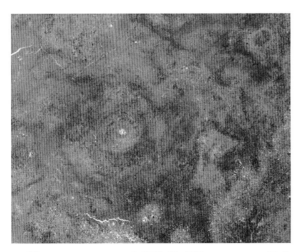

▲ 图 30-16　**Wegener** 肉芽肿病（新 **Chapel Hill** 综合征，肉芽肿病伴多血管炎），这是 **GPA** 的一个典型类型，既往称为 **Wegener** 肉芽肿病，表现为特征性的、地图样坏死性肉芽肿性炎。坏死区呈深嗜碱性。图中央一个动脉怀疑为血管炎

病例 5

48 岁男性，关节痛持续 1 个月，前 2 周出现呼吸困难和胸痛。CT 扫描发现多灶性、边界不清的实质强化，无空洞，并伴有铁缺乏和鼻腔溃疡。无肾脏受累或 c-ANCA 阳性的证据。行肺活检（图 30-19 至图 30-23）。

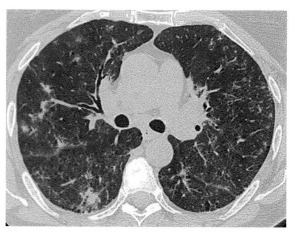

▲ 图 30-19　Wegener 肉芽肿病（新 Chapel Hill 综合征，肉芽肿病伴多血管炎），CT 显示多发结节，随机分布

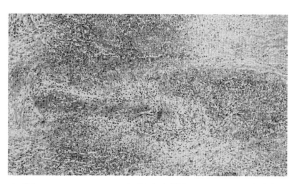

▲ 图 30-22　Wegener 肉芽肿病（新 Chapel Hill 综合征，肉芽肿病伴多血管炎），同一病例的另一个视野，肺实质"污秽"坏死和坏死性血管炎，血管壁完全被炎症浸润所取代。血管炎与血管内血栓有关

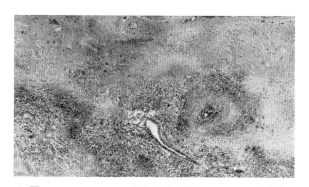

▲ 图 30-20　Wegener 肉芽肿病（新 Chapel Hill 综合征，肉芽肿病伴多血管炎），切片显示肺实质与炎性浸润相关的、大面积嗜碱性坏死伴巨细胞和坏死性血管炎

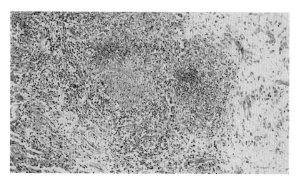

▲ 图 30-23　Wegener 肉芽肿病（新 Chapel Hill 综合征，肉芽肿病伴多血管炎），小的坏死性肉芽肿，中央部分由中性粒细胞组成，周围有组织细胞，脏胸膜可见几个巨细胞

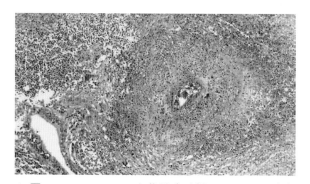

▲ 图 30-21　Wegener 肉芽肿病（新 Chapel Hill 综合征，肉芽肿病伴多血管炎），血管壁部分被炎性浸润所取代，含有中性粒细胞、组织细胞和巨细胞

病例 6

36 岁女性，因肺结节就诊，怀疑为肺结核。检查过程中，怀疑另一种诊断，因无发热，认为不可能是肺结核。考虑到结节数量多和其大小，遂行肺叶切除（图 30-24 至图 30-28）。

该病例诊断为 Wegener 肉芽肿病［肉芽肿病伴多血管炎（granulomatosis with polyangiitis，GPA）］。

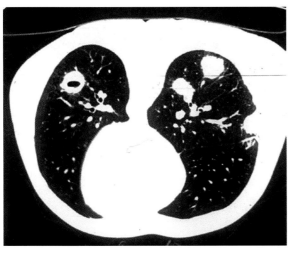

▲ 图 30-24　CT 扫描显示大结节，其中一个伴空洞

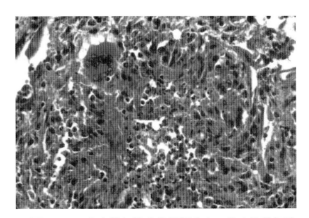

▲ 图 30-27　上皮样细胞肉芽肿混合有一些中性粒细胞

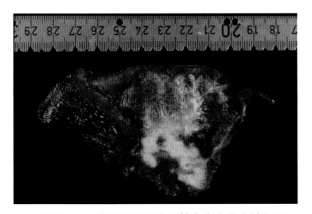

▲ 图 30-25　肉眼可见以肺血管为中心的大片坏死

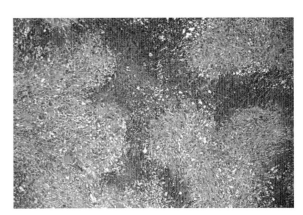

▲ 图 30-28　坏死沿血管和数个上皮样细胞肉芽肿

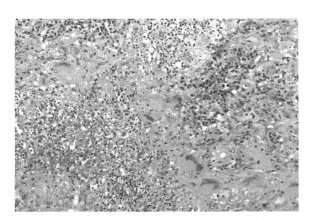

▲ 图 30-26　坏死伴中性粒细胞和疏松的上皮样细胞肉芽肿形成，左下角可见被中性粒细胞破坏的血管

病例 7

　　24 岁女性，出现咯血和急性呼吸衰竭，CT 扫描可见双肺浸润（图 30-29 至图 30-33）。

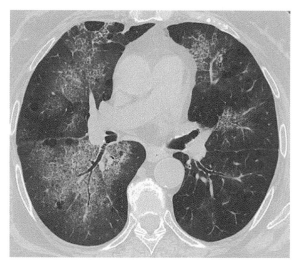

▲ 图 30-29　CT 扫描显示双侧空洞阴影

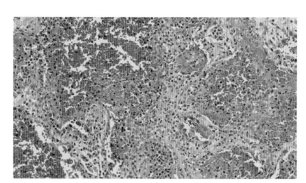

▲ 图 30-32　肺毛细血管炎，嗜中性粒细胞性毛细血管炎的特征是肺泡间隔内显著的中性粒细胞

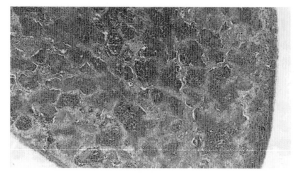

▲ 图 30-30　肺毛细血管炎，急性病例，肺泡内充满新鲜血液和纤维蛋白，未见含铁血黄素。肺泡间隔增厚

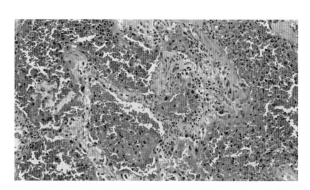

▲ 图 30-33　肺毛细血管炎，此视野可见明显的空洞机化，呈机化性肺炎外观。空洞内纤维蛋白聚集，并伴有毛细血管炎。这可能相当于显微镜下多血管炎；然而，Wegener 肉芽肿病也可伴毛细血管炎。注意，内皮细胞内的凋亡小体

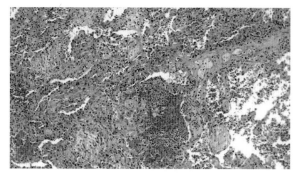

▲ 图 30-31　肺毛细血管炎，此视野显示肺泡内出血和纤维蛋白，肺泡间隔因中性粒细胞而增厚

病例 8

65 岁女性，无吸烟史，表现为发热、头痛、呕吐、出汗和体重减轻。高清 CT 显示双侧磨玻璃影。实验室检查结果为白细胞增多，贫血，p-ANCA（抗 mpo）存在。肾功能正常。支气管肺泡灌洗诊断为肺泡出血。行肺活检（图 30-34 至图 30-38）。在类皮质激素和环磷酰胺治疗后，浸润消退。

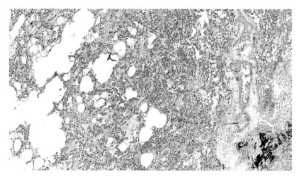

▲ 图 30-34　微小多血管炎（**MPA**），低倍镜显示肺泡内充满血液和含铁血黄素的巨噬细胞，伴轻度间质增厚

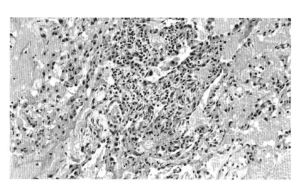

▲ 图 30-37　微小多血管炎，另一个视野，可见更严重的毛细血管炎伴肺泡内出血和吞噬含铁血黄素的巨噬细胞

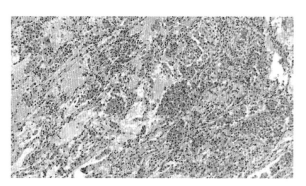

▲ 图 30-35　微小多血管炎，肺泡出血和肺泡内吞噬含铁血黄素的巨噬细胞，与毛细血管炎相关

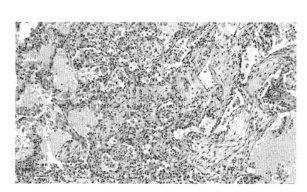

▲ 图 30-38　微小多血管炎，轻度毛细血管炎伴肺泡间隔增厚和机化性肺炎的息肉样栓塞

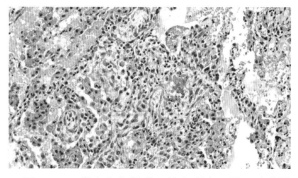

▲ 图 30-36　微小多血管炎，放大观察可显示肺泡壁轻度增厚，少数中性粒细胞浸润间隔间质，肺泡纤维蛋白伴毛细血管炎

病例 9

69 岁女性，临床表现为弥漫性肺浸润。支气管肺泡灌洗显示肺泡出血。由于经支气管活检未能诊断，行胸腔镜手术（图 30-39 至图 30-42）。

最终，随访发现肾脏血管炎。

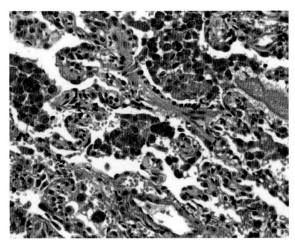

▲ 图 30-39 肺泡内吞噬含铁血黄素的巨噬细胞，少数位于间质内。毛细血管中也可见中性粒细胞

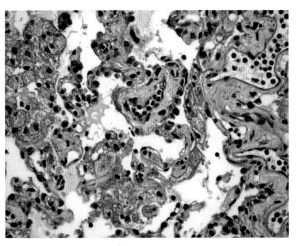

▲ 图 30-41 中性粒细胞的反应局限于小血管，中央可见内皮细胞损伤，可诊断为血管炎

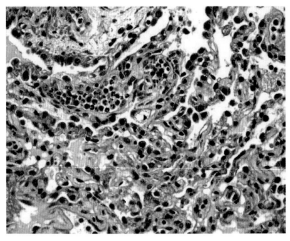

▲ 图 30-40 中性粒细胞聚集于小血管内，内皮细胞受损

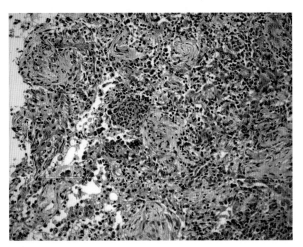

▲ 图 30-42 显微镜下的多血管炎伴部分机化性肺炎形式的修复

肉芽肿病伴多血管炎（granulomatosis with polyangiitis，GPA）或 Wegener 肉芽肿病

- 临床和放射学表现
  - 患者可出现咯血和发热。
  - 血清学检查可见抗中性粒细胞胞质抗体（ANCA）。更常见的是抗蛋白酶 3。
  - 典型的 GPA 在 X 线片和 CT 扫描表现为梗死，中心部分致密度较低，可出现多个梗死。如果只有小血管受累，CT 扫描表现为弥漫性间质浸润，缺乏特异性。这种情况咯血会更明显，BAL 诊断为肺泡出血。
  - 临床诊断需要具备以下特征：肉芽肿性炎的组织病理学证据、累及上部气道、累及喉-气管-支气管、累及肺（X 线片 / CT）、抗中性粒细胞细胞质抗体阳性、累及肾脏。

- 血管炎会引起血管阻塞、随后闭塞，如果血管足够大，最终导致缺血性梗死。
- 组织学表现
  - 中性粒细胞破坏性浸润血管壁，罕见嗜酸性粒细胞浸润。
  - 内皮可见纤维蛋白样坏死和出血，取决于血管的大小，可为局灶性或大片的。
  - 内皮细胞坏死是血管炎最重要的表现，在鉴别诊断中，感染时中性粒细胞迁移十分显著，因此不能认为是血管炎的证据。
  - 在新分类中，应该出现上皮样细胞肉芽肿，然而，只在 30% 的病例中出现。
  - GPA 可以开始于非特异性综合征，甚至机化性肺炎不伴血管炎。

嗜酸性肉芽肿病伴多血管炎（eosinophilic granulomatosis with polyangiitis, EGPA）/ Churg-Strauss 综合征

- 临床表现
  - 一种小血管和中等大小血管的血管炎，特征是几乎总是与哮喘和嗜酸性粒细胞增多相关。血管炎有代表性地发生于先前有哮喘的中年患者。部分患者为过敏性鼻炎，无哮喘。
  - EGPA 累及周围神经和皮肤（过敏性浅表嗜酸性血管炎）最常见。其他器官如心脏、肾脏和胃肠道，如果受累则预后较差。30%～40% 的患者存在抗髓过氧化物酶（MPO）、抗中性粒细胞细胞质抗体（ANCA）。
- 影像学表现
  - X 线片和 CT 扫描主要表现为弥漫性间质浸润和出血。
  - 如果出现嗜酸性肺炎，则导致更高密度，局灶也呈磨玻璃改变。
- 组织学表现
  - 嗜酸性血管炎，此外伴血管壁破坏，内皮纤维素样坏死。
  - 浸润内可见大量嗜酸性粒细胞、巨噬细胞和组织细胞。
  - 毛细血管受累导致局部出血，如果大血管受累，则弥漫性出血。
  - 在明显的病例，嗜酸性肺炎伴肺实质坏死。
  - 肉芽肿与血管炎无关。在肺实质坏死区，坏死周围可见异物巨细胞肉芽肿反应。
- 治疗
  - 多数情况下，患者对皮质类固醇治疗有反应，很少有必要进行免疫抑制治疗。
  - 利妥昔单抗或嗜酸性粒细胞靶向抗白介素 –5 药物美泊利单抗治疗 EGPA 的结果令人鼓舞。

命名仍然是个造成困惑的根源：①血管炎症或 ANCA 的存在对 GPA/EGPA 的诊断是必不可少吗？②肉芽肿是诊断必需吗？应该见到哪种类型肉芽肿？③EGPA 中的嗜酸性肺炎是另一种疾病或只是一种变型吗？④嗜酸细胞增多综合征是 EGPA 的一个变型吗？

由于极度缺乏对血管炎和嗜酸粒细胞增生之间关系的认识，迄今为止对这些问题尚不能给出答案。

微小多血管炎（microscopic polyangiitis，MPA）

微小多血管炎是一种小血管血管炎，有时与 GPA 难以区分。无上皮样细胞肉芽肿和梗死样坏死。MPA 通常局限于肺部；然而也可累及肾脏。弥漫性肺泡出血最为常见。可能的基础疾病范围广且多种多样，最常见的是慢性气道疾病（CAD），其中 MPO-ANCA 往往低于非 CAD 组。

- 大体形态

胸腔镜活检中，除出血外，没有任何特殊形态学改变。应与血管轴线成 90° 将标本剖开，以获得较大血管的最佳横切面。

- 组织学

MPA 累及小血管。毛细血管壁内中性粒细胞浸润，罕见嗜酸性粒细胞浸润，也可累及小动脉和小静脉。由于内皮细胞坏死会引起血管壁破坏，导致局灶出血（肺泡出血）。当此过程再次发生时，巨噬细胞随后吞噬血液。组织学图像不易判读，然而，如果粒细胞与毛细血管壁密切相关且不向外扩散至肺泡内，换句话说就是勾勒出毛细血管的轮廓，将有助于诊断。此外，吞噬含铁血黄素的巨噬细胞再次集中位于肺泡壁内，是 MPA 毛细血管炎的另一个标志。

第 31 章　肺泡出血
Alveolar Hemorrhage

病例 1

25 岁男性，因咯血就诊。支气管肺泡灌洗可见出血和轻度嗜酸性粒细胞增多，提示血管炎，但其他疾病也可表现为肺泡出血。遂行胸腔镜手术，收到 3.2cm × 2.1cm × 1.3cm 的组织标本（图 31-1 至图 31-4）。

最终，该病例诊断为 Goodpasture 综合征。

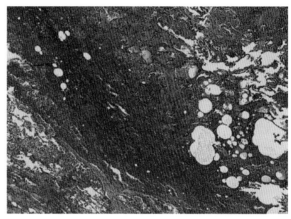

▲ 图 31-2　急性出血、纤维蛋白及气泡是强制辅助通气的征兆

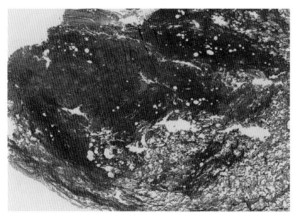

▲ 图 31-1　肺组织可见致密浸润物和一些嗜酸性的微小结节，此外还可见出血

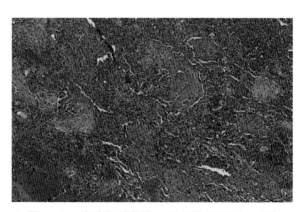

▲ 图 31-3　嗜酸性结节实际是纤维化区域，肺泡内和基质中除新鲜出血外，还可见充满含铁血黄素的巨噬细胞

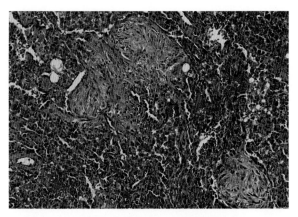

▲ 图 31-4 此图可见纤维蛋白被肉芽组织机化、充满含铁血黄素的巨噬细胞和新鲜出血。无炎症。免疫组化显示免疫球蛋白 **IgG** 阳性及补体活化

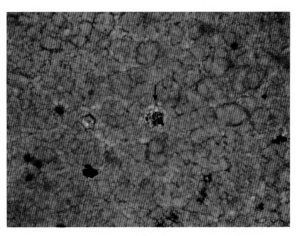

▲ 图 31-6 支气管肺泡灌洗，可见少量巨噬细胞内含有粗糙的含铁血黄素沉着（箭），符合 **Goodpasture** 综合征的临床诊断

病例 2

38 岁男性，表现为与呼吸衰竭和急性肾衰竭相关的咯血。支气管肺泡灌洗液与肺泡出血相一致。血清抗肾小球基底膜抗体呈强阳性。入院 3 天后死亡（切片来自尸检）（图 31-5 至图 31-10 ）。

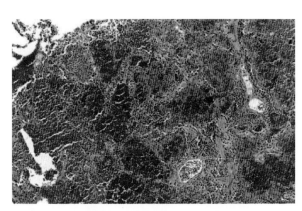

▲ 图 31-7 **Goodpasture** 综合征，切片显示肺泡腔内充满血液和纤维蛋白，间质轻度扩张伴炎细胞

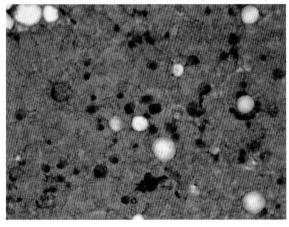

▲ 图 31-5 支气管肺泡灌洗，血性涂片，可见胞质内色素沉着的大巨噬细胞

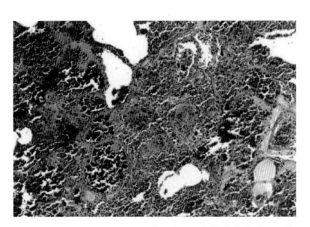

▲ 图 31-8 **Goodpasture** 综合征，肺泡腔内含有血液、纤维蛋白和充满含铁血黄素的巨噬细胞，肺泡间隔可见轻度炎性浸润

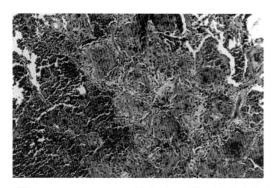

▲ 图 31-9 **Goodpasture** 综合征，肺泡出血伴少量充满含铁血黄素的巨噬细胞，并有机化性肺炎样改变

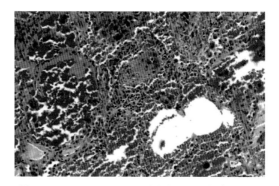

▲ 图 31-10 **Goodpasture** 综合征，高倍镜下可见肺泡间隔轻度炎性浸润，局灶伴中性粒细胞

Goodpasture 综合征（抗肾小球基底膜抗体病）

- 临床表现

  - 最常发生于年轻人（20—30 岁）。

  - 约 90% 的病例表现为咯血和贫血。

  - 常发生咳嗽、发热、血尿和肾衰竭。

  - 血清中几乎总是存在循环抗肾小球基底膜（GBM）抗体。

  - 肾活检可以明确诊断。

- 影像学表现

  - 弥漫性、双侧气腔实变或磨玻璃影，常以肺门旁为主。

- 大体表现

  - 肺组织致密、质实、红色。

- 显微镜下表现

  - 广泛的肺泡内出血，肺泡腔内积聚红细胞和吞噬含铁血黄素的巨噬细胞。

  - 部分病例除肺泡出血外还可见透明膜形成。

  - 可见肺泡间隔非特异性增厚。

  - 毛细血管炎和小血管炎罕见，并且只是呈局灶性。

  - 免疫荧光 / 免疫组织化学显示免疫球蛋白（常为 IgG）和补体沿毛细血管基底膜和肺泡间隔呈线状沉积。

- 鉴别诊断

  - 其他引起肺毛细血管炎的疾病。

  - 与弥漫性肺泡出血（DAH）相关的其他疾病。

- 预后和治疗

  - 血浆置换、皮质类固醇、环磷酰胺和咪唑硫嘌呤。

  - 2 年生存率约为 50%。

病例 3

36 岁女性，有系统性红斑狼疮病史。临床表现为发热和咯血。CT 扫描显示肺部弥漫性浸润（图 31-11 至图 31-15）。

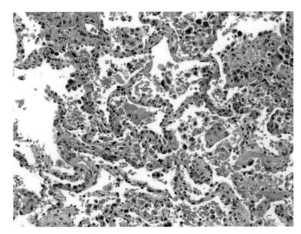

▲ 图 31-13　急性狼疮肺炎，高倍镜显示 Ⅱ 型肺泡细胞增生，毛细血管局灶中性粒细胞聚集

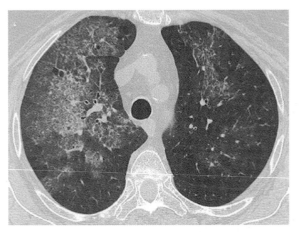

▲ 图 31-11　急性狼疮肺炎，**CT** 扫描显示肺部弥漫性浸润伴磨玻璃影

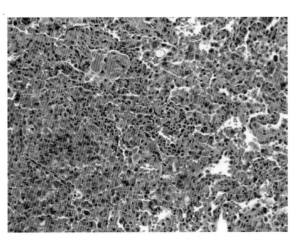

▲ 图 31-14　急性狼疮肺炎，肺泡间隔可见急性炎症，提示毛细血管炎

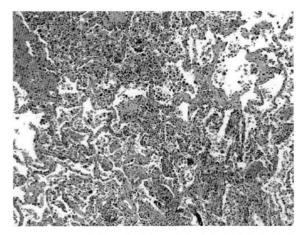

▲ 图 31-12　急性狼疮肺炎，肺泡腔内充满大量吞噬含铁血黄素的巨噬细胞、红细胞和纤维蛋白。这种组合提示为非近期的、温和的肺泡出血

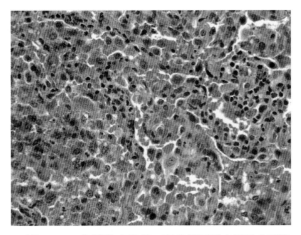

▲ 图 31-15　急性狼疮肺炎，高倍镜下重点显示在系统性红斑狼疮引起出血的病例中通常可见的毛细血管炎

病例 4

77 岁男性，表现为咯血。既往存在高血压性肾病合并肾功能不全。抗中性粒细胞胞质抗体（ANCA）检测阴性，未见其他器官受累。CT 扫描可见很多磨玻璃样影，胸腔镜手术后的切片和蜡块提交会诊（图 31-16 至图 31-22）。

该病例诊断为自身免疫性疾病，伴复发性出血、机化、淋巴细胞浸润、免疫复合物沉积及补体活化，综合分析倾向为系统性红斑狼疮。做出诊断后，发现抗核抗体阳性，临床确诊为系统性红斑狼疮。

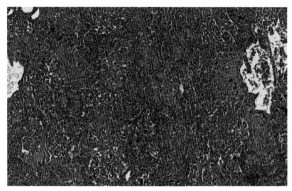

▲ 图 31-18 急性和陈旧性肺泡出血；很多吞噬含铁血黄素的巨噬细胞，受损组织被肉芽组织机化

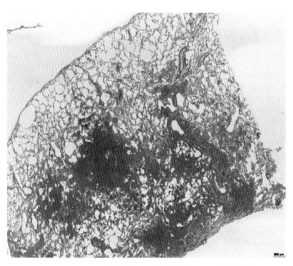

▲ 图 31-16 全貌观，肺组织周边局部致密

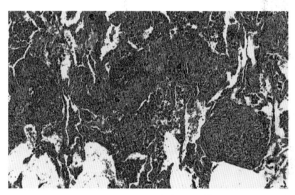

▲ 图 31-19 肉芽组织和吞噬含铁血黄素的巨噬细胞形成的结节。此外，可见新鲜出血和局灶淋巴细胞浸润，尤其是在血管周围

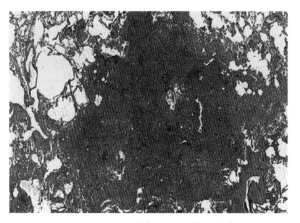

▲ 图 31-17 肺泡出血和局灶炎症

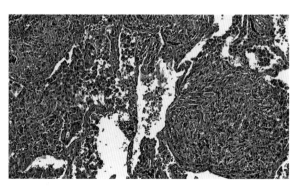

▲ 图 31-20 高倍镜下肺泡内和间质的肉芽组织和巨噬细胞，包括吞噬含铁血黄素的巨噬细胞

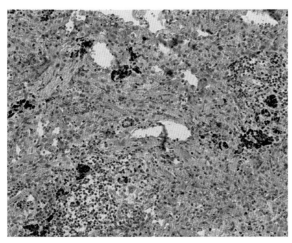

▲ 图 31-21　补体 C3 局灶阳性，提示为一种免疫机制

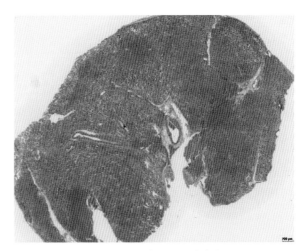

▲ 图 31-23　肺组织伴肺泡出血

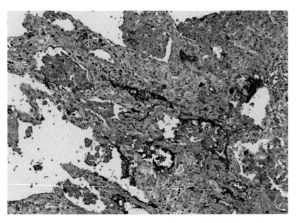

▲ 图 31-22　IgG 阳性免疫复合物沉积

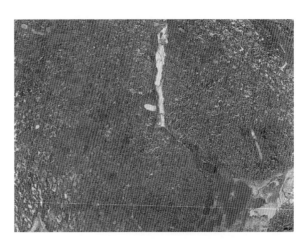

▲ 图 31-24　急性出血及吞噬含铁血黄素的巨噬细胞

病例 5

　　50 岁女性，肥胖症，13 包 / 年吸烟史，家养鹦鹉宠物，在与动物接触期间和接触之后出现咯血。既往有哮喘、鼻窦炎、胃肠疾病、憩室病、萎缩性胃炎病史；IgE 升高，无外周嗜酸性粒细胞增多。抗核抗体（ANA）、ANCA 类风湿因子、血清抗 GBM、禽沉淀素均为阴性。类固醇治疗 3 周后，行开胸肺活检（图 31-23 至图 31-27）。

　　该病例诊断为不明原因肺泡出血综合征，临床最终诊断为抗磷脂抗体综合征。

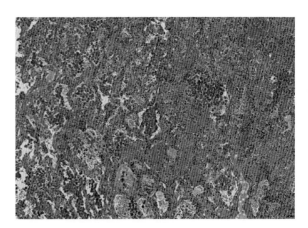

▲ 图 31-25　吞噬含铁血黄素的巨噬细胞和新鲜出血，未见炎症浸润

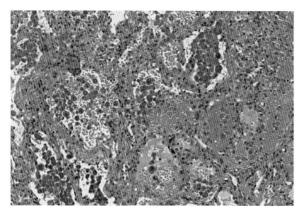

▲ 图 31-26　反复出血，未见其他形态学变化

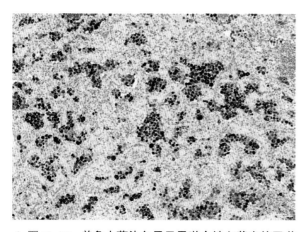

▲ 图 31-27　普鲁士蓝染色显示吞噬含铁血黄素的巨噬细胞。免疫组化未检测到自身抗体，排除了 **Goodpasture** 综合征。无免疫细胞浸润，排除了自身免疫性疾病

病例 6

23 岁女性，表现为肌痛、咯血和肺部弥漫性浸润。胞质型抗中性粒细胞胞质抗体（c-ANCA）检测结果呈阳性。肺活检（图 31-28 至图 31-30 ）。

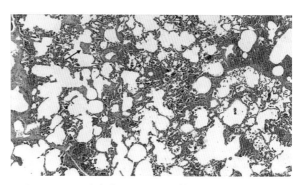

▲ 图 31-28　肺泡出血（毛细血管炎），肺泡内吞噬含铁血黄素的巨噬细胞弥漫性聚集，伴有成纤维细胞组织栓塞（机化性肺炎）（箭）

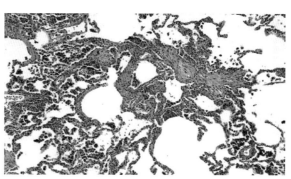

▲ 图 31-29　肺泡出血（毛细血管炎），高倍镜显示机化（机化性肺炎模式）和肺泡内吞噬含铁血黄素的巨噬细胞聚集，间质有少量炎细胞

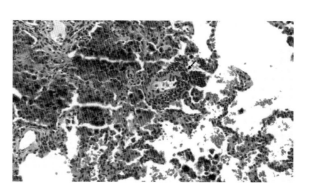

▲ 图 31-30　肺泡出血（毛细血管炎），肺泡含铁血黄素沉着与毛细血管炎有关。形态学改变以陈旧性出血和毛细血管炎为特征，但并非特异性，也可见于狼疮、早期 **Wegener** 肉芽肿和显微镜下多血管炎

自身免疫性疾病的肺泡出血

在一些自身免疫性疾病（autoimmune disease，AID），如狼疮，肺泡出血常见，有时甚至是唯一的表现，是由自身抗体或免疫复合物破坏小血管内皮或血管炎引起。常表现为出血的AID包括系统性狼疮、系统性硬化症、原发性肺血管炎、抗磷脂自身抗体病、Goodpasture综合征和特发性肺含铁血黄素沉积症。有些罕见的AID也可表现为出血，如贝赫切特综合征和自身免疫性溶血性贫血累及肺。

- 临床和影像学表现
  - 双肺不规则磨玻璃影。
- 组织学表现
  - 肺泡出血。
  - 小血管炎或免疫复合物沉积伴炎症反应。
- 治疗
  - 皮质类固醇治疗、免疫抑制治疗。

病例 7

75岁男性，平素身体健康，因发热和乏力1周来诊，诊断为流感综合征，出现急性呼吸窘迫和咯血。CT扫描显示双侧磨玻璃影。入院2天后死亡，行尸检。肺组织取自尸检（图31-31至图31-34）。

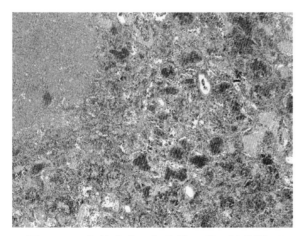

▲ 图 31-31　血管内大 B 细胞淋巴瘤，低倍镜下可见肺泡腔内充满血液、纤维素伴坏死，肺泡间隔轻度增宽

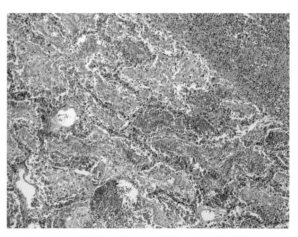

▲ 图 31-32　血管内大 B 细胞淋巴瘤，此视野可见肺泡腔内含有纤维蛋白和血液，肺毛细血管腔内含有大细胞核的淋巴细胞，边缘可见坏死区

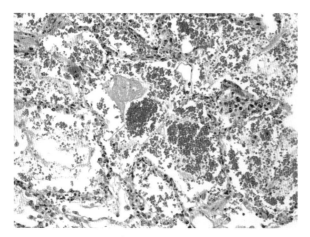

▲ 图 31-33　血管内大 B 细胞淋巴瘤，高倍镜下毛细血管和小动脉内可见不典型淋巴样细胞，细胞核大、空泡状

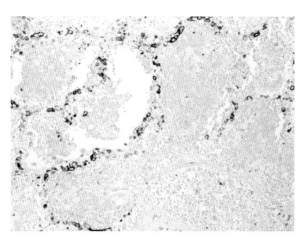

▲ 图 31-34　血管内大 B 细胞淋巴瘤，血管内的淋巴样细胞具有 B 细胞免疫表型并表达 **CD20**

血管内大 B 细胞淋巴瘤

　　血管内大 B 细胞淋巴瘤是一种可累及多器官的系统性疾病，通常有中枢神经系统和皮肤的临床表现。经常累及肺小血管，但很少出现呼吸系统症状（如果出现，可类似感染伴发热）。显微镜下表现为大的不典型淋巴样细胞堵塞肺小血管。

病例 8

　　68 岁女性，长期二尖瓣狭窄病史，行瓣膜成形术。肺组织切片取自尸检（图 31-35 至图 31-37）。

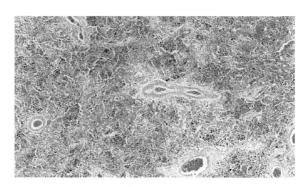

▲ 图 31-35　慢性静脉淤血，肺泡腔内含有血液和大量吞噬含铁血黄素的巨噬细胞

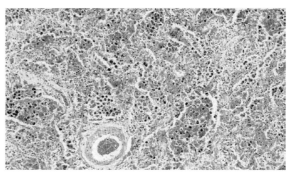

▲ 图 31-36　慢性静脉淤血，肺泡腔内充满红细胞、纤维蛋白和吞噬含铁血黄素的巨噬细胞，伴肺泡间隔轻度增宽和动脉壁中膜轻度增厚

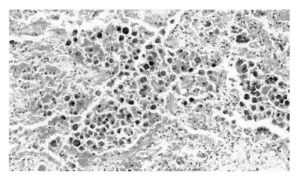

▲ 图 31-37　慢性静脉淤血，大量含有粗糙含铁血黄素的巨噬细胞混有纤维蛋白

病例 9

53 岁男性，有吸烟史，行肺错构瘤切除手术。送检肺组织 2 块，一块含有结节状软骨样错构瘤，另一块为"正常"肺组织（图 31–38 和图 31–39）。

病例 10

8 岁女性，既往患肺部弥漫性疾病及缺铁性贫血 6 年。循环抗 GMB 抗体阴性。接受皮质类固醇治疗。咯血后猝死，尸检可见肺增大并色深（图 31–40 至图 31–42）。

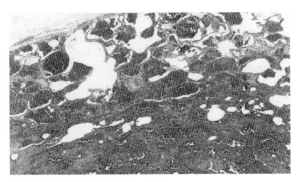

▲ 图 31–38　人为性肺泡内出血，肺间质轻度纤维化伴弥漫性肺泡内出血

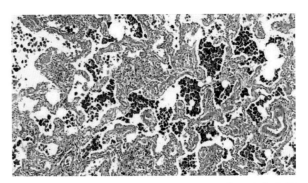

▲ 图 31–40　特发性肺含铁血黄素沉积症，肺泡内吞噬含铁血黄素的巨噬细胞明显聚集，肺泡间隔不连续增厚，类似脱屑性间质性肺炎

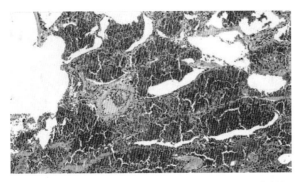

▲ 图 31–39　人为性肺泡内出血，肺泡腔内充满新鲜血液导致弥漫性肺泡内出血，未见吞噬含铁血黄素的巨噬细胞。如肺泡内出血伴吞噬含铁血黄素的巨噬细胞，则提示为陈旧性出血

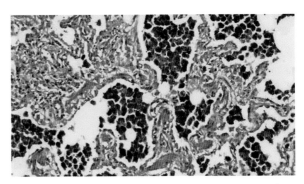

▲ 图 31–41　特发性肺含铁血黄素沉积症，高倍镜下突出显示肺泡内充满吞噬含铁血黄素的巨噬细胞，非特异性间质和 II 型肺泡细胞增生

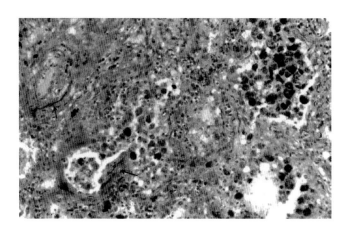

◀ 图 31-42 特发性肺含铁血黄素沉积症，此视野显示铁质包裹血管弹力组织（箭），这是特发性含铁血黄素沉着的常见表现，但并不具特异性

特发性肺含铁血黄素沉积症（idiopathic pulmonary hemosiderosis，IPH）

- 临床表现

  - 罕见疾病。

  - 男女发病率相同。

  - 大多数病例发生于 10 岁以下儿童。

  - 少量病例可发生于成年人，男性为主。

  - 家族性病例已有报道。

  - 反复发作的肺泡出血，常伴有咯血。

  - 经常出现咳嗽、呼吸困难和缺铁性贫血。

  - 有时与腹腔疾病相关。

- 影像学表现

  - 弥漫性、双侧气腔实性或磨玻璃影。

- 大体表现

  - 肺致密、质实、棕色。

- 显微镜下表现

  - 广泛性肺泡内出血。

  - 慢性病变，可见含铁血黄素和轻度肺间质增宽。

  - 炎症反应极少。

  - 无毛细血管炎。

- 鉴别诊断

  - 导致肺出血的其他病因。

- 预后和治疗

  - 对皮质类固醇治疗反应不同。

  - 平均生存期 3～5 年。

第32章 肺代谢性病变
Metabolic Lung Diseases

病例 1

52 岁男性，因慢性支气管炎和咳脓痰就诊。CT 扫描可见结节状密度影。行胸腔镜活检以明确诊断（图 32-1 至图 32-3）。

最终，该病例诊断为结节性淀粉样变性。

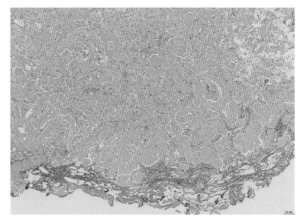

▲ 图 32-2 嗜酸性无定形物呈结节状沉积，其边缘和内部均可见散在淋巴细胞浸润

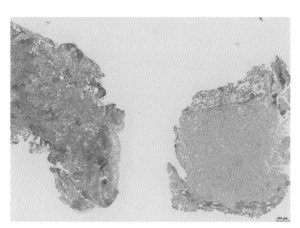

▲ 图 32-1 全貌观显示，右侧为嗜酸性无定形物，左侧淋巴细胞浸润伴淋巴滤泡

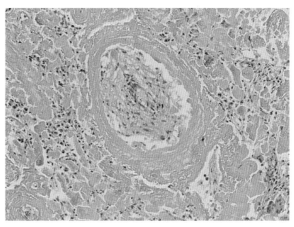

▲ 图 32-3 肺泡间隔和血管壁内均可见沉积物，有典型的多核巨细胞反应，刚果红染色和偏振光观察呈淀粉样物阳性

病例 2

67 岁男性，出现缓慢生长、诊断不明的 5cm×3cm 肿块，从右肺下叶延伸至胸膜。行经胸腔 CT 引导下活检（图 32-4 和图 32-5）。

该病例诊断为结节性淀粉样变性，非肿瘤。

病例 3

65 岁男性，既往有黑色素瘤病史，现右上叶发现一个 1cm 的结节性病变，将其切除以除外转移性病变（图 32-6 至图 32-11）。

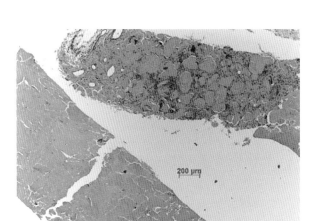

▲ 图 32-4 经胸腔穿刺活检显示肺组织中嗜酸性物质聚集，局灶伴密集的淋巴细胞浸润

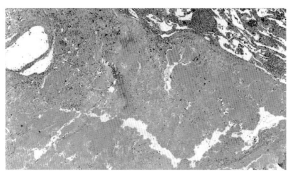

▲ 图 32-6 结节性淀粉样变性，部分肺实质被一个边界清晰、嗜酸性无定形物组成的结节取代，结节周围可见少量淋巴样细胞聚集

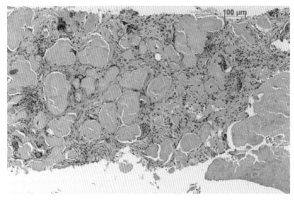

▲ 图 32-5 肺组织中可见典型的嗜酸性无定形物质沉积，伴巨细胞反应和少量淋巴细胞，刚果红染色和偏振光观察呈淀粉样物阳性

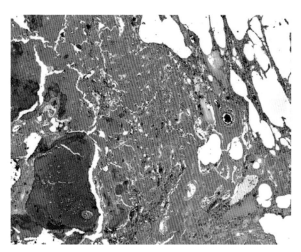

▲ 图 32-7 结节性淀粉样变性，另一个视野可见实性、嗜酸性物破坏肺实质，其内还可见骨化

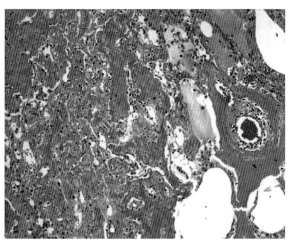

▲ 图 32-8 结节性淀粉样变性，高倍视野可见淀粉样物充斥肺泡腔

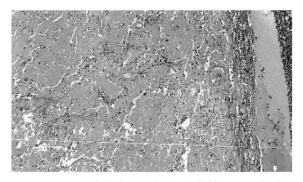

▲ 图 32-9 结节性淀粉样变性，高倍镜下显示典型的淀粉样物取代了肺实质，为明显的嗜酸性物质

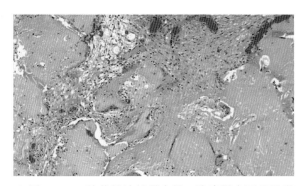

▲ 图 32-10 结节性淀粉样变性，该病例中可见吞噬淀粉样物的巨细胞反应，在结节性淀粉样变性中常见

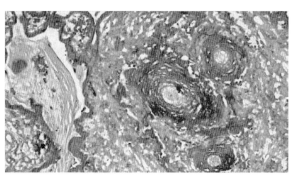

▲ 图 32-11 结节性淀粉样变性，刚果红染色显示淀粉样物的典型特征

病例 4

73 岁女性，单克隆性丙种球蛋白病史，表现为咳嗽 1 个月伴进行性呼吸困难。胸部 X 线片和 CT 扫描显示双侧上叶实变区。经支气管活检（图 32-12 至图 32-16）。

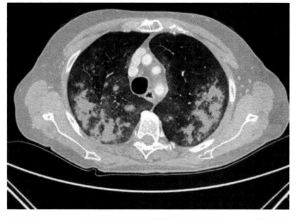

▲ 图 32-12 弥漫性肺泡间隔淀粉样变性，CT 扫描显示双肺上叶结节状实变，实变区周围可见磨玻璃影

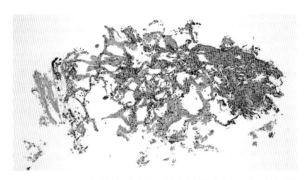

▲ 图 32-13 弥漫性肺泡间隔淀粉样变性，经支气管活检取得一小块肺组织，可见嗜酸性无定形物沉积导致肺泡间隔轻度、一致性增宽

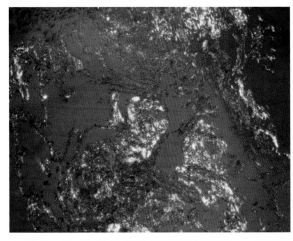

▲ 图 32-16 弥漫性肺泡间隔淀粉样变性，刚果红染色的淀粉样物在偏振光观察下呈特征性的苹果绿色双折光

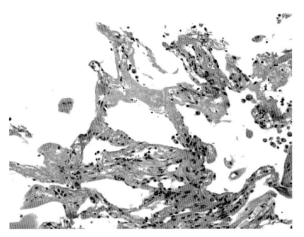

▲ 图 32-14 弥漫性肺泡间隔淀粉样变性，高倍镜可以更清楚地显示肺泡间隔内淀粉样物的无定形形态

病例 5

84 岁男性，表面体健，出现急性心力衰竭，入院后不久死亡。行尸检（图 32-17 至图 32-20）。

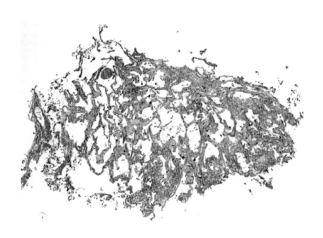

▲ 图 32-15 弥漫性肺泡间隔淀粉样变性，刚果红染色清楚地显示出嗜刚果红阳性的淀粉样物沉积

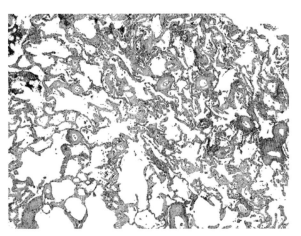

▲ 图 32-17 弥漫性肺实质淀粉样变性，此切片显示弥漫性、一致性的间质增厚伴嗜酸性无定形沉积物。血管壁中也出现类似的沉积物

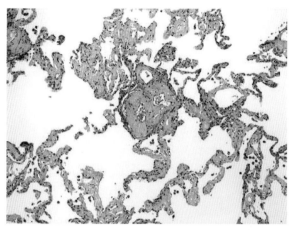

▲ 图 32-18 弥漫性肺实质淀粉样变性，肺间质因嗜酸性、无定形淀粉样物的沉积而增宽，血管壁均匀增厚，管腔狭窄

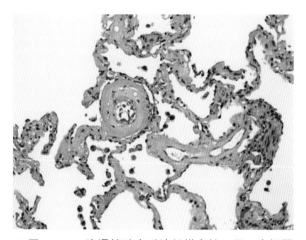

▲ 图 32-19 弥漫性肺实质淀粉样变性，另一个视野显示肺间质及血管淀粉样物沉积的相同模式

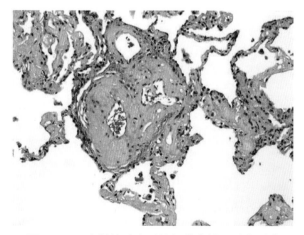

▲ 图 32-20 弥漫性肺实质淀粉样变性，肺实质中血管内膜和中膜明显增厚，呈肺动脉高压的形态改变，特殊的是该病例的心肌中也存在淀粉样沉积物

病例 6

39 岁男性，无症状，有铝尘暴露史，常规胸部 X 线检查时发现双肺不透明影，CT 扫描证实为斑片状磨玻璃影，呈铺路石样改变，怀疑为肺泡蛋白沉积症。支气管肺泡灌洗未能诊断，肺功能检查在正常范围内。行胸腔镜活检（图 32-21 至图 32-24）。

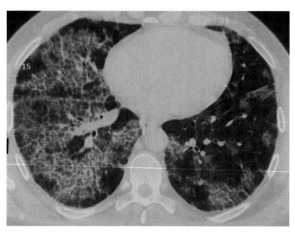

▲ 图 32-21 肺泡蛋白沉积症，高分辨 CT 显示斑片状磨玻璃影区域和相接的网状不透光区（铺路石样）

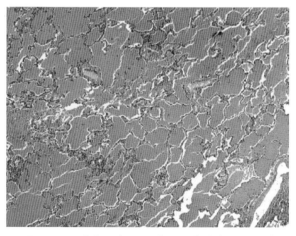

▲ 图 32-22 肺泡蛋白沉积症，肺泡内广泛沉积嗜酸性蛋白样物质。间质轻度增厚，但未见纤维化

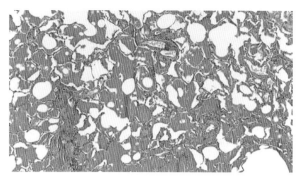

▲ 图 32-23　肺泡蛋白沉积症，肺泡腔内充满细颗粒状、嗜酸性物质，肺泡间隔基本正常

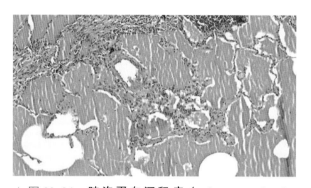

▲ 图 32-24　肺泡蛋白沉积症（pulmonary alveolar proteinosis，PAP），肺泡蛋白样物质中有少量圆形空腔，间质轻度增厚，未见纤维化和炎细胞，该病例 PAP 可能继发于铝粉尘暴露

病例 7

6 月龄男婴，因进行性呼吸困难入院。出生时因有呼吸系统问题（APGAR 9/10）在保育箱中观察了 6 天，诊断为呼吸窘迫综合征（RDS）。由于体重不增长且仍有呼吸系统问题，被送至小儿肺科。CT 扫描考虑为先天性肺气道畸形（CPAM），需要通过鼻导管供氧。支气管肺泡灌洗显示为粒细胞性、嗜酸性粒细胞性和极少的 CD4 为主淋巴细胞性肺泡炎。复查 CT 显示双肺磨玻璃影。由于病情恶化，行胸腔镜（图 32-25 至图 32-28）。诊断之后进行了支气

管肺泡灌洗，但呼吸功能并未明显改善。最后进行了遗传学分析。给予了大剂量皮质类固醇激素、抗纤维化和抗炎药物治疗。患儿在家吸氧，状况良好，并定期随访。

该病例诊断为肺泡蛋白沉积症（alveolar proteinosis），很可能是由表面活性基因突变引起的。后来证实此例存在 *ABCA3* 基因突变引起的 *ABCA3* 缺失，并非怀疑的表面活性 B 基因突变。

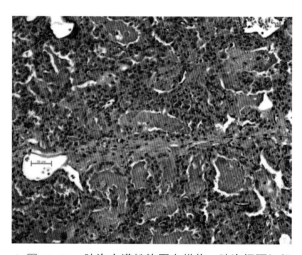

▲ 图 32-25　肺泡充满粉染蛋白样物，肺泡间隔组织细胞和淋巴细胞浸润

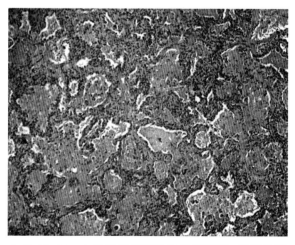

▲ 图 32-26　大量肺泡被蛋白样物质阻塞，混杂有组织细胞和淋巴细胞的炎性浸润

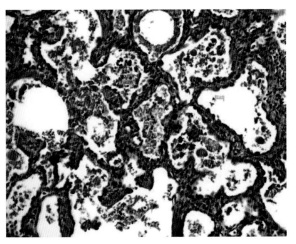

▲ 图 32-27　此区域肺泡内渗出物较少，但是仍可见间质轻度浸润

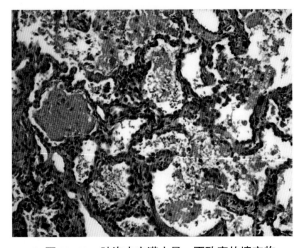

▲ 图 32-28　肺泡内充满大量、不致密的填充物

病例 8

患者经检查发现左主支气管肿物，怀疑为错构瘤并手术切除。切片和蜡块提交会诊。会诊后肿瘤诊断改为高分化黏液胶样癌。另外，还发现了未能被临床和影像学检出的周围肺实质的病理变化（图 32-29）。

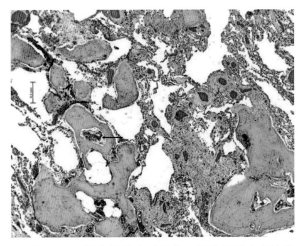

▲ 图 32-29　树突状肺实质骨化，肺泡间隔内成熟骨组织形成，甚至伴骨髓生长（箭）。此例病变最初是在 X 线检查中偶然发现的，通常预示着缺氧，该病例很好地显示了骨化是由纤维化发展而来

病例 9

32 岁女性，因反复肺部感染入院。CT 扫描发现结节，怀疑为朗格汉斯细胞组织细胞增生症。支气管肺泡灌洗诊断为淋巴细胞性和极少粒细胞性肺泡炎，CD4 细胞升高。活检怀疑为微结石病。行胸腔镜手术，从左肺取出大小为 5cm×2.5cm×1cm 和 4cm×4cm×1.5cm 的 2 块肺组织（图 32-30 至图 32-33）。

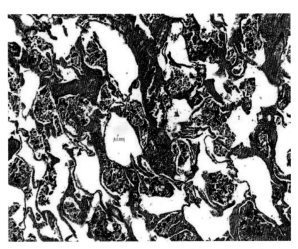

▲ 图 32-30　肺组织伴结节性病变和炎性浸润

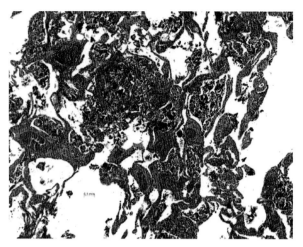

▲ 图 32-31 很多深染结构伴炎症反应

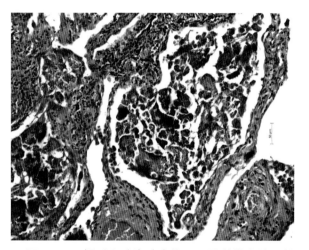

▲ 图 32-32 间质和肺泡腔内均可见吞噬微小结石的异物巨细胞

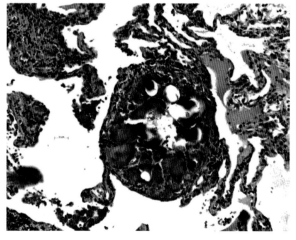

▲ 图 32-33 吞噬了很多微结石的巨细胞

该病例诊断为肺泡微结石病，一种基于钙转运调节蛋白突变的先天性疾病。

病例 10

60 岁男性，有进行性心脏病和呼吸困难病史。胸部 X 线片显示双肺致密和弥漫性浸润。死于心肌梗死。尸检示肺部质硬如石（图 32-34 至图 32-37）。

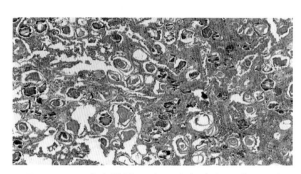

▲ 图 32-34 肺泡微结石病，肺泡腔内充满了层状、部分钙化的小体，有些类似于砂粒体

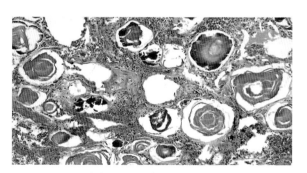

▲ 图 32-35 肺泡微结石病，高倍镜下充满肺泡腔的层状小体，此组织特征是独特的

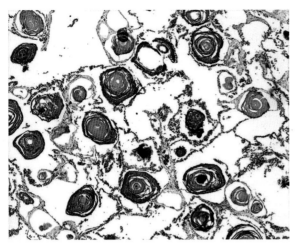

▲ 图 32-36 肺泡微结石病，微结石呈同心圆层状结构

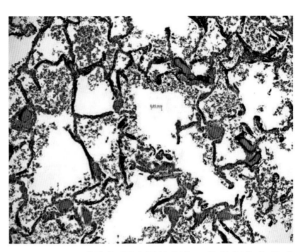

▲ 图 32-38 肺泡间隔弥漫性钙化，这些钙化物几乎勾勒出了肺结构

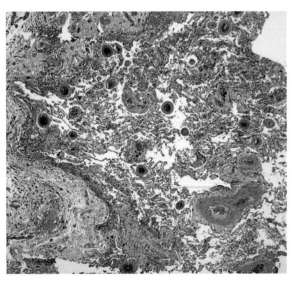

▲ 图 32-37 作为对比，此处列出肺泡结石，以钙化灶为核心的同心圆层状结构。这些肺泡结石位于肺泡内，不产生任何反应。无巨细胞反应，无炎症，它们仅仅是废物

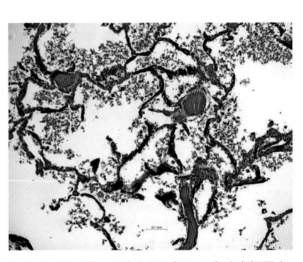

▲ 图 32-39 进一步放大显示钙沉积在肺泡间隔内。无周围反应

病例 11

44 岁女性，表现为左髋部疼痛。手术治疗并安装了假肢。住院期间还发现了肾结石病。胸部 X 线片显示肺大疱病变，CT 扫描显示磨玻璃影。再次入院行肺大疱切除，诊断肺部病变后进一步检查，发现继发性甲状旁腺功能亢进（图 32-38 至图 32-40）。

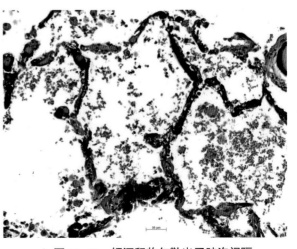

▲ 图 32-40 钙沉积物勾勒出了肺泡间隔

该病例诊断为弥漫性肺泡钙化，需评估代谢紊乱。

淀粉样变性

- 临床表现

  - 无性别或种族差异。

  - 大多数患者超过 40 岁；老年病例发生于 80 岁以上。

  - 系统性淀粉样变性包括 4 种类型。

    ➢ 系统性淀粉样轻链蛋白（AL）淀粉样变性：单克隆性浆细胞增生性疾病。

    ➢ 系统性淀粉样 A 蛋白（AA）淀粉样变性：继发于慢性炎症性病变。

    ➢ 系统性野生型淀粉样转甲状腺蛋白（ATTR）淀粉样变性：以前称为老年性淀粉样变。

    ➢ 系统性遗传性淀粉样转甲状腺蛋白（ATTR）淀粉样变性：以前称家族性淀粉样多神经病。

  - 临床症状取决于受累的器官。

  - 结节性淀粉样变性，代表局限性 AL 或 AL/ 淀粉样重链蛋白（AH）淀粉样变性，通常为独立性、无症状病变。

- 影像学表现

  - 弥漫性：间质结节性或线状密度影。

  - 结节状：单发或多发结节。

- 显微镜下表现

  - 弥散性淀粉样变性。

    ➢ 弥漫性肺泡间隔淀粉样变性，肺组织结构保存完好。

    ➢ 肺泡间隔因有光泽的、嗜酸性物质而增厚。

    ➢ 血管通常受累。

    ➢ 脏胸膜可能受累。

    ➢ 嗜刚果红和偏振光下苹果绿双折光性具有诊断性。

    ➢ 巨细胞不常见。

  - 结节性淀粉样变。

    ➢ 由均一、致密嗜酸性物组成的、边界清晰的结节。

    ➢ 结节内及周围少量淋巴细胞和浆细胞聚集。

    ➢ 局部可见异物巨细胞、钙化和骨化。

    ➢ 嗜刚果红和偏振光下苹果绿双折光性具有诊断性。

- 鉴别诊断
  - 非特异性间质性肺炎。
  - 非淀粉样轻链蛋白沉积（刚果红染色阴性）。
  - 透明变性肉芽肿。
- 预后和治疗
  - 弥漫性淀粉样变性。
    ➢ AL 淀粉样变性：化疗后自体干细胞移植。
    ➢ AA 淀粉样变性：如果不治疗，死亡率很高；成功治疗基础性疾病后可使病情稳定。
    ➢ 野生型 ATTR 淀粉样变性：并发心力衰竭和心律失常。与 AL 淀粉样变性相比，存活率较高。
    ➢ 系统性遗传性 ATTR 淀粉样变性：肝脏移植有效，化疗无作用。
  - 结节性淀粉样变性：保守切除治疗；预后良好。

肺泡蛋白沉积症（pulmonary alveolar proteinosis，PAP）

- 临床表现
  - 进行性劳力性呼吸困难和咳嗽。
  - 肺功能检查可能正常，但是用力时肺弥散功能下降，肺泡 – 动脉氧张力梯度升高。
  - 肺泡灌洗液呈牛乳样。
  - 血清粒细胞—巨噬细胞集落刺激因子（GMCSF）水平升高。
- 影像学表现
  - 双肺弥漫性、对称性的气腔影，以周边区域或基底分布为特征。
  - 铺路石样改变：小叶间隔增厚，伴重叠的磨玻璃影。
- 显微镜下表现
  - 远端支气管肺泡复合体内充满 PAS 阳性的嗜酸性细颗粒状物。
  - 散在聚集的泡沫状组织细胞和胆固醇裂隙。
  - 肺结构正常，可有不同程度的间质纤维化。
  - 无明显间质炎症。
  - 并发感染时可出现相应的表现。
- 鉴别诊断
  - 肺水肿。
  - 肺孢子菌性肺炎。
  - 肺泡黏蛋白积聚。

- 预后和治疗
  - 病程变化较大。
  - 儿童中常见表面活性剂蛋白（B 和 C）和 *ABCA3* 基因突变；成年人可引起对粒细胞 - 巨噬细胞集落刺激因子（GMCSF）的自身免疫反应；其他如与感染相关的病因，目前知之甚少。
  - 双侧全肺肺泡灌洗和 GMCSF 治疗。

肺泡微结石病

- 临床表现
  - 好发于 30—50 岁。
  - 散发性和家族性发病。
  - 大多数病例为胸部影像学检查偶然发现。
  - 症状包括呼吸困难、咳嗽和胸痛。
- 影像学表现
  - 胸部 X 线显示沙砾样改变。
  - 弥散性、散在的微结节状钙化。
- 显微镜下表现
  - 肺泡内和间质同心圆、层状钙化小体（钙球体）。
  - 间质通常可见伴异物巨细胞和组织细胞的炎症反应。
  - 钙球体大小不一，HE 染色呈蓝色或粉红色。
  - 陈旧性病变可发生骨化。
- 鉴别诊断
  - 淀粉样小体。
  - 肺骨化。
  - 蓝染小体。
- 预后和治疗
  - 临床病程多样。
  - 某些患者很少进展或无进展。
  - 目前尚无有效的治疗方法，严重病例可肺移植。

转移性肺钙化

- 临床表现
  - 钙和磷代谢障碍所致。
  - 发生于原发性或继发性甲状旁腺功能亢进或高钙血症患者。
  - 可发生于白血病、多发性骨髓瘤和小细胞癌患者。
- 影像学表现
  - 胸部 X 线片可正常。
  - 高分辨 CT 显示小叶中心性或弥漫性钙化。
  - 小叶中心分布的磨玻璃影。
- 显微镜下表现
  - 肺泡壁内钙沉积。
  - 未见炎症反应；进展期病例可见异物巨细胞。
- 鉴别诊断
  - 营养不良性钙化。
- 预后和治疗
  - 预后和治疗主要集中于潜在性疾病。

拓展阅读

[1] Khor A, Colby TV. Amyloidosis of the lung. Arch Pathol Lab Med. 2017;141:247–54.

[2] Mariotta S, Ricci A, Papale M, et al. Pulmonary alveolar microlithiasis: report of 576 cases published in the literature. Sarcoidosis Vasc Diffuse Lung Dis. 2004;21:173–81.

[3] Katzenstein AL. Miscellaneous specific diseases of uncertain etiology. In: Katzenstein AL, editor. Katzenstein and Askin's surgical pathology of non-neoplastic lung diseases. Philadelphia: Saunders Co.; 2006. p. 415–44.

[4] Travis WD, Colby TV, Koss MN, et al. Lung infections. In: King DW, editor. Non-neoplastic disorders of the lower respiratory tract. Washington, DC: America Registry of Pathology and the American Forces Institute of Pathology; 2002.

[5] Leslie KO, Gruden JF, Parish JM, Scholand MB. Transbronchial biopsy interpretation in the patient with diffuse parenchymal lung disease. Arch Pathol Lab Med. 2007;131:426–3.

[6] Popper H. Chapter 12: Morphology-pathogenesis-etiology. In: Pathology of lung disease. Berlin: Springer; 2017. p. 275–88. https://doi.org/10.1007/978-3-662-50491-8.

[7] Trapnell BC, Whitsett JA, Nakata K. Pulmonary alveolar proteinosis. N Engl J Med. 2003;349:2527–39.

[8] Webb W, Muller N, Naidich D. High resolution CT of the lung. Philadelphia: Lippincott; 2001. p. 390–3.

第 33 章　肺尘埃沉着病（矽肺）
Pneumoconiosis

病例 1

68 岁男性，既往有吸烟史，有慢性矽肺的临床病史，经高分辨 CT 扫描诊断。他是一名制瓷工人，曾在室内环境工作 42 年。在行右肺中叶肺癌切除手术时，取右肺上叶结节性病变做活检（图 33-1 至图 33-4）。

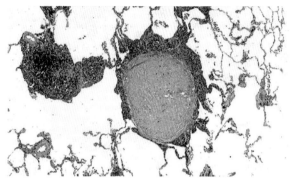

▲ 图 33-2　典型矽肺，肺间质中可见吞噬粉尘的巨噬细胞聚集但无纤维化（斑点），另见一个陈旧性矽肺结节，其特征为外周包绕一层组织细胞的层状胶原束

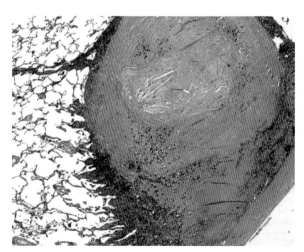

▲ 图 33-1　典型矽肺，形态为边界清晰的纤维性结节，边缘环绕着组织细胞和炭末沉着性色素。邻近的肺实质正常

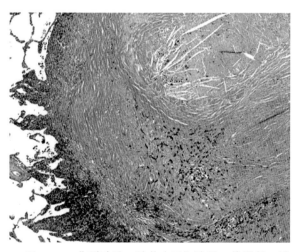

▲ 图 33-3　典型矽肺，结节由无细胞的、旋涡状、致密、透明变性的胶原纤维束组成，结节中心或周边可见数量不等的黑色色素（炭沫）沉积

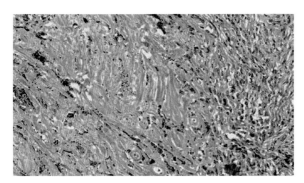

▲ 图 33-4 典型矽肺，高倍镜显示胶原束被组织细胞和黑色色素包绕

病例 2

　　76 岁男性，CT 扫描确诊为多发结节。支气管镜检查未见病变。纵隔镜检查中，切除肿大的淋巴结，仅诊断为慢性炎症。行胸腔镜手术取左肺舌叶和下叶（图 33-5 至图 33-7）。因肺病科临床初步诊断，开始进行抗结核治疗。

　　最终，该病例诊断为矽肺。

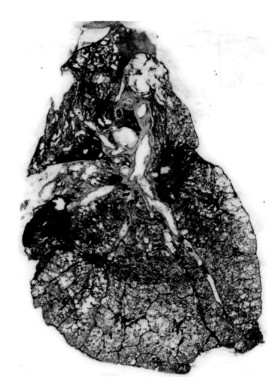

▲ 图 33-6 此为尸检病例（不同的病例）的组织薄片，可以很好地显示矽肺结节。根据此类型的组织制备，可以估算被损坏的无功能肺组织的量，从而对家属做出经济补偿

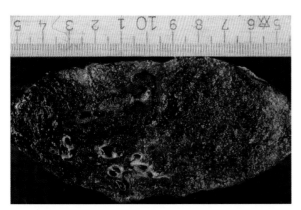

▲ 图 33-5 切除的肺组织呈黑色结节状和斑点状，为典型的矽肺

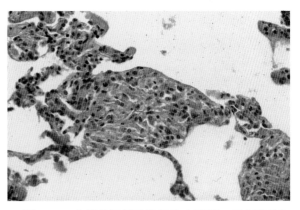

▲ 图 33-7 此例的早期矽肺结节由吞噬二氧化硅晶体的巨噬细胞组成（偏振光下可见）

病例 3

71 岁男性，牙科医生，表现为呼吸困难和咳嗽，肺部不规则密度影，以上叶为主，类固醇治疗无反应。行活检（图 33-8 至图 33-11）。

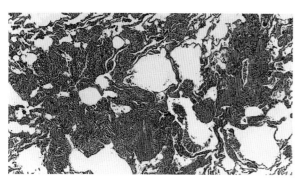

▲ 图 33-8　混合性粉尘尘肺病，不规则的、间质内细胞性病灶，位于细支气管和肺泡管周围，特征为细支气管周围肺实质轻度间质纤维化伴色素性组织细胞

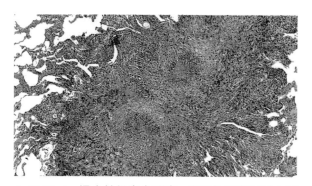

▲ 图 33-9　混合性粉尘尘肺病，在组织细胞浸润内可见更显著的纤维化，形成了早期纤维化矽肺结节

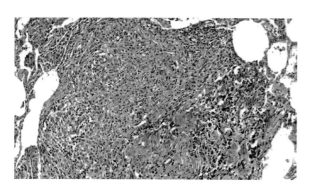

▲ 图 33-10　混合性粉尘尘肺病，其他视野可见巨噬细胞聚集在细支气管周围区域

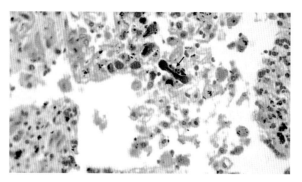

▲ 图 33-11　混合性粉尘尘肺病，图示为肺泡腔内的少量含铁小体。含铁小体与石棉小体不同，它们的中心是黑色而不是透明的（箭）

病例 4

64 岁女性，无吸烟史，表现为持续咳嗽 2 个月。胸部 X 线片显示左肺下叶周围型不规则结节状病变、斑片状纤维化伴胸膜下线状影。经支气管细针穿刺活检，结节状病变诊断为鳞状细胞癌。支气管肺泡灌洗可见巨噬细胞和少量石棉小体。行肺叶切除（图 33-12 至图 33-17）。

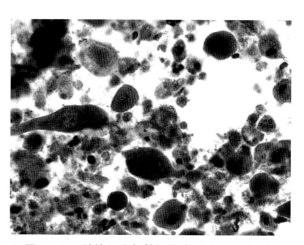

▲ 图 33-12　肿块经支气管细针穿刺（TBNA），可见肿瘤性的角化细胞，提示为鳞状细胞癌

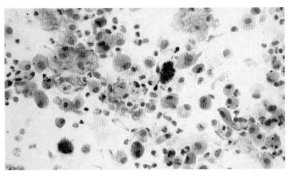

▲ 图 33-13 支气管肺泡灌洗，巨噬细胞、少量淋巴细胞和一个石棉小体，注意石棉小体的透明核心

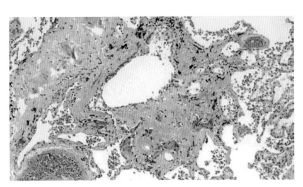

▲ 图 33-16 2 级石棉肺，细支气管周围纤维化伴大量石棉小体簇

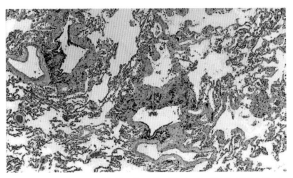

▲ 图 33-14 2 级石棉肺，切片来自非肿瘤性肺实质，显示细支气管周围的纤维化局灶延伸至相邻的肺泡间隔

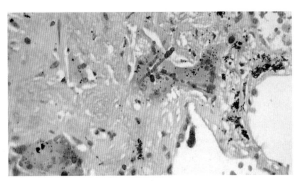

▲ 图 33-17 2 级石棉肺，数个具有特征性透明核心的石棉小体，伴巨细胞反应

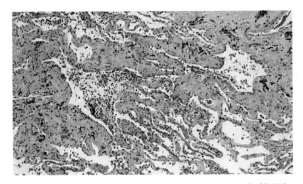

▲ 图 33-15 2 级石棉肺，延伸自呼吸性细支气管的轻度间质纤维化，但肺实质结构保留，注意石棉小体成簇出现

病例 5

56 岁男性，因患石棉肺要求政府保险机构赔偿。提交切片和蜡块进行病理分期，为 3～4 级石棉肺（图 33-18 至图 33-23）。

该病例诊断为周围肺组织大量纤维化，支气管周围伴混合性粉尘和纤维，怀疑为石棉肺。根据石棉暴露史，最终确诊为石棉肺。

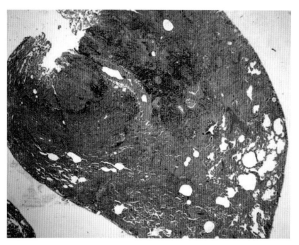

▲ 图 33-18　全貌观，肺组织伴大量深褐色物质并实变，正常肺组织所剩无几

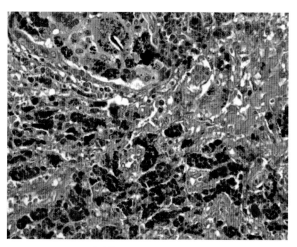

▲ 图 33-21　支气管周围区域可见大量巨噬细胞聚集，吞噬的物质呈粗颗粒状，顶部可见一个巨细胞吞噬了一根黑色纤维

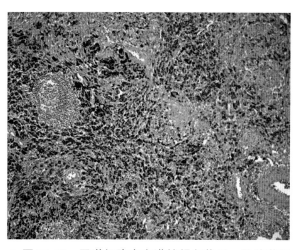

▲ 图 33-19　巨噬细胞内充满棕褐色物质，局灶淋巴细胞炎症，背景中的纤维化几乎被巨噬细胞掩盖

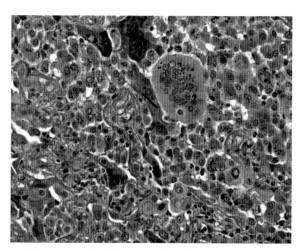

▲ 图 33-22　此区域可见吞噬异物的巨噬细胞和数个巨细胞；另一个巨细胞吞噬了一根黑色纤维。怀疑为石棉肺

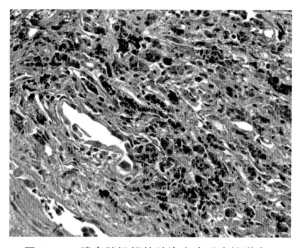

▲ 图 33-20　残存肺组织的肺泡上皮反应性增生，巨噬细胞内含有黑色和棕色异物，提示为肺尘埃沉着病

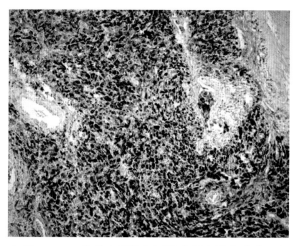

▲ 图 33-23　普鲁士蓝染色可见大量含铁血黄素，但未见清晰的石棉小体

病例 6

65 岁男性，已知石棉暴露史，因呼吸浅短而入院。CT 扫描可见大面积纤维化。支气管镜检查未发现病理改变，行支气管肺泡灌洗和支气管活检，活检未能明确诊断（图 33-24 至图 33-26）。

根据大量石棉小体，该病例诊断为石棉肺。

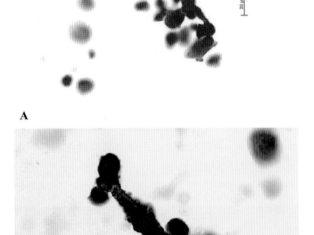

A

B

▲ 图 33-26　肺泡灌洗液的 HE 染色切片显示肺泡巨噬细胞消化石棉小体的过程，实验结果表明，石棉纤维在 6 个月内被降解

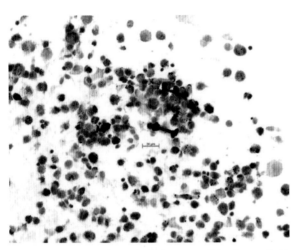

▲ 图 33-24　支气管肺泡灌洗可见巨噬细胞和两条符合石棉小体的明显棕色纤维

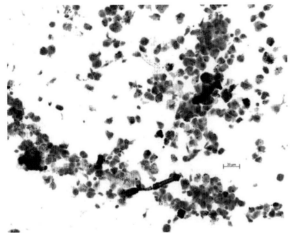

▲ 图 33-25　另一张切片显示更多的石棉小体。以上两张切片均为吉姆萨染色

病例 7

69 岁男性，因呼吸困难加重入院。患者从事了 32 年的煤矿工作，因煤工尘肺病（CWP）获得残疾抚恤金。胸部 X 线片显示肺上部区域有大片阴影，口服皮质类固醇治疗。4 个月后影像学异常情况无变化。突然死于家中，行尸检（图 33-27 至图 33-30）。

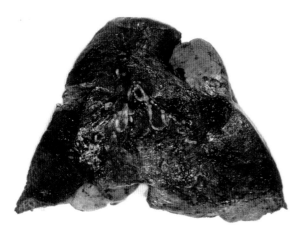

▲ 图 33-27 煤工尘肺病，肺实质切面可见黑色病变，主要累及肺上叶，注意肺门部增大的黑色淋巴结

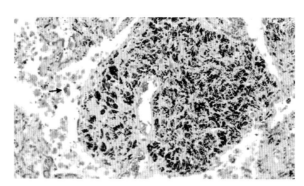

▲ 图 33-30 煤工尘肺病，斑点状病变中伴少量含铁小体（箭）

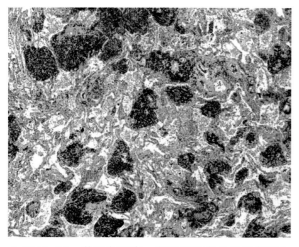

▲ 图 33-28 煤工尘肺病，煤工尘肺病的典型表现为呼吸性细支气管周围大量煤尘颗粒聚集（斑点），这个特殊病例未见相关的纤维化

病例 8

39 岁男性，因呼吸短促、咳痰送至肺科入院。CT 扫描可见斑点状及纤维化改变，支气管镜未见明确的病理性改变，行支气管活检和支气管肺泡灌洗（图 33-31 和图 33-32）。确诊后，具体询问患者的工作地点，其在公司负责多台激光打印机的工作，房间没有窗户和通风设施。

最终，该病例诊断为激光墨粉石墨沉积病。

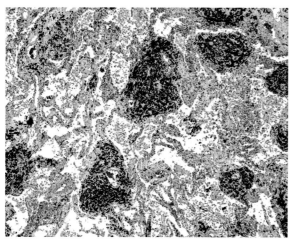

▲ 图 33-29 煤工尘肺病，充满粉尘的巨噬细胞聚集形成特征性的斑点，使得呼吸性细支气管周围的间质灶状扩张

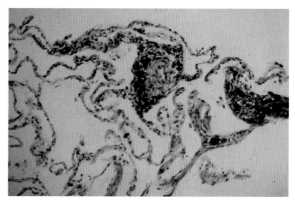

▲ 图 33-31 部分巨噬细胞内及间质中可见灶性黑色色素沉着，半偏振光显示为双折射的二氧化硅晶体

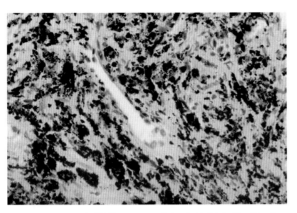

▲ 图 33-32 高倍镜可见巨噬细胞内黑色物质沉积，可能是石墨

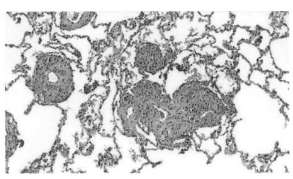

▲ 图 33-34 铝尘尘肺病，充满金属物质的巨噬细胞致密聚集，表现为间质的结节性病变

病例 9

56 岁男性，有吸烟史（15 包 / 年），无症状，已知暴露于铝粉尘，常规 X 线片检查提示双肺不规则密度影，随访 6 个月无变化（图 33-33 至图 33-35）。

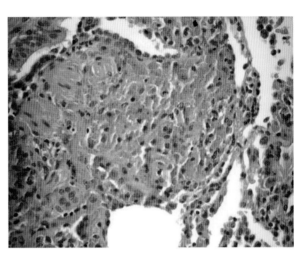

▲ 图 33-35 铝尘尘肺病，支气管周围巨噬细胞聚集，其内充满呈灰褐色颗粒状的铝尘

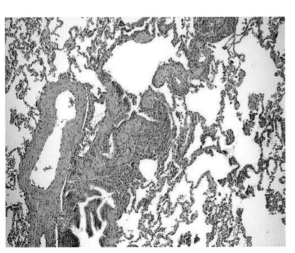

▲ 图 33-33 铝尘尘肺病，肺泡中央可见充满灰褐色尘埃的巨噬细胞聚集，并延伸至支气管周围的间隔

病例 10

66 岁男性，肺左上叶实变，曾有铝暴露史。由于实变为外周性，行 CT 引导下经胸廓活检（图 33-36 至图 33-39）。

最终，本病例诊断为铝尘肺。

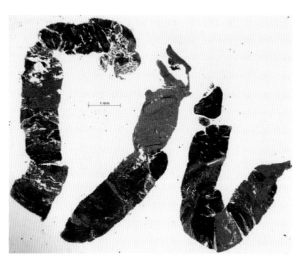

▲ 图 33-36　全貌观，经胸廓穿刺活检可见深染的致密浸润

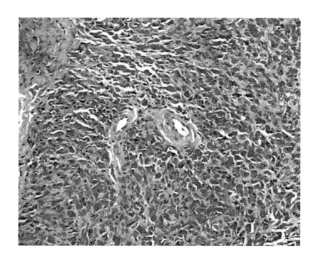

▲ 图 33-39　**von Kossa** 染色有助于识别明矾沉积

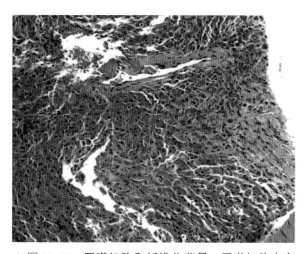

▲ 图 33-37　巨噬细胞和纤维化背景，巨噬细胞内含有灰橄榄绿色物质

病例 11

70 岁男性，既往有吸烟史，在轮胎工厂工作 15 年。此切片来自肺组织与错构瘤相邻处（图 33-40 至图 33-42）。

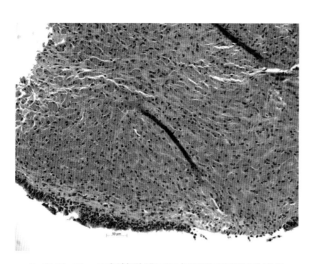

▲ 图 33-38　支气管黏膜可见相同的巨噬细胞聚集

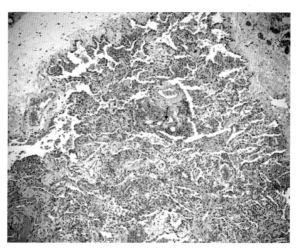

▲ 图 33-40　滑石肺，血管周围边界不清的肉芽肿伴含有晶体的巨细胞（箭），间质轻度纤维化

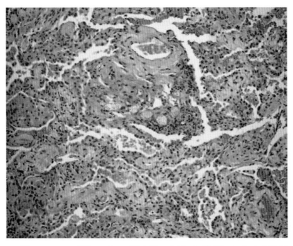

▲ 图 33-41　滑石肺，界限不清的肉芽肿和内含滑石晶体的巨细胞在血管周围的间质内清晰可见

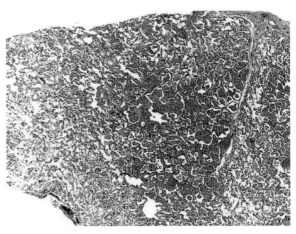

▲ 图 33-43　巨细胞间质性肺炎（GIP），低倍镜显示间质炎症反应及纤维化，细支气管周围加重，并伴有明显的肺泡内组织细胞聚集

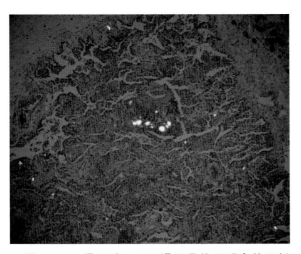

▲ 图 33-42　滑石肺，可见滑石晶体呈明亮的双折射性

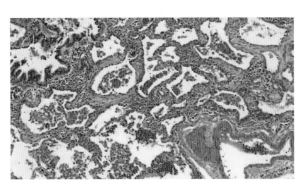

▲ 图 33-44　巨细胞间质性肺炎，支气管周围间质轻度炎症和纤维化，肺泡内巨噬细胞和多核巨细胞增多

病例 12

40 岁男性，既往有哮喘病史，与钴烟雾暴露相关，出现呼吸困难、咳嗽及双肺浸润（图 33-43 至图 33-46）。该病例由 TV Colby 博士提供。

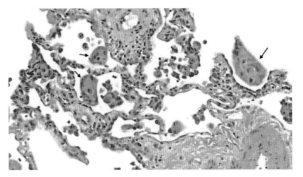

▲ 图 33-45　巨细胞间质性肺炎，部分多核巨细胞包含具有吞噬作用的组织细胞，是 GIP 常见的典型特征

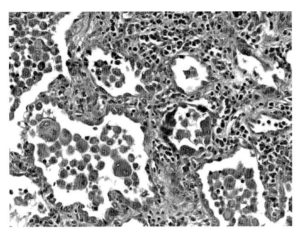

▲ 图 33-46　毒性金属化合物引起的巨细胞间质性肺炎，有时可见多核的肺泡衬覆细胞

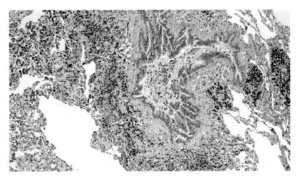

▲ 图 33-48　铁尘肺，细支气管周围和间质内可见大量吞噬棕色 – 黑色色素的巨噬细胞

病例 13

　　63 岁男性，无吸烟史，劳力性呼吸困难，X 线片可见多发小结节影。电焊工作史 30 余年。行肺活检（图 33-47 至图 33-50）。

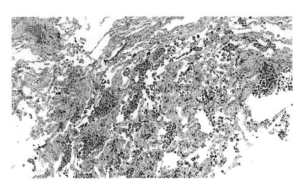

▲ 图 33-49　铁尘肺，肺泡腔内可见大量含棕色 – 黑色色素的巨噬细胞，伴轻度间质纤维化

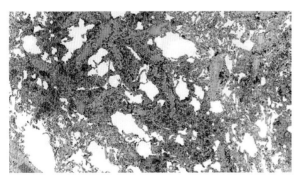

▲ 图 33-47　铁尘肺，低倍镜显示细支气管周围和间质中含金棕色色素的粉尘聚集，伴轻度纤维化

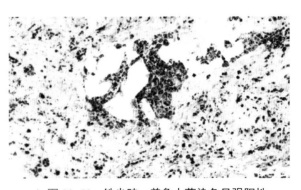

▲ 图 33-50　铁尘肺，普鲁士蓝染色呈强阳性

病例 14

50 岁男性，因气短和咳痰就诊。CT 扫描双肺均可见致密影。肺右上叶、下叶行支气管活检及支气管肺泡灌洗（图 33-51 至图 33-53）。

该病例诊断为电弧焊工尘肺病。

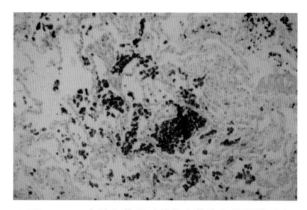

▲ 图 33-52 含铁血黄素对普鲁士蓝染色呈阳性反应，也显示主要分布在肺泡内

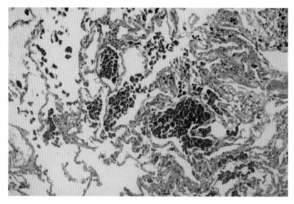

▲ 图 33-51 支气管活检可见巨噬细胞聚集在肺泡内，间质内较少，所有细胞均可见含铁血黄素

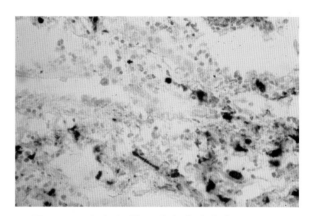

▲ 图 33-53 组织切片及肺泡灌洗液中可见少量石棉小体

硅肺病

- 临床表现
    - 暴露于含二氧化硅结晶的粉尘而引起。
    - 中年或老年男性。
    - 患者可能无症状。
    - 起病隐袭，出现呼吸困难和咳痰。
    - 肺功能测试可能出现限制性改变。
    - 可能会增加结核病的风险。
- 影像学表现
    - 胸部 X 线可正常。
    - 单纯性矽肺表现为肺上区、后区多发性、界限清楚的结节影。

- 纵隔和肺门淋巴结肿大伴周围钙化（蛋壳样外观）。
- 复合性矽肺可表现为与大量纤维化相关的致密影，伴有病灶周围肺气肿。

- 显微镜下表现
  - 矽肺结节：同心、无细胞的、旋涡状排列的胶原纤维，周围围绕淋巴细胞和吞噬粉尘颗粒的巨噬细胞。
  - 偏振光下，整个结节均可见弱双折射的二氧化硅颗粒。
  - 大多数分布于血管和细支气管周围。
  - 肺门淋巴结通常含有矽肺结节。
  - 早期病变出现含有双折射晶体的组织细胞性肉芽肿。
  - 肺结节和淋巴结结节均可出现钙化。
  - 吸入二氧化硅粉尘时的急性反应可引起肺泡脂蛋白沉积。

- 鉴别诊断
  - 孤立性结节：需排除已治愈的结核病、结节病和类风湿结节。

- 预后和治疗
  - 通常进展缓慢。
  - 推测二氧化硅可能与肺癌相关。
  - 无特异疗法。

混合粉尘尘肺病

- 临床表现
  - 暴露于含有二氧化硅和其他较少致纤维的粉尘所引起。
  - 中年或老年男性。
  - 患者可无症状。
  - 起病隐袭，出现呼吸困难和咳痰。

- 影像学表现
  - 胸部 X 线可正常。
  - 不规则密度影。

- 显微镜下表现
  - 尘埃斑：含尘埃的巨噬细胞在间质内呈星状不规则聚集，少或无纤维化，围绕在呼吸性细支气管周围。
  - 不规则形纤维性混合粉尘结节。
  - 在纤维化区域之间可见大面积未受累的肺实质。

- 鉴别诊断
  - 硅肺病。
- 预后和治疗
  - 通常进展缓慢。
  - 无特异疗法。

石棉肺

- 临床表现
  - 石棉暴露引起。
  - 男性更常见。
  - 发病于中年或老年。
  - 起病隐袭，出现呼吸困难和干咳。
  - 肺基底部闻及细湿啰音，晚期可出现杵状指。
  - 限制性通气障碍，扩散能力降低。
- 影像学表现
  - 肺基底部小而不规则的致密影。
  - 高分辨 CT 可见肺下部外周的"点状"结构。
  - 晚期病例可出现磨玻璃衰减及蜂窝状结构。
  - 胸膜斑和（或）圆形肺不张可共存。
- 显微镜下表现
  - 间质纤维化程度不等，从细支气管周围纤维化至弥漫性蜂窝状纤维化。
  - 石棉小体，主要围绕在细支气管周围。
  - 异物巨细胞。
  - 局灶骨化。
- 鉴别诊断
  - 普通型间质性肺炎（UIP）。
  - 非特异性间质性肺炎（NSIP）。
- 预后和治疗
  - 通常进展缓慢。
  - 无特异疗法。
  - 罹患肺癌与间皮瘤的风险增加。

煤工尘肺病（coal workers' pneumoconiosis，CWP）

- 临床表现

  - CWP 由暴露于煤尘引起。

  - 典型的见于中年和老年。

  - CWP 分为单纯性 CWP 和复杂性 CWP 或进行性大块纤维化（progressive massive fibrosis，PMF）。

  - 单纯性 CWP 患者可无症状。

  - 复杂性 CWP：气绝，咳黑色痰和缺氧。

  - 显著的限制性和阻塞性（更常见）通气功能障碍。

  - 复杂性 CWP 或 PMF 更可能与吸入粉尘中二氧化硅／石英的含量有关（大块纤维化中二氧化硅含量非常高）。其他被认为与 CWP 进展为 PMF 相关的因素是感染（主要是结核菌）和免疫因子。

- 影像学表现

  - 普遍位于肺上部的小而圆的阴影。

  - 肺上叶进行性大块纤维化。

  - 10%～20% 病例出现钙化。

- 显微镜下表现

  - 斑片状病变，以肺上叶更明显，呼吸性细支气管分叉处吞噬煤尘的巨噬细胞灶性聚集，并累及支气管周围间质，可伴有轻度纤维化（网状纤维）。

  - 肺泡腔、沿着小叶间隔和胸膜，可见充满粉尘的巨噬细胞聚集。

  - 除了更深的色素（可见硅晶体）外，结节状病变与矽肺相似。

  - 进行性纤维化表现为胶原纤维排列杂乱，被大量煤尘分隔开。

  - 邻近的区域可发生肺气肿，复杂性 CWP 可显著。

  - 含铁（煤）小体。

- 鉴别诊断

  - 炭末沉着性色素沉着。

  - 来自其他碳质材料的尘肺病，如炭黑、石墨。它们产生斑点和结节与粉尘中二氧化硅含量有关。

  - 石棉肺。

- 预后和治疗

  - 单纯性 CWP 脱离暴露后不再进展。

  - 复杂性 CWP 可因呼吸衰竭死亡。

  - 无特异疗法。

铝尘尘肺病

- 临床表现
  - 因暴露于铝、氧化铝和电解车间烟雾而引起的罕见疾病。
  - 早期患者可能无症状。
  - 哮喘、慢性气流阻塞、肺纤维化。
  - 可出现呼吸困难、咳嗽、黏痰和自发性气胸。
- 影像学表现
  - 上、中肺区网状结节状纤维化。
  - 胸膜下气肿性肺大疱。
- 显微镜下表现
  - 早期病变：灰褐色色素沉着的组织细胞形成小叶中心性斑片。
  - 弥漫性肺泡间隔纤维化与褐色粉尘颗粒聚集。
  - 类似于结节病的肉芽肿。
  - 肺泡蛋白沉积症样模式。
  - 脱屑性间质肺炎（DIP）模式。
- 鉴别诊断
  - 结节病。
  - 肺泡蛋白沉积症（PAP）。
  - 脱屑性间质肺炎（DIP）。
- 预后和治疗
  - 进展为弥漫性纤维化伴肺泡腔闭塞则预后不良。

滑石肺

- 临床表现
  - 发生于长时间暴露于滑石粉尘的个体。
  - 呼吸困难和轻度间质纤维化的典型临床特征。
  - 慢性支气管炎引起的咳嗽和哮鸣。
- 影像学表现
  - 所有肺区的小阴影。
  - 高分辨CT可显示小叶中心和胸膜下的小结节。
  - 胸膜斑和胸膜增厚。

- 显微镜下表现
  - 不同程度的间质纤维化。
  - 界限不清的纤维性结节和具有双折射颗粒的异物肉芽肿。
  - 进行性大块纤维化与硅肺病形态相似。
- 鉴别诊断
  - 硅肺病。
  - 煤工尘肺病（CWP）。
- 预后和治疗
  - 通常进展缓慢。
  - 无特异疗法。

硬金属尘肺病
- 临床表现
  - 因暴露于硬金属而引起的罕见疾病（一种含有几种金属的合金，包括碳化钨、镍、铬和钴）；最具毒性的化合物是钴。
  - 常表现为阻塞性气道疾病，类似于哮喘和过敏性肺炎。
  - 间质性肺疾病占病例的 1%。
- 影像学表现
  - 磨玻璃影和网状影最常见。
  - 影像学改变与特发性间质性肺炎的蜂窝状改变相似。
- 显微镜下表现
  - 巨细胞间质性肺炎（GIP）为特异表现。
  - GIP：病变从细支气管开始，细支气管周围间质不完全的炎症反应，肺泡内巨噬细胞、异物巨细胞及奇异型多核巨细胞聚集。
  - 可见过敏性肺炎和（或）脱屑性间质性肺炎（DIP）。
  - 急性发作时，可见弥漫性肺泡损伤（DAD）。
- 鉴别诊断
  - 过敏性肺炎。
  - 脱屑性间质性肺炎（DIP）。
- 预后和治疗
  - 如果早期脱离暴露，有可能恢复。
  - 永久性纤维化可能导致死亡。
  - 类固醇治疗可能有益。

铁尘肺（焊工尘肺病）

- 临床表现
  - 由含氧化铁的粉尘引起，伴很少或不伴有二氧化硅。
  - 男性更常见。
  - 大多数无症状或有轻度呼吸困难。
  - 可能存在轻度阻塞性通气障碍。
- 影像学表现
  - 弥漫分布、界限不清的微结节。
  - 可出现间质斑纹。
- 显微镜下表现
  - 支气管周围或血管周围深棕色、充满粉尘的巨噬细胞聚集，伴轻微或不伴纤维化。
  - 含有黑色核心的含铁小体。
- 鉴别诊断
  - 吸烟相关的呼吸性细支气管炎伴间质性肺疾病（RB-ILD）。
  - 铝尘肺病。
- 预后和治疗
  - 进展缓慢。
  - 无特异疗法。
  - 注意：单纯的氧化铁不会引起任何病理改变，除氧化铁沉积外无其他临床症状，粉尘中还需要有其他的毒性物质，某些病例为石棉。

拓展阅读

[1] Gibbs AR, Wagner JC. Chapter 7: Diseases due to silica. In: Churg A, FHY G, editors. Pathology of occupational lung disease. 2nd ed. Baltimore: Williams & Wilkins; 1998.

[2] Katzenstein AL. Chapter 5: Pneumoconiosis. In: Katzenstein AL, editor. Katzenstein and Askin's surgical pathology of non-neoplastic lung diseases. 4th ed. Philadelphia: Saunders Co.; 2006.

[3] Popper H. Chapter 13: Morphology-pathogenesis-etiology. In: Pathology of lung disease. Berlin: Springer; 2017. p. 291–313. https://doi.org/10.1007/978-3-662-50491-8.

[4] Roggli VL, Gibbs AR, Attanoos R, et al. Pathology of asbestosis—an update of the diagnostic criteria. Arch Pathol Lab Med. 2010;134:462–80.

[5] Sporn T, Roggli VL. Chapter 14: Occupational lung disease. In: Hasleton P, Flieder DB eds. Spencer's pathology of the lung. Cambridge University Press, Cambridge 2013.

[6] Taiwo OA. Diffuse parenchymal diseases associated with aluminum use and primary aluminum production. JOEM. 2014;56:S71–2.

[7] Chapter 16: Occupational lung diseases and pneumoconiosis. In: Travis WD, Colby TV, Koss MN, et al., editors. Non-neoplastic disorders of the lower respiratory tract. Atlas of non-tumor pathology, first series, Facicle 2. Washington, DC: American Registry of Pathology; 2002.

第 34 章　高血压和血管病变
Hypertension and Vasculopathies

病例 1

30 岁女性，死于原发性肺动脉高压（图 34-1 至图 34-6）。

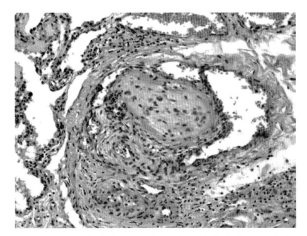

▲ 图 34-2　肺动脉高压（PAH），丛状病变显示血管呈动脉瘤样扩张，衬附内皮细胞的血管和邻近的肌成纤维细胞增生，同时可见小的纤维素性血栓

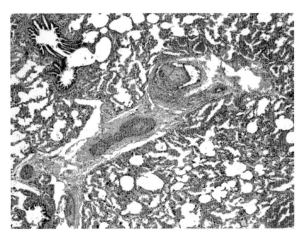

▲ 图 34-1　肺动脉高压（PAH），图中可见丛状病变，毗邻静脉扩张伴纤维黏液样组织反应，注意邻近的动脉中膜增厚

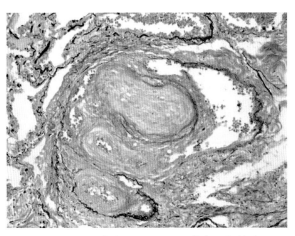

▲ 图 34-3　肺动脉高压（PAH），弹力组织染色显示丛状病变中的动脉管壁极度重塑

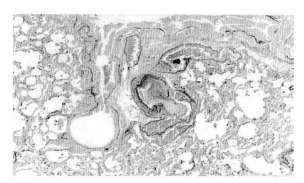

▲ 图 34-4　肺动脉高压（PAH），弹力组织染色清晰地勾勒出丛状病变中的动脉管壁扩张和局部破坏

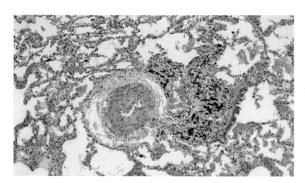

▲ 图 34-5　肺动脉高压（PAH），同一病例的另一个视野，可见肌性肺动脉的中膜肥厚

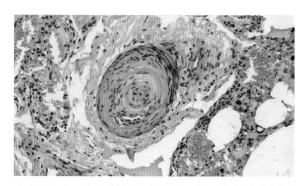

▲ 图 34-6　肺动脉高压（PAH），同一病例高倍镜可见内膜同心层状纤维化

病例 2

43 岁女性，因评估高血压入住肺科。行胸腔镜活检（图 34-7 和图 34-8）。

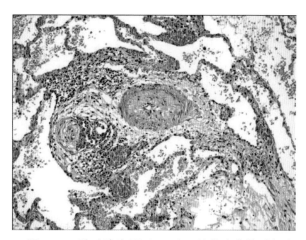

▲ 图 34-7　肺动脉高压（PAH），丛状病变伴毛细血管和邻近动脉中膜肥厚

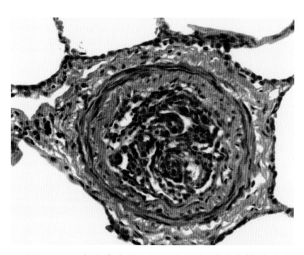

▲ 图 34-8　肺动脉高压（PAH），中型动脉管腔内的内皮细胞呈丛状增生

病例 3

3 岁女孩，室间隔缺损合并肺动脉高压（图 34-9 至图 34-12）。

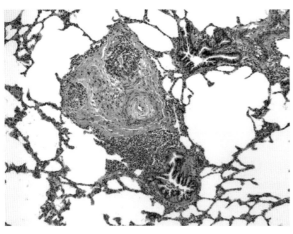

▲ 图 34-9　先天性心脏病相关的肺动脉高压，内膜纤维化导致载瘤动脉狭窄，其分支含有早期丛状病变

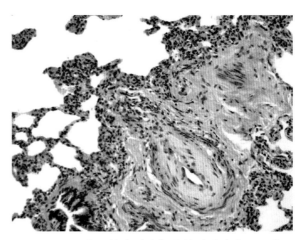

▲ 图 34-12　先天性心脏病相关的肺动脉高压，详细观察内膜同心层状纤维化和发展中的丛状病变

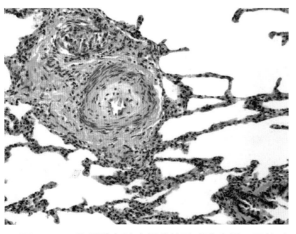

▲ 图 34-10　先天性心脏病相关的肺动脉高压，肌性肺动脉内膜可见明显的同心层状纤维化和早期丛状病变

病例 4

32 岁男性，多年严重的劳力性呼吸困难，从未检查或治疗。入院时，表现为严重的肝功能紊乱，胸部 X 线片提示肺动脉高压。死于右心衰竭。尸检发现肝硬化及右心室肥大（图 34-13 至图 34-16）。

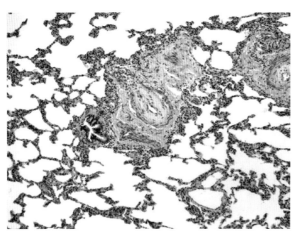

▲ 图 34-11　先天性心脏病相关的肺动脉高压，同一病例中肌性肺动脉内膜可见同心层状纤维化和早期扩张性病变

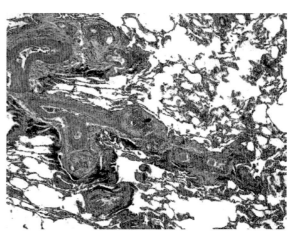

▲ 图 34-13　血吸虫病相关的 PAH（致丛性肺动脉病），重度致丛性肺动脉病，肌性肺动脉呈丛状病变，含有曼氏血吸虫虫卵

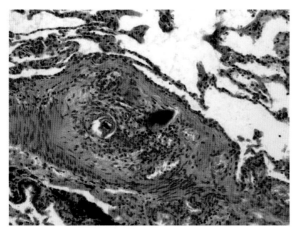

▲ 图 34-14　血吸虫病相关的 PAH（致丛性肺动脉病），致丛性病变中的曼氏血吸虫虫卵

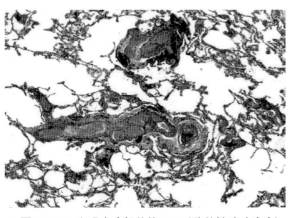

▲ 图 34-15　血吸虫病相关的 PAH（致丛性肺动脉病），血管瘤样扩张性病变，毗邻的肌性肺动脉内可见曼氏血吸虫虫卵

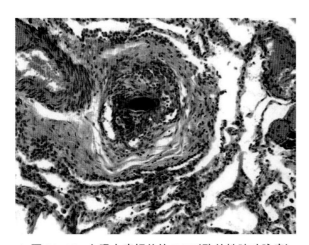

▲ 图 34-16　血吸虫病相关的 PAH（致丛性肺动脉病），高倍镜血管壁内可见血吸虫虫卵伴炎症反应

病例 5

34 岁女性，死于不明原因的肺动脉高压（图 34-17 至图 34-21）。

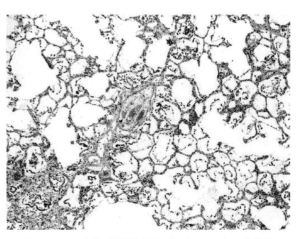

▲ 图 34-17　肺静脉闭塞性疾病（PVOD），此视野可见结缔组织阻塞肺静脉，伴大量再通血管。同时可见肺泡毛细血管充血和吞噬含铁血黄素的巨噬细胞

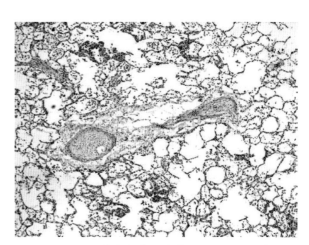

▲ 图 34-18　肺静脉闭塞性疾病（PVOD），纤维组织阻塞肺小叶间隔内的静脉，可见充血的肺泡毛细血管

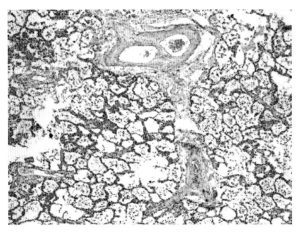

▲ 图 34-19　肺静脉闭塞性疾病（**PVOD**），闭塞的肺静脉几乎完全再通

病例 6

62 岁男性，应用博来霉素治疗非霍奇金淋巴瘤，出现进行性呼吸困难和咯血（图 34-22 至图 34-25）。CT 扫描显示肺间质轻度水肿。

该病例是一个 PVOD 的病例，说明识别闭塞性血管很困难。

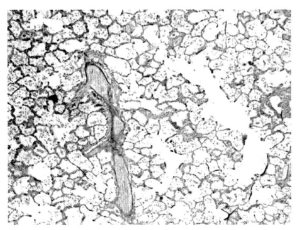

▲ 图 34-20　肺静脉闭塞性疾病，弹力组织染色显示肺静脉完全闭塞

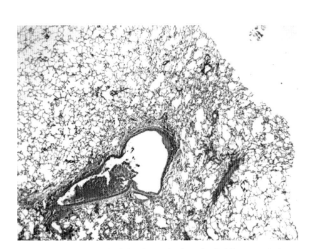

▲ 图 34-22　肺静脉闭塞性疾病，低倍镜可见肺实质内肺静脉呈弥漫性轻度内膜纤维化，未见毛细血管充血和肺泡铁末沉着

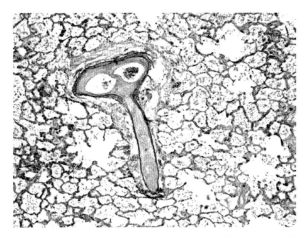

▲ 图 34-21　肺静脉闭塞性疾病，同一病例的另一个视野，静脉几乎完全闭塞（弹力染色）

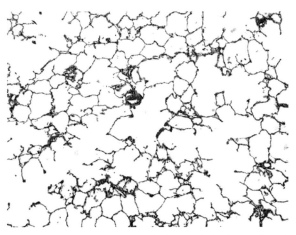

▲ 图 34-23　肺静脉闭塞性疾病，肺静脉看似动脉（动脉化），伴轻度内膜纤维化

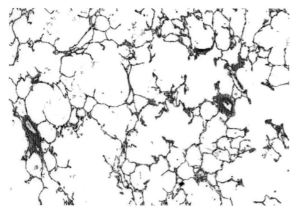

▲ 图 34-24　肺静脉闭塞性疾病，另一个视野内的肺静脉动脉化，内膜纤维化导致血管腔狭窄，血管所在的位置有助于区分静脉与动脉

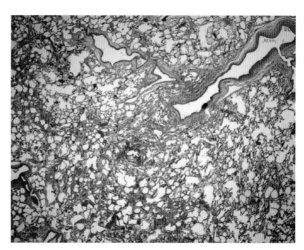

▲ 图 34-26　左心功能不全引起的肺静脉肥厚 / 纤维化，肺静脉扩张伴肌性肥厚及血管周围纤维化

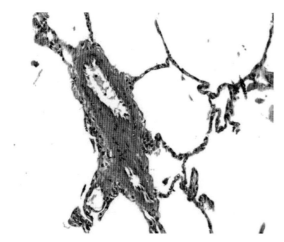

▲ 图 34-25　肺静脉闭塞性疾病，高倍视野可见肺静脉内膜纤维化和中膜肥厚

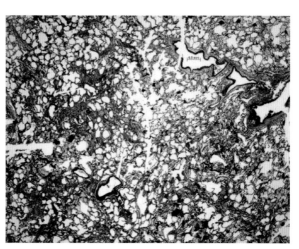

▲ 图 34-27　左心功能不全引起的肺静脉肥厚 / 纤维化，Movat 染色突出显示静脉壁纤维化

病例 7

　　75 岁男性，在医院死于心肌梗死和心源性休克。患有肺动脉高压并治疗（图 34-26 至图 34-31）。提交会诊的切片和蜡块。

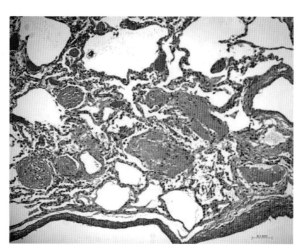

▲ 图 34-28　左心功能不全引起的肺静脉肥厚 / 纤维化，中型静脉扩张，中央动脉化

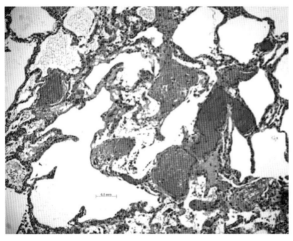

▲ 图 34-29　左心功能不全引起的肺静脉肥厚 / 纤维化，静脉闭塞伴肌性肥厚

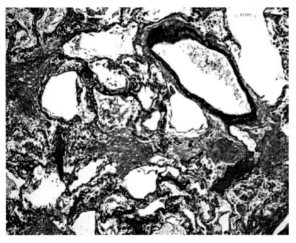

▲ 图 34-30　左心功能不全引起的肺静脉肥厚 / 纤维化，静脉壁纤维化，弹力层增厚（**Movat** 染色）

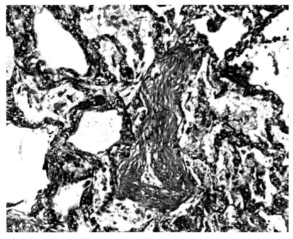

▲ 图 34-31　左心功能不全引起的肺静脉肥厚 / 纤维化，细节观察静脉壁纤维化（**Movat** 染色）

病例 8

49 岁女性，二尖瓣狭窄行连合部切开术，同时取肺活检（图 34-32 至图 34-35）。

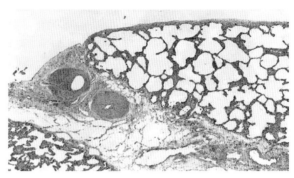

▲ 图 34-32　肺静脉高压，肺间质轻度纤维化，因淋巴管扩张、水肿导致小叶间隔增宽。注意小叶间静脉明显的中膜肥厚和内膜纤维化

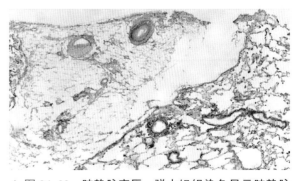

▲ 图 34-33　肺静脉高压，弹力组织染色显示肺静脉的动脉化和内膜纤维化

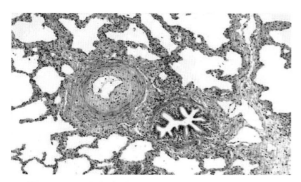

▲ 图 34-34　肺静脉高压，肺动脉显示中膜肥厚和内膜纤维化

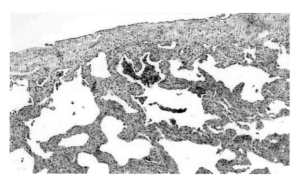

▲ 图 34-35　肺静脉高压，肺间质纤维化，灶性含铁血黄素沉着

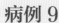病例 9

29 岁男性，咳嗽伴进行性呼吸困难，CT扫描显示双肺磨玻璃样微结节影，对类固醇治疗无反应，行肺活检（图 34-36 至图 34-41）。

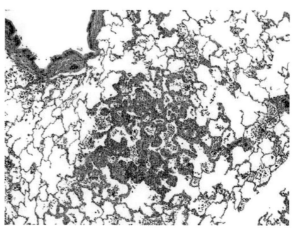

▲ 图 34-36　肺毛细血管血管瘤病（PCH），肺活检的典型特征是小的、毛细血管样血管结节状增生，使肺泡间隔增宽

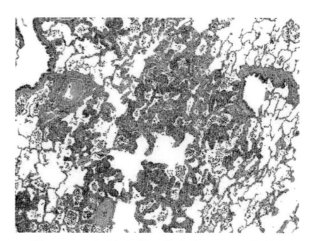

▲ 图 34-37　肺毛细血管血管瘤病，毛细血管增生以支气管血管束为中心

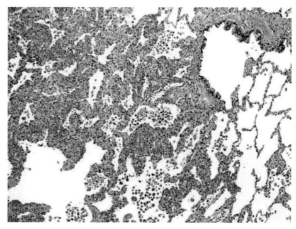

▲ 图 34-38　肺毛细血管血管瘤病，该病例中毛细血管样血管的异常增生包括支气管壁

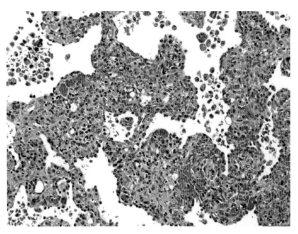

▲ 图 34-39 肺毛细血管血管瘤病，毛细血管样血管使得肺间质扩张，常见肺泡腔内吞噬含铁血黄素的巨噬细胞

病例 10

37 岁男性，幼年时即智力障碍伴肥胖，既往偶发呼吸困难，近几个月出现发绀、进行性嗜睡且右心功能不全的表现。猝死。尸检结果见肥胖（140kg）、右心室肥大、肝脏和其他器官充血、肺动脉增宽（图 34-42 至图 34-45）。

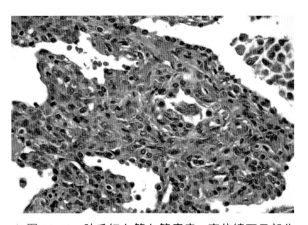

▲ 图 34-40 肺毛细血管血管瘤病，高倍镜可见部分毛细血管样血管衬附的细胞具有增大的细胞核及核仁

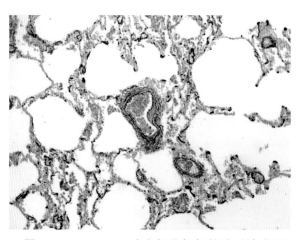

▲ 图 34-42 **Pickwick** 综合征的低氧性肺动脉高压，肺组织内肌性肺动脉的中膜轻度肥厚（**Elastic v. Gieson** 染色）

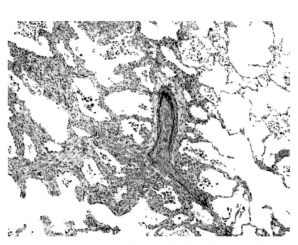

▲ 图 34-41 肺毛细血管血管瘤病，弹力组织染色有助于发现肺小静脉的闭塞性病变与其他静脉闭塞性疾病一致

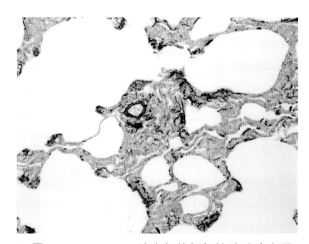

▲ 图 34-43 **Pickwick** 综合征的低氧性肺动脉高压，另一个视野显示中膜轻度肥厚（**Elastic v. Gieson** 染色）

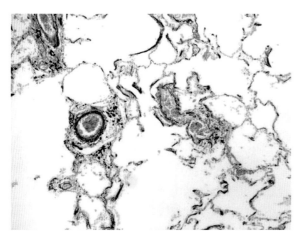

▲ 图 34-44　**Pickwick** 综合征的低氧性肺动脉高压，肌性肺动脉中膜轻度肥厚伴小动脉肌化（**Elastic v. Gieson** 染色）

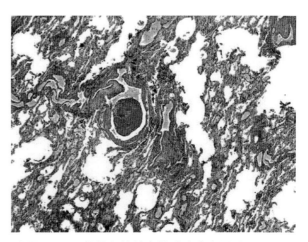

▲ 图 34-46　慢性血栓栓塞性肺动脉高压（CTEPH），肺动脉可见部分机化的栓子，肺动脉的其他分支显示部分血栓再通

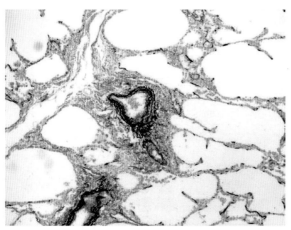

▲ 图 34-45　**Pickwick** 综合征的低氧性肺动脉高压，小的肌性肺动脉内膜层由纵行的平滑肌细胞组成，排列成呈新月形（**Elastic v. Gieson** 染色）

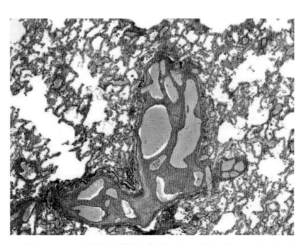

▲ 图 34-47　慢性血栓栓塞性肺动脉高压，肌性肺动脉，可见数个再通的血管和血管腔内纤维间隔

病例 11

　　70 岁男性，既往有肺气肿病史，数年前心功能不全并对治疗耐受。突然发病，12 小时后死亡。尸检可见肺动脉多发陈旧性及新近的血栓栓塞，右心室肥大（图 34-46 至图 34-49）。

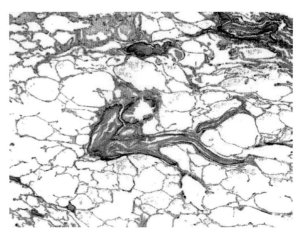

▲ 图 34-48　慢性血栓栓塞性肺动脉高压，肌性肺动脉内膜呈偏心性纤维化，血栓机化伴不规则再通，管腔内纤维性间隔形成（**Elastic v.Gieson** 染色）

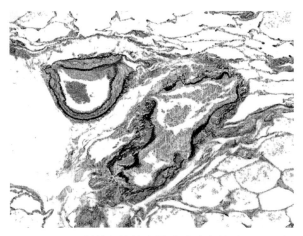

▲ 图 34-49　慢性血栓栓塞性肺动脉高压（CTEPH），肌性肺动脉伴内膜偏心性纤维化（Elastic v. Gieson 染色）

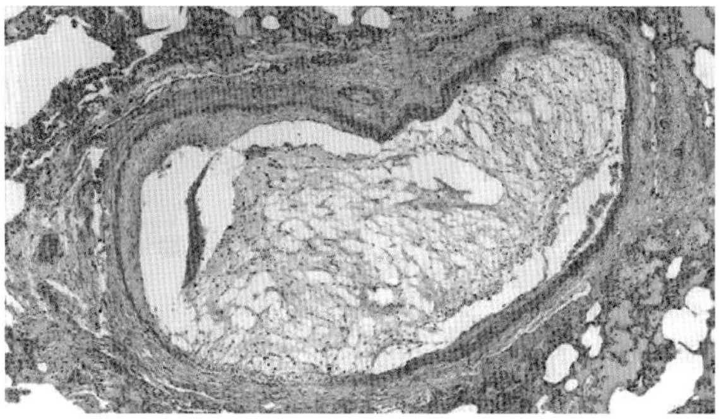

病例 12

35 岁女性，右心房心脏黏液瘤，CT 扫描显示片状血管分布减少，行肺活检（图 34-50 至图 34-53 ）。

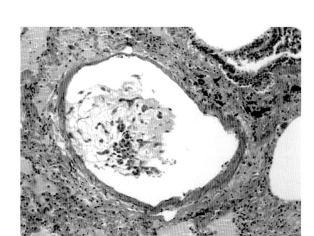

▲ 图 34-51　肿瘤栓子，心脏黏液瘤的栓子阻塞肺动脉

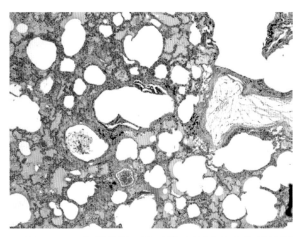

▲ 图 34-50　肿瘤栓子，肺动脉内可见多个肿瘤栓子（黏液瘤）

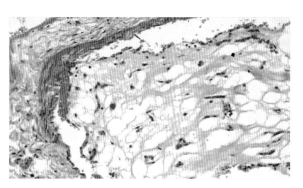

▲ 图 34-52　肿瘤栓子，血管内黏液瘤细胞

▲ 图 34-53　肿瘤栓子，高倍镜可见肿瘤细胞（心脏黏液瘤）

第 1 组　肺动脉高压 / 致丛性肺动脉病（pulmonary arterial hypertension，PAH/ plexogenic arteriopathy，PA）

血流动力学上，PAH 被定义为静息状态下平均肺动脉压大于 25mmHg，肺血管阻力指数大于 3 Wood 单位，肺毛细血管楔形压小于 15mmHg。致丛性肺动脉病是临床类别 1 中最常见的组织病理学模式。

- 临床表现
  - 轻度肺动脉高压可无症状。
  - 最常表现为劳力性呼吸困难。
  - 常见乏力、眩晕、心绞痛和晕厥。
- 诊断
  - ESC/ERS 指南规定推荐用于诊断的包括超声心动图、肺灌注扫描、CT 血管造影、肺功能检测和高分辨率计算机断层扫描（HRCT）。
- 大体表现
  - 显著和僵硬的肺动脉粥样硬化。
  - 右心增大和肥厚。
- 显微镜下表现
  - 动脉中膜增生。
  - 同心层状或网状内膜增生。
  - 丛状病变。
  - 局灶性纤维素性坏死。
  - 静脉显著扩张。
  - 罕见出现大动脉纤维素样坏死和动脉炎。
- 鉴别诊断
  - 慢性血栓栓塞中再通的血管。
- 预后和治疗
  - 死亡率高，目前 5 年生存率为 25%～50 %。
  - 依前列醇治疗可提高生存率。
  - 肺移植。

肺静脉闭塞性疾病（pulmonary veno-occlusive disease，PVOD）

　　PVOD 是一种肺动脉高压的罕见形式，其特点是由于肺内小静脉阻塞引起。

- 临床表现
  - 劳力性呼吸困难和乏力。
  - 咯血。
  - 晚期可出现晕厥、发绀。
- 影像学表现
  - 高分辨 CT 可非常有助于 PVOD 的诊断。
  - 小叶中心性磨玻璃影。
  - 间隔线。
  - 纵隔淋巴结肿大。
- 显微所见主要表现
  - 同心性或偏心性内膜纤维化导致静脉狭窄或闭塞。
  - 前间隔内小静脉受累是 VOD 的标志。
  - 稍大的静脉正常或接近正常。
- 显微所见次要表现
  - 小静脉和间隔静脉肌化。
  - 胸膜和肺的淋巴管扩张。
  - 小静脉和肺泡间隔的弹性纤维钙化沉积伴肉芽肿反应。
  - 局灶含铁血黄素沉着和轻度间质纤维化。
  - 动脉病变：中膜增厚，同心性或偏心性内膜增厚。
  - 毛细血管扩张或增生。
  - 毗邻的小叶间隔小灶性梗死。
- 鉴别诊断
  - 特发性肺含铁血黄素沉着。
  - PAH 和血栓性肺动脉高压。
- 预后和治疗
  - 预后不良。
  - PVOD 没有确定的治疗方法。
  - 肺移植是唯一有效的治疗方法。

肺毛细血管血管瘤病（pulmonary capillary hemangiomatosis，PCH）

PCH 是引起肺动脉高压的一个罕见病因，其特征为肺泡间隔内的毛细血管大量增生。

- 临床表现
  - 进行性呼吸困难、胸痛、咳嗽和乏力。
  - 咯血。
- 影像学表现
  - 小叶中心性磨玻璃影。
  - 弥漫性双肺基底部网状结节状或微结节状不透明影。
- 显微镜下表现
  - 肺泡间隔内多灶性、小的薄壁毛细血管增生。
  - 明显累及支气管血管束。
  - 可浸润支气管血管束内肌性肺动脉。
  - PVOD 样的肺静脉内膜纤维化。
  - 肺泡腔内常见吞噬含铁血黄素的巨噬细胞。
- 鉴别诊断
  - PVOD。
  - 充血。
- 预后和治疗
  - 预后不良。
  - PVOD 和 PCH 没有确定的治疗方法。
  - 肺移植是 PVOD / PCH 唯一有效的治疗方法。

第 2 组　左心疾病引起的肺动脉高压

这是一种肺外部因素引起肺静脉血流阻塞的疾病。最常见的是瓣膜疾病。

- 临床表现
  - 急性表现为气绝和焦虑。
  - 劳力性呼吸困难、端坐呼吸、阵发性睡眠性呼吸困难及咳嗽。
- 诊断
  - 结合临床表现、超声心动图特征性表现和放射影像学综合判断。
  - 扩大和（或）左心房扩大。
  - 肺上叶静脉充血。
  - 肺水肿。

- 大体特征
  - 肺褐色硬化和水肿。
  - 小叶间隔纤维化。
  - 淋巴管纤维化。
- 显微镜下表现
  - 肺静脉中膜肥厚。
  - 较大的静脉动脉化。
  - 肺动脉改变：中膜肥厚，内膜偏心性纤维化和外膜增厚。
  - 淋巴管变宽。
  - 可有广泛的含铁血黄素沉着。
- 鉴别诊断
  - 肺泡出血综合征。
  - PAH。
  - PVOD。
- 预后和治疗
  - 预后和治疗主要取决于基础性疾病。

第 3 组　肺部疾病和（或）缺氧引起的肺动脉高压

肺动脉高压是间质纤维化和缺氧相关性疾病（COPD 和肺气肿）的常见特征。

- 临床表现
  - 共存疾病的征象。
  - 右心功能障碍和肺血流杂音征象。
- 诊断
  - 根据临床症状可能难以识别。
- 影像学表现
  - 肺中央动脉扩张。
  - 外周血流减少。
- 显微镜下表现
  - 肺动脉中膜肥厚。
  - 小动脉肌化。
  - 内膜纵行平滑肌增生。
  - 部分内膜纤维化。

- 部分肺动脉外膜增厚。
- 预后和治疗
  - 预后取决于基础性疾病。
  - 肺动脉高压是预后不良的诊断标志。
  - 无特定的治疗方法。

第 4 组　慢性血栓栓塞性肺动脉高血压

慢性血栓栓塞性肺动脉高血压是肺血管疾病最常见的病因，通常起源于栓子，但也可发生原位血栓形成。

- 临床表现
  - 常为静止性。
  - 症状与慢性肺动脉高血压和右心衰有关。
- 影像学表现
  - 肺中央动脉对称性或不对称性扩张。
  - 动脉大小发生变化。
  - 马赛克样灌注（血流量减少）。
  - 反差增强 CT 显示血管内充盈缺损。
- 显微镜下表现
  - 动脉中可见纤维蛋白和血液（早期表现）。
  - 机化的血栓栓子（血液和纤维蛋白内的成纤维细胞和肉芽组织）。
  - 小的肺动脉内膜偏心性纤维化。
  - 血栓再通伴大量管腔和管腔内纤维间隔。
  - 肿瘤栓子。
  - 异物栓子。
- 鉴别诊断
  - 丛状病变。
- 预后和治疗
  - 可发展为肺源性心脏病和猝死。
  - 使用抗凝剂预防。
  - 近端大的血凝块行血栓内膜切除术。
  - 血管扩张药更多用于外周血栓的治疗。

第 5 组　病因不明和（或）多方面机制引起的肺动脉高压

这类疾病包括以下几种，如血液系统疾病、系统性疾病（结节病、PLCH、LAM）、代谢性疾病、肿瘤性梗阻。

临床表现、组织学表现和治疗与其疾病的病理基础有关。

此处，对于 Heath & Edwards 的硬化症分级，见表 34-1；关于 Venice 分类，见表 34-2。

表 34-1　**根据 Heath & Edwards 的硬化症分级**

1 级	细动脉中膜肥厚和肌化
2 级	小动脉中膜肥厚和内膜增生
3 级	中膜肥厚、内膜增生和同心层状纤维化
4 级	中膜肥厚、内膜增生、同心层状纤维化和丛状病变
5 级	明显的丛状和血管瘤样病变 + 含铁血黄素沉着
6 级	同 5 级 + 坏死性动脉炎

表 34-2　**最新 2012—2015 年 Venice 分类**

A1	肺动脉高压（PAH）		A2.3	瓣膜病
A1.1	特发性（iPAH）		A3	慢性阻塞性肺疾病相关的肺动脉高压
A1.2	遗传性		A3.1	慢性阻塞性肺疾病（COPD）
A1.2.1	BMPR2		A3.2	间质性肺疾病（ILD）
A1.2.2	ALK1、内皮素 ± 遗传性出血性毛细血管扩张症		A3.3	其他混合性限制性和阻塞性肺疾病
A1.2.3	原因不明		A3.4	睡眠呼吸暂停综合征
A1.3	药物和毒素诱导		A3.5	肺泡换气不足
A1.4	疾病相关		A3.6	高山病
A1.4.1	结缔组织疾病		A3.7	发育异常
A1.4.2	HIV 感染		A4	慢性血栓栓塞性肺动脉高压（CTEPH）
A1.4.3	门脉高压			不再区分近端或远端肺动脉血栓栓塞性阻塞。
A1.4.4	先天性心脏病		A5	多因素机制不明的肺动脉高压
A1.4.5	血吸虫病		A5.1	血液疾病，如骨髓增生性疾病、脾切除术后
A1.4.6	慢性溶血性贫血		A5.2	系统性疾病，如结节病、朗格汉斯细胞组织细胞增多症、LAM、神经纤维瘤病、血管炎
A1.5	新生儿持续性肺动脉高压			
A1.6	肺静脉闭塞性疾病（PVOD）± 肺毛细血管血管瘤病（PCH）		A5.3	代谢紊乱，如糖原贮积疾病，Gaucher 病，其他如甲状腺疾病
A2	左心疾病的肺动脉高压		A5.4	其他，如肿瘤性梗阻、硬化性纵隔炎和慢性肾衰竭透析
A2.1	收缩期功能障碍			
A2.2	舒张期功能障碍			

拓展阅读

[1] Foshat M, Boroumand N. The evolving classification of pulmonary hypertension. Arch Pathol Lab Med. 2017;141:696–703.

[2] Galiè N, Humbert M, Vachiery JL, et al. 2015 ESC/ERS guidelines for the diagnosis and treatment of pulmonary hypertension. Eur Heart J. 2016;37:67–119.

[3] Grünberg K, Mooi WJ. Pulmonary vascular pathology. In: Hasleton P, Flieder DB, editors. Spencer's pathology of the lung. 6th ed. Cambridge: Cambridge University Press; 2013. p. 661–710.

[4] Guignabert C, Dorfmuller P. Pathology and pathobiology of pulmonary hypertension. Semin Respir Crit Care Med. 2013;34(5):551–9.

[5] Heath D, Edwards JE. The pathology of hypertensive pulmonary vascular disease; a description of six grades of structural changes in the pulmonary arteries with special reference to congenital cardiac septal defects. Circulation 1958;18:533–47.

[6] Lantuéjoul S, Sheppard MN, Corrin B, et al. Pulmonary veno-occlusive disease and pulmonary capillary hemangiomatosis: a clinicopathology study of 35 cases. Am J Surg Pathol. 2006;30:850–7.

[7] O'Keefe MC, Post MD. Pulmonary capillary hemangiomatosis. A rare cause of pulmonary hypertension. Arch Pathol Lab Med. 2015;139:274–7.

[8] Pietra GG, Capron F, Stewart S, et al. Pathologic assessment of vasculopathies in pulmonary hypertension. J Am Coll Cardiol. 2004;43(12 supplS)):25S–32S.

[9] Popper H. Chapter 11: Morphology-pathogenesis-etiology. In: Pathology of lung disease. Berlin: Springer; 2017. p. 263–9. https://doi.org/10.1007/978-3-662-50491-8.

[10] Simonneau G, Galie N, Rubin LJ, Langleben D, Seeger W, et al. Clinical classification of pulmonary hypertension. J Am Coll Cardiol 2004;43:5S–12S.

[11] Simonneau G, Gatzoulis MA, Adatia I, et al. Updated clinical classification of pulmonary hypertension [published correction appears in J Am Coll Cardiol. 2014;63(7):746]. J Am Coll Cardiol. 2013;62(25 suppl):D34–41.

[12] Wagenvoort CA, Wagenvoort N. Primary pulmonary hypertension: a pathologic study of the lung vessels in 156 clinically diagnosed cases. Circulation. 1970;42(6):1143–62.